수소 의료

Hydrogen Medicine

회장 / 공학박사 **지은상** 지음

글로벌 생활수소협회

-------------------- 감수 --------------------

이시형 의학박사

선재광 한의학 박사

서울대학교병원 신경외과 **김만호**교수

유레카 피부과 **김동석** 의학박사

도서
출판 **행복에너지**

수소 의료

초판 1쇄 발행 2020년 9월 1일

지 은 이   지은상
발 행 인   권선복
편   집   오동희
디 자 인   서보미
전 자 책   서보미
발 행 처   도서출판 행복에너지
출판등록   제315-2011-000035호
주   소   (07679) 서울특별시 강서구 화곡로 232
전   화   0505-613-6133
팩   스   0303-0799-1560
홈페이지   www.happybook.or.kr
이 메 일   ksbdata@daum.net

값 55,000원
ISBN   979-11-5602-813-0   (93510)

도서출판 행복에너지는 독자 여러분의 아이디어와 원고 투고를 기다립니다. 책으로 만
들기를 원하는 콘텐츠가 있으신 분은 이메일이나 홈페이지를 통해 간단한 기획서와 기
획의도, 연락처 등을 보내주십시오. 행복에너지의 문은 언제나 활짝 열려 있습니다.

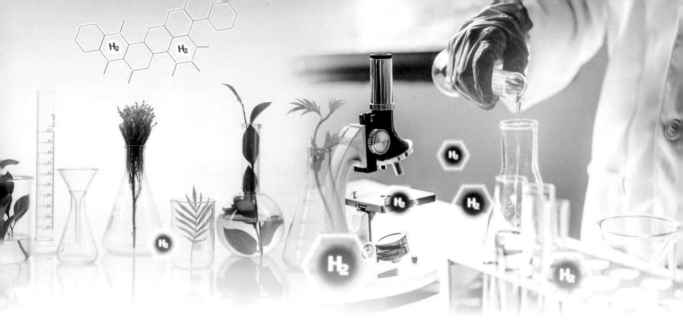

수소 의료
Hydrogen Medicine

회장 / 공학박사 **지은상** 지음

글로벌 생활수소협회

-------------------------------- 감수 --------------------------------

이시형 의학박사

선재광 한의학 박사

서울대학교병원 신경외과 **김만호**교수

유레카 피부과 김동석 의학박사

도서
출판 **행복에너지**

머리말

　현대의학은 지금까지 크게 발전해 왔지만, 21세기에 들어와 그 한계가 보이고 있다. 현대의학에서 병의 원인과 치료의 관계는 1대 1의 관계에 있는 것으로 알려져 있다.

　그러나 병의 원인은 다방면에 걸쳐 복잡하므로, 이 '요소환원주의'(서양 의학의 특징으로 인체를 장기의 집합체로 파악하여 그 장기에 대해 마이크로를 해석하는 방법. 연구대상도 장기단위에서 세포단위로, 분자수준, 유전자수준으로 발전하여 질병에 가장 영향을 미치는 인자를 동정하는 방법이다. 그러나 질병의 원인은 다방면에 걸쳐 있기 때문에 서양 의학의 방법으로는 해결할 수 없는 많은 질병이 있다)에 근거하는 현대의학의 치료로는 치유할 수 없는 많은 병이 증가하고 있다.

　우주 탄생 시 가장 먼저 존재한 원소는 수소(H_2)이기 때문에 수소에서 모든 물질을 구성하는 원자와 분자가 태어났다. 모든 물질은 수소와 관여하며 수소는 생명활동 전반에 걸쳐져 있다. 생명활동에서 노화나 질병은 '철학적 영위'이고, 그 영위와 관련된 분자는 수소이기 때문에 수소는 '철학분자'라고 할 수 있다. 생명현상을 화학적인 입장에서 보면 산화는 노화이며, 환원은 원기회복(rejuvenating)이다.

　생명체는 태어나자마자 생명활동이 시작하므로 산화반응으로 인한 노화를 피할 수 없다.

　가장 산화력이 있는 것이 가장 강한 노화 현상을 일으켜 병의 원인이 된다. 가장 강력한 산화력이 있는 물질로는 활성 산소의 일종인 하이드록실 라디칼(Hydroxyl Radical, ·OH)

이다. 하이드록실 라디칼은 세포 내의 미토콘드리아 내에서 약 90%가 발생하는 것으로 알려져 있다.

미토콘드리아 안에서 우리 생명활동에 필요한 에너지인 ATP를 만들어 내는데 그 과정에서 몇 %의 활성산소가 만들어진다. 여기서 ATP는 진핵생물(세포내에 핵막을 가지고 핵과 세포질이 구분되어 있는 생물)의 세포 내에 존재하는 소기관으로 이 중 생체막으로 구성되어 독자적인 DNA(미토콘드리아 DNA)를 가지고 분열과 증식을 진행한다. 미토콘드리아 DNA는 ATP 합성 이외의 생명현상에도 관여하고 산소호흡(oxygen respiration)을 하는 곳으로 알려져 있다.

활성산소에는 여러 가지가 있지만 여기서 발생한 활성산소 중 미토콘드리아 내에서 산화력이 가장 강하게 장애를 주는 것이 하이드록실 라디칼이다. 이 산화반응에 의해 생기는 산화스트레스는 암, 각종 생활습관병 및 노화 등의 한 요인이 된다.

저자는 그동안 수소를 생성하는 데 가장 안전한 방법으로 물의 전기분해 연구를 통하여 물 종류에 관계없이 전극 표면에 스케일이 발생하지 않고 유해성 가스인 오존(O_3)이나 염소(Cl_2)등을 제거하는 무격막전기분해를 개발하였다(2010년 발명특허등록). 수소에 관한 의료 이용 연구가 세계적으로 진전되고 있으며, 지금까지 수소에 관하여 170+가지 질병을 대상으로 약 1800+편 이상의 동물 및 임상 시험의 논문이 발표되고 있다.

코로나19의 발생 근원지인 중국에서는 이미 이 코로나19 감염환자에게 수소 가스를 병용 사용하여 의미 있는 치료효과를 얻고 있는 것이 전 세계(EU, 일본, 미국 등)에서 보도되고 있는 형편이나 아직 우리나라에서는 보도가 안 되고 있는 것 같다.

폐의 기능을 생각했을 때, 폐가 약이나 수술로 치료할 수 있는 부위가 아니라는 것은 의료 종사자라면 충분히 알 수 있을 것이다.

폐의 기능은 가스 교환에 있다. 일반적인 의료 가스로 대응할 수 있는 것은, 수소가스 밖에 없다. 산소 가스만으로는 폐와 관련 장기에 산화 스트레스를 줄 수 있다.

바이러스 감염에 따라서 폐 염증에 산화 스트레스가 관여하게 되는데, 수소가스는 염증 억제에 작용하게 된다.

　저자는 2005년부터 수소를 연구하면서 수소가 인체에서 항산화, 항염증, 항알레르기, 항아포토시스등의 기능을 하는 특징을 확인하고 수소수 음용 및 수소가스를 흡입할 수 있는 1석 2조의 수소산소생성기를 개발하여 해외로 수출을 하고 있으며 수소산소생성기(제품명: 수소힐러)에 대하여 식약처로부터 수소가 항산화 기능으로 피로회복에 도움이 되는 것을 확인받은 바 있다. 이제 일반인들이 수소관련 제품을 건강을 위해 이용하는 데 문제가 없다.
　인류는 지금까지 난치병이나 노화에 대항하는 수단을 가지고 있지 않았다. 질병의 원인이 산화인 것은 과학적으로 해명되어 항산화 물질이 필요하다고는 말해 왔지만, 난치병이나 노화를 제어할 수 없는 것이 실정이었으나 이제 미토콘드리아 내에서 발생하는 하이드록실 라디칼을 제거하는 것이 난치병이나 노화의 원인을 해결할 수 있는 새로운 방법이 될 수 있을 것이다.

　수소는 우주 탄생 이래의 최소 물질이므로 모든 물질을 통과할 수 있다. 하이드록실 라디칼의 발생원인 미토콘드리아의 내부에 도달하기 위해서는 세포막을 통과하고 나아가 미토콘드리아의 외막과 내막도 통과해야 한다. 수소는 다른 항산화물질에 비해 매우 빨리 미토콘드리아 내부에 도달할 수 있다. 다른 항산화물질에 비해 수소는 산화력이 매우 강한 활성산소인 하이드록실 라디칼과 선택적으로 반응하여 효율적으로 무독화한다. 이러한 우수한 기능을 가진 물질은 수소뿐으로 수소가 노화나 질병의 근원으로 작용하며 그 원인을 제거할 수 있다는 가설을 실증하기 위해 전 세계에서 열심히 연구가 진행되고 있다.

　현대의학이 진전되었음에도 불구하고 아직 치료법이 없는 질병이 많이 있으며, 이러한 질병의 치료법 개발을 위해 GAFA(구글, 아마존, 페이스북, 애플)의 막대한 자금 투입이 계속되고 있다.

애플 CEO 팀쿡은 2019년 초 미래 사람들이 애플이 인류에 가장 큰 공헌 한 것을 생각할 때 건강해지는 것에 기여하는 것이 될 것이라고 선언한 바 있다.

수소 이용으로 노화 방지, 장수, 모든 질병 예방과 회복이 가능하다.

수소는 가스로 인체 내의 장내 세균으로 대량으로 만들어지고 있기 때문에 안전성에 문제는 없다. 수소는 기존 치료와의 병용 또는 단독 사용으로 다양한 문제를 해결할 수 있을 것이다.

그렇다고 현대의학(modern medicine)을 일률적으로 부정하는 것은 아니며 특히 급성질환에 있어서는 현대의료의 유효성에 의심할 바가 없다. 그러나 현대의학에서 커버할 수 없는 만성질환이나 복합적인 요인에 의한 질병들이 있다. 미래의 의료에서 수소의 이용은 필수적이며 미래의 의료를 변혁할 수 있는 것이 수소(H_2)이다.

'일자리 경제'는 문재인 정부의 경제정책 중심 기조인 '소득 주도 성장'을 위한 핵심 전략이다. 소득 주도 성장은 좋은 일자리를 많이 만들어 가계소득을 늘리고, 늘어난 소득이 소비를 확대해 내수를 활성화하고 그 효과가 다시 성장으로 이어지도록 하는 경제 전략으로 2017년 5월 정부 출범 당시 문재인 대통령은 제1호 업무지시로 대통령 직속 '일자리위원회'를 신설하고 집무실에 일자리 상황판을 설치했다.

우리나라 일자리 창출을 위해 알키미스트(Alchemist)도 중요하지만 뻘밭을 활주로로 가뭄으로 물이 없는 강이나 호수에서도 배를 저어갈 수 있는 기술이 필요하다.

수소(H_2)는 무한한 자원으로 건강의 키워드이다.

2020년 1월 9일 수소경제 육성 및 수소 안전관리에 관한 법률(약칭: 수소법)이 국회를 통과하여 2021년 2월 5일에 시행을 앞두고 있는데 수소법을 보면 안전관리규정에 관한 내용이 너무 많다. 수소는 동물이나 인간이 살아가는 동안 인체 내 장에서 만들어지고 있으며 가장 안전함을 간과해선 안 된다.

저자는 2005년부터 수소원료(기체, 액체, 고체)뿐만 아니라 에너지 수송, 수소의료, 음료, 식품, 수소농업, 수산, 화장품, 반도체 및 디스플레이산업, 환경, 바이오 등 45개 분야에서 연구를 하여 오면서 수소만큼 미래 신성장 산업의 고부가가치 및 일자리 창출에 기여는 확실한 것이 없다고 생각한다.

저자는 우리나라에서 반도체사업을 처음으로 창업한 우곡(牛穀) 고 김향수 명예회장(1912년 11월 14일 ~ 2003년 06월 02일)님의 경영철학과 정신적 교육을 많이 받았다. 그래서 적당한 흥정이나 탐욕의 손길을 멀리하고 원천기술이 없는 실용기술은 사상누각임을 잘 알고 있다.

저자가 바라는 것은 다름이 아니다. 대학에서는 따라가기 과학이나 받아쓰기 학문 더 나아가 교과서가 아닌 현상기술(現狀技術)을 가르쳐야 하고, 기업들에서는 선진기술을 베끼거나 모방하는 추종자나 추격자가 아닌 선구자가 필요하다.

수소(H₂)는 미래에 발견할 신선한 주제로서 정년이 필요 없는 누구나 참여가 가능한 분야이다. 이제부터라도 벤치마킹이나 속성재배와 같은 기술에 관심을 두는 것은 착각의 시간으로 치부하고 개념설계가 부재한 것이나 아이디어적 지식보다는 시행착오가 포함되고 스케일업하는 역량과 경험의 시간을 축적하여야 한다.

본 서적은 저자가 15년 이상 불철주야 수소(H₂) 연구개발을 통한 집필로 세계최초의 『수소의학』 서적으로서 '수소경제(에너지와 수송)'와 함께 의료, 화장품, 식품, 농업, 음료, 생활가전등 45개분야에서 '생활수소'가 우리나라의 미래 신성장 동력으로 다양한 일자리 창출에 기여할 것 임을 믿어 의심치 않는다.

끝으로 이 책을 감수하여 주신

의학박사 이시형 원장님(사단법인 세로토닌 문화원), 한의학 박사 선재광 원장님(대한한의원), 의학박사 김동석 원장님(유레카 피부과), '뇌과학과 수소'를 감수하여 주신 서울대학병원 신경과 김만호 주임교수님, 글로벌생활수소협회 임원님들과 끝으로 도서출판 행복에너지 권선복 사장과 편집부 직원 여러분께 감사드린다.

2020년 8월

저자 지은상

서문

산소(O₂)는 호기성 생물들이 살아가려면 그 무엇보다도 중요한 물질이다. 산소(O₂)는 인체 내 모든 세포들이 대사 작용과 에너지를 만드는 과정에 관여한다. 즉, 사람이 살아가는 데 산소(O₂) 없이는 생명이 유지될 수 없다.

그런데 산소(O₂)가 과잉 생산되면 다양한 문제가 발생한다. 인체 내에서 산소(O₂)가 너무 많으면 독성을 유발하여 폐에 손상을 입힌다. 지금까지 인체 내에서 산소(O₂)가 독성을 갖는 이유는 과잉 생산된 산소(O₂)가 활성산소(ROS)로 변화하기 때문이다.

활성산소는 인체 내에서 세포나 조직 등을 손상시키므로 활성산소를 제거하면 모든 질병들이 치료될 수 있다. 건강을 유지하기 위해서는 활성산소가 적당하게 있어야 한다. 활성산소에는 자유기(Free Radical)와 비자유기(Non-free Radical)가 있으며 이들의 산화력은 다양한 작용을 하기 때문이다. 우리는 호흡을 하면서 살아가는데, 이때 산소(O₂)는 다양한 경로로 활성산소를 생성한다. 인체 내에서 가장 일반적인 활성산소는 ①슈퍼옥사이드 아니온 라디칼(약칭 슈퍼옥사이드) ②과산화수소 그리고 ③산화질소이다.

이 중에서 산화질소(NO)는 혈관내피세포(Vascular endothelial cells)에 작용하여 정상적인 혈압을 유지하는 데 중요한 역할을 한다. 일반적으로 산화질소는 자유기(Free Radical)의 하나로서 활성산소의 일종이다. 따라서 활성산소 하면 무조건 인체 내에서 해로운 것으로 알고 있지만 사실은 인체를 보호하는 데 중요한 역할도 하는 것이다. 이처럼 활성산소는 신체 조직 내에 다양한 종류가 있다.

먼저 제 Ⅰ그룹에는 ①슈퍼옥사이드 ②과산화수소 ③산화질소 등이 있다. 이들은 상대적으로 신체 내에서 호의적이고 좋은 활동을 하는 유익한 활성산소들이다. 단지, 이러한 활성산소가 과잉 생산되면 인체에 손상을 주게 된다.

또 다른 제 Ⅱ그룹의 활성산소로는 ①하이드록실 라디칼 ②아질산 아니온(Nitrous acid anions) ③차아염소산 라디칼(Hypochlorous acid radical)들이 있다. 이들은 반응성이 강한 자유기(Free Radical)들이다. 이들은 인체 내에서 단백질, 핵산 그리고 지질을 공격하여 화학적으로 비가역적인 반응을 일으키므로 이러한 활성산소는 인체에 치명적인 손상을 준다.

제 Ⅱ그룹의 활성산소에 의한 손상을 산화성 손상이라 부른다. 활성산소들은 심장병, 뇌질환, 각종 염증 질환, 악성종양(Malignant Carcinoma), 당뇨와 동맥경화 등을 유발하는 것으로 알려지고 있다. 활성산소는 중독성은 없지만 산화성 물질로 손상을 유발한다. 활성산소를 제 Ⅰ그룹과 제 Ⅱ그룹으로 나누어 설명을 하였듯이 제 Ⅰ그룹과 같은 활성산소들은 인체에 유익하지만 제 Ⅱ그룹의 활성산소들은 소량이어도 신체의 각 세포나 조직들에 손상을 준다. 그동안 우리는 활성산소가 만병이 근원이라고 인식하면서 비타민류(C, A, E등)를 이용하여 모두 제거하고 관리하려고 해 왔다. 하지만 이러한 비타민류의 항산화제는 활성산소의 높은 반응성 때문에 전부 내지 일부를 제거하기가 불가능하다. 뿐만 아니라, 비타민류와 같은 항산화제는 제 Ⅰ그룹의 활성산소와 같이 인체에 유익한 활성산소들도 함께 제거하는 문제를 가지고 있다. 해결방법은 선택적인 항산화제를 사용하여 제 Ⅱ그룹과 같은 인체에 유해한 활성산소들을 제거하는 것이다. 즉, 선택적으로 유해한 활성산소를 물로 배출할 수 있다. 이러한 역할을 하는 것이 선택적 항산화제인 수소(H_2)이다. 2007년 이후 짧은 기간 동안 1,500여 편 이상의 수소의학 연구 논문들에서 수소(H_2)가 가장 강력하고 유해한 하이드록실 라디칼과 아산화질소아니온 활성산소를 무해한 물로 중화시키는 것이 확인이 되고 있으며, 각종 질병에 대하여 부작용이 없고 안전한 항산화제로서 효과를 인정받고 있다.

우리가 수소(H_2)를 인체에 이용할 수 있는 방법은 다음과 같다.

(1) 수소수 (H_2 infused water: 가압, 전기분해, 고체분말, 흡장수소 용해등)

(2) 수소가스를 흡입 (Inhaling H_2 gas)

(3) 식염 수소수를 주사(注射) (Injecting H_2-dissolves saline water)

(4) 점적 (Instillation)

(5) 혈액 투석 (Haemodialysis)

(6) 연고(크림) (Ointment(Cream))

(7) 흡수(입욕) (H_2 bath)

(8) 분무 (H_2 Atomizer)

(9) 투여(캡슐, 정)등 (Capsules / Tablet)

(10) 뜸 (Moxibustion)

(11) 패치 / 파스 (Pain Relief Patch)

위의 방법들 중에서 수소(H_2)를 인체에 이용하는 방법으로 가장 효과가 있는 것은 수소가스를 흡입하는 것이다. 일상생활에서 수소(H_2)는 의료나 건강 분야에만 한정되지 않는다. 저자가 개발한 기체, 고체 및 액상 등의 수소는 피부의 미백, 기미, 주근깨, 처짐, 탄력성과 잔주름 개선에 효과가 확인되어 화장품이나 미용 분야에서 각광을 받는 소재로 인정을 받으면서 다양한 수소관련 화장품 및 미용기기 등이 출시되고 있다.

수소(H_2) 하면 우리는 수소경제 즉 에너지나 수송(자동차 등)분야에서 이용하는 물질, 그리고 수소 폭탄 등의 무서운 무기를 생각한다. 하지만 수소(H_2)는 우리가 생각하는 이상으로 일상생활에 밀접하게 연관되어 많이 활용되고 있다. 우리나라를 비롯하여 미국, 일본, 중국 등에서 수소(H₂)를 식품첨가물로 이용하는 것을 허용하고 있으며 식품, 헬스 케어, 또 반도체나 디스플레이와 같은 첨단 정보통신은 물론이고, 건설, 환경, 식물공장, 축산, 수산, 임업, 음료, 제약, 효소관련 제품, 생활가전, 생활환경, 각 산업체 등에의 대부분의 분야에서 응용이 되고 있다.

수소(H₂)를 이용한 의료(의학)관련 연구 논문이 170가지 질병에서 1500여 편이 발표되고 있으며 질병 관련 동물 및 임상시험에서 수소가 효과가 있는 것으로 보고되고 있는 것이다.

- 악성종양(암)
- 대장염
- 이산화탄소 독성후 뇌증
- 뇌 허혈증
- 노인성 치매
- 파킨슨병
- 우울증
- 척추손상 장해
- 알레르기 피부병
- 2형 당뇨병
- 급성장염
- 장기이식
- 장 허혈
- 전신염증반응
- 방사능 피해 및 치료
- 망막손상

· 난청
· 아토피성 피부병 등

　이들 중에서 2형 당뇨병, 뇌빈혈, 류마티스병, 파킨슨병에 대해서는 수소 효과를 확인하여 수소 의료가 시행 중이고, 중국과 일본 등에서는 다른 질환에 대해서도 임상시험이 진행 중이어서 수년 내 수소(H_2)가 각종 질환에 대하여 이용될 것으로 확신하고 있다. 이는 의료분야에 이용될 수소(H_2)의 무한한 가능성을 암시하는 것이다.

　이제 수소(H_2)하면 폭발성이 있는 위험한 물질로만 인식할 것이 아니라 인류의 건강을 지키는 항산화제라는 공감대 형성이 필요하며, 이를 위해서는 수소관련 제품들의 정확한 검증이 필요하다. 그러기 위해서는 정확하고 검증된 계측이나 분석기를 통하여 수소농도를 확인하여야 하고 수소제품을 이용하는 과정에서 유해성 물질의 제거도 중요하다. 예를 들어 전기분해를 통한 수소생성기들은 대부분 유해성 발암성 원인 물질인 오존이나 잔류염소가 발생하므로 필히 제거하여야 한다.
　또한 수소수는 우리가 가장 쉽게 수소를 접하는 방법이다. 일부의 수소 제품을 보면 수소(H_2)가 없는 제품들도 있다. 국내에 유통되고 있는 휴대용 용존 수소측정기는 산화환원전위(ORP)를 수소 농도로 환산한 것으로 부정확하므로 이온 격막형이나 가스 크로마토그라피(GC)와 같은 정밀 분석측정기로 확인된 제품의 선택이 필요하다. 또한 소위 수소 룸(수소 챔버)의 수소측정 방법은 물에 존재하는 수소측정방법이 아닌 대기 중에 수소(H_2) 농도를 측정할 수 있는 방법을 이용하여야 한다.

　지금 우리는 제4차 산업혁명 시대를 살고 있으며 그 제4차 산업의 중심에 수소가 있음을 알아야 한다. 인류는 이미 수소 사회로 가고 있다. 「인류의 궁극적인 목표는 수소(H_2)」이기 때문이다.

Contents

01.

생명의 탄생과
수소

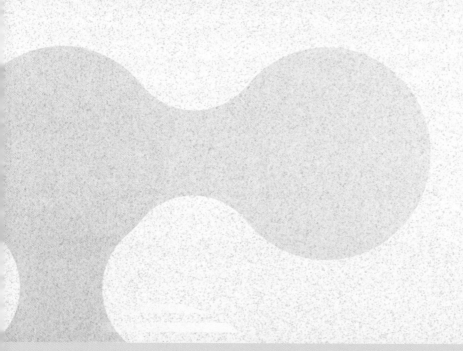

세계 각지에서 전해지는 천지 창조의 신화를 보면 모두 세상의 처음은 혼돈으로 부터 창조되었다고 말하고 있다. 예를 들어 구약 성경의 창세기에는 '태초에 하나님이 천지를 창조하셨다. 땅은 형태가 없고, 공허하며 어둠에 싸인 채 깊은 물로 뒤덮여 있었다. 그리고 하나님의 힘이 물의 표면에서 활동하고 있었다.'라고 기록되어 있다.

생명의 탄생을 설명하기 위해서는 지구의 탄생, 태양의 탄생, 그리고 우주의 탄생부터 설명을 시작해야 한다. 현대과학은 우주의 시작을 약 138억 년 전에 일어난 '빅뱅'이라고 생각하고 있다. 즉, 우주는 초고온 초고밀도의 에너지 덩어리이지만 극히 작은 입자에서 태어났다고 본다. 빅뱅은 그 작은 입자의 폭발적인 팽창을 의미한다. 물론 그 열량도 막대했다. 빅뱅 직후(0.01초 후) 우주의 온도는 100조℃이었던 것으로 계산된다. 아직도 끝없이 펼쳐지는 우주의 근원이 된 그 엄청난 에너지는 그야말로 혼돈이다. 그러한 혼돈 속에서 처음으로 나타난 원소가 수소였다. 수소는 모든 원소의 기준이며, 가장 단순한 원소이다. 실제로 수소 원자는 양성자 1개와 전자 1개만으로 이루어져 있다. 또한 수소는 원자 1개의 상태로는 불안정하기 때문에 대부분은 2개가 1세트가 되어 수소 분자로 존재한다.

수소 의료

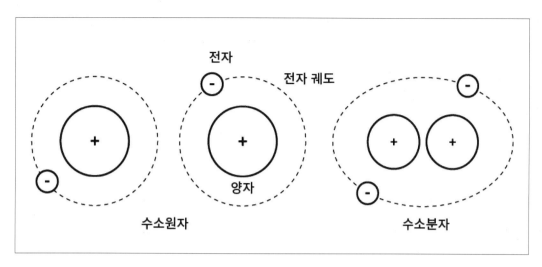

[수소원자2개(왼쪽)와 수소분자(오른쪽)]

빅뱅으로부터 30만 년이 흘러 어느 정도 넓혀진 우주의 온도는 약 3,000℃로 낮아졌다.

거기에는 92%가 수소 분자로 존재하고 있었던 것으로 생각된다(나머지는 헬륨). 그리고 우주의 탄생으로부터 138억 년이 지난 지금, 끝없이 펼쳐진 우주의 온도는 마이너스 270℃까지 낮아졌다(절대영도는 마이너스 273.15℃이다). 현재 우주에 존재하는 모든 원소 중 약 90%가 수소, 나머지 원소 중 9%가 헬륨인 것으로 생각된다.

즉, 오늘날 우주의 수소와 헬륨 이외의 원소는 모두 합해도 겨우 1%의 존재에 지나지 않는다. 세상은 그 시작부터 오늘날에 이르기까지, 항상 수소에 둘러싸여 있었다고 할 수 있다.

그렇다면 우주 전체의 원소 중 1%에 불과한, 수소와 헬륨보다 무거운 다른 원소들은 어떻게 생겨난 것일까? 우주가 넓혀짐에 따라 조금씩 온도가 낮아지면서 수소와 헬륨은 날아다니는 것보다 끌어당기는 힘이 더 강해져서 모이기 시작한다. 오랜 세월에 걸쳐, 터무니없는 수의 수소와 헬륨이 모여 마침내 거대한 덩어리가 된다. 이

것이 '항성'이다. 태양도 항성으로 그 지름은 140만 킬로미터 정도이다. 지구의 지름이 약 1만 3천 킬로미터이므로 약 109배나 된다. 부피로 비교하면 지구의 130만 배보다도 더 큰 것이다. 그 거대함, 즉 스스로의 중력에 의해 항성의 중심에는 굉장히 큰 압력이 생긴다.

높은 압력에 눌린 수소들은 핵융합을 반복하여 항성의 주변에 열과 빛을 방출하면서 무거운 원소로 변환되어 간다. 그런데 지금은 우주 전체에는 수소와 헬륨이 질량비로 3:1 정도로 섞여 있고 다른 모든 원소의 합은 1퍼센트 정도밖에 안 된다는 사실이 잘 알려져 있다. 따라서 밤하늘의 별이나 대낮의 태양을 바라볼 때 원소 분포의 관점에서 우리는 우주의 축소판을 보고 있는 것이다.

우리는 이런 흥미로운 사실을 어떻게 알게 되었을까?

우주에 제일 많은 원소는 무엇일까 하는 문제에 대한 해답은 한 무명의 대학원생에 의해 제시되었다. 1920년대에 하버드 대학교 천문학과에 유학하고 있던 영국 여학생 세실리아 페인(Cecilia Payne)은 수많은 별로부터 나오는 별빛을 조사하다가 모든 별은 수소의 흡수 스펙트럼을 나타내고 있다는 사실을 발견했다. 뿐만 아니라 산소, 철 등 무거운 원소의 스펙트럼은 수소에 비해 백만 배 정도나 약한 것도 발견되었다.

그런데 시선을 지구로 돌려 보면 우리 주위에는 수소보다는 산소가 더 많이 눈에 뜨인다. 산소는 오대양에 가득한 물의 질량의 90퍼센트 정도를 차지한다. 대기의 20퍼센트 정도도 산소이고, 동식물이나 미생물을 살펴보아도 생태계의 대부분 화합물에는 빠짐없이 산소가 들어 있다. 그렇게 보면 지구는 우주에서 아주 특이한 화학적 환경에 놓여 있는 셈이다.

그렇다면 생명의 입장에서 볼 때 100여 가지의 원소 중 어떤 원소가 제일 중요하다고 말할 수 있을까? 언뜻 생각하면 생체를 구성하는 대부분의 물질은 유기화합물이고, 유기화합물은 한마디로 탄소의 화합물이니까 탄소가 제일 중요한 원소라고 말할 수도 있다. 또 산소가 풍부한 지구의 특수 상황을 생각하면 생명에서 산소가 제일 중요한 원소라는 생각이 들기도 한다. 그러나 저자는 아무 주저함이 없이 수소(H₂)를 생명의 원소로 꼽겠다.

1. 모든 원소의 조상인 수소(H₂)

우주에 수소가 많듯이 우리 몸에도 수소가 많다. 우리 몸무게의 약 70퍼센트는 물이다. 물 분자 하나에는 산소 원자 한 개와 수소 원자 두 개가 들어 있다. 나머지 탄수화물, 단백질, 지방질에도 탄소나 산소보다 많은 수의 수소가 들어 있다. 따라서 우리가 우리 몸을 구성하는 원자들을 하나씩 볼 수 있다면 대부분의 원자는 수소인 것을 발견하게 될 것이다.

그런데 재미있는 것은 대부분 생체 분자를 구성하는 탄소, 산소, 질소, 인, 황뿐 아니라 철, 구리, 코발트, 아연 등 필수 미량 금속 원소들도 깊이 들여다보면 모두 수소의 모습을 지니고 있다는 점이다. 다시 말해서 모든 다른 종류의 원자의 중심에 자리 잡고 있는 원자핵에는 어김없이 수소의 원자핵인 양성자가 들어 있는 것이다. 사실 원소의 종류가 다르다는 말은 원자핵에 들어 있는 양성자의 수가 다르다는 말에 불과하다. 그렇다면 모든 원소는 결국 기본 원소인 수소가 여러 개 모여 만들어 졌다는 것을 쉽게 알 수 있다.

20세기 천문학과 물리학이 밝혀낸 바에 따르면 우주의 기원인 빅뱅의 순간 0.00001초 이내에 만들어진 양성자와 중성자로부터 약 3분 이내에 헬륨 원자핵이 만들어지고, 급격히 팽창하는 우주에서 더 이상 무거운 원자핵을 만들 기회를 놓쳤던 수소와 헬륨이 수억 년 후 별과 은하계를 만들면서 다시 만나서 그 후 수십 억 년에 걸쳐 별의 내부에서 핵융합 반응을 통해 나머지 무거운 원소들을 만들어 냈다고 한다. 이렇듯 어렵게 생겨난 원소들이 초신성 폭발을 통해서 우주 공간으로 퍼져 나갔다가 어떤 인연인지 은하계의 일부인 태양계, 또 그의 일부인 지구에 살고 있는 우리 몸을 구성하게 된 것이다.

이와 같은 원소의 오디세이는 수소로부터 시작되었다. 따라서 수소는 자연의 모든 원소의 조상이다. 수소는 원소 세계의 아담인 것이다.

2. 에너지의 근원인 수소(H_2)

생명체는 어디에서 에너지를 얻어서 생명 활동을 영위해 나갈까? 동물은 다른 동물이나 식물을 먹어서 에너지를 취하는 데 반해, 식물은 자체적으로 태양 에너지를 활용하는 광합성 시스템을 가지고 있다. 광합성에 필요한 엽록소는 육상 식물이 생겨나기 이전에 바닷속의 단세포 생명체에 의해 개발되었다. 그리고 보면 거의 모든 생명체는 궁극적으로 태양에서 에너지를 얻는 셈이다.

그런데 태양을 포함해서 우주의 대부분을 구성하는 별에서는 수소가 헬륨으로 바뀌는 핵융합 과정에서 일부의 질량이 에너지로 바뀌면서 빛과 열이 나온다. 별들은 냉혹한 우주 공간에서 여기 저기 타오르는 모닥불인 것이다. 그중 하나의 별인 태양으로부터 지구상의 모든 생명체는 에너지를 공급받는다. 수소가 자기 몸의 일부를 희생해서 내는 에너지를 말이다.

3. 물의 핵심 성분인 수소(H_2)

왜 우리는 음식을 안 먹어도 며칠씩 견딜 수 있지만 물은 꼭 마셔야만 생명을 부지할 수 있는 것일까? 물은 탄수화물, 단백질, 지방질, 핵산같이 특수한 생리적 기능을 가진 것도 아닌데 말이다.

　물의 중요성은 물이 모든 생체 반응이 일어날 수 있는 기본적인 환경을 조성해 준다는 점에 있다. 세포 내의 생체 분자들이 굳어 버린 시멘트에 붙잡힌 자갈과 같이 꼼짝 못 한다면 생명의 지속은 불가능하다. 왜냐하면 생명 현상의 핵심인 대사(代謝), 항상성(恒常性) 유지, 유전, 진화는 모두 화학 변화에 의해 일어나고, 화학 변화가 일어나기 위해서는 원자, 분자 간의 신체 접촉이 필요하기 때문이다. 다행히 물은 대부분의 생체 분자들을 녹여서, 이들이 서로 만나고 상호작용을 통하여 화학 변화를 일으킬 수 있는 유동적인 환경을 제공한다. 따라서 지구 이외 행성에서의 생명 존재 가능성을 조사할 때는 먼저 물을 찾는다. 그래서 화성에 다량의 물이 존재한 흔적이 있다는 것은 일단 반가운 소식으로 받아들여진다.

　그런데 물이 메탄이나 암모니아와 달리 상온에서 액체인 이유는 물 분자들이 제각기 개인행동을 하지 않고, 하나의 물 분자의 수소가 이웃 물 분자의 산소와 수소 결합을 통해 친밀한 상호 작용을 하고 있기 때문이다. 물 분자 내에서의 산소와 수소의 공유 결합을 신체 내에서 팔다리가 강하게 연결되어 있는 것으로 비유한다면, 수소 결합은 88 올림픽 폐막식 때 수만 관중이 손에 손을 잡고 화합을 다짐하는 정도의 관계이다. 수소 결합이 없다면 지구상의 모든 물은 수증기로 증발하고 말 것이다. 아무리 화합을 다짐해도 폐막식을 끝내고 제각기 집을 찾아가면 사람들은 여기저기로 널리 퍼지게 될 테고 그것이 바로 기체 상태이니까.

4. 생체 고분자의 벌크로 수소 결합

　　　생명 현상에서 핵심적인 기능을 담당하는 생체 고분자를 예로 든다면 DNA와 단백질을 빼놓을 수 없다. DNA는 염기 서열을 통하여 유전 정보를 저장하고, 이 정보는 필요에 따라 단백질의 아미노산 서열로 번역되어 다양한 단백질의 기능을 가능하게 해 준다.

　그런데 DNA의 두 개의 나선은 마주보는 염기들 사이의 손에 손을 잡는 정도로 비교적 약한 수소 결합에 의하여 이중나선 구조를 유지한다. 만일 두 개의 나선이 두 개의 통나무 사이에 나사를 끼운 것 같이 공유 결합으로 단단히 결합되어 있다면 DNA를 복제해서 자식 세포에게 물려줄 때나, DNA의 유전 정보를 RNA로 전사$^{(傳寫)}$하기 위하여 이중 나선의 어떤 부분을 두 개의 가닥으로 벌릴 때 엄청난 양의 에너지가 필요할 것이다. 다행히도 수소 결합의 세기는 공유 결합의 세기의 약 10분의 1밖에 안 되기 때문에 나사를 푸는 대신 벨크로를 떼는 정도의 에너지로 중요한 세포 활동을 할 수 있는 것이다.

　단백질도 각기 맡은 특수한 기능을 담당하기 위해서는 단백질을 구성하는 수백 개의 아미노산들이 3차원적으로 어떻게 배치되어 있나 하는 3차 구조가 중요한데, 단백질의 3차 구조를 결정하는 데에도 아미노산들 사이의 수소 결합이 핵심적인 역할을 하고 있다. 이와 같이 물에서뿐 아니라 DNA나 단백질 같은 중요한 생체 고분자에서도 수소 결합은 적당한 세기의 벨크로 역할을 맡고 있다. 모든 생체 화합물의 구조가 나사못으로 이어진 것처럼 견고하기만 하다면 생명의 유연성과 다양성을 어떻게 바랄 수 있을까?

5. 세포막을 가능케 하는 수소(H_2)

　　　처음으로 지구상에 원시 생명체가 등장한 것은 지금부터 약 30억 년 전이라고 한다. 태양계와 지구가 생긴 지 약 10억 년 후의 일이다. 이때 원시 바다에 떠다니던 생명의 기본 물질들을 가두어 두는 자루가 개발되었다는 사실이 생명의 기본 단위로서의 세포의 출현에 있어서 중요한 의미를 지닌다.

세포 안의 소우주와 세포 밖의 전체 우주를 구분하는 세포막은 인지질 이중막(燐脂質 二重膜)이라는 특수한 구조를 가진다. 세포의 내부나 외부나 모두 대부분이 물이기 때문에 세포막은 안과 밖이 모두 친수성(親水性)을 가진다. 그러나 막 전체가 친수성 물질로 되어 있다면 물에 녹아서 막의 구조를 유지할 수 없을 것이다. 그런데 이중막 각각의 안쪽은 물과 섞이지 않는 소수성(疏水性)을 가지고 있기 때문에 막의 구조를 유지하게 된다.

이 소수성 부분은 대체로 긴 탄화수소의 꼬리 모양을 이루고 있다. 우리가 잘 알고 있는 탄화수소인 휘발유가 물과 섞이지 않듯이 이중막의 탄화수소 꼬리가 소수성인 이유는 긴 탄소의 사슬에 수소가 결합되어 있다는 데 있다. 수소와 탄소의 전기음성도(電氣陰性度)가 비슷하기 때문에 수소와 탄소 사이의 결합의 극성(極性)이 아주 낮아서 극성이 높은 물과 상호 작용이 약하기 때문에 섞이지 않게 되는 것이다.

그런가 하면 세포막에는 어느 정도의 유동성이 필요하다. 그래야 필요에 따라 세포막의 크기와 구조를 바꿀 수도 있고, 물질을 통과시키는 데 필요한 단백질을 끼워 넣을 수도 있기 때문이다. 그런데 기름 종류 물질로부터 알 수 있듯이 탄화수소는 모두 유동성을 가진 물질이다.

앞에서 언급했듯이, 오늘날 존재하는 모든 원소는 수십억 년 전부터 항성 안에서 만들어져왔다. 그들이 흩어지고 다시 모여 별이 되는 것인데 여기서는 별의 탄생과 같은 스케일이 큰 이야기와는 반대로, 광학 현미경으로도 보이지 않을 정도의 작은 세계에 주목해 보겠다. 놀랍게도 암흑 성운에서는 원소의 종류가 늘어나면 점차 합쳐져 복잡한 분자가 만들어진다는 것이 밝혀졌다. 먼저 우주를 떠도는 1마이크로미터(1/1000 밀리미터)에도 못 미치는 작은 유리 입자와 같은 결정(규산질)에 다양한 분자가 흡착한다. 그 흡착한 유리 입자의 표면에서 분자가 화학 반응하는 것이다. 긴 시간에 걸쳐 우연의 우연을 거듭하면서 분자가 만나고, 우주선 에너지도 사용하면서 화학 반응을 반복한 것으로 생각된다.

우주를 떠돌며 조금씩 복잡하게 진화한 분자 속에는 생명체를 형성하는 아미노산과 당 등의 합성에 필요한 유기 화합물도 함유되어 있다. 그러한 생명의 소재라고도 할 수 있는 분자들은 암흑 성운에서 태양계까지 혜성에 끌려가거나 운석과 함께 운반되기도 하면서 조금씩 지구에 뿌려진 것으로 생각된다.

[생명에 필요한 분자들]

6. 태초의 지구 환경과 화학 진화

태양계 제3행성은 우리가 살고 있는 지구를 말한다. 46억 년 전에 태어난 행성인 태양은 수소와 헬륨의 덩어리이다. 그 태양이 탄생했을 때 주변에 남은 파편, 즉 무거운 원소가 모여 생긴 것이 지구를 비롯한 태양계의 내행성들이었다(외행성은 가스이다). 조각이라고는 하지만 무거운 원소 덩어리가 서로 부딪친 데다 나름대로 거대한 질량 탓에 갓 태어난 지구는 걸쭉하게 달궈진 마그마로 가득 찬 별이었을 것으로 생각된다.

이윽고 1억 년 정도에 걸쳐 지구의 표면이 조금씩 식어 갔다. 지각이 굳어져서 두꺼운 곳은 육지가 되었으며 구덩이에는 수증기가 비가 되어 쏟아 내려 바다도 생겼다.

그러나 지표는 아직 수십 기압이고 대기의 주요 성분은 수증기와 이산화탄소, 질소이다. 산소는 거의 없었다. 바다의 경우 수온이 200℃를 넘어서 말 그대로 작열하는 바다였다(기압이 높기 때문에 끓지는 않는다). 그리고 바다에는 대량의 이산화탄소와 지각에서 유래된 금속이 녹아들어 있었을 것으로 생각된다. 작열하고는 있었지만 바닷속이 지상보다 더 좋은 환경이었다. 왜냐하면 이 당시의 대기는 내리쬐는 자외선으로부터 지표를 보호할 수 없었기 때문이다.

따라서 강한 빛에너지를 피하기 위해서라도 생명은 심해에서 탄생했다고 생각하는 것이 자연스러울 것이다(아직 시간은 훨씬 더 걸리지만).

그 후 몇 억 년에 걸쳐 우주에서는 다양한 유기 화합물이 직접적으로 또는 운석과 함께 흩뿌려진 것으로 생각된다. 특히 지금으로부터 40억 년 전까지는 엄청난 수의 운석이 낙하했었다는 것이 달의 크레이터 조사를 통해 추측되고 있다. 물론 지구에서도 화학 진화는 일어나고 있었다. 실은 적당한 크기의 운석이 지구에 충돌하면 그 에너지에 의해 암모니아가 만들어진다는 것이 확인된 바 있다. 더 재미있는 것은, 그 암모니아가 녹아 있는 바다에 운석이 낙하하면 충격 에너지로 인해 핵산 염기와 아미노산 등 다양한 유기 화합물이 합성된다는 것이 실험을 통해 밝혀졌다. 이 실험 결과는 생명 탄생 이전 시대의 지구의 유전물질의 새로운 공급원을 시사하고 있다.

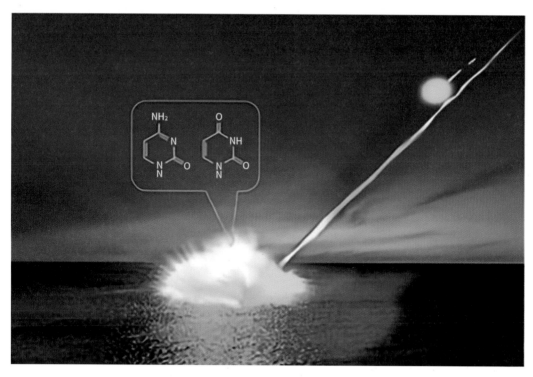

[운석의 충돌에 의한 핵산염기 생성의 모식도]

따라서 심해에서 뿜어져 나오는 열수 활동(열수 분출군)의 주변에서는 다양한 유기
화합물이 발생했을 것이다. 즉, 어느 정도 복잡화된 분자들이 심해에 퇴적하여 더
큰 화학 진화를 이루는 것이다. 이렇게 태초의 바다에는 생물의 재료가 되는 분자
가 축적되어 갔다. 덧붙여서, 너무 거대한 운석의 낙하는 너무나 큰 충격과 열로 인
해 해수가 모두 증발하기도 했다고 한다. 물론 바다에 축적된 복잡한 분자는 분해
된다. 그럴 경우에는 100년 정도에 걸쳐 식을 때까지 기다렸다가 다시 바다가 생기
면서 화학 진화를 다시 했을 것이다. 정신이 아득해질 정도의 세월 동안 시행착오
를 반복하면서 지구는 생명 탄생의 준비를 해 나갔다.

수소 의료

7. 생명이란 무엇인가?

작가이고 문학평론가인 이어령(李御寧) 박사는 다음과 같이 말했다.

"탄생에 대하여 상상력이 풍부한 시인들은 바다에서 어머니를 본다. 한자의 바다 해(海)자에는 어머니를 뜻하는 모(母)자가 들어 있기 때문이다. 프랑스말도 그렇다. 철자 하나만 다를 뿐 바다도 어머니도 다같이 '라 메르'라고 부른다. 거기에 인당수 바닷물에 빠져 거듭 태어나는 심청이 이야기, 실험관의 인조인간 호문클루스가 갈라리아의 바다에 떨어져 생명의 기원으로 돌아가는 괴테의 『파우스트』, 그리고 또 "내 귀는 소라껍질 바다 소리를 그리워한다"는 장 콕토의 시에 이르기까지 실로 그 예를 들자면 끝이 없을 것이다. 나 자신도 '어머니를 위한 여섯 가지 은유'에서 "생명의 시원인 모태는 태초의 바다"라고 쓴 적이 있다.

그런데 놀라운 것은 과학자들도 그와 똑같은 말을 한다는 것이다. 그것도 그냥 바다가 아니라 20억 년 전 최초의 생명 세포를 태어나게 한 태고의 바다라고 한다. 이유는 그 바닷물과 어머니의 자궁 속 양수의 성분이 비슷하고 거기에서 생명의 기적들이 생겨나고 있기 때문이다.

해수(海水)와 양수(羊水)의 미네랄 화학기호를 들여다보고 있으면 겨자씨만 한 태아(胎芽)가 되어 어머니의 자궁 속 바다를 떠다니는 내 모습이 떠오른다. 태고의 그 바다는 어둡지만 참으로 고요하고 아늑했을 것이다. 하루에 일 밀리미터씩 자란다는 수정란의 미생물에서 아가미와 지느러미가 달린 물고기 모양으로 변해간다. 지구 생물의 진화과정으로 본다면 10억 년의 세월이 지나간 셈이다. 그 지느러미가 손과 발이 되고 폐가 생겨나면 물고기였던 나는 도롱뇽 같은 양서류로 변신한다. 정말 손가락 사이에 물갈퀴 같은 흔적도 남아 있다. 그러다가 드디어 손톱, 발톱이 생기기 시작하면 나는 어느새 쥐와 같은 포유류가 되고 그 몸에 뽀얀 잔털이 자라면 영장류의 원숭이 모습으로 진화한다. 그래도 인간이 되려면 아직 수백만 년이 지나야만 한다. 그래야만 나는 세상 밖으로 나갈 수가 있는 것이다.

생물학자들의 말이 거짓이 아니라면 우리는 어머니의 바다(양수) 속에서 20억 년, 더 올라가면 40억 년의 기나긴 생물의 계통 발생 과정을 단 10개월 만에 치렀던 것이다.

신화의 관점으로 보면 우리는 동굴 속의 곰이었지만 생물학적 관점으로 보면 바다에 떠 있는 작은 미생물이었다. 한국인이기 전에 먼저 인간이었고 인간이기 전에 원숭이와 쥐와 도롱뇽과 그리고 바다의 물고기였다. 그 바다 생물 중에서도 자신을 보호할 껍질은 물론 가시조차 없었던 척색(脊索)생물 피카이어였다는 게다. 못된 바다의 포식자 노티라스의 먹이로 쫓겨 다니다가 물고기로 진화하고 개구리 같은 양서류가 되어 헐레벌떡 육상으로 올라와 파충류와 포유류의 선조가 된 인간의 먼 핏줄이라 했다. 만약 피카이어가 절멸했더라면 우리들 인간도 태어나지 못했을 것이라고 한다. 포식자들에 쫓겨 다니던 물고기 한 마리가 바다에서 육지로 올라오는 슬프고 이상한 생명의 이야기가 어머니의 양수 속에 숨어 있었던 것이다.

태아들도 꿈을 꾼다는데 그게 사실이라면 우리는 그때 무슨 꿈을 꾸었을까. 지상의 꿈과는 분명 다른 꿈이었을 거다. 프로이트 박사의 분석으로는 도저히 설명 불가능한 순수한 꿈, 초록색 바다의 꿈이 아니면 그냥 하얀 꿈이었을지 모른다. 축제의 불꽃처럼 일시에 생물들이 터져나온 캄브리아기의 바다 꿈이었을까. 그보다도 먼 우주 대폭발의 하늘 꿈이었을까. 분명한 것은 어머니의 몸 안에 바다가 있었다는 것과 그 태아들도 그 안에서 꿈을 꾸고 있었다는 것이다."

원래 '생명'이란 무엇일까? 여러 가지 정의가 있다.

[생명의 정의]

생명의 조건	1. 자신의 안과 밖을 나누는 경계를 가진 것
	2. 단기적으로 외부의 변화에 따라 내부를 유지하는 것
	3. 자신과 동일하거나 닮은 존재를 복제하는 구조를 가진 것
	4. 장기적으로 외부의 변화에 따라 스스로를 변화시켜 갈 수 있는 것

조금 추상적인 설명이지만 세포를 중심으로 하는 현존하는 지구의 생물에 비추어 보자.

우선 1항에 대해서는, 이것은 '세포막'에 싸여 있는 것을 의미한다. 세포막은 지질로 이루어져 있다. 실험실에서도 지질 막에 물을 가둔 소포를 만드는 것은 간단한다. 화학 진화에 의해서도 그러한 분자를 만드는 것은 가능하다고 생각된다.

2항에 대해서는, '에너지와 물질의 대사'가 있음을 의미한다. 쉽게 말하면 대사란 '생명에 필요한 화학 반응'이다. 기본적으로는 효소라는 단백질이 중심이 되어 세포 내에서의 화학 반응이 제어된다. 생명에 필요한 화학 반응을 한마디로 설명하면 '에너지를 확보하는 것'이다. 우리가 음식에 함유된 복잡한 분자를 분해하여 살기 위한 에너지를 얻을 때도 마찬가지이다. 실제로 수소는 이 부분에서, 생명의 탄생과 발전 스토리에서 특별한 역할을 한다. 뒤에서 설명하겠지만 가장 오래된 생물의 일종으로 생각되는 '고세균'의 부류들은 수소를 먹고 에너지를 얻어 왔다. 아쉽게도 고세균과는 대사의 구조가 다르기 때문에 우리는 수소를 에너지로 사용할 수는 없다.

3항은 '유전 정보'를 가진다는 것으로, 이른바 '유전자'이다. 더 정확히 말하면 '핵산(DNA나 RNA)'이 많아짐으로 인해 유전자라는 유전 정보의 내용이 표시됨을 뜻한다. 핵산을 사용하여 유전자를 나타내는 것의 가장 큰 장점은 바로 '복제가 가능하다'는 것이다.

4항은 '진화한다'는 것인데, 1에서 3까지와 모순된 관계에 있다. 생명에게 있어서는 '자신을 유지하고 자신을 증식하는 것'이 존재 의미 중 하나이다. 그러나 동시에 '변화할 수 있는 것'도 생명의 본질인 것이다. 일견 모순처럼 보이지만 태초부터 '생명이 변화를 거듭해 온' 덕분에 오늘날의 우리가 존재한다고 생각하면, 이것도 자연스러운 일이라 할 수 있다.

8. 심해에서 뿜어져 나오는 생명의 숨결

여기서, 지구로의 화학 진화의 마지막 부분에서 설명한 '심해 열수 활동'에 대해 설명해 보면, 오늘날에도 열수 분출공을 중심으로 한 심해 열수 활동이 이루어지고 있으며 심해의 특별한 장소에서는 300~400℃의 열수가 분출되고 있다. 사실은 지구가 식어서 지각이 생겼다고 하지만 단지 수 킬로미터에서 수십 킬로미터에 불과한 표층이 식었을 뿐이다. 지각 아래에는 '맨틀'이라는 뜨거운 덩어리가 2900킬로미터 정도의 두께로 지구를 덮고 있고, 가장 밑 부분(수천℃)과 지표(수백℃)의 온도차에 의해 천천히 대류하고 있다. 그 대류를 타고 지각은 움직이고 있는 것이다. 이것을 '판구조론'이라고 한다.

심해에서 지각이 가라앉는 부분을 해구라고 하며 솟아오르는 맨틀이 식어 지각이 생기는 부분을 해령이라고 한다. 사실은 열수 분출공은 그 해구와 해령, 해저 화산 활동이 활발한 부근, 특히 중앙 해령이라는 심해저에서 발견되는 경우가 많다. 그 심해에서 뿜어져 나오는 해수 속에는 원래의 해수 성분 이외에 지각을 구성하는 암석(즉, 금속 이온)이 녹아 있다. 그리고 무엇보다 중요한 것은 이 열수에는 대량의 수소 분자가 함유되어 있다는 것이다. 이것은 암석의 성분(금속)을 촉매로 하여 물 분자가 수소와 산소로 분해된 것이다.

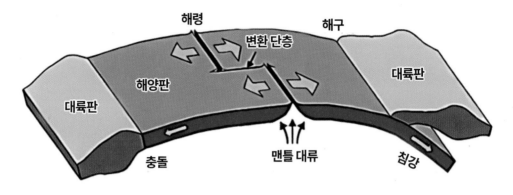

[판구조론 (Plate tectonics)]

왜 수소가 중요한가는, 단순한 분자 중에서는 가장 '환원력'이 강한 것이 수소이기 때문이다. 화학 반응 중에서도 '산화 환원 반응'에서는 전자(e-)의 이동(주고받음)이 반응의 강도에 관여한다. 환원이란 전자를 얻는 것이고 산화란 전자를 잃는 것이다. 즉 수소는 상대에게 전자를 전달하기 쉽고 전달된 물질은 전자를 얻어 환원된다.

그 수소가 대량으로 존재하는 심해 열수 활동에서는 다양한 산화 환원 반응이 일어나기 쉬운 셈이다. 현재 알려진 열수 분출공의 관찰 및 실험 사례를 통해 상상할 수 있는 범위에서는 몇 가지 조건이 갖추어진다면 다음과 같은 일을 상상할 수 있다.

첫째, 심해 열수 활동의 영역에서는 광물에 함유된 성분을 촉매로 하여 대량의 수

산화 (전자e^-를 잃는다)　　: $2Cu \rightarrow 2Cu^{2+} + 4e^-$ ------ ①
환원 (전자e^-를 얻는다)　　: $O_2 + 4e^- \rightarrow 2O^{2-}$　　------ ②

$$2Cu + O_2 + 4e^- \rightarrow 2Cu^{2+} + 4e^- + 2O^{2-}$$
$$2Cu + O_2 \rightarrow 2CuO$$

[구리(Cu)의 산화환원 반응]

소와 이산화탄소, 그 외에 황, 인 등에서 여러 가지 '생명에 필요한 분자'가 지속적으로 만들어지고 있었다. 특히, ATP(아데노신 3인산)이 가장 중요한 분자이다. ATP는 오늘날에 이르기까지의 모든 생명 활동의 에너지를 중개하고 있는 분자이기 때문이다.

[ATP의 화학구조]

예를 들어 우리 몸을 형성하는 세포도 대부분의 활동에는 ATP가 관여하고 있다. 그 ATP를 합성하는 것이 생명의 근간에 있다고 해도 좋을 것이다. 우리는 수소와 이산화탄소를 화학 반응시켜 ATP를 만들고 있는 것은 아니다. 인간을 비롯한 많은 생물은 탄수화물이나 지방과 같은 유기 화합물을 분해하여 ATP를 얻는다. 이러한 에너지 섭취 형태를 '종속 영양'이라고 한다. 물론 태초의 바다에서도 종속 영양형의 화학 반응이 있었을 것이다. 또 한편으로, 수소(H₂)와 같은 무기물의 환원력에 의해 에너지를 얻는 형태를 '독립 영양'이라고 한다. 그리고 지질 막으로 이루어진 소포 속에 종속 영양과 독립 영양의 화학 반응을 하는 구조가 생겨나 현재의 세포의 원형이 대사 수준으로 생겨난 것이다.

9. 2개의 에너지 대사

태초의 지구를 떠올려 보면, 대기는 산소 대신 농밀한 이산화탄소로 가득한 수십 기압에 이르는 세계였다. 바다로 시선을 돌려 보면 200℃로 끓어오른 파도가 몰아칠 것이다. 거기에는 우리가 떠올리는 파란 하늘과 바다는 기대할 수조차 없었다. 하지만 작열하는 바다의 해저에서 오늘날의 우리에게로 이어지는 생명의 원형이 탄생하려고 하고 있었다. 지금으로부터 40억 년 전에서 35억 년 전 사이에 일어난 일이다.

유기 화합물의 분해를 통해 에너지를 얻는 형태인 '종속 영양'과 무기물의 환원력을 통해 에너지를 얻는 형태인 '독립 영양'이 있다. 아마 생명의 원형은 지질 막에 싸인 종속 영양의 구조를 기초로 하고 있었을 것으로 생각된다. 지구가 태어난 후 백억 년 가까이 지났을 때 그 심해저, 특히 열수 활동 영역 부근에서는 암석에 함유된 각종 금속을 촉매로 하여 더욱 복잡한 화학 진화를 이룬 유기 화합물이 축적되어 있었다. 그들을 분해하는 에너지로 활동하는 구조(생명의 원형)가 생겨난 것은 자연스러운 일이다. 그러나 그러한 구조만으로는 주변의 유기 화합물이 남김없이 분해된 후에는 소멸하고 말 것이다.

아마도 생명의 원형은 몇 번이고 나타나고 사라지는 것을 반복했을 것이다. 그러다 어느 순간 큰 혁명이 일어났다.

수소(H_2)를 에너지원으로 이용하는 데 성공한 것이다. 심해저에서 열수와 함께 뿜어져 나오는 풍부한 수소가 그것을 가능하게 했다. 끊임없이 공급되는 수소를 이용하여 이산화탄소로부터 유기 화합물을 합성할 수 있는 구조야말로 오늘날까지 이어지는 생명의 첫걸음이 된 것이다. 무엇보다도 독립 영양형의 생명은 단독으로 태어난 것은 아니다. 사실은 독립 영양의 대사 경로(무기물의 환원력을 이용하여 유기물을 합성하는 화학 반응)는 종속 영양의 대사 경로(유기물을 분해하여 에너지를 얻는 화학 반응)와 동일한 구조를 역방향으로 이용한 것이다. 즉, 오늘날의 우리에게로 이어지는 생명의 시작은 독립 영양과 종속 영양을 겸비한 '혼합 영양'이었을 것으로 생각된다. 유기물이 풍부할 때는 종속 영양으로, 유기물이 고갈되어 갈 땐 독립 영양으로 환경의 변화에 따라 유연하게 대사를 조절하는 것이다. 참고로 여기서 말하는 대사 경로란 생물시간에 배운 '시트르산 회로, TCA 회로 또는 '크렙스 회로'의 조상이다.

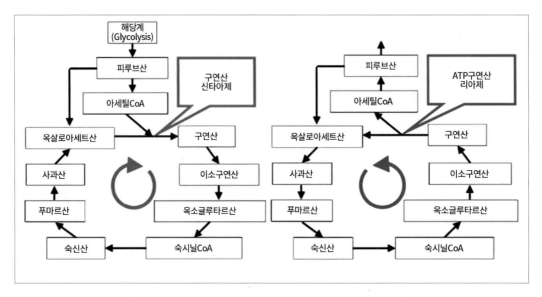

[종속영양(왼쪽)과 독립영양(오른쪽)의 대사 경로]

에너지를 중심으로 생명의 탄생이 이루어질 때 또 한 가지의 생명의 필수 요소도 이 시대에 탄생했다. 그것은 유전 정보를 전달하고 단백질 등의 합성을 지시하는 핵산(DNA나 RNA)을 이용한 기초적인 메커니즘이다. 핵산을 이용하여 생명에 필요한 화학 반응의 촉매(즉, 단백질)를 기록하고 필요에 따라 읽어 내어 합성하는 것이다.

핵산의 기원과 진화에 대해서는 아직 연구 도상에 있기 때문에 알려지지 않은 것들이 많다. 그러나 RNA를 기초로 하여 DNA가 탄생하고 당초에는 RNA가 중심이었을 것으로 생각된다.

10. 빛 에너지의 이용

이러한 미생물이야말로 태초 지구의 생명 싹을 틔우는 조짐(萌芽)과도 같았다. 그들은 혼합 영양을 기초로 하여 열수 분출공을 중심으로 어두운 심해저에 퍼졌다. 그러나 오랜 세월 동안 지각 변동에 의해 해저가 융기되어 그들이 사는 곳에 빛이 들기도 했을 것이다. 일반적으로 빛은 세포에 유해하다. 왜냐하면 빛 에너지는 세포 내의 필요한 분자를 분해하기 때문이다. 오늘날에도 운동성이 있는 미생물의 대부분은 빛을 피하기 위해 움직이다. 이것을 '음성 주광성'이라고 한다. 참고로 우리 인간은 빛의 피해를 완화하기 위해 피부에 멜라닌 색소를 가지고 있다.

융기한 해저는 맨틀로부터 멀어짐으로 인해 열수 환경을 잃었다. 즉, 해저의 수소 공급이 중단된 것이다. 여기에서 원시 생명인 미생물들은 주변의 유기물을 모두 사용해 버려 아사할 운명에 처하게 되었다. 하지만 살아남으려고 발버둥 치던 중 어떤 사실을 깨달은 미생물이 나타났다. 그것은 '빛'이다. 빛의 이용은 생명의 역사에 있어서 수소 다음으로 나타난 큰 혁명이었다. 그렇다면 생명은 어떻게 빛을 이용했을까?

수소(H₂)는 그 큰 환원력에 의해 생명의 시작에 에너지를 부여했다. 환원력이란 화학 반응에 있어서 '전자를 부여하는 힘'이다. 최근 열수 분출공 부근의 암반에 전기가 흐른다는 것, 그리고 그 전자를 이용하는 독립 영양 세균이 번성한다는 것이 밝혀졌다. 반대로, 전기를 만드는 세균까지 발견되었다. 어쨌든, 포인트는 '전자'이다.

아마 40억 년 전에서 35억 년 전 사이에 미생물은 광자를 전자로 변환하는 방법을 탐지했을 것이다. 그 방법은 '바다 속에 녹은 금속'을 이용하여 달성되었다. 사실은 우리 주변에도 같은 원리의 발명품이 있다. 그것은 태양 전지이다. 엄밀히 말하면 소재와 짜임새가 다르지만 원리는 동일하며 이를 '광전 효과'라고 한다. 광전 효과를 쉽게 설명하면 '빛이 금속에 닿으면 광자가 금속 안의 전자를 튕겨 내는 것'이다.

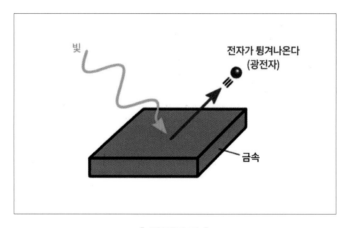

[광전효과]

전자가 움직이는 것이 전류이며, 전자를 움직이는 힘이 전압이다. 덧붙여서 광전 효과는 상대성 이론으로 유명한 이론물리학자인 아인슈타인 박사가 노벨상을 수상한 연구이기도 한다. 즉, 그 미생물은 '금속을 잘 이용하면 광전 효과에 의해 전자를 손에 넣을 수 있다'는 것을 깨달은 것이다. 그리고 빛으로부터 도망치지 않고, 반대로 빛 에너지가 만들어내는 전자를 스스로에게 필요한 화학 반응에 응용했다. 이렇게 빛 에너지를 손에 넣은 생명은 어두운 해저에서 넓은 바다로 새로이 확장되기 시작한다.

11. 양날의 검을 휘두르는 생명

이윽고 햇빛이 원시 생명에 비쳐들었다. 물론 비유가 아니라 말 그대로의 의미이다. 태양으로부터 지구에 도달하는 빛 에너지는 방대하다. 그 태양을 아군으로 만든 미생물들은 점차 세력을 넓혀 갔다. 처음에는 빛 에너지를 종속 영양(유기물에서 무기물로의 분해)의 보조로 이용했다. 거기에서 서서히 진화하여 독립 영양(무기물에서 유기물로의 합성)의 에너지원으로 이용하게 되었다. 즉 '광합성'이다. 광합성을 쉽게 설명하면 빛 에너지를 이용하여 물과 이산화탄소로부터 유기물을 합성하는 것이다. 광합성은 크게 두 단계의 반응으로 나눌 수 있다. 먼저 빛 에너지에 의해 물 분자를 수소 원자와 산소 원자로 분해하고 수소 원자를 잘 이용하여 ATP를 합성한다(명반응). 그다음 명반응으로 만들어진 ATP를 이용하여 이산화탄소와 물분자로부터 당을 비롯한 유기물을 합성하는 것이다(암반응). 그 광합성에 특화한 '엽록체(그림)'를 완성시킨 미생물이 태어났다. 그것은 오늘날에도 살고 있는 시아노박테리아(남세균)의 조상이다. 약 35억 년 전의 일이다.

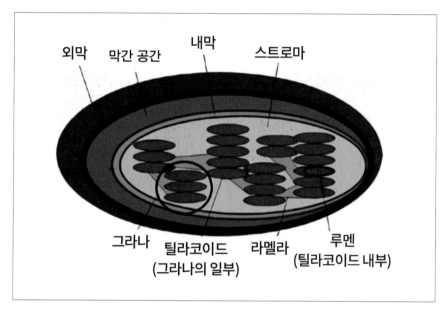

[엽록체는, 그라나에서 명반응을, 스트로마에서 암반응을 한다]

남세균의 조상이 극적으로 번영한 것과 동시에 지구에서 최초로 대량의 산소 분자가 발생했다. 사실은 광합성의 마지막에는 산소 분자(O_2)가 남는 것이다. 이것이 큰 문제였다. 의외일지도 모르지만, 생명에게 산소 분자는 지극히 독성이 강한 물질이다.

왜냐하면 산소 분자는 매우 화학 반응이 일어나기 쉽고 빠르게 다른 분자에 결합되어 버린다. 원래 원시 생명은 산소 분자가 없는 세계에서 탄생했다. 그런 그들은 산소 분자에 접촉하면 죽고 만다. 이것을 '혐기성'이라고 한다. 덧붙여서 지금도 혐기성 미생물은 흔하게 존재한다. 예를 들어, 여러분이 알고 있는 장내 세균인 비피더스균도 혐기성이며, 위험한 독소를 생산하는 파상풍균이나 보툴리누스균도 혐기성으로 유명하다.

그렇다고는 하지만 생명이 광합성을 획득한 직후에는 산소 분자의 발생도 그다지 큰 문제가 되지 않았다. 왜냐하면 태초의 바다에는 다량의 금속 이온이 녹아 있었기 때문이다. 특히 철은 산화철이 되어 침전하여 산소로부터 생명을 지켰다. 그러나 마침내 바다 속의 금속 이온이 모두 소진되는 때가 찾아온다. 금속 이온의 고갈로 인해 바다 속의 산소 농도는 급격히 높아졌다. 그것은 광합성을 시작한 남세균의 조상 자신에게도 위기적인 상황이었다. 생명이 손에 넣은 무진장이라고도 할 수 있는 태양광 에너지는 자신조차 멸망시킬 수 있는 산소라는 독을 만들어 내는 양날의 검이기도 한 것이다.

12. 역경을 기회로 바꾸는 생명

주변이 산소에 침범되어 가는 가운데, 생명은 가만히 앉아서 멸망을 기다리지 않았다.

산소가 생명에게 중요한 분자와 접촉하지 않도록 다른 분자(항산화 물질)를 준비한 것이다. 이제 약간의 산소 농도는 견뎌 낼 수 있게 되었다. 다만 근본적인 해결책은 아니다. 그런데 대체 '산소가 독이다'라는 말은 무슨 뜻일까?

산소가 어떤 분자에 결합하는 것을 '산화'라고 한다. 생명의 에너지에 필요한 '환원력'은 전자를 부여하는 힘이었는데 산화는 반대로 전자를 빼앗는다. 즉, 산소가 가진 독성의 본질은 '생명에 필요한 분자에게서 전자를 빼앗는 것'이다. 그러나 반대의 입장에서 '전자를 빼앗는 것'은 바꾸어 말하면 '전자를 부여하는 것'이기도 하다. 이는 곧 '환원'이다. 요컨대, 산화와 환원은 같은 화학 반응을 서로 반대의 입장에서 바라본, 마치 동전의 양면과 같은 것이다.

산소에게 전자를 '빼앗기는 것'에 대항하지 않고 적극적으로 '부여'하면서 진화한 미생물이 나타났다. 그 결과, 그 미생물은 산소에 전자를 부여하기 위한 산화 환원 반응을 이용하여 생명 활동의 에너지인 ATP를 합성한 것이다. 말하자면 적의 공격을 역으로 이용해 자신의 힘을 증가시킨 셈이다. 이 구조를 '전자 전달계'라고 한다. 사실은 전자 전달계에서는 수소가 중요하다. 정확히 말하면 수소 분자(H_2)가 아닌 수소 이온(H^+)이다.

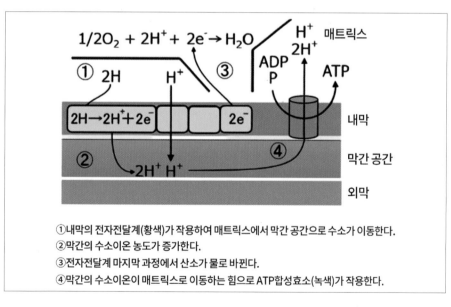

①내막의 전자전달계(황색)가 작용하여 매트릭스에서 막간 공간으로 수소가 이동한다.
②막간의 수소이온 농도가 증가한다.
③전자전달계 마지막 과정에서 산소가 물로 바뀐다.
④막간의 수소이온이 매트릭스로 이동하는 힘으로 ATP합성효소(녹색)가 작용한다.

[전자전달계와 ATP합성의 개요]

전자 전달계에서는 산화 환원 반응을 연속시켜 여러 개의 분자가 전자를 바톤 터치(Barton Touch) 한다. 그리고 그 전자가 흘러가는 에너지를 이용하여 수소 원자 펌프를 움직인다.

수소 원자 펌프는 막으로 둘러싸인 영역 안에 수소 원자를 퍼 올려 모은다. 막의 안쪽에서 수소 원자의 농도가 높아지면 수소 원자는 막의 외부로 나가려고 한다. 이 수소 원자가 이동하는 힘을 이용하여 ATP 합성 효소가 일하는 것이다. 댐에 모아진 물로 물레방아를 돌려 전기를 만들어 내는 것과 같은 이미지이다. 전자 전달계의 바톤 터치는 산소를 물분자로 만들 때까지 계속되어 ATP를 대량으로 합성한다. 즉, 그 미생물은 산소 분자를 무독화할 뿐만 아니라 생명 활동의 에너지를 대량으로 확보할 수 있었던 것이다.

그 미생물이란 현대의 분류에서 '알파 프로테오박테리아(Alphaproteobacteria)'라고 이름 붙여진 그룹에 속하는 세균이다. 특히 병원균으로 알려진 리케차(rickettsia, 쯔쯔가무시병 등)의 조상이 이 전자 전달계를 발달시켰을 것으로 생각된다. 알파프로테오박테리아에는 광합성을 하는 세균의 대부분이 포함되어 있다. 또한 전자 전달계는 엽록체 내에서 이루어지는 광합성(명반응)의 일부이다. 아마도 전자전달계는 빛 에너지를 잘 이용하는 구조와 밀접하게 연관되어 진화한 메커니즘일 것이다. 이처럼 산소의 독을 극복하고 오히려 산소를 필요로 하기에 이른 생물의 성질을 '호기성'이라고 한다.

이 산소라는 독을 역으로 이용하는 시스템은 너무나도 우수했다. 왜냐하면 미생물끼리 '먹고/먹히는' 일이 반복되는 가운데 리케차의 조상을 먹어도 소화하지 않는 미생물이 나타난 것이다. 즉, 리케차의 조상을 소화하여 에너지를 얻기보다 자신의 내부에 넣어서 산소를 무독화시키는 동시에 ATP도 만들었다는 것이다. 이 일련의 과정을 '세포 내 공생설'이라고 한다. 리케차의 조상은 다양한 미생물과 세포 내 공생하여 소위 말하는 미토콘드리아의 조상이 되었을 것으로 생각된다.

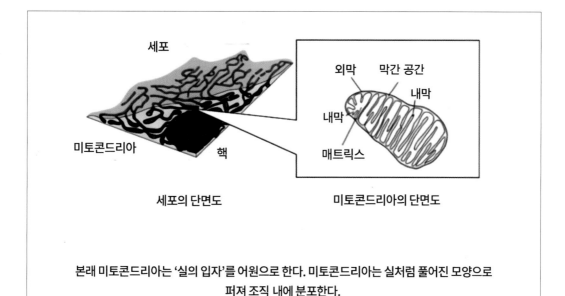

본래 미토콘드리아는 '실의 입자'를 어원으로 한다. 미토콘드리아는 실처럼 풀어진 모양으로 퍼져 조직 내에 분포한다.

[미토콘드리아의 개요]

13. 미래를 향해 약진하는 생명

'그렇게 쉽게 세포 내에 들일 수 있는 것인가'라고 의심할 수 있지만 오늘날 넓은 바다의 크기를 생각하면 있음직하다. 사실은 지금도 바닷속에는 크기가 1mm에서 2μm 의 다양한 미생물들이 세포 내 소기관을 서로 빼앗고 있다. 그들의 총칭은 '혼합 영양 생물'이라고 한다. 혼합 영양 생물들은 누군가가 만든 엽록체를 흡수하여, 자기 물건처럼 이용하여 광합성을 하고, 다른 누군가에게 먹혀서 엽록체를 빼앗긴다. 그런 일들을 반복하고 있다. 물론 유유히 헤엄치는 물고기들의 치아가 되기도 하고, 이른바 식물 플랑크톤과 함께 지구상의 산소 공급량의 3분의 2를 담당하고 있기도 한다. 현미경 사이즈의 혼합 영양 생물들 없이는 지구 환경을 논할 수 없다.

태초의 광합성을 손에 넣은 미생물들이 대번영을 이루고 마침내 바다는 생명으로 채워져 갔다. 그리고 이산화탄소와 바뀐 산소 분자는 바닷속에 전부가 다 녹아들지 못하고 대기 중으로 퍼져 갔다. 대기 중의 산소 분자는 상공에서 자외선을 받아 오존(O_3)이 되어 층을 형성한다. 오존층은 강한 에너지를 가진 우주선이나 자외선으로부터 지표를 보호하고 후에 생명이 육상으로 진출하는 데 도움을 주었다. 기압이 낮아지기 시작하고 지표의 온도도 더욱 식어 갔다.

그런데 생명을 형성하는 분자에서 빠뜨릴 수 없는 것이 질소이다. 예를 들어, 아미노산 분자에게는 질소 원자가 반드시 필요하다. 그런데 질소 분자(N_2)는 불활성으로 생명으로 이용할 수 있는 암모니아(NH_3)와 질산(HNO_3)과 같은 분자로 만드는 '질소 고정'이 필요하다.

태초의 지구에서는 쏟아지는 운석에 의해 질소 고정이 이루어졌다. 하지만 이제 그런 난폭한 일을 할 필요가 없다. 어떤 종류의 미생물이 질소 분자로부터 암모니아를 합성하는 효소를 진화시켰기 때문이다. 그 효소는 질소 고정 효소라고 한다. 덧붙여서, 오늘날 질소 고정 효소를 가지는 유명한 미생물은 '근입균(Rhizobium)'이다. 콩과의 식물이 뿌리를 가진, 입자 모양의 결절(근입)을 본 적이 있는 독자 분들도 계실 것이다. 근입균은 거기에 기생한다. 질소 고정 효소는 혐기성인 조건에서만 기능하며 산소에 접촉되면 몇 초 안에 파괴된다. 물론 오늘날은 산소가 풍부하기 때문에 질소 고정 효소를 가진 미생물의 세포 내에는 산소에 접촉되지 않도록 하는 구조가 있다.

또 한 가지, 질소 고정 효소에는 흥미로운 특징이 있다. 그것은 질소 분자로부터 암모니아를 합성하면 마지막에 수소 분자가 남는다는 것이다. 사실은 최근의 해양 조사에서 미생물에 의한 질소 고정이 활발하다고 생각되는 해층에서 수소 분자가 과포화되어 있는 것이 밝혀졌다.

수소 의료

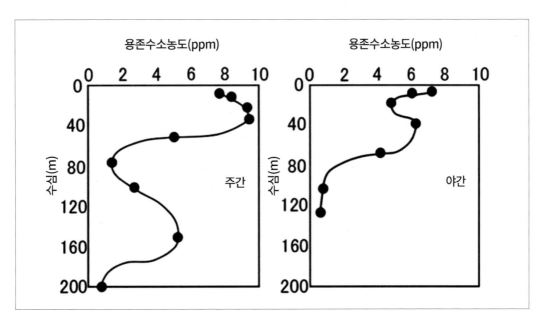

[북태평양 아열대지역의 수직방향의 수소농도 분포]

　　오늘날의 해양과 같은 일이 고대에 일어나지 않았다고 생각되지는 않는다. 오히려 이 과포화된 수소 분자를 함유하는 해수는 생명 활동에 적극적인 의미를 가져왔을 가능성이 있다. 그것은 조금 전에 소개한 미토콘드리아와 관련되어 있다. 미토콘드리아는 산소의 독성을 역이용하여 대량의 ATP를 만든다. 그러나 세상에 완벽한 존재는 없듯 미토콘드리아에게도 결함이 있었다. 그것은 전자 전달계의 미비로 인해 활성 산소를 발생시키는 것이다.

　　활성 산소의 피해는 이미 알고 있다. 하지만 미토콘드리아가 만드는 활성 산소는 세포가 정상적인 경우라면 사망에 이르는 정도는 아니다. 그러나 산소의 독을 극복한 대가가 '소량이지만 더 강력한 산화력을 가진 활성 산소를 발생시킨다'라는 사실은 변함이 없다.
　　우리 몸은 불완전하면서도 그러한 활성 산소의 피해를 없애는 메커니즘을 진화시키고 있다. 그러나 원시 생명이 처음부터 그러한 구조를 갖추고 있었던 것은 아니다. 아마도 바닷속의 과포화된 수소 분자가 활성 산소를 없애 그들을 치유하고 진화를 위한 시간을 부여한 것이 아닐까?

이렇게 태양으로부터 과도한 에너지를 손에 넣고 그 대가로 산소의 독을 완화하는 데 성공한 생명은 계속해서 점차적으로 구조를 발전시켜 나간다. 그 중심이 되는 곳에서는 언제나 수소가 중요한 역할을 담당하고 있었다. 그리고 생명은 단세포 단계에서 다세포 단계를 거쳐 육지와 하늘을 향해 진화의 계단으로 올라간다.

02.

미래의료를
변화시키는
수소

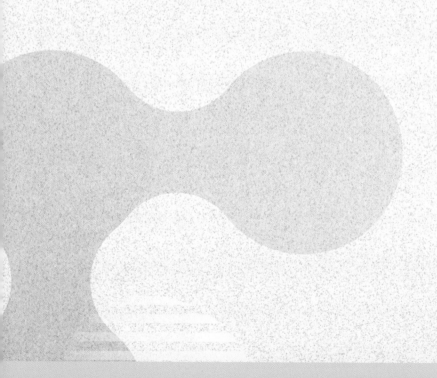

질병(疾病)이란 유기체의 신체적, 정신적 기능이 비정상적으로 변해 버린 상태를 말한다.

인간에게 있어서 넓은 의미로 본다면 극도의 고통을 비롯해 스트레스, 사회적인 문제, 신체기관의 기능 장애와 죽음까지를 포괄한다. 또한 꼭 개인만에 한정되는 것이 아니어서 사회적으로 큰 맥락에서 이해되기도 한다. 물론 사고나 장애, 증후군, 감염, 행동 장애 등을 모두 나타낼 수 있다. 질병의 종류에는 약 3만 가지 정도가 있다고 한다. 노환(老患)은 노쇠해서 생긴 병을 말한다.

질병의 수가 약 3만 개 있다고 알려져 있지만 그중 치료 수단이 있는 것은 일부에 지나지 않는다. 또한 현재의 약을 이용한 치료는 증상을 개선시키는 치료가 대부분으로 질병의 근본적인 메커니즘에 대한 치료는 매우 적다. 우리나라 국민 의료비가 해마다 증가하여 125조 원을 초과하고 있다.

국민의료비 중 약제비 비중은 24.7%로 OECD 평균보다 1.4배(2007년 기준) 높아 보건의료 서비스 중 의약품에 의존하는 정도가 상대적으로 큰 것으로 나타났다. 따라서 현재의 약을 대체할 혁신적인 치료 수단이 요구되고 있다. 수소는 최근에 와서 그 유효성이 인정되었으며 아직 연구개발 단계에 처해 있지만 그럼에도 불구하

수소 의료

고 미래에는 현재의 약을 대체하는 혁신적인 의료 가스가 될 것으로 생각된다.

1. 현대 의약품의 문제점

의학의 아버지라 불리는 고대 그리스의 히포크라테스는 버드나무 껍질과 가지로 진통제를 만든 것으로 알려져 있다. 19세기에는 이 버드나무의 효과에 주목한 학자가 냇버들 잎과 작은 가지에서 해열·진통 작용을 나타내는 살리실산을 얻었다. 그 후, 살리실산의 부작용인 위장 장애를 경감시킨 아세틸살리실산(아스피린)이 화학 합성에 의해 만들어졌다. 이 같은 화학적 수단을 통해 많은 약이 식물에서 만들어졌다. 19세기 말에서 20세기 초에는 유럽에서 파스퇴르와 코흐에 의해 세균학의 기초가 마련되었다. 파스퇴르는 백신에 의한 예방 접종을 개발하여 광견병 백신 등을 발명했다. 코흐는 탄저균, 결핵균, 콜레라균을 발견하고 그 후의 의학 및 약학의 발전에 크게 공헌했다.

2019년 제약산업 DATA BOOK에 따르면 세계 의약품 시장이 5년간(2014년~2018년) 연평균 5.2%의 성장률을 보인 가운데 국내 제약바이오산업도 함께 성장한 것으로 분석됐다. 한국의 의약품 시장규모는 23조 원(2018년 기준)으로, 최근 5년간(2014~2018) 연평균 4.5%의 성장률을 보였다. 국가별로는 세계 12위, 1.6%를 차지하는 비율이다. 총 생산액은 22조 3309억 원으로, 최근 5년간(2014~2018) 연평균 5.6%씩 증가했다.

연구개발 투자도 계속 늘고 있다. 국내 상장제약기업이 2018년에 투자한 연구개발비는 전년보다 9.8% 늘어난 2조 5047억 원으로 조사됐다. 이는 매출 대비 9.1%에 달하는 수준이다. 상장제약기업들의 연구개발비는 최근 5년간(2014~2018년) 매해 평균 15.2% 증가했다. 이에 따라 제약산업 일자리는 2018년 10.7만 명에서 2019년 11.5만 명으로 증가하였다.

질병의 수는 약 3만 개이지만 그중 치료 수단이 있는 것은 일부에 지나지 않는다.
알츠하이머병, 당뇨병의 3대 합병증(신증, 망막증, 신경장애), 만성 신장병, 폐암 등은
결정적인 치료약이 없어 치료 만족도도 낮다.

질병에 대한 만족도가 낮은 약은 물론이고 만족도가 높은 약이라고 해도 현대 의
약품을 이용한 치료는 질병의 진행을 억제하거나 질병의 증상을 개선시키는 것에
그치는 치료(대증 요법)가 대부분으로 질병의 근본적인 발병 기전에 대한 치료(원인 요
법)와는 거리가 먼 것으로 보인다. 또한 약을 이용한 치료는 부작용을 피할 수 없고
효과가 좋은 약일수록 부작용이 크다.
따라서 현재의 의약품과 의료 기기를 대체할 저렴하고 혁신적인 치료가 요구되고
있다.

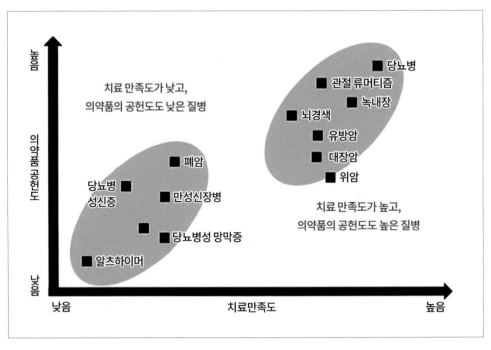

[일본 의약품의 만족도와 공헌도]

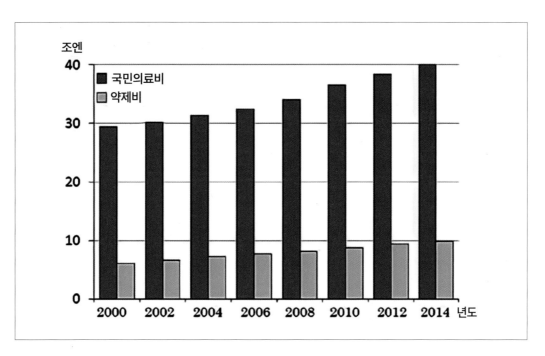

[일본의 국민의료비와 약제비 추이]

2. 수소(H₂)의 유효성에 착안

일본은 알칼리 이온 정수기(전해수 정수기)의 개발을 바탕으로 1995년
경부터 수소(H2)를 효율적으로 생성하는 기구 및 장치 개발과 그들을 이용한 항산화
작용에 대해 연구하고 기술의 특허화를 진행하여 왔다. 2009년에는 물을 전기분해
하여 얻어진 중성 수소수(1.6ppm)의 음용으로 산화제를 통해 유발한 Rat의 간 산화
스트레스 장애를 억제하는 선구적인 연구 성과를 논문에 발표하였다(Yanagihara 등,
2005).

한편, 2007년 Ohsawa 등에 의해 수소 가스의 흡입이 뇌경색 모델인 Rat의 허혈
재관류 장해를 억제한다는 내용의 논문이 국제적인 과학 저널에 발표되었다(Ohsawa

등, 2007). 이 논문을 통해 수소(H_2)가 중요한 역할을 나타내는 것이 증명되었다. 즉 유익한 활성 산소와는 반응하지 않고, 특히 산화력과 반응성이 강한 2종류의 유해성 활성 산소와 선택적으로 반응 후 무독화하여 항산화 작용을 나타낸다는 사실이 널리 알려지게 되었다. 그리고 이 논문을 계기로 수소(H_2)의 의료적 이용에 관한 연구가 비약적으로 발전했다. 2016년 5월까지 표1에 나타낸 바와 같이 25건의 인간 임상 시험과 약 330건의 동물 시험 논문이 보고되었다. 현재는 그림에 나타난 바와 같이 중국의 논문 발표가 약 70%를 차지하고 있다(Ichihara 등 2015).

[인간의 임상시험에서 수소의 유효성을 보고한 문헌]

질환명	소속 · 저자 · 발행년도
뇌경색	시즈오카 · 니시지마병원 · 오노 등, 2011 *
파킨슨병	준텐도대학 · 요리타카 등, 2013 *
치주질환	오카야마대 · 히가시 등, 2016
2형당뇨병	교토 · 카지야마병원 · 카지야마 등, 2008 *
대사증후군	미국 피츠버그대 · 나카오 등, 2010; 중국 · 타이산의대 · Song 등, 2013; 2015 *
간종양 치료 시의 방사선장애	한국 · 경상국립대 · Kang 등, 2011 *
B형간염	중국 · 화이안제4인민병원 · Xia 등, 2013 *
혈액투석 또는 복막 투석	도호쿠대 · 나카야마 등, 2009; 2010; 후쿠시마현의대 · 테라와키 등, 2013; 2014; 2015
혈관내피기능	후쿠오카 · 하라도이병원 · 사카이 등, 2014 *
염증성 및 미토콘드리아성 근염	나고야대 · 이토 등, 2011 *
급성홍반성피부질환	시즈오카 · 니시지마병원 · 오노 등, 2012
욕창	오사카 · 오사카물료대 · Li 등, 2013
관절류머티즘	후쿠오카 · 하라도이병원 · 이시바시 등, 2012; 2014 *
건선성관절염	후쿠오카 · 하라도이병원 · 이시바시 등, 2015
근육피로	츠쿠바대 · 아오키 등, 2012 *
운동부하에 의한 대사성 아시도시스 또는 연부조직장애	세르비아 · Novi Sad대 · Ostojic 등, 2012; 2014a * ; 2014b *

* : 랜덤화 비교시험, 랜덤화 크로스오버 시험 또는 랜덤화 오픈라벨시험

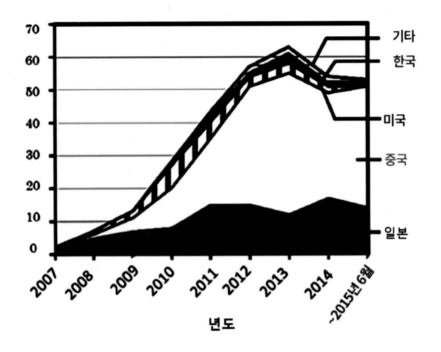

기타
한국
미국
중국
일본

년도

[년도별 생활수소 연구논문 발표]

이후에 일본에서는 잡지와 신문 기사에 수소(H_2)의 임상 시험 논문에 질적인 문제가 있음이 제기되었다. 그러나 비교적 증거 수준이 높은 것으로 알려진 랜덤화된 시험의 총수는 25건 중 12건이므로 질적으로 문제가 있다고 하기는 어렵다. 2016년부터 일본 준텐도 대학은 산학으로 190명의 파킨슨병 환자에 대한 수소수를 이용한 임상 시험을, 그리고 방위 의대와 공동으로 460명의 지주막하 출혈 환자에 대한 수소 수액을 이용한 임상 시험을 각각 진행하고 있다. 또한 게이오 대학을 포함한 타 시설과의 공동 연구로 360명의 심근 경색 환자에 대한 수소 가스를 이용한 임상 시험을 진행하고 있다. 이러한 대규모 임상 시험에서 수소의 유효성이 인정된다면 수소의 신뢰성이 더욱 높아지고 있다.

수소 의료

3. 유효성 메커니즘은 활성 산소만으로는 설명할 수 없다

수소(H₂)는 당초 보고된 항산화 작용뿐만 아니라 항염 작용, 항아포토시스 작용, 항알레르기 작용, 지질 대사 개선 작용, 신호 전달 조절 작용 등 다양한 작용을 나타내는 것으로 보고되고 있다. 수소(H₂)가 효과를 나타내는 질병의 범위는 매우 넓다. 수소관련 연구를 진행한 인간 임상 시험 결과에서도 뇌경색, 파킨슨병, 복막 투석, 급성 홍반, 관절 류머티즘, 건선성 관절염, 혈관 내피 기능에 대한 개선 효과가 확인되었다.

한편, 안전성 면에서 보면 수소 가스는 산소 가스와 헬륨 가스를 혼합한 가스로서 예로부터 잠수부의 심해 잠수병 예방에 이용되어 왔다. 수소 가스는 우리 몸속의 장내 세균에 의해 대량으로 생산되고 있기 때문에 생체에 있어 이물질이 아니다. 더욱이 인간에 대한 임상 시험에서도 부작용은 전혀 관찰되지 않았다. 이러한 점에서 수소의 안전성은 매우 높은 것으로 생각된다.

수소(H₂)는 활성 산소 중에서도 이른바 '유해 활성 산소'라 불리는 2가지 활성 산소만을 선택적으로 제거한다. 이것이 바로 수소가 가지는 산화장애 억제 작용이다. 이 작용은 다음 장의 그림에서 나타난 바와 같이, 수소가 활성 산소에 직접 작용하여 물로 변환되는 화학적 반응으로, 수소가 작용하는 표적 분자는 2가지 활성 산소에 국한된다. 한편, 마찬가지로 다음 장의 그림에서 나타난 바와 같이, 수소는 이밖에도 다양한 작용을 나타내지만 이러한 작용은 지금까지 신호 전달이나 유전자 발현의 조절 등을 동반하는 간접적 반응(생물학적 반응)으로 여겨져 왔다. 이 부분에서는 아직 수소가 작용을 나타내는 1차 표적이 되는 분자를 알 수 없기 때문에 이 분자 메커니즘의 해명이 과제로서 지금도 연구 중이다.

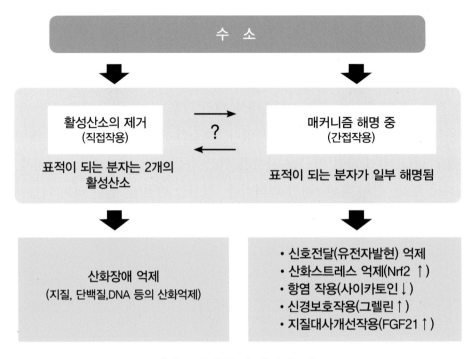

[수소의 유효성 메커니즘]

　2016년에 일본의 이우치 등에 의해 수소의 유효성에 관한 메커니즘을 검토한 논문이 보고되었다. 1.3% 이상의 수소 가스가 존재하는 조건에서는 수소가 세포막의 지질 과산화 반응(프리라디칼 연쇄 반응)을 수식하고 그 결과 산화 인지질의 생성이 수식된다. 그리고 수식을 받은 산화 인지질은 길항 물질로 작용하여 세포 밖에서 세포 내로의 Ca^{2+} 유입(Ca^{2+} 신호)을 억제한다. 이 신호 억제에 의해 수소가 최종적으로 하류의 전사 인자의 활성화에서 단백질 합성의 바탕이 되는 mRNA 발현에 이르는 일련의 경로를 억제하는 메커니즘을 나타낸다. 본 논문을 통해 지금까지 밝혀지지 않았던 수소의 유전자 발현 제어 메커니즘의 일부가 해명되었다. 그러나 수소의 유효성 메커니즘의 연구는 아직 발전 도상에 있으며, 앞으로 더 많은 연구가 필요하다.

4. 수소의 의료적 이용의 현황

2016년경부터 일본에서는 수소수의 건강 효과가 TV와 잡지에 보도되면서 그야말로 '수소수 붐'이 일어난 듯하였으며 2015년에 한국의 수소수 시장은 1000억 원, 일본은 약 3500억 원 규모로 추정되었다. 그러나 이 수소관련 시장은 한국뿐만 아니라 일본, 중국 등에서도 '가짜'와 '진짜' 수소수가 혼재된 상태이다. 본래 수소수는 다음 장의 그림에서 나타난 바와 같이 소위 말하는 '건강식품'으로 분류되기 때문에 효능, 효과를 강조하는 것은 식품관련법에 위반됨에도 불구하고 이를 강조하는 웹 사이트를 자주 볼 수 있다.

어떤 병 상태 모델 또는 질병에 대해 알칼리 이온수가 효과를 나타내지 않았으나 이온수에 수소를 첨가했을 때 효과가 확인되었다는 보고가 많다. 또한 수소수의 용존 수소농도가 1.5ppm 이상에서 효과가 확인되지 않았다는 보고는 매우 적다. 이는 병 상태 모델 또는 인간의 질병 종류에 따라 문턱의 높이(역치)가 달라 풍부한 수소 농도의 수소수만이 높은 문턱을 뛰어넘을 수 있는 것으로 생각된다. 문턱을 뛰어넘는 데에는 높이 뛰는 것이 중요하며 멀리 뛸 필요는 없다.

수소 시장이 건전한 형태로 발전해 나가기 위해서는 증거 기반의 제품 개발과 소비자에게 올바른 정보를 제공하는 것이 중요하다고 생각한다. 또한 수소수가 질병 예방 및 치료에 이용되기 위해서는 정부기관, 글로벌생활수소협회, 수소관련 업체들이 함께 수소를 인체에 복용하는 방법(음용, 흡입, 주사, 점적, 뜸, 흡수, 연고 등)에 따라 수소농도를 포함한 기준을 설정하고 관련 협회 등을 통하여 과대광고나 홍보 등을 예방하는 것이 필요하다.

특히 수소 가스를 식염수액에 용해시켜 점적 주입하는 요법이나 수소 가스를 흡입하는 요법도 헬스케어 분야나 일부 의료기관에서 사용하고 있지만 의료용으로 사용하기 위해서는 정부로부터 의약품이나 의료기기로 인가를 받기 전 단계 등이 필요하므로 승인 내지 기준설정이 필요하다.

2016년부터 일본, 중국, 한국 등의 의료계인들이 수소수 및 수소흡입기준 등을 설정하는 데 있어 단지 수소농도에 대한 것만을 중점적으로 언급하는 것은 바람직하지 않다.

우리나라에서도 2016년부터 활동하여 온 글로벌생활수소협회가 정부로부터 비영리단체로 허가를 받아 수소의 복용방법에 따라 수소농도뿐만 아니라 제조방법, 수질, 유해물질, 유통기간, 포장 방법 등에 대하여 규정을 만들어서 2020년부터는 국내뿐만 아니라 해외에도 홍보를 해 오고 있다.

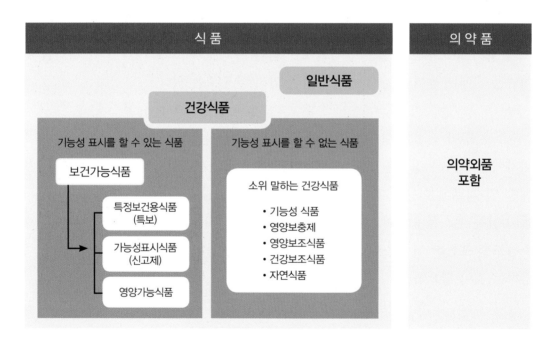

[일본의 건강식품과 의약품 정의]

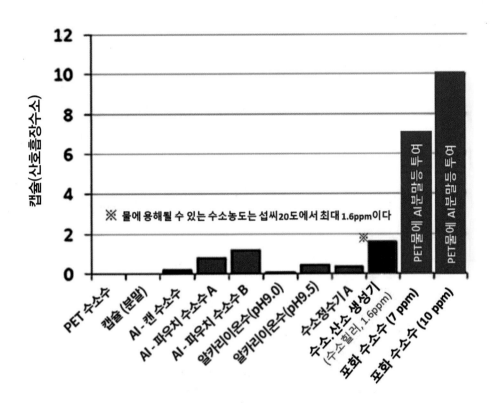

[시판되고 있는 수소수제품의 수소농도]

5. 수소에 의한 의료혁명

　　다음 페이지의 그림은 일본에서 새로운 의약품이 생산, 판매되기까지의 과정을 나타내었다. 신약의 연구 개발 기간은 약 9~17년으로 그 비용은 수백억 원에서 어떤 경우는 수천억 원 이상 소요되는 경우도 있다고 한다.

　　또한 약 3만 개의 화합물 중에서 신약으로 출시할 수 있는 화합물은 1개 정도라고 한다.

　　65페이지의 그림은 세계 의약품 시장의 변천을 나타낸다.

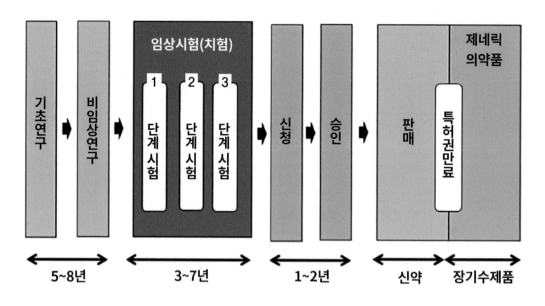

[의약품 탄생 과정]

현재는 화학 합성에 의해 만들어진 저분자 화합물 중심의 의약품 시장에서 바이오 의약품(항체 의약, 핵산 의약) 중심의 시장으로 옮겨 가고 있다. 또한 그 이후의 시장은 iPS 세포 등을 이용한 세포 의약 시장이 도래할 것으로 예상되고 있다. 바야흐로 현재는 화학 중심의 의약품에서 생물학 중심의 의약품으로의 변환기이다.

수소는 유효성과 안전성이 뛰어나다는 특징이 있고 또한 저렴한 가스이기 때문에 현대 의약품과 의료 기기를 대체할 혁신적인 치료 수단이 될 수 있다.

오른쪽의 그림에서 수소 의약품을 포함시켜 보면 수소 의약품은 바이오 의약품과 세포 의약품을 대체할 가능성을 지닌 물질이다.

2020년 1월 9일, 세계 최초로 수소경제법(수소경제 및 수소안전관리에 관한 법률안)이 국회를 통과하였다. 수소는 이미 클린에너지로서 우리나라 미래 신성장 동력으로서 주목받고 있지만 의료 가스 또는 의료 기기로서 의료분야에서도 이용을 활성화하여야 한다고 생각한다. 수소는 미래의료의 열쇠(鍵)이기 때문이다.

수소 의료

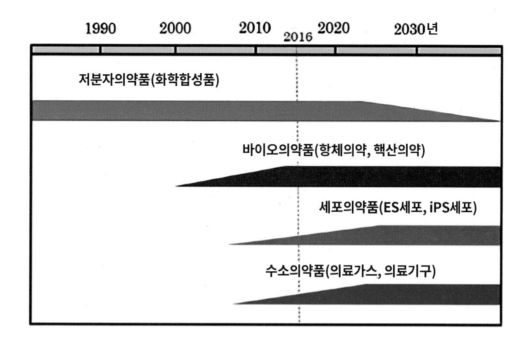

[세계 의약품시장의 시대변화]

수소가 가까운 미래 의료를 변화시켜 곧 인류에 대해 큰 공헌을 할 수 있다고 생각한다.

저자는 아남반도체(지금은 앰코코리아)를 나와 2005년부터 에너지, 수송(연료전지)뿐만 아니라 의료, 바이오, 농업, 축산, 수산, 음료, 식품, 화장품, 생활가전, 환경, 건설, 빌딩 등 45개 분야에서 수소에 대한 연구개발을 하여 오고 있으며 최근에는 유망한 젊은이들에게 사업화를 지원하고 있어 조만간 이러한 수소전문기업들이 고부가가 치 및 일자리창출에 공헌해 나갈 것이다.

6. 코로나바이러스란 무엇인가?

코로나바이러스(COVID-19)는 하나의 큰 바이러스 집단에 속한다. 주로 동물 간에 감염되는 바이러스지만 드물게 변종이 발생해 사람에게 감염되는 사람 코로나바이러스로 진화한다. 현재 2019-nCoV로 알려진 신종 코로나바이러스도 이런 변종 중의 하나이다. 사람이 코로나바이러스에 감염되면 보통 감기와 비슷한 경증에서부터 중증도의 호흡기 질환까지 발생한다. 이 중에서도 SARS(중증급성호흡기증후군)와 MERS(중동호흡기증후군)는 폐렴과 같은 치명적인 질환을 유발한다.

코로나바이러스의 전염경로는 다른 호흡기 감염(예: 인플루엔자)과 유사하며, 가장 흔한 전염경로는 다음과 같다.

- 기침 또는 재채기를 할 때 배출되는 침방울(비말)
- 감염자 간호를 포함한 밀접한 접촉
- 바이러스가 있는 물체나 표면을 만지고, 손을 씻지 않은 채 눈, 코, 입을 만지는 경우

2020년 2월 27일 중국 CCTV에 출연한 중국 감염예방 전문가인 중난산(钟南山) 원사는 중국 광저우 의대 역학조사 특별기동회에서 코로나 폐렴과 사스가 다르다며 폐 섬유화 등 공통적인 특징을 제외하고는 작은 기도 안의 공기가 잘 붙는다고 밝혔다.

최근 몇 년간 광저우 의과대학은 상하이차오메이(上海潖美, Shanghai Jimei)회사와 협력해 물을 전기분해하여 수소와 산소가 혼합된 기체를 함께 마시고 흡입토록 하여 환자의 호흡곤란 증세를 개선해 왔다. 그들은 수년 전부터 수소흡입을 이용하여 왔는데, 기도가 좁고 폐활량이 안 좋은 환자에게서 성공적이고 효과적인 결과를 얻었다.

이번 신종코로나 발병 기간에 우한 지역에서 수소/산소생성기 사용을 시도한 결과 환자의 증상도 눈에 띄게 개선되었다고 발표하였다.

국내외에서 판매되는 흡입용 수소생성기는 탁상형(고정형)으로 고가이며 일반인이 구입하기에는 경제적인 부담이 크다. 그러나 우리나라 수소탑스(주)에서 개발하여 일본 후생노동성 허가를 득하여 전량 수출하는 휴대용 수소/산소생성기(제품명: 수소힐러)는 수소와 산소 혼합기체를 흡입할 뿐만 아니라 수소수(수소와 산소가 동시 용해되어 있는 물)로도 마실 수 있는 일석이조의 제품으로서 건강에 도움이 될 것으로 기대가 된다. COVID-19관련 수소효과는 34장에서 자세히 설명하겠다.

03.

질병과
노화예방에
수소효과

1. 개요

질병은 조기 발견과 조기 치료가 중요하다고 하지만 질병이 발생하기 전에 질병을 예방하는 것이 더 중요하다. 그리고 질병의 근원이고 노화의 원인이 되는 산화는 우리가 어머니의 몸속에서 태어난 직후부터 공기와 접하면서 시작된다. 흔히 질병과 건강 사이를 미병(未病)이라고 하는데 질병과 건강 사이는 선을 그을 수 없는 연속적인 관계이다.

특별히 아픈 곳은 없지만 몸이 계속해서 무겁고 피로한 상태를 호소하는 사람들이 증가하고 있다. 한의학에서는 이러한 사람의 신체 상태에 대해 '미병(未病)'이라고 이야기하며 질병과 건강의 중간상태로 현대에 들어 주로 나타나는 증상이라 하고 있다. 미병은 우리나라 성인 인구 대부분이 그 증상을 드러내고 있다. 성인 중 약 47%가 병이 없음에도 건강상 여러 가지 이상을 호소하고 있으며 약 70.7가 피로함을 호소하는 것으로 조사됐다.

유전적 요인과 더불어 환경과 생활습관의 악화가 질병과 노화의 원인이다. 그러나 결국 모든 질병과 노화의 근본적 원인은 활성 산소라고 할 수 있다.

수소(H_2)는 인체에서 유해한 활성 산소를 제거할 수 있어 질병의 치료뿐만 아니라 질병 예방과 노화 방지를 위한 안전하고 이상적인 물질이다.

대부분의 질병은 유전, 환경 및 생활습관이 원인이 되어 발생한다. 예를 들면 암 가족력이 있는 가족에서는 역시 암 환자가 많고 고혈압, 당뇨병, 고지혈증, 심장병, 갑상선 질환, 비만 등의 발생도 가족력의 영향을 받으므로 유전적 요인이 관여하는 것이 사실이다. 그러나 질병은 유전이라는 단일 인자만으로 발생하는 것은 아니다. 생활 습관과 환경이 오랜 시간 동안 서로 영향을 주고받으면서 다음과 같이 발생한다.

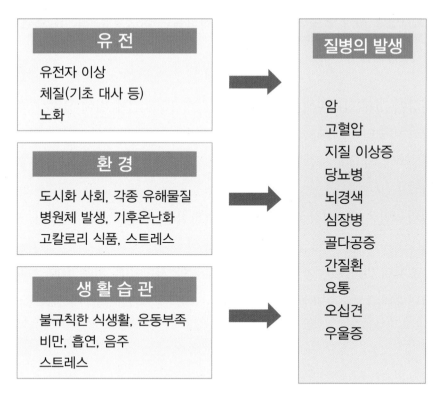

[질병의 발생원인]

고혈압, 당뇨병, 고지혈증, 비만 등도 같은 가족력에서 발생하기 쉬운 질병이지만 생활습관에서 발생하는 경우가 많다. 부모의 식습관(어머니의 손맛)이 대대로 이어져 내려오는 경우도 있다. 질병의 예방을 위해서는 식사, 운동 등 습관이 중요하며 젊은 시절에 생활 습관을 개선해야 나이가 들어서도 도움이 된다. 그렇다면 질병의 원인은 유전, 환경, 나쁜 생활 습관뿐일까? 질병과 노화에는 체내에서 생산되는 수소(H_2)발생량이 영향을 미치고 있다. 질병과 노화의 예방을 위해서는 외부로부터 수소(H_2)를 섭취하여 유해한 활성 산소를 제거하는 것이 중요하다.

우리나라에서 2018년 사망자 수는 29만 8,800명으로 전년보다 1만 3,300명, 4.7% 증가했다. 고령인구의 증가로 인해 사망자 수는 1983년 사망원인통계 작성 이후에 가장 높았다.

인구 10만 명당 사망자 수를 의미하는 조사망률은 582.5명으로 1988년 이래 가장 높았다.

80세 이상이 전체 사망자의 46.3%를 차지하여 10년 전에 비해 사망자 중에 80세 이상 고령자 비중이 14.3%p 증가했다.

2018년 한국인의 3대 사망원인은 암, 심장질환, 폐렴으로 전체 사망의 45%를 차지했다.

10대 사망원인은 암, 심장질환, 폐렴, 뇌혈관질환, 자살, 당뇨, 간질환, 만성하기도질환, 알츠하이머병, 고혈압성 질환 순으로 많았다.

전체 사망자의 26.5%는 암으로 사망하였고, 암 사망률은 인구 10만 명당 154.3명으로 전년대비 0.2% 증가했다.

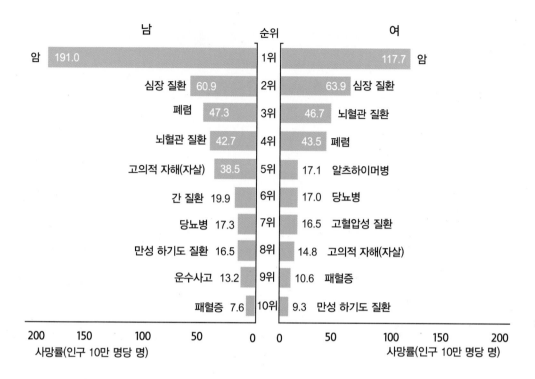

남　　　　　　　　순위　　　　　　　　여

남		순위		여
암	191.0	1위	117.7	암
심장 질환	60.9	2위	63.9	심장 질환
폐렴	47.3	3위	46.7	뇌혈관 질환
뇌혈관 질환	42.7	4위	43.5	폐렴
고의적 자해(자살)	38.5	5위	17.1	알츠하이머병
간 질환	19.9	6위	17.0	당뇨병
당뇨병	17.3	7위	16.5	고혈압성 질환
만성 하기도 질환	16.5	8위	14.8	고의적 자해(자살)
운수사고	13.2	9위	10.6	패혈증
패혈증	7.6	10위	9.3	만성 하기도 질환

200　150　100　50　0　　0　50　100　150　200
사망률(인구 10만 명당 명)　　　사망률(인구 10만 명당 명)

[우리나라 성별 사망원인 순위(2018)]

2. 질병과 건강 사이에는 선을 그을 수 없다

　　질병에 잘 걸리지 않는 몸과 마음을 만드는 것이 중요하다. 건강한지, 질병의 상태인지 구분이 모호한 경우가 많다. 사람의 몸과 마음의 상태가 어디까지가 건강이고 어디부터가 질병이라고 명확하게 구분할 수 있는 것이 아니다. 건강과 질병 사이를 매일 왔다 갔다 하면서 지내고 있다. 이렇게 연속적으로 변화하고 있는 상태를 미병이라고 정의하고 있다.

　　질병과 건강 사이에 선을 그을 수 없는 예로 건강한 사람이라도 매일 암세포가 발생하며 사라진다. 우리 몸은 약 37조 개의 세포로 이루어져 있는데 몸속에서는 하

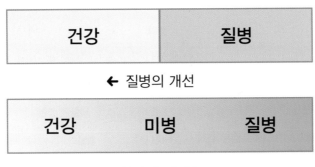

건강	질병

← 질병의 개선

건강	미병	질병

[미병 정의]

루에 약 1조 개의 세포가 죽고 약 1조 개의 세포가 새로 태어난다. 세포는 DNA에 새겨진 '설계도'에 의해 만들어진다. 우리 몸에는 세포 분열을 일시적으로 정지하고 복제 실수가 없는지 체크하여 복구가 가능한 실수이면 복구를 시도하고 복구가 불가능하면 그 세포를 자살시키는 아포토시스(Apoptosis)가 있다.

부연 설명하면, 우리 몸에는 암화를 촉진시키는 암유전자와 암화를 억제시키는 암 억제 유전자가 있다. 암 억제 유전자 중에서도 대표적 유전자인 p53은 게놈(DNA 의 모든 유전 정보)의 수호자라고 알려지고 있다. P53단백질은 세포 분열의 정지, 복제 실수의 복구, 세포의 자살에 중요한 역할을 한다. 그러나 p53유전자에 이상(평소에는 켜져 있는 유전자 스위치가 꺼짐)이 있으면 세포 분열에 브레이크가 작동하지 않을 뿐 아니라 비정상적인 세포가 자살하지 않아 암세포가 생성되어 증식하게 된다.

우리 몸속에서 암 억제 유전자의 기능 부전 등으로 인해 암세포 발생을 방지하는 시스템이 작동하지 않으면 건강한 사람이라도 매일 5,000~6,000개의 암세포가 생성된다. 통상적으로 이 암세포의 대부분은 우리 몸의 면역 시스템에 의해 제거되지만 그중에는 이 면역 시스템의 감시를 피해 성장하는 경우가 있다. 또한 암의 약 절반의 경우에서 p53유전자의 이상(DNA 메틸화의 이상)이 보이므로 면역 시스템에 의한 제어가 어려운 경우가 있다. 이 암세포가 증식하여 0.5~1cm 크기가 되어 눈에 보일 정도가 되면 암이라 부른다.

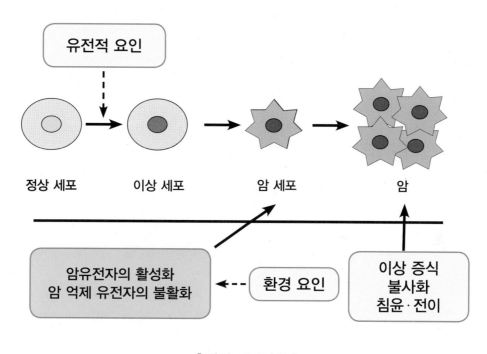

[발암 메커니즘]

3. 식사, 운동과 사회활동 중요성

미병 개선을 위해서는 대체적으로 3가지를 강조한다.

첫 번째는 식생활의 개선이다. 매일 식생활을 재점검하여 건강한 식생활로 개선하는 것과 오랄 프레일티(Oral Frailty)의 예방이 중요하다. 오랄 프레일티란 식사 시음식을 자주 흘리기 시작하거나, 딱딱한 것을 씹을 수 없게 되고 목이 메는 일이 늘어나거나, 발음까지 나빠지는 등의 사소한 구강 기능의 노쇠를 말한다. 이 오랄 프레일티(Oral Frailty)는 고령자에게서 자주 발생하는 오염성 폐렴의 원인이 된다.

두 번째는 적당한 운동이다. 일상생활에 스포츠나 운동을 도입하는 것과 질 좋은 수면을 취하는 것이 중요하다.

세 번째는 사회활동이다. 봉사활동이나 취미 활동을 통해 사람들과 교류하고 사회적 유대를 갖는 것이 중요하다.

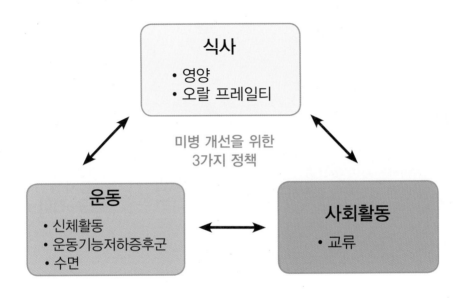

[미병 개선의 3가지 방법]

이렇게 단기간 동안 인간의 생활은 기아에서 포식으로, 그리고 육체노동에서 운동 부족의 생활로 급변하였다. 인간의 유전자가 변화하여 새로운 환경에 적응하는 데에는 10만 년의 시간이 필요하다고 한다. 인간은 오랜 시간 동안 식량이 부족한 시대에서 생존해 왔기 때문에 식량이 부족한 시대에는 섭취한 에너지를 지방으로 몸에 비축하는 것이 생존에 유리하였다. 미국 미시간 대학교의 닐은 1962년에 이처럼 가능한 한 에너지를 쌓아 두는 유전자를 상정하여 절약 유전자라고 명명하였다. 절약 유전자는 비만 유전자라고도 부른다. 식량이 부족한 시대에는 생존에 유리하게 작동했던 절약 유전자(비만 유전자)가 식량이 풍부해지고 운동 부족이 되기 쉬운 현대에는 반대로 비만이나 당뇨병 등의 생활습관병을 일으키는 것으로 나타났다.

식사나 운동도 중요하지만 가장 중요한 것이 바로 마음의 건강, 즉 스트레스 관리이다. 마음은 심장도 관여하지만 뇌가 주로 작용한다. 예로부터 병은 마음먹기에 달렸다라고 하는 것은 몸과 마음이 밀접한 관계에 있기 때문이다. 현대는 스트레스 사회라고 말한다. 스트레스에는 여러 가지 것들이 있는데 인간관계나 사회적·심리적 스트레스가 큰 문제가 되고 있다. 스트레스를 개선하기 위해서는 봉사활동이나 취미 활동을 통해 사람들과 교류하고 사회적 유대를 갖는 것이 중요하다. 봉사활동이나 취미 활동으로 스트레스를 해소하고 삶의 보람을 느껴야 한다는 것이다.

4. 수소(H_2)는 노화와 난치병을 극복할 수 있다

우주가 탄생할 때 최초로 존재한 원소는 수소(H_2)이므로 수소(H_2)로부터 모든 물질을 구성하는 원자와 분자가 탄생하였다. 모든 물질은 수소(H_2)와 연관되고 수소(H_2)는 생명 활동 전반에 관여하고 있다. 생명 활동에 있어서 노화와 질병은 철학적 행위이며 그 행위에 관여하는 분자는 수소(H_2)이므로 수소(H_2)는 철학적 분자라고 할 수 있다.

생명 현상을 화학적 입장에서 보면 산화는 노화이고 환원은 젊어지는 것이라고 할 수 있다. 생명체는 탄생 직후부터 생명 활동을 시작하였는데 산화 반응인 노화를 피할 수 없었다.

질병과 노화의 원인은 산화이며 그 원인이 되는 것은 산화력이 가장 강하고 유해한 활성 산소인 하이드록실 라디칼(Hydroxyl Radical)이다. 여러 곳에서 생성되지만 대부분은 세포 내의 에너지 생산 공장인 미토콘드리아에서 생성된다. 다른 항산화 물질들에 비해 수소(H₂)는 미토콘드리아 내부에 재빨리 도착하여 하이드록실 라디칼을 효과적으로 제거하는 우수한 기능을 가지고 있다. 수소(H₂)는 질병과 노화의 근원에 작용하여 그 원인을 제거할 수가 있는 것이다.

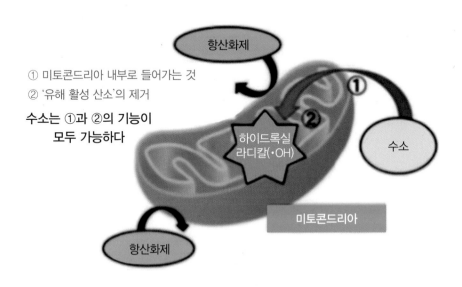

[세포 내에서 수소의 동태]

수소(H₂)는 우리가 살아가는 동안에 몸속의 장내 세균에 의해 가스의 형태로 대량으로 만들어지고 있어 안전성에 문제는 없다. 다만 나쁜 식습관이 지속되거나 나이가 들어가면서 장내 세균 조성이 변하여 수소(H₂) 생산균의 수가 감소하게 되어 장내에서 생산되는 수소 가스의 양은 감소하게 된다. 수소(H₂)를 기존 치료와의 병용 또는 단독 사용함으로써 여러 가지 문제를 해결할 수 있다. 서양 의학은 많이 발전하였으나 서양의학으로 해결할 수 없는 만성 질환이나 복합적 요인에 의한 질병이 있다. 미래의 의료계에서 수소(H₂)의 이용은 불가결하다. 미래의 의료를 변혁할 수 있는 것이 수소(H₂)이다. 수소(H₂)를 이용함으로써 노화 방지, 건강한 장수, 모든 질병의 예방과 회복이 가능해질 수 있다.

5. 질병과 노화의 예방에는 수소(H_2)가 좋다

　　질병과 건강을 구분하기 힘들다. 건강한 사람이나 미병인 사람은 질병에 걸렸다거나 늙었다고 느끼지 못하는 경우가 많다. 이처럼 질병과 노화를 느끼지 못하는 사람은 수소수를 마시거나 수소 가스를 흡입해도 눈에 띄는 효과를 느끼지 못할 수도 있다. 본인이 느끼지 못해도 노화 예방과 건강 회복에 도움이 된다. 실제 사례들에서 다양한 암 환자에게 수소 가스를 흡입하게 하였는데 암 말기에 가까운 환자일수록 수소 가스 흡입의 효과가 더 큰 것으로 나타났다.

　반대로 건강하고 자각 증상이 없는 사람이 수소 가스를 흡입했을 경우 덜 피곤한 것 같다, 수면의 질이 좋아졌다 혹은 감기에 잘 걸리지 않는 것 같다 등으로밖에 실감할 수 없다.

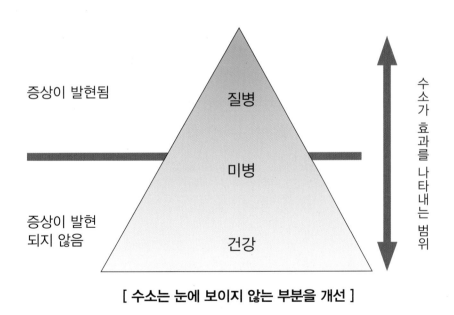

[수소는 눈에 보이지 않는 부분을 개선]

일반적으로 20세 후반부터 노화가 일어난다. 노화란 연령 증가에 따라 신체 기능, 예를 들면 근력, 신경 전달 속도, 폐활량, 질병에 대한 저항력 등이 저하되는 것을 말하는데, 이런 증상들은 본인이 실감할 수 있는 노화(개체 노화)이며 세포 레벨의 노화(세포 노화)는 인간이 태어난 직후부터 일어난다. 나이가 들면 누구나 노화가 일어난다. 나이가 드는 것을 막는 것은 불가능하지만 노화의 억제나 제어는 가능하며 경우에 따라 젊어지는 것도 가능하다. 노화를 제어하면 인간은 생물학적으로는 120세까지 살 수 있을 것으로 생각되므로 수소(H_2)가 많이 활용되는 날이 올 것임은 당연할 것으로 보인다.

질병과 노화의 원인은 산화이며 그 원인이 되는 것은 산화력이 가장 강한 활성 산소인 유해한 활성 산소이다. 이 유해한 활성 산소의 대부분은 세포 내의 미토콘드리아라고 불리는 세포 내 소기관에서 생성된다. 다른 항산화 물질들에 비해 수소(H_2)는 소기관 내부에 재빨리 침투하여 유해한 활성 산소를 효율적으로 제거하는 우수한 기능을 가지고 있으므로 질병과 노화의 원인을 제거할 수 있다.

나쁜 식습관을 갖고 있거나 나이가 들면 장내에서 생산되는 수소 가스의 양은 감소한다. 미병 개선을 포함한 질병 예방과 노화 예방을 위해서는 기본적인 환경과 생활 습관의 개선이 중요하다. 이러한 개선에 수소(H_2)를 섭취하는 것이 중요하다. 눈에 보이지 않는 질병의 근원과 노화를 예방하기 위하여 지금부터라도 수소수를 음용하고 수소 가스를 흡입하면 분명히 도움이 될 것임을 확신한다.

현대(서양) 의학의
한계와
수소 의학

경제협력개발기구(OECD) 보건통계에 따르면 2017년 한국인 평균 기대수명은 82.7년이다. OECD 평균(80.7년)보다 2년 더 길다. 우리나라 사람은 현재 세계 최상위권의 수명을 누리고 있다. 이웃 국가인 일본인의 평균 수명은 2017년 기준 여성이 87.26세, 남성이 81.09세로, 남녀 모두 과거 최고치를 경신했다.

2018년 10월 17일, 영국의 의학저널 랜싯(The Lancet)은 2040년 전 세계 196개국의 기대수명을 발표했다. 인간의 수명은 모든 국가에서 연장되지만 장수국가 순위에는 변동이 생겨 스페인이 최장수국에 오를 것으로 전망했다.

2016년 세계 최장수국은 일본(평균수명: 83.7세)이지만, 2040년에는 스페인이 85.8세로 일본을 제치고 1위에 오른다.

한국인의 평균수명은 81세로 196개국 중 23위에 올라 있다. 2040년 기대수명은 83.5세로 순위 변동은 없다.

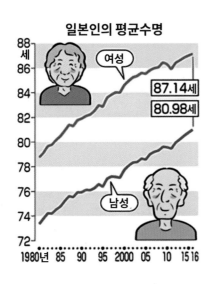

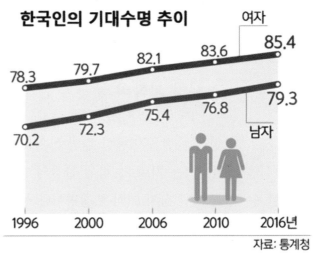

자료: 통계청

1. 서양 의학의 기원과 발전

유럽에서의 의학의 기원은 기원전 5~4세기 고대 그리스를 대표하는 히포크라테스로 알려져 있으며 히포크라테스는 '의학의 아버지'로 불리고 있다. 그후, 히포크라테스의 의학을 고대 로마의 갈레노스가 아리스토텔레스의 철학을 바탕으로 계승했다. 그리고 이 갈레노스가 지금까지의 의료 지식을 집대성하여 학문으로서의 의학을 확립했다. 그러나 중세 유럽에서는 고대 그리스 등의 의학이 계승되지 않아 침체기를 겪는다. 중세 유럽에서는 내과적 의료만이 의학으로 인정되었으며 외과 의료는 이발사(이발외과의사라고 불림)가 맡아서 하였고 사혈 치료(혈액을 외부로 배출시키는 요법)를 하고 있었다. 르네상스 시대가 된 후 이슬람 세계에 계승되어 있었던 의학지식이 유럽 언어로 번역되어 유럽에서 연구가 시작되었다. 지금까지의 인체에 관한 지식이 서서히 부정되기 시작하고 근대 과학으로서의 의학이 유럽에서 싹트기 시작했다. 그 후 서양 의학은 유럽에서 발전한 자연 과학과 결합하여 19세기 후반부터 비약적인 발전을 이루었다.

2. 서양 의학의 공헌과 한계

항생 물질을 이용한 감염증 치료는 질병의 근본적인 원인이 되는 병원미생물을 사멸시키는 치료로, 항생 물질의 발견은 인류에 대한 획기적인 공헌이라고 할 수 있다. 또한 장기 이식은 질병이나 사고 등으로 기능이 저하된 장기를 다른 사람의 건강한 장기로 바꾸는 의료이므로 매우 효과적인 의료 수단이다. 이처럼 서양 의학은 수많은 질병에 훌륭한 효과를 나타내며, 이것은 살리지 못했던 생명을 구하고 수명의 연장에 크게 공헌했다.

서양 의학의 특징은 인체를 장기의 집합체라고 보고 사물로서의 장기에 대해 미시적으로 분석한다는 것이다. 연구 대상도 장기 단위에서 세포 단위로, 그리고 분자 수준, 더 나아가 유전자 수준으로 발전하여 질병에 가장 영향을 미치는 인자를 식별하는 방법을 취한다. 약을 그 단일 인자(예를 들면 효소, 수용체, 유전자 등)에 작용시킴으로써, 증상을 개선시키도록 설계한다. 이러한 서양 의학의 수법을 환원주의적 접근법이라고 한다. 서양 의학에서는 '질병의 원인과 치료의 관계는 일대일 관계이다'라고 말한다.

그러나 많은 질병은 단일 인자에만 이상이 생겨 발생하는 것이 아니다. 복수의 인자와 다양한 메커니즘에 이상이 생긴 것이다. 또한 그 인자가 현대 의학에서는 해명되지 않은 경우도 있다.

대사 증후군(내장 지방 증후군)은 유전적 요인이나 불규칙한 생활 습관으로 인해 내장형 비만이 일어나 고지혈증, 당뇨병, 고혈압 등을 거쳐 동맥경화에서 협심증, 심근경색, 뇌졸중(뇌경색, 지주막하 출혈 등)을 발생시킨다. 이 질병의 원인은 다양하기 때문에, 서양 의학에 의한 치료로는 한계가 있다. 또한 특발성 간질성 폐렴이라는 질병이 있는데, 원인 불명의 난치병이기 때문에 효과적인 치료법이 없다. 이 질병에 대해 정기적인 혈액 검사, CT, 폐기능 검사를 실시하여 경과 관찰을 하고 있는 것이 현실이다.

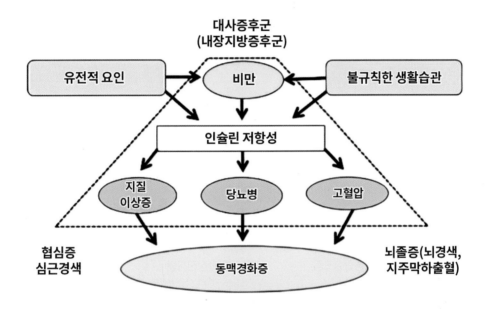

[대사증후군(Yanagisawa, 2008문헌에서 간접인용)]

세계보건기구(WHO)의 통계 분류에서 유추하면 질병의 수는 약 3만에서 4만 가지가 있을 수 있다. 그러나 세계 각국의 약국에는 2만여 종의 약밖에 등록되어 있지 않으며 목록에 기재된 약은 용량의 차이로 중복되어 있기 때문에 실제 약은 몇 천종류밖에 존재하지 않는다. 약을 사용한 치료가 전부는 아니지만 질병의 수에 비해약 10분의 1의 약밖에 존재하지 않는 셈이다.

일본 HS재단의 조사에 따르면 알츠하이머병, 혈관성 치매, 췌장암, 다발성 경화증, 비알콜성 지방 간염 등에서는 약제 만족도와 치료 만족도가 낮다. 질병에 대한 만족도가 낮은 약물은 물론이고 만족도가 높은 약의 경우에는 서양 의학의 약을 이용한 치료는 대증 요법이 대부분으로 근치 요법과는 거리가 먼 것으로 생각된다. 또한 약을 이용한 치료는 부작용을 피할 수 없고, 효과가 좋은 약일수록 부작용이 크다. 이처럼 서양 의학을 이용한 의료는 한계에 가까워지고 있기 때문에, 근본적인 개혁이 필요하다.

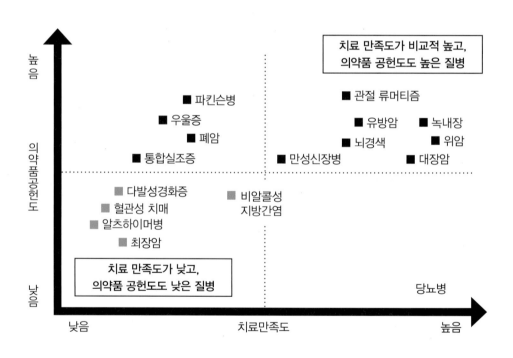

[**의약품의 만족도와 공헌도**(일본 HS재단 2014년 조사보고서)]

수소 의료

3. 수소 의학의 선구자와 발전

일본의대 오오사와 교수(현 도쿄도 장수 의료 센터)와 오타교수(현 준텐도 대학) 연구팀은 2007년에 세계적으로 권위 있는 과학 저널 네이처 매디슨에 수소 가스의 흡입이 뇌경색 모델인 Rat의 허혈 재관류 장해를 억제한다는 연구보고를 하였다. 그리고 이 논문은 허혈 재관류 장해의 메커니즘으로서 수소 가스가 매우 산화력이 강한 2가지 활성 산소종(하이드록실라디칼과 페록시니트라이트)에 반응하여 무독화하는 것을 실험적으로 증명한 바 있다.

이 논문을 계기로 수소가 의료용 가스로서 유용한 것으로 인식되어 세계적으로 수소 의학 연구가 시작되었다.

오오사와 교수 연구팀의 논문은 수소가 실험 모델의 산화 스트레스를 경감시켜 수소에 의한 2종류의 활성 산소종의 제거작용에 기인하는 것을 입증했다는 점은 높이 평가할 수 있지만, 수소의 의학적 이용에 관한 첫 연구는 아니다.

수소 가스가 물리 화학적인 반응으로 하이드록실라디칼을 제거하는 것은 오래전부터 알려져 있었다. 또한 1975년에는 고압 수소 가스의 흡입이 마우스의 피부암에 대해 축소 효과를 나타내는 것이 세계적으로 권위 있는 학술지인 사이언스에 보고된 바 있다.

또한 2001년에 마찬가지로 고압 수소 가스의 흡입이 주혈흡충(住血吸虫)으로 감염되어 간염을 일으킨 모델 마우스에서 유효성을 나타내었고 관련 항염 작용의 메커니즘의 일부에 하이드록실라디칼이 관여한다는 것도 보고된 바 있다.

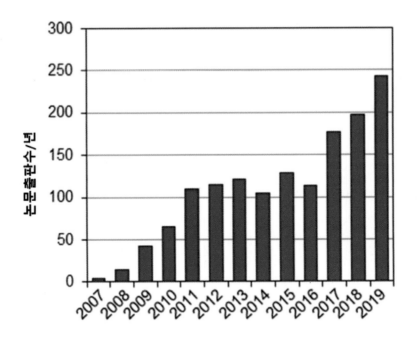

[년도별 생활수소(의학) 연구학술노문 발표현황]

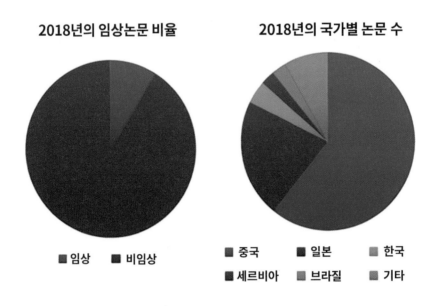

2018년의 임상논문 비율   2018년의 국가별 논문 수

■임상 ■비임상   ■중국 ■일본 ■한국
                 ■세르비아 ■브라질 ■기타

[2018년 국가별 생활수소(의학)연구논문]

현재 수소의 의료적 이용에 관한 기초 연구와 임상 연구가 일본, 중국, 한국 등의 국가를 비롯하여 세계적으로 시작되어 수소는 당초 보고된 항산화 작용뿐만 아니라 항염 작용, 항세포치사 작용, 항알레르기 작용, 지질대사 개선작용, 혈관 확장 작용, 정보 전달의 제어작용 등의 새로운 작용을 나타내는 것으로 보고되고 있다.

수소에 관한 의학 논문의 총수는 2020년 7월 현재 1,800편이상이며 이상이며 그 중 인간 임상 시험에 관한 논문의 총수는 50건 이상이다. 임상 시험 중 신뢰성이 높은 시험 방법인 이중맹검법을 이용하여 유효성이 인정된 질병과 장애는 파킨슨병, 경도 인지 장애, 염증성 근 질환 및 미토콘드리아 뇌근증, 대기오염으로 인한 호흡기 장애, 알레르기성 비염, 만성 간염, 대사 증후군, 당뇨병, 암 치료 방사선 장해, 관절 류머티즘이다.

4. 현대의학(서양의학)과 수소의학의 차이

앞서 말했듯 서양 의학은 인체를 장기나 세포의 집합체로 보고, 집합체를 구성하는 부품이 고장 나면 그것을 수리하는 의료이다. 예를 들어 약물은 단일 요인(효소, 수용체, 유전자 등)에 작용시킴으로써 증상을 개선시키도록 설계하기 때문에 '질병의 원인과 치료의 관계는 일대일의 관계이다'라고 말한다. 한편, 수소 의학도 이와 같은 수법을 이용하여 분석을 실시한다. 그러나 질병의 근원적인 원인은 활성 산소종에 의한 산화 스트레스이며, 또한 산화 스트레스에서 유발되는 세포 노화, 염증, 세포사도 마찬가지로 질병의 근원적 원인이 되므로, 수소가 작용하는 인자는 단일이 아닌 복수이다. 이 수소라는 하나의 분자가 수많은 질병에 유효성을 나타내는 까닭이다.

질병은 항상성(homeostasis,恒常性)의 이상에 의해 발생한다. 우리 몸을 정상적인 상태에 가깝게 하려는 목적으로 우리 몸이 본래 가지고 있는 자기 치유력을 촉진시키는 것이 질병치료의 기본이다.

흔히 '나무를 보고 숲을 보지 않는다'라고 한다. 서양 의학에 의한 치료는 '나무'에 대한 치료이므로 즉효성은 있지만 인간을 '숲'이라는 한 덩어리의 생명체로 보고 전신의 균형 이상을 정상화하는 기능은 부족하다. 한편 수소(H_2)는 호메오스타시스의 파괴를 정상화하는 작용이 있다. 예를 들어 면역이 비정상적으로 항진된 경우 억제 작용을 하고 면역이 저하된 경우에는 활력을 주는 작용을 한다.

또한 수소(H_2)는 정상 조직과 세포에는 작용하지 않고, 우리 몸의 약한 곳이나 장애가 있는 곳에 작용한다. 몸에 이상이 없는 사람이 수소수의 음용 및 수소 가스의 흡입에 효과를 실감하지 못하고 몸에 이상이 있는 사람이나 장애가 있는 사람만이 수소의 효과를 실감하는 것은 그 때문이다. 다만, 몸에 이상을 느끼지 않는 사람이 질병 예방을 위해 수소를 섭취하는 것은 의미 있는 일이다.

또한 서양 의학의 약물 치료에 있어서 약물의 섭취량과 치료 효과의 관계(용량 작용 상관)을 보면 섭취량이 증가할수록 효과도 높아지는 현상(용량의존성)을 보이지만 일정 량보다 섭취량이 많아지면 효과가 한계점에 도달하거나 반대로 감소되는 경우가 있다. 그리고 섭취량이 너무 많아지면 부작용이 발생한다.

수소 의학에서 수소(H_2)의 섭취량과 효과 사이에도 마찬가지로 용량 의존성이 있다. 그러나 과다한 수소를 섭취하여도 효과가 감소되거나 부작용이 나타나는 일은 전혀 없다. 각각의 질병 상태에 따라 치료에 필요한 수소량과 섭취 방법이 다르다. 다만, 현재의 수소 의학에서는 각각의 질병 치료에 필요한 수소량의 정보가 부족하기 때문에, 가능한 많은 양의 수소를 섭취하는 것이 좋을 것으로 생각된다.

5. 수소 의학의 미래 전망

서양 의학의 인류에 대한 공헌은 막대하기 때문에 서양 의학을 부정할 수는 없다.

즉, 우선은 서양 의학과 함께 관심을 가지고 수소 의학이 발전되어야 한다고 생각한다.

서양 의학을 이용한 의료기술은 반드시 부작용을 수반하지만 수소 의학은 그러한 부작용을 경감시킬 수 있다. 항암제의 부작용을 수소(H_2)가 경감시키는 연구 성과나 암에 대한 방사선 치료의 부작용을 수소가 경감시키는 연구 성과 등이 그 구체적인 예이다.

또한 약물과 수소를 병용함으로써 치료 효과를 상가적 또는 상승적으로 강화시킬 수 있다. 예를 들어, 작년에 노벨상을 수상한 일본 혼쿄 박사는 개발약인 옵디보(Opdivo®)와 수소 가스 흡입의 병용 요법이 매우 강력한 암 축소 효과를 나타낸다는 연구 성과를 이룩한 일이 있다.

이는 서양 의학의 장점을 이용하면서 수소 의학을 상호보완적 또는 대체적으로 이용하는 방법이다. 한편, 난치병 등으로 서양 의학에 의한 치료법이 없는 질병에는 수소(H_2)가 단독으로 활약한다. 서양 의학에서는 속수무책인 난치병에 수소가 기적적인 치료 효과를 나타낸 사례들은 현재에도 보고되고 있으며 미래에는 이보다 많은 경험사례들이 보고될 것이다.

일본 후생 노동성에서 수소가스가 심정지 후 증후군에 대해 어떤 영향을 끼치는지에 관한 임상 연구가 2016년 말부터 일본 게이오 대학을 중심으로 실시되었다. 이는 선진의료 B(https://www.mhlw.go.jp/topics/bukyoku/isei/sensiniryo/kikan03.html)로 인가를 받았다.

선진 의료 B에 의한 임상 연구 후에는 기업 치료경험 또는 미승인 약 신속 실용화를 거쳐 약사 승인 신청 또는 공지 신청을 할 계획이라고 한다.

또한 일부의 임상 의사들은 수소수 또는 수소가스를 자유롭게 진료를 하는 데 이용하고 있다.

수소를 이용한 자유 진료를 진행하고 있는 의료 기관은 아직 많지는 않지만 선진적인 의사는 서양 의학의 한계를 알고 있다는 증거이다.

헬스케어, 화장품, 식품 분야에서의 수소제품은 광고나 홍보를 해서는 안 된다. 하지만 식약처 승인 없이 판매할 수 있기에 많은 분들이 수소를 통하여 피부미용, 노화 및 각종 질병 예방과 치료에 도움을 받을 것을 기대할 수 있다.

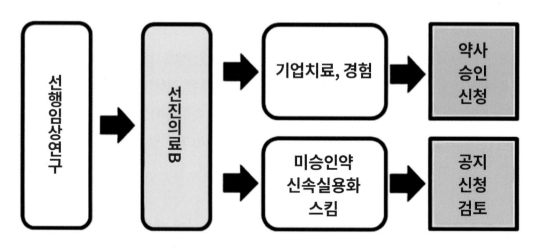

[일본 게이오대학교의 약사승인신청까지의 로드맵]

수소 의료

수소가
가짜 과학이라는
주장에 대하여

2019년 3월 27일, 식품의약품 안전처 보도자료('수소수' 미세먼지, 질병치료 효과 근거 없어)가 각종 미디어를 통하여 보도가 되었다.

    저자는 수소의 의료적 이용에 관한 연구개발의 선구자로서 저자가 개발한 각종 수소제품에 대한 국내외 수소의료 연구 성과 등을 고려해 볼 때 잘못 보도된 점이 있음을 지적하였다.

    저자는 식품의약품 안전처(사이버조사단)에 통화, 서신, 방문 등을 통하여 보도내용에 대하여 잘못을 지적을 하였고 국민신문고에도 진정을 하였으나 2020년 3월 현재까지도 확실한 답변을 받지 못하고 있다.

    현재 일부 언론의 '거짓 과학' 일방적인 보도는 수그러들고 논쟁으로부터 약 10개월 이상이 경과되었으므로 당시를 돌이켜 보면서 수소수의 '거짓 과학' 논쟁의 진상을 규명하기 위해 다방면으로 노력을 하고 있다.

    수소가 의료나 헬스케어 등에 이용되는 오늘날 연구논문 및 개발 상황을 제대로 이해하여 언론이 수소정보의 전체상을 올바르게 보도하도록 하는 것이 중요함을 인식하고 의료 및 헬스케어분야의 수소현황을 기술하고자 한다.

1. 수소 의학 연구의 역사

저자는 2005년부터 수소를 45개 응용분야에 대하여 연구 개발하여 오면서 다양한 제품들을 생산하여 왔다.

- 무격막전기분해 원천기술 확보 (물 종류에 관계없이 전극 스케일, 유해염소 등 제거, 2010 발명특허, 2018년 발명특허)
- 세계최초 수소테라피 시설 설치 운영(2010~2018, 고양시 원마운트 수소스파 파이롯트 테스트 등)
- 2009년 세계최초로 수소농업 착수, 수소수로 고려인삼(씨, 묘삼) 수경재배(발명특허) 등
- 수소원료 개발(액체상, 고체상, 기체상)
- 세계최초로 휴대용 수소생성기(음용 및 흡입) 개발 보급
- 반도체, 디스플레이산업공정의 수소수/오존수제조장치 개발
- 냉수소수와 온수소수가 가능한 정수기술 개발
- 미세먼지, 세균제거 및 물때 등을 해결한 항산화가습기 개발
- 전기분해를 이용한 위생수(살균 및 소독)기 개발 등

수소의 의료분야에 관심을 가지게 된 것은 2007년에 일본 의과 대학의 Ohsawa 등(당시)에 의해 수소가스 흡입으로 뇌경색 모델인 Rat의 허혈재관류 장해를 억제하는 논문이 국제적인 과학 저널에 발표되면서부터였다. (Ohsawa 등, 2007, 표1). 이 논문을 통해 수소가 비타민 C와는 다르게 모든 활성 산소에 반응하지 않고, 산화력과 반응성이 강한 2종류의 활성 산소와 선택적으로 반응하여 무독화하는 항산화 작용을 한다는 것이 널리 알려지게 되었다.

그리고 이 논문을 계기로 수소의 의료적 이용에 관한 연구가 비약적으로 진전되었다. 2020년 7월 현재 170가지이상의 질병관련 1,800편이상의 동물 및 임상시험이 보고되고 있다.

수소가 의료분야에서 이용되기 시작한 것은 일본이 처음이었으나 현재는 중국의 연구가 압도적이다. 2016년에 발표된 수소의료연구 논문의 65% 이상이 중국의 연구자에 의해 발표되고 있으며 수소관련 전시회도 북경, 상해, 광조우 등에서 연 5회가 개최되고 있다.

2. 신뢰성이 높은 임상 시험이란?

수소의 '가짜 과학' 논쟁을 분석하기에 앞서 외국의 임상 시험의 질(증거 수준)에 대해 설명하겠다.

이 증거 수준은 증거의 피라미드로 설명할 수 있다.

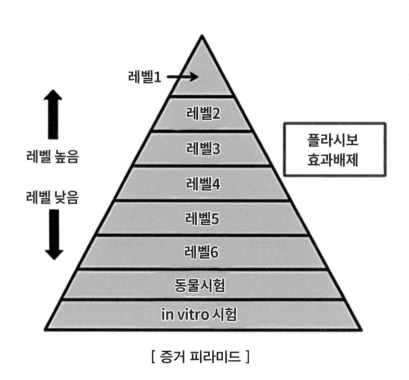

[증거 피라미드]

[임상연구 방법]

증거수준	임상시험의 형태
1	랜덤화 비교시험의 시스테마틱 리뷰 또는 메타 분석
2	랜덤화 비교시험, 랜덤화 크로스오버시험, 랜덤화 오픈라벨시험
3	비교랜덤화 비교시험, 컨트롤을 동반한 코호트 연구
4	전후 비교시험, 컨트롤을 동반하지 않는 코호트 연구, 증례대조연구
5	컨트롤을 동반하지 않는 증례 접척(10~15건 정도)
6	10건 미만의 증례보고

[임상시험의 증거 수준]

시험수법	내용
랜덤화 비교시험(RCT)	이중맹검(DB) 법에 의해 환자를 무작위로 랜덤화한 시험
시스테마틱 리뷰	임상시험 논문을 정리하여 평가하는 방법
메타분석	과거의 임상시험 결과를 통계학적으로 정리하여 평가하는 방법
크로스오버 시험	2개의 치료법의 효과를 조사할 때 중간에 또 하나의 방법으로 전환하는 방법
오픈라벨 시험	환자와 의료시스템이 치료방법을 알고 있는 상태에서 진행되는 시험
전후비교 시험	어떤 치료의 전과 후를 비교하는 시험방법
코호트 연구	어떤 질병에 걸릴 위험성이 높은 집단과 그렇지 않은 집단을 장기적으로 관찰하는 방법

임상 시험은 아니지만 배양 세포나 효소 등을 사용한 in vitro(시험 관내) 시험이 가장 수준이 낮고, 그다음으로 실험동물을 이용한 동물 시험이 위치하게 된다. 한편, 임상 시험은 레벨 1~6으로 분류되며 1이 가장 수준이 높고, 6이 가장 수준이 낮은

시험이다.

효과가 없는 약이라도 의사로부터 처방받은 환자가 '좋은 약'이라고 믿고 복용하면 효과가 나타나 질병이 개선되는 경우가 종종 있다.

또한 마찬가지로 사실은 '좋지 않은' 것이라도 우리는 주변 사람들이 '좋다'라고 하면 자신도 '좋다'라고 생각하는 경향이 있다. 전자를 '플라시보 효과'라고 부르고, 후자를 '확증 편향 효과'라고 부른다.

따라서 약의 올바른 효능을 알아보아야 할 경우에는 비교 시험을 실시한다. 보통 환자를 2개의 그룹으로 나누어 한쪽에는 시험할 약을, 다른 한쪽에는 플라시보(placebo, 위약)를 전달한다.

각각의 그룹마다 효과와 안전성을 조사하고 양자를 비교함으로써 시험하는 약을 공정하고 객관적으로 평가한다.

이 경우 담당하는 의사나 환자에게도 전달하는(또는 전달받는) 약을 구별할 수 없도록 하고 제3자가 작성한 표에 따라(랜덤화하여) 실시하는데 이를 이중맹검(DB)법이라고 한다. 랜덤화비교시험이나 랜덤화크로스오버 시험에서는 DB법을 채용할 수 있다.

DB법은 '플라시보 효과'나 '확증 편향 효과'를 배제하기 위해 실시하는 시험이므로 DB법을 이용한 시험은 신뢰성이 높은 시험이다. 레벨1의 시험은 랜덤화 비교 시험을 정리하여 평가하는 수법(시스테마틱 리뷰 또는 메타 분석)이므로 연구가 진행되어 축적된 논문이 많이 있는 경우가 아니면 진행되지 않는다.

3. 수소를 '식품' 과 '의료' 의 입장에서 설명

수소(H_2)를 '식품'과 '의료'의 입장으로 나누고 현 상황을 플러스와 마이너스의 양 측면에서 분석해 보겠다.

수소 의료

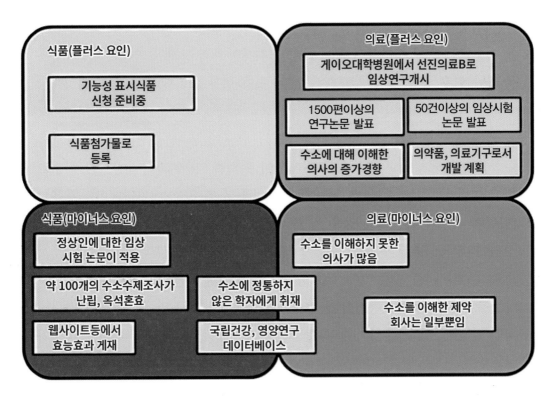

[가짜과학 논쟁 분석]

식품으로서의 플러스 측면은 다음과 같다. 2015년 수소를 식품 첨가물로서 사용하는 것을 식품의약품 안전처에서 승인을 하였고, 일본의 경우 일본 후생노동성이 이미 1995년에 수소를 기존 식품 첨가물로 승인하여 사용하고 있다.

또한 2014년 미국 FDA(식품의약국)에서도 수소가 일반적으로 안전하다고 인식하고 식품으로 승인후 각국에서는 수소을 식품, 건강등 다방면으로 허용하고 있다.

식품분야에서 마이너스 측면은,

① 건강한 정상인에 대한 임상 시험 논문이 적다는 점,

② 수소수 제조업자들이 난립하는 옥석혼효(玉石混淆)의 상태로 심지어 웹사이트 등에서 의약품이나 의료 기기 등에 제품 표시법 등에 저촉되는 효능효과가 기

재되어 있는 점,

③ 언론이 수소에 정통하지 않은 학자를 취재하여 부정적인 의견이 나온 점,

④ 국립 연구 개발 법인 의약기반·건강·영양 연구소의 데이터베이스에 부정적인 기록이 기재되어 있는 점이다.

수소에 정통하지 않은 학자들을 취재하여 수소를 '가짜 과학(사이비과학)'이라고 언급한 것이나, 국민 건강·영양 연구의 건강식품 소재 정보 데이터베이스에 '인간에 대한 유효성에 대해 신뢰할 수 있는 충분한 데이터가 없다'라고 기재된 것은 건강한 정상인에 대한 신뢰할 수 있는 논문이 적은 것이 원인으로 생각된다.

의료계에서 긍정적인 측면을 살펴보자면 다음과 같다. 많은 질병이 활성산소로 인하여 발생하는데 기존의 방법은 활성산소 제거에 큰 어려움을 겪었다. 수소가 활성산소를 제거하는 데 큰 역할을 할 것으로 기대되므로 앞으로 많은 성과가 나올 것으로 보인다. 수소수를 마시게 함으로써 활성산소 및 요산 수치도 줄어들고 혈액 순환이 개선되고 체온이 상승하는 결과가 나와서 앞으로 심, 뇌혈관 질환치료에 큰 역할을 할 것으로 보인다. 국내 모 한의원에서는 방문하는 환자들에게 수소산소혼합 흡입과 함께 수소물을 환자들에게 마시게 하고 있다.

의료계 입장에서 본 마이너스 측면을 설명하면,

수소(H_2)를 의료에 이용하고 싶다는 요청 또는 이미 사용하고 있는 의사는 늘고 있지만 아직 전체적인 의사 수로 보면 일부이고 최근에는 수소(H_2)에 대해 이해하고 있는 제약회사가 증가하고는 있지만 이것도 전체적인 제약업계로 보면 일부의 회사라는 것을 들 수 있다.

그러나 이러한 현상은 수년 전으로 현재는 수소가 의료적으로 이용하는 것에 관련 의료계에서 인식을 함께하고 있다. 특히 앞에서도 언급했듯이 중국에서는 2020년 4월 13일부터 수소를 코로나19 치료에 병행하여 사용토록 함으로써 EU, 미국, 캐

나다, 일본 등에서도 많은 관심을 가지고 수소/산소혼합 흡입기에 대하여 채택을 서두르고 있다.

4. 수소는 '거짓 과학' 인가?

종합적으로 고찰하여 보면 수소(H_2)는 일부 언론이 지적한 대로 식품의 입장에서 보면 부정적인 측면이 있지만 그것은 일부의 현상만을 보고 보도된 것으로 의료의 입장에서 보면 건강한 사람의 건강 유지와 질병에 걸린 사람의 예방과 치료에 유익하여 향후 많이 활용될 것으로 기대된다.

언론이 정보를 전달할 때 여러 가지 정보원 중에서 어느 부분을 취사선택하여 전달하는가에 따라 생기는 왜곡을 '미디어 바이어스(Media bias)'라고 하는데 이번 수소의 '가짜 과학' 보도는 그야말로 '미디어 바이어스'의 전형적인 예라고 생각한다.

우리가 잘 알다시피 세상에는 다양한 정보로 넘치고 있다.

미디어에 종사하는 사람도 정부의 보도 자료에 대하여 객관적으로 검증하여 일부의 편향된 정보를 기사화하는 것이 아니라, 폭넓은 시야를 가지고 광범위한 취재를 통해 얻은 정보를 바탕으로 기사를 써 주셨으면 한다.

저자는 여러분들이 수소(H_2)를 일상생활에서 다양하게 이용함으로써 더욱 행복한 삶이 되길 진심으로 바라고 있다.

06.

수소에 대한 정보 (Q&A)

우리가 인터넷에서 수소(H_2)에 대해 검색하면 다양한 정보를 얻을 수 있다.

　이러한 정보 중 일부는 올바른 것도 있지만, 과장되거나 잘못된 정보도 많이 나온다.

　대부분은 대충 엉터리 정보가 많은 것을 확인할 수 있다.

　또한 수소수라 불리는 많은 제품이 판매되고 있지만 실제로는 수소가 빠진 제품이나 처음부터 수소 농도가 매우 낮은 제품이 대부분이다. 또한 일부에서는 식품 첨가물로 인정되지 않은 원료를 사용한 수소 제품이나 과학적 근거가 없는 수소 제품이 판매되고 있는 것도 사실이다. 또한 최근에는 수소 가스 흡입기를 판매하는 기업이 늘고 있지만 대부분의 수소 가스 흡입기는 고체고분자 전해질막을 사용한 전기분해방식(SPE/PEM)이어서 반드시 증류수나 순수(Deionized water)를 사용하여야 함에도 일반 물(수돗물, 시판 생수, 정수물 등)을 사용하고 있다.

　2020년 2월 초에 일본으로부터 메시지를 받았다.

　중국에서 수소 흡입기를 구입하여 사용한 환자가 수소를 흡입하면서 유해가스(오존, 염소)가 혼입되어 손해배상 소송을 하고 있다는 내용이었다.

　수소분야에 종사하는 저자로서는 답답하였다.

저자가 개발한 수소산소생성기(발생기)는 일본 후생노동성으로부터 중금속, 환경호르몬, 유해세균(대장균:0157:H7 및 녹농균) 제거는 물론 유해성가스(오존, 염소)도 제거되어 불검출 되었다는 성적서를 교부받아 수출 중이다.

참고로 저자가 개발한 수소산소생성기(제품명:수소힐러)는 수소수로 마실 수도 있고 수소산소가스 흡입도 가능한 휴대용으로 일석이조(一石二鳥)이다.

대부분의 사람들은 흔히 수소 하면 수소폭탄, 수소경제(수소자동차 그리고 에너지)만을 생각하고 있지만, 수소를 일상생활에서 다양하게 사용하는 분야가 더 많다 즉, 의료, 화장품, 음료, 식품 등에서 사용되는 수소제품은 "생활수소"제품으로 부르기로 제안을 하고 있다.

생활수소시장의 활성화와 수소에 대한 올바른 정보전달을 위해 아래와 같이 질의/응답(Q/A)형식으로 기술하고자 한다.

Q1) 수소의 유효성과 메커니즘은?

A1) 수소는 당초 보고된 활성산소의 제거(항산화 작용)뿐만 아니라 항염 작용, 항세포 치사 작용, 항알레르기 작용, 지질대사 개선 작용, 세포 내 정보 전달의 제어 작용 등을 나타내는 것으로 보고되었다. 활성산소는 매우 많은 질병의 원인이 되고 있기 때문에 수소가 효과를 나타내는 질병의 범위는 매우 넓다. 최근 수소의 의학 연구는 눈부시게 진전되어 수십 건의 인간 대상 임상 시험 논문을 포함한 약 1,800편 이상의 연구논문이 보고되고 있다.

수소의 유효성을 보고한 임상 시험 논문 중 신뢰성이 높은 이중맹검법을 이용한 시험의 논문 수는 50건이다. 건강한 사람을 이용한 임상 시험에서 2개의 기능이, 그리고 질병에 걸린 사람을 이용한 임상 시험에서 8개의 질환에 대한 개선 효과가 보고되고 있다.

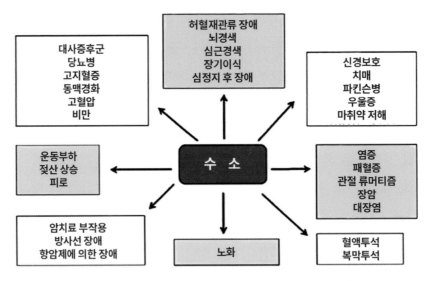

[수소의 각종질환에 대한 예방효과와 치료효과]

[임상시험 논문 리스트 (이중맹검법)]

대상	기능성 또는 질환	수소형태	문 헌
건강한 정상인	혈관내피기능	수소수	Sakai T 등, 2014
	운동부하 (대사성 아시도 시스)	수소수	Ostojic SM and Stojanovic MD, 2014
	운동부하 (근육피로)	수소수	Aoki K 등, 2012
유병자	파킨슨병	수소수	Yoritaka A 등, 2013
	염증성 근질환 및 미토콘드리아 뇌근육질환	수소수	Ito M 등, 2011
	만성간염	수소수	Xia C 등, 2013
	대사증후군	수소수	Song G 등, 2015
	2형 당뇨병	수소수	Kajiyama S 등, 2008
	방사선 부작용	수소수	Kang KM 등, 2011
	관절류머티즘	점적	Ishibashi T 등, 2014
	호흡기장애 (대기오염)	가스흡입	Gong ZJ 등,2016

Q2〉 최근에 수소의 유효성 메커니즘 연구에 관한 새로운 논문이 나왔는데, 알기 쉽게 설명을 한다면?

A2〉 수소는 활성 산소 중에서도 '유해 활성 산소'라 불리는 2개의 활성 산소를 선택적으로 제거한다. 이것이 수소가 가지는 산화장애 억제 작용이다. 이 작용은 수소가 활성 산소에 직접 작용하여 물로 변환시키는(화학적 반응) 것이다. 한편, 수소는 이 외에도 다양한 작용을 나타내지만, 이들은 정보 전달이나 유전자 발현의 조절 등을 동반하는 간접적 반응(생물학적 반응)으로 여겨진다.

이 분자 메커니즘의 해명이 과제로 남아 있었는데 2016년의 일본 이우치(井内) 등의 연구에 의해 염증을 억제하는 메커니즘의 일부가 밝혀졌다.

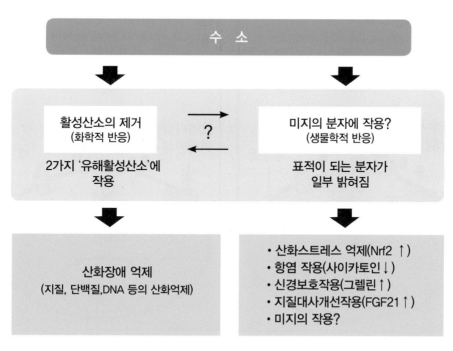

[수소의 직접작용과 간접작용]

수소는 세포막의 지질 과산화 반응을 수식하고 그 결과 산화 인지질의 생성이 수식된다. 그리고 수식을 받은 산화 인지질은 길항 물질로 작용하여 세포 밖에서 세포 내로 Ca^{2+} 가 유입(Ca^{2+} 신호)되는 것을 억제한다. 이 신호 억제에 의해 수소가 최종적으로 하류의 전사 인자의 활성화부터 단백질 합성의 바탕이 되는 mRNA 발현에 이르는 일련의 경로를 억제한다. 본 논문을 통해 지금까지 알려지지 않았던 수소의 염증에 대한 유전자 발현 제어 메커니즘의 일부가 해명되었다. 그러나 수소의 유효성 메커니즘 연구는 아직 알려지지 않은 부분이 많아 앞으로의 더욱 많은 연구가 기다려지는 시점이다.

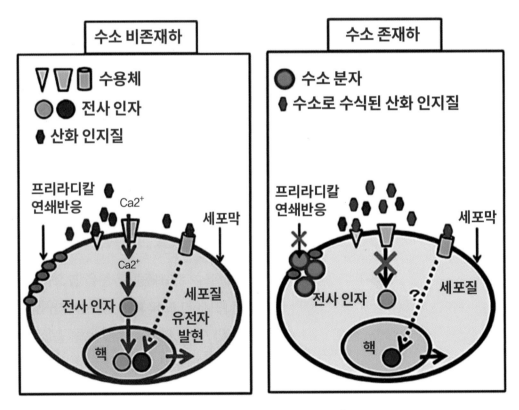

[수소의 염증억제 메커니즘]

Q3) 수소는 몸속에서 만들어지고 있다는데 왜 몸 밖에서 공급된 수소가 효과를 나타내는가?

A3〉 분명 우리 몸의 장내 세균에 의해 외부에서 공급된 수소량에 비하면 훨씬 많은 양의 수소가 몸에서 만들어진다. 몸에서 수소가 만들어지고 있는데 왜 몸 밖에서 섭취된 수소가 효과를 나타내는지는 잘 알려지지 않았다. 분명 몸에서 많은 수소가 생산되고 있으나, 이는 오랜 시간에 걸쳐 지속적으로 생산하는 것이며, 수소수 음용의 경우 일시적으로 매우 높은 혈액 중 농도, 또는 조직 내 수소 농도의 최고치를 나타낸다.

이 일시적인 수소 농도의 증가가 세포 내 정보 전달에 효과적이라고 설명하는 연구자도 있다. 즉, 일시적인 수소 농도의 상승이 정보 전달과 관련된 유전자의 스위치를 켜는 것이다. 예를 들어 Ca^{2+} 이온의 세포 내 농도 변화에서 신호가 OFF에서 ON으로 변화하는 것은 정보 전달의 전형적인 예로, 교과서에도 나와 있는 것이기 때문에 이해가 되리라 생각된다.

일시적인 수소 농도의 증가가 중요하다고 하는 가설에 근거하면 수소수는 시간을 들여 조금씩 마시는 것보다 한 번에 마시는 것이 좋다는 이야기가 된다.

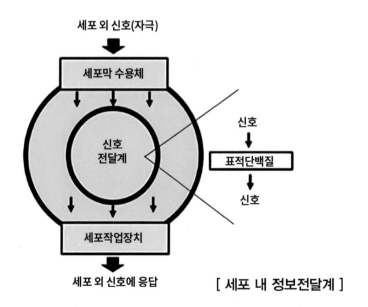

[세포 내 정보전달계]

Q4〉 수소의 안전성에 문제는 없는가?

A4〉 안전성의 관점에서 보면 수소 가스는 산소 가스 및 헬륨 가스와 혼합된 가스로 예로부터 잠수부의 심해 잠수병 예방에 이용되었으며 어떠한 문제도 없는 것으로 확인된 바 있다. 수소는 우리 몸의 장내 세균이 다량으로 생산하고 있는 가스이기 때문에 생체에 대해 이물질이 아니며 우리나라 식약처, 일본 후생노동성, 미국 FDA등에서 안전성이 확인된 식품 첨가물로 인정된 바 있다. Rat를 이용한 수소수의 아만성 독성 시험에서 수소수로 인한 독성은 나타나지 않았다. 또한 인간에 대한 수많은 임상 시험이 실시되었지만 임상 시험에서도 부작용은 전혀 관찰되지 않았다. 또한 시판되는 수소수(1ppm전후)를 많은 사람들이 마시고 있지만 부작용은 확인되지 않았다. 이런 점에서 수소는 안전성이 뛰어난 물질이라고 생각한다.

Q5〉 수소가 독이라고 주장하는 부정적인 연구자도 있는데?

A5〉 활성 산소, HNE(산화 스트레스산물의 일종), 비소, 식물유래 항산화 물질, 일산화질소(NO), 산화 LDL과 동일한 작용으로, 수소는 세포에 자극을 가해 세포질의 Nrf2라는 전사 인자를 핵 내로 이동시키고, 힘옥시게나제 1(Heme Oxygenase 1, HO-1)이라는 효소 및 기타 생체 방어 단백을 유도함으로써 항염 작용이나 생체 방어 작용을 나타내는 것으로 수많은 문헌에서 보고되었다.

수소가 이른바 '독극물'과 같은 메커니즘을 나타내기에 '수소도 다량으로 투여하면 독이 된다'고 주장하고 있는 것이다.

그러나 다량 수소수나 고농도의 수소에서 세포의 장애와 전신적인 독성이 보였다는 보고는 전혀 없다. 따라서 수소가 '독극물과 같은 메커니즘을 나타낸다'라는 것은 사실이지만, 다량의 수소수나 고농도의 수소가 유독하다는 증거가 없기 때문에

이 주장은 잘못되었다고 생각한다.

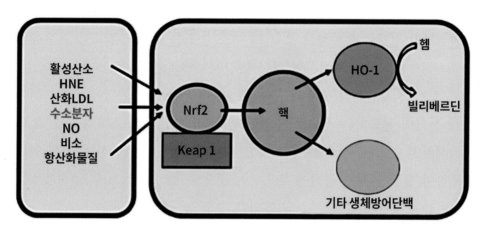

[수소에 의한 Nrf2를 통한 단백 유도(Ishii 등, 2005문헌)]

Q6〉 수소수와 수소 가스의 차이는 무엇인가?

A6〉 수소는 가스 상태의 분자이므로 수소수는 수소(H_2), 즉 수소 가스를 물에 녹인 것이다. 수소를 물에 녹인 수소수를 마시거나 가스 형태의 수소를 흡입을 통해 섭취할 수 있다.

한편, 같은 수소수로 분류되지만 수소를 무균적으로 생리 식염액 등의 수액에 녹인 것은 아직 임상 연구 단계이지만 병원에서 점적 주입하여 사용할 수 있다.

수소수와 수소 가스는 같은 수소 분자이므로 기본적인 성질은 같지만 섭취 방법의 차이로 인해 체내 동태와 유효성에 차이가 나는 경우가 있다.

Q7〉 그 구체적인 체내 동태와 유효성의 차이는 무엇인가?

A7〉 일본 국립성육의료연구센터와 공동으로 수소를 Rat에게 경구 투여, 가스 흡입 등의 4가지 경로로 투여하고 조직 내 수소 농도를 측정한 결과를 논문에 발표했다(Liu 등, 2014). 그 결과로 미루어 보아 인간이 수소수를 음용할 경우 수소는 위(胃)나 장(腸) 등에서 확산되어 복부 조직에 분포하며 일부는 소화관에서 흡수되어 혈액을 통해 전신에 분포하는 것으로 추정된다. 그러나 이러한 조직의 수소 농도의 상승은 일시적인 것이다. 한편, 수소 가스를 흡입할 경우는 폐에서 확산해 인근 조직에 분포하며 혈액을 통해 전신에 분포하는 것으로 추정된다. 일부 조직을 제외하고 수소수의 음용에 비해 수소 가스의 흡입은 수소 농도의 최고치는 낮지만, 지속적으로 흡입할 수 있으므로 섭취할 수 있는 누적량은 수소수에 비해 훨씬 많아진다.(다음 그림) 수소 가스의 흡입은 폐, 심장, 뇌, 근육 등의 조직에 효과적으로 수소를 이행시킬 수 있다.

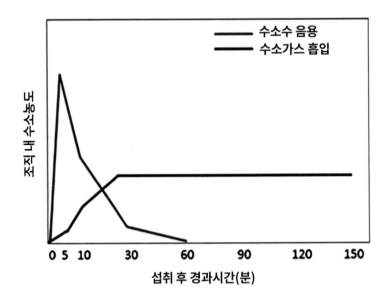

[수소수 음용과 수소가스 흡입의 경우의 전형적인 조직 내 수소농도]

Q8〉 수소수를 마시는 것과 수소 가스를 흡입하는 것 중 어느 쪽이 몸에 좋은가?

A8〉 어느 쪽이 몸에 좋은지 일률적으로 말하기는 어렵다. 조직 내 수소 농도의 분포나 증가 패턴의 차이에 따라 수소수가 적합한 질병과 조직이 있고 수소 가스가 적합한 질병과 조직이 있으므로 이러한 특징을 파악하여 구분해서 사용하는 것이 중요하다.

수소(H_2)는 '유해 활성 산소'를 제거하는 작용과 세포 내 정보 전달을 제어하여 유전자에 영향을 미치는 메커니즘이 있는데 수소수의 음용과 수소 가스의 흡입 모두 이 2가지 메커니즘을 가지고 있다. 아직 연구 단계라서 명확하게 말할 수는 없지만 수소 가스는 전자의 메커니즘이 관여하는 비율이 높고 수소수는 후자의 메커니즘에 관여하는 비율이 높다고 생각된다. 따라서 '유해 활성 산소'가 다량 발생하는 진행이 빠른 급성 질병의 경우는 수소가스의 흡입이 좋을지도 모른다. 한편, 진행이 느린 만성 질병의 경우는 수소수의 음용이 좋을 것으로 추정된다. 그러나 이것뿐만 아니라 앞에서 설명한 섭취 경로에 의한 조직에서의 분포 특성도 하나의 요인이 될 수 있으므로 이 요인도 동시에 고려해야 한다.

Q9〉 생활수소 시장의 문제점과 과제는 무엇인가?

A9〉 저자는 국내외에서 시판되고 있는 27개사의 수소 가스 흡입기의 수소 가스 농도를 조사했다. 그 결과, 2개 회사의 수소 가스 흡입기는 수소 가스 농도가 확인이 되지 않았고, 그 외 회사의 수소 가스 흡입기의 대부분은 수소 가스 농도가 안전하게 설정되어 있지 않은 것도 있었다.

수소 가스는 공기와 혼합했을 시 4~75%의 범위에서 폭발하는 것으로 알려져 있다. 따라서 수소가 생성되는 전극 표면에 직접 희석용 공기를 보내어 안전한 농도로 희석시킨 수소 가스 흡입기가 이상적인 기기이다.

수소 가스는 매우 확산력이 강한 가스이다. 열린 공간에서는 폭발을 일으키거나 폭발성 기체가 될 가능성이 낮지만 병원 ICU와 같은 좁은 공간, 심지어 다른 의료 기기에서 정전기가 발생하는 장소에서는 폭발하거나 폭발성 기체가 될 위험성이 매우 높아진다.

따라서 수소흡입기에 사용되는 물을 전기분해를 할 때에 엄격한 수질기준과 함께 일정 수소 농도 이상에서는 자동 차단이 되는 기능이 추가되어야 한다.

Q10〉 안전하고 안심할 수 있는 수소 가스 흡입기의 조건은 무엇인가?

A10〉 안전하고 안심할 수 있는 수소 가스 흡입기의 조건은 앞 항에서 설명했듯이,
① 수소 가스 농도가 폭발 하한 농도 미만으로 설정되어 있고,
② 전기 분해 방식의 수소 가스 흡입기에서는 수소 가스 이외의 불순한 가스(잔류 염소, 오존 등)가 발생하지 않아야 한다.

일본 등에서 시판되는 흡입을 위한 수소생성기는 대부분이 증류수를 사용하여야 하는데 전해질이 함유된 일반 물을 사용함으로써 전극 표면에 스케일이 발생하므로 정기적으로 전극 등을 구연산 등으로 크리닝을 하도록 하고 있다.

고체고분자전해질막(PEM방식)을 이용한 전기분해방식을 채용할 때는 증류수나 순수(deionized water)를 사용하여야 함에도 불구하고 일반 물(미네랄워터, 수돗물, 지하수, 정수기 물 등)을 사용함으로써 전해질이 함유되어 있다. 이 같은 기기에서는 수소 가스 이외의 유해 가스(잔류염소, 오존 등)가 발생하기 때문에 위험하다.

저자는 이러한 전기분해방식이 아닌 무격막 전기분해방식을 2010년에 연구개발(특허등록)하여 전 세계에서 어떠한 물을 사용하여도 전극에 스케일이 발생하거나 유

해가스발생이 없이 수소수를 마시기도 하고 수소와 산소가스를 흡입도 할 수 있는 일석이조의 휴대용 수소산소생성기를 수소전문기업(수소탑스주식회사)에 기술을 이전하여 시판하고 있다.

Q11〉 많은 수소수가 시판되고 있는데 품질평가는 어떻게?

A11〉 수소수는 '가짜'와 '진짜'가 혼재된 시장상태라고 말하지 않을 수 없다. 예를 들어, 수소가 거의 함유되지 않은 제품이나 유통 과정에서 수소가 빠져 버린 제품이 당당하게 수소수라는 이름으로 판매되고 있는 실정이다. (특히 최근에는 수소화장품들이 많이 출시되고 있는데 소비자가 사용하는 시점에서는 대부분 수소농도가 검출되지 않았다)

심지어 과학적 근거가 없는 수소수(마이너스 수소 이온, 원자수소, 플라즈마 수소, 활성 수소, 수소흡장 산호, 수소흡장 제오라이트)도 판매되고 있다.

'소위 말하는 건강식품'으로 분류되는 수소수의 효능효과를 강조하는 것은 과대광고로 법에 저촉되기 때문에 하여서는 안 된다. 그러나 인터넷상에서는 아직도 수소수의 효능·효과를 강조하는 업체의 사이트가 여러 군데 보이고 있다.

이에 따라 우리나라 글로벌 생활수소협회(www.globalh2.org)에서 건강과 미용 관련 수소제품에 대한 품질관리에 기준을 수소관련 산업체, 학교 와 연구소 및 의료계 등과 협의를 할 예정이다.

Q12〉 2019년 3월 식품의약품 안전처에서 수소수제품에 대한 단속 보도가 있었는데?

A12〉 간략히 설명하면 수소는 일부 언론이 지적한 대로 '식품'의 입장에서 보면 부정적인 측면이 있지만 그것은 일부의 현상밖에 보지 않고 보도된 것으로, '의료'의 입장에서 보면 장래에 유망한 의약품 및 의료 기기의 후보 물질이다.

언론이 정보를 전달할 때 다양한 정보원 중 어느 부분을 취사선택하여 전달하느냐에 따라 생기는 왜곡을 '미디어 바이어스'라고 하는데 작년의 '거짓 과학' 보도도 그야말로 '미디어 바이어스'의 진형직인 에이다. 미니어 종사하는 분들이 일부 편향된 정보를 기사화하는 것이 아니라 폭넓은 시야를 가지고 넓은 범위 취재를 통해 얻은 정보를 바탕으로 기사를 써 주셨으면 한다.

Q13) 마지막으로 수소의 미래 전망은?

A13) 인간관련 질병의 수는 약 3만 개 있다고 알려져 있지만 그중 치료 수단이 있는 것은 일부에 지나지 않는다. 또한 현재의 약을 사용한 치료는 증상을 개선시키는 치료가 대부분으로 질병의 근본적인 메커니즘에 대한 치료는 매우 적다. 우리나라는 2017년 국내총생산(GDP) 대비 의료비 지출 규모는 7.7%로, 국민 1인당 연간 의료비 지출 규모는 305만 원에 달하는 것으로 나타났다.

이는 GDP대비 경상의료비가 2018년 기준 144.4조 원을 넘고 있으며 보건의료지출 중에서 약제비 비중이 높은 나라에 속한다. 실제로, 2018년 건강보험 약제비는 16조 8,669억 원으로 전체 건강보험 재정지출의 25%를 차지하고 있으며, OECD에서 발표하는 약제비 및 기타 의료소모품 지출 비중도 경상의료비의 21.3%로 나타나고 있다.

따라서 현재의 약을 대체할 저렴하고 혁신적인 치료 수단이 요구되고 있다. 수소는 최근에 와서 그 유효성이 인정되었지만 장래에는 현재의 약을 대체할 혁신적인 물질로 여겨지고 있다. 수소수와 수소 가스가 질병의 예방과 치료에 이용되기 위해서는 정부에서 수소에 대하여 많은 관심과 연구개발을 통하여 수소의 효능효과를 인정을 하여 의약품 또는 의료 기기로 허가를 받을 필요가 있다.

수소 의료

Q14〉 의약품 또는 의료 기기로 허가를 받기 위한 구체적인 방법은?

A14〉 일반적인 의료 신청의 경우 막대한 비용과 기간이 반드시 필요하지만 의료 승인의 '바이패스'로서 일본과 같이 선진 의료 B(https://www.mhlw.go.jp/topics/bukyoku/isei/sensiniryo/kikan03.html)라는 제도를 이용하면 비교적 적은 비용과 짧은 기간 안에 승인을 얻을 수 있다. 일본은 이미 게이오 대학병원이 후생노동성에 신청한 임상 연구가 지난해에 선진 의료 B로 승인되어 임상 연구가 시작되었다.

이러한 제도를 이용, 글로벌생활수소협회에서 의료분야 전문회원(교수, 학계, 기업, 의료계 등)들이 공동연구 등을 통하여 수소제품에 대한 규정 등을 만들어서 수소제품들을 이용한 의료와 헬스케어분야를 보급을 위해 다양한 방법을 강구하였으면 한다.

수소가 의료기기나 제품으로 정식으로 판매 승인을 받게 되면 국민 모두가 건강보험을 이용하여 저렴한 의료비로 치료를 받을 수 있다. 저자는 '수소에 의한 의료 혁명'이 일어나는 날이 가까운 미래에 찾아올 거라 믿고 늘 노력을 하고 있다.

07.

수소 기능

저자는 2005년부터 45개 분야에서 수소를 연구하여 오고 있다.

일본의대 Ohsawa 교수 등이 세계적인 과학 전문지인 네이처 메디슨에 수소와 활성산소관련 논문을 발표한 지 17년이 흐르면서 의료, 헬스케어 그리고 뷰티 등에 수소를 이용하는 것에 관한 연구가 170가지 이상의 질병(동물 및 임상시험 포함)과 관련하여 1,800편 이상의 논문이 나올 정도로 비약적인 발전을 이루고 있다.

수소(H_2)는 처음 연구 보고에서는 항산화 작용뿐만 아니라 다양한 작용을 나타내는 것으로 보고되었다. 2가지의 유해한 활성 산소를 화학적으로 제거하는 작용이 주된 효과 메커니즘으로, 그 외의 메커니즘의 규명은 과제로 남아 있었다. 그러나 최근의 연구를 통해 수소가 유전자 발현이나 신호 전달에 관여하는 새로운 메커니즘이 보고되었다.

1. 활성 산소(프리 라디칼)이란?

산소는 공기 중의 약 21%를 차지하며 호흡을 하는 생물이 에너지를 생산하는 데 반드시 필요한 것이다. 산소는 몸속에 들어간 후 미토콘드리아라고 불리는 세포 내 소기관으로 들어가 에너지 생산에 이용된다. 그러나 다른 한편으로 소비된 산소 중 몇 %는 반응성이 높은 활성 산소가 된다. 인간의 몸속에는 슈퍼옥사이드, 과산화수소, 하이드록실라디칼 등 많은 활성 산소가 존재한다.

한편, 우리 몸을 비롯한 모든 것은 분자로 이루어져 있는데, 그 분자는 원자핵과 전자로 이루어져 있다. 보통 2개의 전자가 짝을 이루어 안정적으로 존재하지만 드물게 짝을 이루고 있지 않은 전자(부대전자)가 있다. 활성 산소 중에서도 특히 이 부대전자를 가진 것을 프리라디칼(free radical)이라고 한다. 부대전자는 짝을 지으려고 하는 성질이 있으므로 프리라디칼은 불안정하며 반응성이 크다. 프리라디칼에게 전자를 빼앗긴 물질은 산화된다. 하단 그림은 활성 산소 안의 과산화수소 및 하이드록실라디칼의 전자 배치를 나타내었는데 과산화수소는 프리라디칼이 아니며 하이드록실라디칼은 프리라디칼이다.

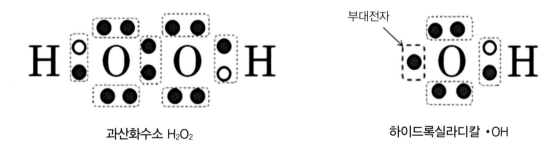

과산화수소 H_2O_2 하이드록실라디칼 •OH

[과산화수소와 하이드록실 라디칼 전자배치]

활성 산소는 생체에 유익한 경우와 유해한 경우의 두 가지 측면(이른바 '양날의 칼' 즉 천사와 악마)을 가지고 있다. 예를 들어, 슈퍼옥사이드나 과산화수소는 고농도일 경우 세포 활성 작용을 나타내지만 저농도일 경우에는 신호 전달 분자로 작용하며 아포토시스(세포가 자신의 프로그램을 작동시켜 자살하는 세포사 현상), 세포 증식, 세포 분화 등 생물에게 중요한 역할을 한다.

고농도의 과산화수소는 효소에 의해 차아염소산으로 변환되어 세균의 공격을 생체가 방어하는 역할을 한다. 또한 활성 산소의 일종인 일산화질소는 신호 전달이나 혈관 확장에 중요한 물질이다. 한편, 활성 산소 중에서도 슈퍼옥사이드나 일산화질소로부터 생성된 페록시니트라이트는 유해한 측면을 가지고 있다. 특히 아래 그림에 나타낸 바와 같이 하이드록실라디칼은 슈퍼옥사이드에 비해 약 100배의 산화력을 가진다. 이러한 유해 활성 산소는 우리 몸을 구성하는 핵산(DNA), 지질, 단백질과 반응하여 이들을 산화시킨다. 활성 산소에 의해 야기된 산화 스트레스가 암, 각종 생활 습관병, 노화 등의 원인이 된다.

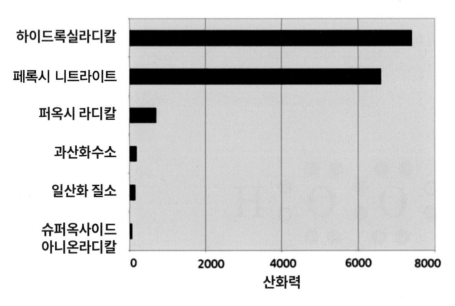

[활성산소들의 산화력]

2. 수소 기능

저자는 2005년부터 수소를 효율적으로 생성하는 기구와 장치를 연구 개발하고 수소의 생체에 대한 항산화 작용의 연구와 뷰티분야에 대하여 외국 학자들과 긴밀한 교류를 하여 오면서 수소관련 업체 육성을 하여 오고 있다.

2007년 일본 의대 Ohsawa교수 연구팀에 의해 수소 가스(H_2)의 흡입이 뇌경색 모델인 Rat의 허혈재관류 장해를 억제하는 내용의 논문이 발표되었다. 이 논문을 계기로 수소는 세포에게 중요한 활성 산소인 슈퍼옥사이드와 과산화수소에는 반응하지 않고, 특히 산화력과 반응성이 강한 하이드록실라디칼과 페록시니트라이트와 선택적으로 반응하여 무독화한다는 것이 널리 알려지게 되었다. 비타민 C와 같은 항산화력(환원력)이 강한 물질은 환원 반응 후 산화력이 강한 물질을 만들어 내어 DNA에 손상을 줄 수 있지만, 수소는 유해 활성 산소만을 선택적으로 제거하여 물로 변화시키므로 매우 안전하다는 것을 알게 된 것이다.

2007년의 Ohsawa 등의 보고를 계기로 수소의 의료적 이용에 관한 연구가 비약적으로 발전했다. 아래 그림에 나타낸 바와 같이 수소가 유효성을 나타내는 질병 또는 기관의 범위도 중추 신경, 호흡기, 순환기, 소화기, 눈, 귀, 간, 신장, 피부, 치아, 대사, 뼈, 관절, 염증, 장기 이식, 암, 피로 등 매우 광범위하다.

수소는 당초 보고된 항산화 작용뿐만 아니라 항염 작용, 항아포토시스 작용, 항알레르기 작용, 지질 대사 개선 작용, 신경 보호 작용, 혈관 확장 작용, 신호 전달 조절 작용 등 새로운 작용을 나타내는 것으로 보고되었다. 저자는 외국 기관 및 교수들과 교류를 끊임없이 하여 오면서 개발한 수소제품이 임상시험 등의 연구에서 피부병, 간질, 치주염, 당뇨, 뇌질환, 관절 류머티즘, 관절염, 혈관 내피 기능에 대한 개선 효과가 있음을 확인하였다.

3. 수소의 생체 내 동태와 안전성

상온, 상압하에서 물에 용해 가능한 수소는 섭씨20도에서 약 1.6ppm이다

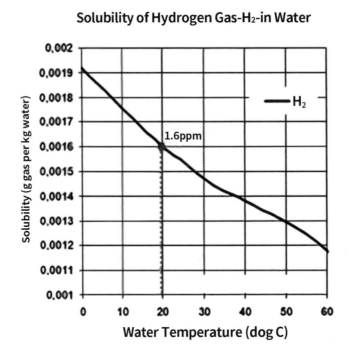

[물에 수소 용해도]

일본 연구 논문을 보면 동물(쥐)에게 각종 투여 경로(경구 투여, 복강 내 투여, 정맥 내 투여, 가스 흡입)를 통해 수소수(1.25~5ppm) 또는 수소 가스(1~4%)를 투여했을 경우의 상세한 조직 내 농도를 조사했다. 그 결과, 수소의 조직 내 농도는 대부분의 조직에서 수소 농도에 따라 높아지는 것을 알 수 있었다. 이 결과를 통해 저농도의 수소수를 음용했을 경우에 비해 고농도의 수소수를 음용했을 경우 더 높은 조직 내 농도에 도달한

다는 것도 알 수 있었다. 또한 용존 수소수를 음용했을 경우 주로 가스 형태의 분자인 수소의 특징상, 위장에 인접한 조직이나 장기로 확산되는 것으로 추측할 수 있다. 그러나 일부의 수소는 소화관에서 흡수되어 혈액을 통해 전신으로 순환되고 결국 호흡으로 배설되는 것으로 생각된다. 한편, 아래 그림에 나타낸 바와 같이 수소의 섭취 방법에 따라 고농도로 분포하는 조직이 달라진다. 수소수로 섭취했을 경우의 수소는 복부 조직과 심장으로 비교적 많이 이행하고, 수소 가스로 흡입했을 경우의 수소는 뇌 및 근육으로 많이 이행한다. 따라서 이 결과를 통해 대상으로 하는 조직이나 질병에 가장 적합한 섭취 방법과 섭취 간격을 선택하는 것이 중요하다고 생각된다.

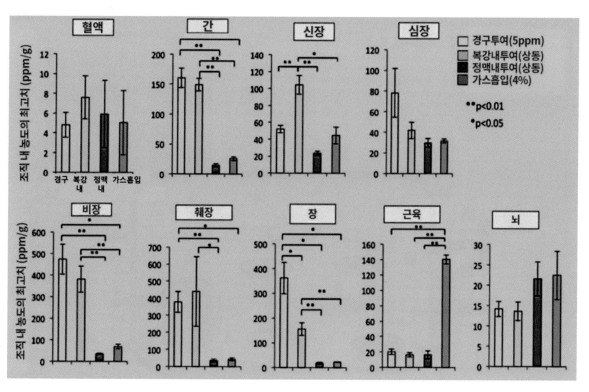

[각종 투여경로로 수소를 투여했을 경우의 조직 내 농도(Liu C 등, 2014문헌)]

수소의 세포 내 동태의 특징은 수소의 세포 내 확산 속도가 다른 물질에 비해 훨씬 빠르다는 것이다. 즉, 아래 그림에 나타낸 바와 같이 수소는 세포막을 쉽게 통과하여 세포 내 소기관에 도달하고 세포 내 유전 정보를 관장하는 핵과 활성 산소를 발생시키는 미토콘드리아에 도달하여 항산화 작용을 나타낸다.

한편, 비타민은 항산화 작용이 확인되었지만 수용성 비타민(비타민B, 비타민C 등)은 소수성(Hydrophobic)인 세포막을 통과하지 못하고, 지용성 비타민(비타민A, 비타민D, 비타민E 등)은 세포막에 머물기 때문에 이러한 물질은 세포 내 소기관으로의 전달성이 좋지 못하다.

수소 가스는 산소와 반응할 때는 4.7%가 폭발 하한이며 대기와 반응할 때는 4.0%가 폭발 하한인 것으로 보고된 바 있다. 그러나 보통의 환경에서는 10% 이하의 농도에서는 폭발 위험성이 없다. 쥐에게 수소수를 28일간 연속으로 강제 경구 투여한 독성 시험에서 독성 소견은 전혀 보이지 않았다

또한 인간을 이용한 임상 연구에서도 수소에 기인한 부작용은 전혀 나타나지 않았다.

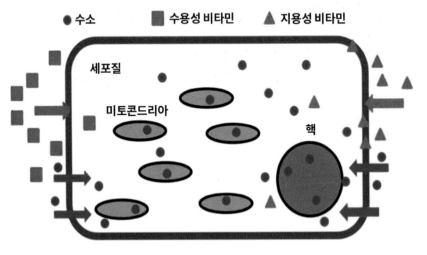

[수소와 비타민의 세포 내 동태(Ohta S, 2012 문헌)]

수소 의료

수소는 체내에서 장내 세균에 의해 상시 생산되고 있는 물질이므로 우리 몸에 해를 끼치지 않는다. 또한 수소 가스는 산소 가스 및 헬륨 가스와 혼합된 가스로서 예로부터 잠수부의 심해 잠수병 예방에 이용되어 왔다. 이러한 사실로 보아 수소의 안전성은 매우 높다고 생각된다.

4. 왜 수소는 효과를 나타내는가?

수소는 활성 산소 중에서도 하이드록실라디칼과 페록시니트라이트를 선택적으로 제거한다. 이것은 수소가 가지는 산화장애 억제 작용이다.

이 작용은 수소가 활성 산소에 직접 작용하여 물로 변환되는 화학적 반응으로서, 수소가 작용하는 표적 분자는 이 2가지 활성 산소이다. 한편, 그림에 나타낸 바와 같이 수소는 산화 스트레스 억제 작용, 항염 작용, 신경 보호 작용, 지질 대사 개선 작용, 신호 전달 조절 작용 등 다양한 작용을 나타내지만 이러한 작용은 지금까지 신호 전달이나 유전자 발현 조절 등을 수반하는 2차적 반응(생물학적 반응)으로 여겨져 왔다.

또한 수소가 다양한 작용을 나타내는 1차 표적이 되는 분자가 불분명하기 때문에 이 분자 메커니즘의 해명은 과제로 남아 있었다.

2016년에 발표된 연구논문에서 수소의 유효성에 관한 분자 메커니즘을 검토한 내용이 보고되었다. 이 논문에서는 다음과 같은 신호 전달 경로가 처음으로 주장되었다. 수소 가스가 존재하지 않는 조건에서는 세포막의 지질 과산화 반응(프리라디칼 연쇄 반응)에 의해 산화 인지질이 생성된다. 그리고 이 산화 인지질의 생성을 계기로 세포 밖에서 세포 내로의 Ca^{2+} 유입(Ca^{2+} 신호)이 유발된다.

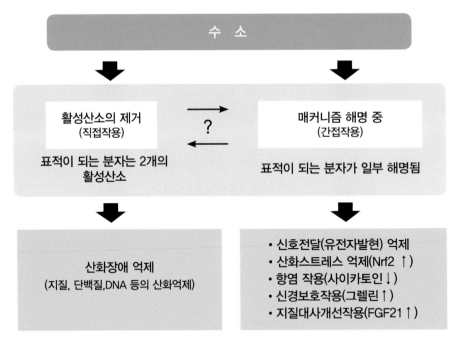

[기존의 수소 작용 메커니즘]

또한 이 Ca^{2+} 신호에 의해 전사 인자의 하나인 NFAT가 유발되고 NFAT는 핵 안으로 이동하여 DNA와 결합한다. 그리고 그 유전 정보로부터 단백질 합성의 바탕이 되는 mRNA가 발현된다. 한편, 1.3% 이상의 수소 가스가 존재하는 조건에서는 수소가 세포막의 지질 과산화 반응(프리라디칼 연쇄 반응)을 수식한 결과, 산화인지질의 생성이 수식된다. 그리고 여기에서 수식을 받은 산화인지질은 길항 물질로 작용하여 Ca^{2+}의 신호 전달을 억제한다. 그 결과 수소는 최종적으로 하류의 전사 인자의 활성화에서부터 mRNA 발현에 이르는 경로를 억제하는 메커니즘을 나타낸다.

이 논문에서는 수소로 수식된 산화인지질이 특정되어 있지 않으므로 향후 이(또는 이들) 물질을 특정하는 연구가 필요하다. 또한 수식된 산화인지질이 차단하는 Ca^{2+}의 유입 경로도 알 수 없다. 더욱이 수소는 이러한 신호 전달 경로와는 다른 전달 경로를 통해 유전자 발현을 조절하고 있을 가능성이 있다.

수소 의료

본 논문을 통해 지금까지 밝혀지지 않은 수소의 분자 메커니즘의 일부가 밝혀졌다고 생각되지만 앞으로 더 많은 연구가 필요하다.

5. 수소의 의약품화를 향하여

수년 전부터 수소(H₂)의 지명도가 높아지면서 알칼리 이온수를 제외한 수소수의 시장 규모는 세계 각국에서 확대되고 있다. 하지만 실제 수소 제품의 품질은 옥과 돌이 뒤섞여 있는 상태에 있다고 말하지 않을 수 없다. 그중에는 수소가 거의 함유되지 않은 수소수나 유통 과정에서 수소가 빠져 버린 수소수가 많이 있다. 또한 최근에 시판되는 수소 가스 흡입기 중에는 폭발 한계를 초과하는 양의 수소 가스

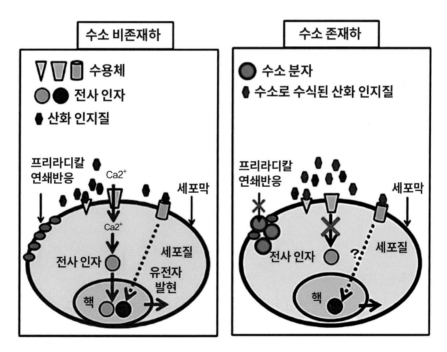

[새롭게 제창된 수소 분자 메커니즘]

를 공급하는 제품이나 수소 가스가 전혀 발생되지 않는 제품도 시판되고 있다.

이로 인하여 2019년 3월 27일에 식품의약품 안전처에서는 '수소수'에 대한 허위. 과대광고행위를 한 13개 제품과 판매업체 24곳을 적발 보도한 바 있다.

저자는 수소에 관한 원료를 포함한 연구개발을 약 15년에 걸쳐 계속해 오고 있다. 지금까지 수십 건의 특허를 취득과 함께 국내외 교수 및 수소전문가와 공동 연구를 실시하여 그 연구 성과를 다양한 학술지를 통해 발표해 오고 있으며 생활수소 시장을 건전한 형태로 발전시켜 나가기 위해서 안전하고 안정된 성능이 기반되는 제품 개발과 소비자를 위한 올바른 정보 제공을 하여 오고 있다.

그러나 다른 측면에서 보면 수소의 연구개발은 아직 발전도상에 있다. 수소가 식품 첨가물로 인정을 받으면서 현재 많은 기업에서 다양한 수소관련 제품이 판매되고 있지만 이러한 수소제품이 의약품으로 인성받은 것은 아니다.

수소제품들이 질병의 예방과 치료에 이용되려면 미국 FDA, 일본 후생노동성 그리고 식품의약품 안전처 등으로부터 수소제품의 효능효과를 인정받아 의약품으로도 허가를 받을 필요가 있다.

또한 수소 가스를 수액에 용해시켜 점적 주입하는 요법이나 수소 가스의 흡입 요법도 일부 의료기관에서 실시되고 있지만 이들도 식품의약품 안전처로부터 의약품이나 의료 기기로서 인가를 받기 전 단계의 임상 연구가 진행되고 있다.

현재 시판되고 있는 수소 가스 흡입기는 의료 기기가 아니기 때문에 효능, 효과를 표현하여서는 안 된다.

2018년 우리나라의 GDP 대비 경상의료비가 처음으로 8%대에 진입한 것으로 나타났다. 경제협력개발기구(OECD) 헬스통계 2019(OECD Health Statistics 2019)에 따르면, 2018년 우리나라의 경상의료비는 144조 4000억 원으로 전년(120조 2000억 원) 대비 9.4% 늘어났다. 이에 따라 국내총생산(GDP) 대비 경상의료비는 8.1%(잠정치)를 차지하면서 지난 10년간 GDP 대비 경상의료비 6~7%대에서 처음으로

8%대로 올라섰다.

우리나라의 엄청난 의료비를 생각해 볼 때 안전성과 유효성이 뛰어난 수소를 미래의 의료에 이용하는 것이 마땅하다고 생각한다. 수소를 연구하여온 저자는 의료분야에 종사는 하지 않지만 수소 가스나 수소수가 식품의약품 안전처의 승인을 받아 판매되는 것이 궁극적인 목표라 생각한다.

저자가 회장으로 있는 비영리단체인 글로벌 생활수소협회는 수소 의료의 선도자로 수소 회원사들이 미래의 의료에 공헌할 수 있길 소망한다.

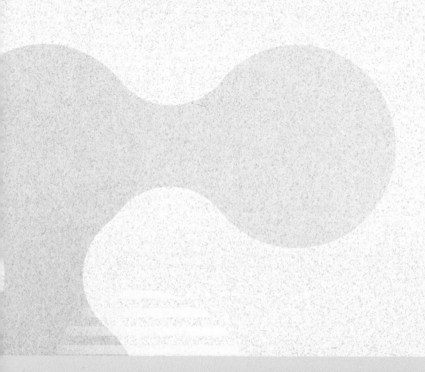

08.

건강에
수소효과

우리나라도 일본과 같이 급격한 저출산·초고령화 사회에 접어들었으며 최근에는 저출산에 더하여 저출생체중아 출산의 증가가 심각하다.

　저체중 또는 과체중으로 태어난 아이는 이후의 생활 습관으로 인해 가해지는 부하에 의해 생활 습관병(당뇨병, 지질 이상증, 고혈압 등)에 걸릴 가능성이 높은 것으로 최근의 연구에서 밝혀졌다. 또한 저체중으로 태어난 아이는 신생아 특유의 질병에 걸리기 쉬운 경향이 있다. 최근 저출생체중아 출산과 임산부의 치주 질환과의 관련성도 지적되고 있다. 태어날 아이를 위해서도 임산부의 적정한 영양 섭취와 건강관리가 중요하며 수소(H₂)를 이용한 질병 예방도 효과적인 방법이다.

　저출생체중아(출생 시 체중이 2,500g 미만)의 증가 원인으로는 세계적으로 젊은 여성들이 날씬한 몸매를 가지려는 성향이 강하여 '마른' 여성의 빈도가 높아지고 그러한 상태에서 임신하는 사례가 많아졌다는 것이 하나의 요인이다. 저체중으로 태어난 아이가 성장하여 영양 섭취가 양호하더라도 그 아이가 엄마가 되었을 때 출산한 아이는 작게 태어나는 경향이 있어 차세대에 미치는 영향이 우려되고 있다. 또한 저체중 또는 과체중으로 태어난 아이는 이후의 생활 습관으로 인해 가해지는 부하에 의해 생활 습관병(당뇨병, 지질 이상증, 고혈압 등)에 걸릴 가능성이 높은 것으로 최근의 연구에서 밝혀졌다. 더욱이 저체중으로 태어난 아이는 신생아 질병에 걸리기 쉬운 경향도 있다.

[출생체중과 관련하여 발병하는 질병]

저출생체중과의 관련성	질 환 명
저출생체중과의 관련성이 명확한 질병	2형 당뇨병
	지질이상증
	고혈압
	관상동맥질환
	폐경색
	신경발달이상
저출생체중과의 관련성이 상정되는 질병	만성 폐색성 폐질환 (COPD)
	우울증
	통합실조증
	사춘기조발증
	암 (유방, 전립선, 정소)

1. 임신 중 영양 관리와 생활 습관병의 관련성

젊은 여성들이 날씬한 몸매를 가지려는 성향이 강하여 '마른' 여성이 증가하고 있는데, 여기서는 한국의 현황보다는 일본의 현황을 중심으로 설명하겠다.

미숙아란 재태기간 37주 미만에 출생하는 신생아를 일컬으며, 대체로 출생체중이

2500g 미만인 경우가 많으며 출생체중에 따라 초극소저출생체중아, 극소저출생체 중아 및 저출생체중아로 분류한다. 20세기 후반기에 이르러 선진국에서는 신생아 사망률이 전반적으로 저하하는 추세가 되자 미숙아 출생률이 국가의 주요 보건지표 가 되었다. 미숙아 출생률은 단순한 보건문제만이 아니라 그 나라의 사회, 경제 상 태를 반영하기 때문에 선진국들의 각별한 관심사가 되고 있다. 외국의 경우, 스웨 덴을 제외한 대부분의 나라에서 미숙아 출생률이 결코 낮지 않다. 한국의 미숙아 출생률은 1980-1982년에 9.2%였던 것이 1999년에는 3.3%로 급격히 감소되었다 (한영자 등,1999). 한국 보건사회연구원(한영자 등, 1999)의 조사에 의하면, 1996년에 출생 시의 몸무게가 2500g 미만인 저출생체중아 출생률은 남아 3.39%과 여아 3.75% 였고, 1500g 미만의 극소 저출생체중아는 0.39%였으며, 1000g 미만의 초극소 저 출생체중아는 0.12%이었다. 저출생체중아의 통계를 선진국들과 비교해보면 미국 7%, 일본 7.1%, 영국 7.2%, 캐나다 6.0%보다 낮았다. 이 통계 조사에서 밝혀진 바 는 저출생체중아의 사망 원인으로 주산기 질환이 80.8%로 가장 많았고, 선천성기 형 12.1% 그리고 기타 원인 들이었다. 주산기 질환으로는 25.1%가 호흡곤란증이 었으며, 기타 호흡기 병태가 11.9%, 선천성폐렴 1.6%, 태아 발육장애 24.2%, 세균 성 패혈증 19.7% 및 기타 등이었다.

이 가운데서 초극소 저출생체중아의 92% 이상이 주산기 질환으로 사망하였으나, 저출생체중아의 경우 65% 정도가 주산기 질환으로 사망하였다. 흥미로운 점은 초 극소 저출생체중아의 4.3%가 선천성 기형으로 사망한 것에 비해 저출생체중아는 23.4%가 선천성 기형의 원인으로 사망하였다. 저출생체중아 사망률과 관련된 모체 측 원인으로는 조기진통, 다태, 조기파수, 자궁경관 무력증, 고혈압성 질환, 전치태반, 태반 조기박리 등의 질환으로 나타났다.

BMI(체중과 신장으로 산출한 비만도 지수)가 18.5 미만인 것을 '말랐다'라고 하는데 '마 른' 여성의 비율의 1989년, 1999년, 2009년의 추이를 보면 20~29세 여성에서 각 각 16.8%, 24.5%, 22.6%를 나타내었고 30세~39세 여성에서 각각 7.8%, 12.0%,

20.0%를 나타내고 있다. 이것은 같은 연령대의 남성(4.2~7.5%)에 비해 매우 높은 수치이다. '마른' 몸은 주로 영양 섭취량 부족에 기인하는데 '마른' 여성이 임신하면 저출생체중아가 태어날 확률이 높아진다. 저출생체중아(2,500g 미만) 비율의 1980년, 1990년, 2000년, 2009년의 추이를 보면 각각 5.2%, 6.3%, 8.6%, 9.6%로 해마다 증가하는 경향을 보이고 있다. 이것은 일본의 모자(母子) 건강에 심각한 영향을 미치는 현상으로 생각된다.

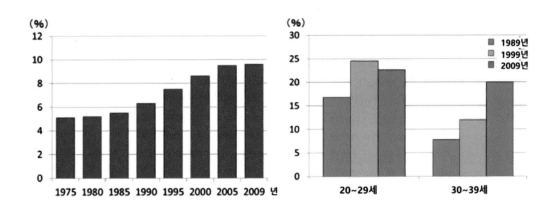

[(왼쪽) 저출생체중아(2500g 미만)의 경우(2009년 후생노동성 인구동태통계에서 인용)

(오른쪽) BMI가 18.5 미만인 여성의 경우(2009년 후생노동성 국민건강,영양조사에서 인용)]

현대사회에서 생활습관병이 증가하고 있는데 이 생활습관병은 유전적인 요인에 생활 습관이 더해져 발생하는 것으로 알려져 있다. 태아기 및 유아기에 저영양 또는 과영양의 환경에 있으면 생활습관병의 유전적 요인이 형성되고, 그 후의 생활 습관으로 인해 가해지는 부하에 의해 생활습관병이 발병한다는 가설(FOAD설)이 주목을 받고 있다. 또한 이 가설은 질병 및 건강의 요인은 우리 삶의 극히 초기에 형성된다는 가설(DOHaD설)로 발전했다. 아이는 '작게 낳아 크게 키운다'라는 사고방식이 세상에 널리 퍼져 있지만 이 개념은 명백히 잘못된 것이다. 운동 부족, 실내에서 장시간 게임하기, 정크 푸드 섭취 등의 생활 습관의 요인 외에 출생체중의 저하 또는 증가도 생활습관병의 증가 요인의 하나로 여겨지고 있다.

1966년부터 2005년까지 영국에서 실시된 출생체중과 2형 당뇨병 발병 위험의 상관관계에 대한 역학적 조사가 있어 소개한다. 지적 출생체중(가장 적정한 출생체중)을 기준으로 그 이상 또는 그 이하의 출생체중일 경우 모두 2형 당뇨병 위험이 높아지는 U자형을 나타내고 있다. 이는 저출생체중아 및 과출생체중아 모두 성장 과정에서 2형 당뇨병이 발병될 위험성이 높아진다는 것을 의미한다. 또 다른 조사에서는 중국과 일본의 출생아의 체중을 조사했다. 일본의 경우 체중이 낮은 아이, 중국의 경우 체중이 높은 아이가 많았는데 양국 모두에서 소아 생활 습관 병의 발병 위험이 높은 것으로 나타났다. 이것은 출생체중이 낮거나 높은 것과 상관없이 발병 위험이 높다는 것을 시사한다.

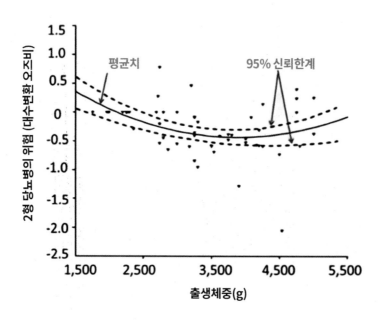

[출생체중과 2형 당뇨병 발병 위험의 상관성(Harder T 등, 2007문헌)]

수소 의료

[일본과 중국의 출생아 상황]

국 가	저출생체중아 (%)	4,000g 이상아
일본(2005년)	9.5	1.1
중국(2002년)	1.2	9.1

* 참고로 2000년 우리나라의 2,500g 미만의 저출생체중아 발생률이 3.39%로 조사되었다.

2. 신생아에게 많은 질병과 저출생체중의 관련성

임신 중 체중증가량이 적을 경우에 저출생체중아를 출산할 위험이 있는 반면, 많을 경우에는 과체중아를 출산할 위험이 있다고 보고되었다. 출생 시 신생아의 체중은 신생아의 사망률, 아동기 성장, 성인 건강에 중요한 역할을 하여 출생 시 몸무게가 적게 나갔던 사람들은 심장 질환, 고혈압, 고콜레스테롤 농도, 당 대사장애의 위험이 높아진다. 하지만 통계청에 의한 보고에 따르면 1993~2008년 체중별 출생현황에서 2.5 kg 이하인 저출생체중아 출생이 1993년 18,53명에서 2008년 22,725명으로 증가하여 이에 대한 임신부와 저체중아의 관리가 요구된다. 조산은 1976년 세계보건기구(World Health Organization:WHO)의 발표에 따르면 임신 37주 이전에 분만한 경우로 정의한다. 우리나라뿐 아니라 미국을 비롯한 여러 선진국에서도 조산은 주산기 사망률 및 이환율의 중요한 원인이 된다. 따라서 조산아 발생률을 감소시켜 주산기 사망률 및 이환율을 줄이기 위한 노력이 끊임없이 시도되었지만 조산율의 감소추세는 기대에 미치지 못하고 있고 오히려 통계청에 의한 보고에 따르면 우리나라의 조산율은 1996년에 40,114명에서 2008년에 62,869명으로 증가하였다.

연구들에서 임신 중 산모의 저체중 증가와 조산 사이에 유의적인 상관관계가 있음이 보고되었다. Nohr 등의 연구에서는 임신 전 과체중 또는 비만이거나 임신기간 동안 체중이 지나치게 증가하면 조기양막파수의 위험이 증가한다고 보고되었다. Dietz 등의 연구에서는 임신 중 체중증가가 한 주에 0.79 kg 이상이면 조산(20~31주)이 될 위험이 거의 2배라고 보고되었다. Fortner 등의 연구에 따르면 IOM(1990) 기준에서 적정 범위 안으로 체중이 증가한 임신부와 비교할 때, 임신 중 체중이 지나치게 증가한 임신부는 임신성 고혈압에 걸릴 위험이 약 3배 높아지고 자가전증에 걸릴 위험이 4배 높아진다고 보고되었다. 또한 Chen 등의 연구에서도 임신 중 체중이 일주일에 0.50 kg 증가하거나 이보다 더 많이 증가하면 임신성 고혈압, 조기양막파수, 거대아 출산의 위험이 높아지고 일주일에 0.59kg 이상 증가한 임신부는 자가전증의 위험이 3배 증가하는 것으로 보고되어 임신 중 지나친 체중증가는 좋지 않은 임신결과의 위험을 증가시킴을 알 수 있다. 또한 Kabali &Werler의 연구에서는 임신 전 과체중이었던 임신부와 임신 중 체중이 지나치게 증가한 임신부는 거대아를 출산할 위험이 높아진다고 보고되었다.

국내에서 임신 중 체중증가에 따른 조산, 신생아 출생체중과 같은 임신결과에 대한 보고가 일부 있으나, 연구 결과마다 차이가 있고 임신부를 대상으로 한 연구에서 바람직한 식습관에 대해서 연구된 것은 드물기 때문에 본 연구에서 이루어진 임신 중 체중증가에 따른 임신결과에 대한 보고와 식습관 점수와 영양소에 대한 분석은 의미가 있고 임신부의 바람직한 식습관을 제안하는 데 도움이 될 것으로 사료된다.

신생아에게 많은 질병으로 저산소성 허혈성 뇌증, 신생아 괴사성 장염, 뇌실 내출혈이 있는데 저체중으로 태어난 신생아는 저산소성 허혈성 뇌증을 제외한 3가지 질병에 걸리기 쉬운 경향이 있다. 임산부 또는 신생아가 수소(H_2)를 섭취하여 이 4가지 질병에 유효성을 나타내는 동물 시험이 보고된 바 있다.

저산소성 허혈성 뇌증(HIE)은 임신 중 또는 출산 시에 어떠한 원인에 의해 신생아의 뇌에 산소를 충분히 함유한 혈액이 순환하지 않게 되어 저산소 또는 허혈에 의해 뇌신경 장애를 일으키는 질병이다. HIE의 발생 빈도는 분만 1000건당 1~8건으로 알려져 있다. 출생 전이나 분만 중에 발생한 태반과 탯줄의 문제로 인해 태아와 모체 사이의 가스 교환에 방해를 받아 가사 상태에 빠지는 것이 HIE의 원인이다. 뇌뿐만 아니라 심장, 간, 신장 등 전신의 장기가 장애를 입기 때문에 호흡 순환 부전에 대한 전신적인 관리가 치료의 주를 이룬다.

신생아 만성 폐질환(CLD)은 선천적인 기형이 아닌 폐의 이상에 의해 산소 투여를 필요로 하는 호흡의 궁박 증상이 신생아기에 시작되어 생후 1개월을 넘어서까지 계속되는 질병이다. 미숙한 저출생체중아일수록 중증화되기 쉬운 질병으로, 초저출생체중(출생 체중이 1,000g 미만)의 CLD 발병률은 약 54%이다. 단순한 폐 손상뿐만 아니라 발달이 덜 된 미숙한 폐가 태외로 나와 성장해 나가는 과정에서 여러 가지 손상이 가해져 폐포와 혈관계의 발달이 정지된 상태가 원인이 되어 발생하는 것으로 생각된다. 폐의 물이 흡수되고 증상이 개선될 때까지는 호흡 장애를 돕는 치료가 주를 이룬다.

신생아 괴사성 장염(NEC)은 장관의 미열성에 더하여 장관의 허혈에 의한 점막 손상, 세균의 침습, 인공유에 의한 장관 스트레스가 관여하여 발병되는 후천적인 소화기 질환이다. NEC의 발생 빈도는 모든 입원 환자의 0.15~0.25%로 그 중 2/3~3/4은 극저출생체중아(출생체중이 1,500g 미만)이다. 사망률은 50~55%인데 초저출생체중아(출생 체중이 1,000g 미만)의 경우 사망률은 60~70%로 높은 비율이다. 저출생체중의 미숙아의 경우 소화관의 면역기구의 미발달이 하나의 요인으로 여겨지고 있는데 원인은 잘 알려지지 않았다. NEC의 치료로는 내과적인 치료가 기본이지만 내과적 치료에 반응하지 않거나 천공을 일으켰을 경우에는 외과적 치료를 실시한다.

뇌실 내출혈(IVH)은 뇌실 주변 또는 맥락막망의 혈관이 파열되어 뇌실 내에 혈액이 고이는 질병이다. 저출생체중아의 35~45%에서 보여진다. 미숙한 조산아는 호흡과 순환 기능이 불안정하기 때문에 뇌에 울혈이나 허혈이 일어나기 쉬운 특징이 있다. 조산아는 혈액 벽이 연약하여 뇌 혈류의 변동으로 인해 출혈이 발생하기 쉽다. IVH는 효과적인 치료 방법이 없기 때문에 예방이 중요하다.

3. 수소가 신생아의 질병에 효과를 나타냄을 시사하는 문헌

아래 표에 수소(H_2)의 신생아의 질병에 유효성을 보여준 동물 시험의 문헌 목록을 기재했다. 이 중에서도 특히 태아의 허혈 재관류 장해로 인해 생긴 뇌 장애를 모체에 대한 수소수 투여를 통해 개선시킨 동물 시험의 보고(Mano Y 등, 2014), LPS(세균의 세포벽 구성 성분으로 리포 다당이라 불리는 내독소)를 Rat에게 투여하여 태아의 폐 손상을 유발시킨 모델에서 모체에 대한 수소수 투여가 유효성을 나타낸 보고(Hattori Y 등, 2015), 신생아의 괴사성 장염에 대해 수소수가 유효성을 보여준 보고(Shenga 등, 2013) 및 신생아의 뇌 내출혈에 대해 수소 가스의 흡입이 유효성을 나타낸 보고(LekicT 등, 2011)를 소개한다.

[수소(H_2)의 신생아의 질병에 유효성을 나타내는 문헌]

대상질환	사용동물종	문헌
신생아 저산소 뇌증	Rat	Cai J 등, 2008
	돼지	Domoki F 등, 2010
	Rat	Cai J 등, 2009
모체 저산소에 의한 뇌손상	Rat	Liu W 등, 2011

수소 의료

태아의 해마장애 (저산소성 뇌증)	Rat	Mano Y 등, 2014
자간(임신고혈압신증)	Rat	Yang X 등, 2011
LPS유발 신생아 폐손상	Rat	Hattori Y 등, 2015
신생아의 고산소유발 망막증	마우스(mouse)	Huang L 등, 2012
신생아의 괴사성 장염	Rat	Sheng Q 등, 2013
신생아의 신경혈관장애	돼지	Olah O 등, 2015
신생아의 뇌실내출혈	Rat	Lekic T 등, 2011
신생아의 마취약 흡입으로 유발된 인지장애	마우스	Yonamine R 등, 2013
신생아의 마취약 흡입으로 유발된 모성행동결여	마우스	Takaenoki Y 등, 2014

임신한 Rat의 자궁 난소 동맥을 일시적으로 결찰하여 태아의 허혈 재관류 장해를 유발시켰다. 이 수술을 하기 2일 전부터 분만 시까지 수소수(0.8ppm)를 자유롭게 섭취시켰다. 그 결과 대조군에 비해 수소군에서는 태반의 수소 농도 증가와 산화 스트레스 마커의 감소가 각각 현저히 나타났다.

출산 7일 후 신생아의 뇌 해마의 산화 스트레스 마커를 면역 조직학 염색을 통해 조사한 결과, 대조군에서 보인 변성 세포 비율이 수소(H_2)군에서는 현저히 감소했다. 대조군에서는 신생아의 발육이 지연되었지만 수소군에서 현저한 개선을 나타냈다. 또한 생후 8주령의 Rat에게 공간 학습 능력과 기억력을 측정하는 시험을 실시한 결과 수소군에서는 기억력의 현저한 개선이 보였다. 이 결과를 통해 수소수의 음용은 태아의 허혈 재관류 장해에 의해 유발된 신생아의 뇌 장애를 개선시키는 것이 시사되었다.

인간의 폐 상피 세포에 LPS를 투여한 후 수소 함유 배양액에서 배양한 결과, 아포토시스(세포가 자신의 프로그램을 작동시켜 자살하는 세포사 현상) 세포의 수, 활성 산소와 염증성 사이토카인(면역 세포에서 유리된 정보 전달을 하는 단백질) 수준은 LPS의 첨가로 크게 상승했지만 이들은 수소의 첨가에 의해 현저히 억제되었다. 또한 임신 19일째인 Rat에게 LPS를 복강 내 투여하여 태아의 폐 손상을 유발시켰다. 이 Rat에게 LPS를 투여하기 24시간 전부터 수소수(0.8ppm)를 자유 섭취시키고 20일째에 태아의 폐를 채취했다. 그 결과 폐 조직의 아포토시스 세포의 비율, 산화 스트레스 마커, 염증 마커는 LPS의 투여로 크게 증가했으나 이들이 수소수의 음용에 의해 현저히 감소되는 것이 발견되었다. 태아의 폐의 아포토시스와 산화장애가 임신한 Rat에 대한 수소수 투여를 통해 경감된 것을 통해 수소수의 투여는 모체의 염증에서 유래된 조산아의 폐 손상을 경감시키는 것으로 확인되었다.

신생아 Rat에게 일시적인 질식과 한랭 스트레스를 가하여 신생아 괴사성 장염(NEC)을 유발시켰다. 수소 함유 생리 식염액(수소 생식, 1.6ppm)을 1일 2회 스트레스 부하 10분 전에 10mL/kg의 비율로 복강 내 투여하고 생후 4일 후까지 Rat를 관찰했다. 그 결과 수소 생식은 체중과 생존율의 개선을 나타내었고 또한 NEC의 중증도를 경감시켰다. 또한 수소 생식은 염증 마커의 유전자 발현을 억제하고 산화 스트레스 마커의 개선 및 항산화능의 항진을 나타냈다. 이 결과를 통해 수소 생식은 산화 스트레스의 억제, 항산화능의 항진, 염증 억제, 장점막의 기능 유지를 통해 NEC를 유발시킨 신생아 Rat에게 효과가 있음이 검증되었다.

신생아 Rat에게 세균 유래 단백 분해 효소를 뇌의 배아층이라 불리는 부분에 주입하여 신생아의 뇌 내출혈(IVH) 모델을 제작하여 이 Rat에게 단백 분해 효소를 주입하고 1시간 후에 2.9%의 수소 가스를 1시간 동안 흡입시켰다. 신생아 Rat의 인지 기능 평가를 3주 후에 실시하고 지각 운동성 기능, 뇌, 심장 및 비장의 발육 상태를 1개월 후에 조사하였다. 그 결과 대조군에 비해 수소 가스의 흡입은 소년기 발달 단계에 있는 Rat의 정신 기능의 지연과 뇌성 마비를 현저히 개선되었다. 또한 IVH의 조기에 수소 가스를 흡입하면 수소 군은 대조군에 비하여 손상 후 1개월 시점에서의 Rat의 뇌 위축, 비장 비대 및 심장 비대가 정상화되었다. 이 결과를 통해 수소 가스의 흡입은 IVH에 걸린 신생아 Rat의 뇌 위축, 정신 기능의 지연, 뇌성 마비에 대하여 효과적인 방어 수단이 되는 것을 알 수 있었다.

4. 임산부의 수소 이용

치주 질환과 조산 또는 저출생체중아 출산이 밀접하게 관련되어 있는 것으로 밝혀졌다. 임산부가 치주 질환을 앓고 있을 경우 조산이나 저출생체중아 출산의 위험률은 치주 질환을 앓고 있지 않은 경우에 비해 약 7.5배 높아진다. 그 이유로는 치주 질환을 앓고 있는 임산부의 잇몸에서 염증성 물질이 생성되는데 그것이 전신을 순환하여 자궁에 도달하고 자궁을 수축시켜 조산을 일으킬 가능성이 있을 수 있기 때문이다.

또한 지금까지 임산부의 양수는 무균 상태라고 여겨져 왔지만 치주 병균이 직접 태아나 태반에 감염되어 치주 병균이 생산하는 독소(LPS)에 의해 자궁 안에서 염증이 유발되어 조산이나 저출생체중아 출산을 초래할 가능성도 지적되고 있다. 평소의 올바른 양치질과 치과 스케일링 등의 관리를 정기적으로 받는 것이 치주 질환 예방에 가장 중요하지만 이러한 대책에 더하여 치주 질환에 대한 유효성이 보고된 수소수의 음용이 치주 질환이나 조산의 예방에 도움을 줄 것이다.

또한 저출생체중아 출산이나 과체중아 출산을 하지 않기 위한 대책으로 임산부의 적정한 영양 섭취가 가장 중요한 것은 말할 것도 없다. 영양섭취는 너무 적지 않으면서도 과하지 않아야 한다. 더불어 임산부의 건강 유지 및 신생아의 질병 예방을 위해서는 수소 가스의 흡입 또는 수소수의 음용이 효과적이다.

임신 중의 부기를 예방하기 위해 수분 섭취를 자제하는 경우가 있는데 이것은 잘못된 것이다. 냉수가 아닌 상온의 물을 자주 섭취하는 것이 부기를 해소시켜주므로 이 물을 수소수로 바꾸는 것이 효과적이다.

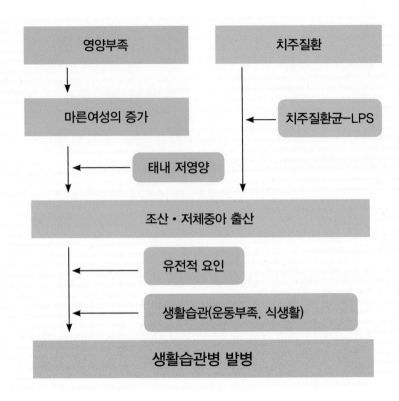

[모친의 저영양 또는 치주질환과 생활습관병 발병의 관련성]

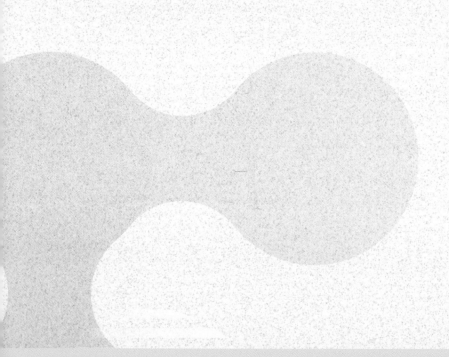

09.

노화에
수소효과

나이가 들면 우리 모두가 늙는다. 하지만 늙어가는 속도와 방식은 저마다 다르다.

　　노화로 인해 생기는 건강상의 문제도 제각각이다. 이유가 뭘까?

　　미국 스탠퍼드대 연구진이 주요 생체 지표들을 토대로 인간 노화는 적어도 네 가지 유형의 경로로 진행되고 있다는 사실을 밝혀냈다. 이는 34~68세의 건강한 성인 43명을 대상으로 2년간 5차례 이상 분자 수준에서의 노화 표지를 살펴본 결과다. 연구를 이끈 마이클 스나이더 교수는 "이미 콜레스테롤 같은 좋은 표지들이 있기는 하지만, 사람들한테 평균적으로 적용할 수 있는 것 이상의 것을 알고 싶었다."고 이번 연구의 취지를 설명하였다.

　　연구진은 실험기간 동안 참가자들의 혈액, 대변, 염증물질 등 생체에서 채취한 시료를 주기적으로 수집해 분석을 하였다. 그리고 이 속에 있는 미생물과 단백질, 대사물질, 지질(지방) 같은 분자들의 양과 활동 상태가 어떻게 변화해 가는지 살폈다. 이를 통해 생물학적 나이 추정에 이용할 수 있는 600가지의 표지를 확인했다고 연구진이 밝혔다.

　　연구진은 이것들을 분석한 결과, 네 가지 노화 경로를 가려낼 수 있었다. 그 네 가지는 체내 물질의 증가 및 감소와 관련한 대사형, 면역 반응과 관련한 면역형, 간 기능과 관련한 간형, 그리고 신장 기능과 관련한 신장형이다. 연구진은 대사형 노화 경향을 보이는 사람들은 당뇨와 같은 병증이 진행될 위험이 더 높았다고 밝혔다. 이들은 나이가 들어감에 따라 혈당의 측정 지표인 당화혈색소(hemoglobin A1c) 수치가 높아졌다.

연구진은 그러나 사람들이 한 가지가 아닌 두 가지 이상의 노화 경로를 밟을 수 있다는 점을 강조했다. 따라서 여러 건강 위험에 복합적으로 노출될 수 있다는 것, 또 인슐린(혈당 조절 호르몬)이 잘 분비되는 사람과 그렇지 않은 사람들 간에 노화가 다르게 진행되는 것도 발견했다. 두 그룹은 나이가 들어가면서 전체적으로 10가지 분자에서 뚜렷한 차이를 보였다. 이 분자들 중 상당수가 면역 시스템 기능에 관여하는 것들이었다.

2019년 우리나라 65세 이상 고령자는 전체 인구 중 14.9%를 차지하는 것으로 조사됐다. 올해 인구 피라미드는 30~50대가 두터운 항아리 형태이지만 오는 2060년에는 고령화로 인해 60대 이상이 두터운 모습으로 변화될 것으로 전망된다.

통계청이 발표한 '2019 고령자 통계'를 보면 올해 우리나라 전체 인구는 5170만 9000명으로 2028년까지 계속 증가 후 감소할 것으로 예상된다. 반면 올해 65세 이상 인구는 768만 5000명으로 전체 인구 중 14.9%를 차지하고 2050년(1900만 7000명)까지 지속적으로 증가할 전망이다. 65세 이상 인구가 차지하는 구성비는 지속적으로 증가해 2060년에는 43.9%가 될 것으로 보인다.

연령별로 살펴보면 65세 이상 인구 중 65~69세와 70~74세가 차지하는 구성비는 올해 이후 증가하다 감소하는 반면 75세 이상의 구성비는 증가 추세다.

65세 이상 고령자 남녀의 비중 차이는 점차 적어질 전망이다. 65세 이상 고령자 중 여자의 비중은 57.1%로 남자 42.9%보다 14.2%포인트 많지만 지속적으로 여자 비중은 감소하고 남자 비중은 증가해 2060년에는 그 차이가 4.6%포인트로 적어진다. 올해 65세 이상 고령자 성비(여자 100명당 남자의 수)는 75.3명이며, 이는 지속적으로 증가해 2060년에는 91.3명이 될 것으로 보인다.

반면에 일본도 평균 수명은 해마다 늘어나 2017년의 평균 수명은 남성이 약 81세, 여성이 약 87세라고 한다. 그리고 일본에서는 2055년에 고령자가 10명 중 4명이 될 것으로 예상하고 있다.

인간은 20세에서 30세 이후에 노화가 시작된다고 알려져 있지만 노화를 제어하면 인간은 생물학적으로는 120세까지 살 수 있을 것으로 생각되고 있다.

1. 노화란?

노화란 연령 증가에 따라 신체의 기능, 예를 들면 근력, 신경 전달 속도, 폐활량, 질병에 대한 저항력 등이 저하되는 것이다. 인간의 경우 노화는 20세에서 30세 이후에 발생한다. 노화와 연령 증가가 혼동되어 사용되고 있는데, 연령 증가는 사람이 태어나서 죽을 때까지의 시간적인 경과이다. 따라서 '안티에이징'의 번역어로서 종종 '항연령'이란 단어가 사용되지만 연령 증가를 억제하는 것은 불가능하므로 적절한 번역어가 아니다. 정확하게 번역하면 '안티에이징'은 '항노화' 또는 '노화 제어'이다. 현재까지의 연구에서 노화를 막거나 역행시키는 것은 불가능하지만 노화 속도를 늦추는 것은 가능한 것으로 알려져 있다.

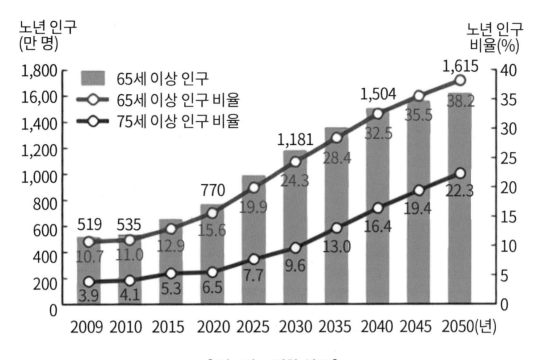

[연도별 고령화 인구]

2. 왜 노화하는가?

　　노화의 원인은 명확하게 밝혀지지 않았지만 다양한 가설이 보고되었다. 이러한 가설은 모두 20년 이상 전에 제기된 것이지만, 그 어떤 가설도 현재까지 완전한 긍정도 부정도 되지 않았다. 이러한 가설 중에서도 프리라디칼 가설은 산화 스트레스 가설로 형태를 바꾸어 다른 많은 가설을 포괄하는 가설로 발전하여 많은 노화 연구학자로부터 지지를 받고 있다. 다음으로 노화의 원인에 관한 대표적인 가설을 소개한다.

학설	학설의 개요
프리라디칼 가설	대사에 의해 발생하는 활성산소에 의해 신체가 장해를 받아 노화가 진행된다는 가설. 현재는 산화 스트레스설로 발전하였으며 가장 일반적인 가설이다.
프로그램 가설	세포에는 분열 가능한 횟수가 처음부터 프로그래밍되어 있어 분열 한도를 맞이하면 분열할 수 없게 되어 노화가 발생한다는 가설.
칼로리 제한 가설	칼로리 과다가 노화의 원인이라 보고 하루 섭취 칼로리를 제한하면 노화가 억제되어 장수할 수 있다는 가설.

산화 스트레스 가설은 대사에 의해 발생되는 활성 산소에 의해 신체가 장해를 받아 노화가 진행된다는 가설이다. 산화 스트레스의 원인인 활성 산소의 발생량과 수명의 관계를 조사한 결과 활성 산소의 발생량이 많은 생물일수록 수명이 단축되는 부의 상관관계가 확인되었다.

또한 활성 산소를 제거하는 효소(SOD)와 생물의 수명을 조사한 결과 이 SOD 활성이 높은 생물일수록 수명이 길어지는 상관관계가 확인되었다. 현재는 산화 스트레스 가설은 미토콘드리아 가설로 발전되었다. 체내 활성 산소의 90% 이상은 우리 몸의 세포의 에너지 생산 공장인 미토콘드리아에서 발생한다. 활성 산소가 체내에 다양한 장해를 부여하여 장기 장애 및 노화를 촉진한다. 또한 활성산소에 의해 미토콘드리아 자신도 장해를 받아 산화 스트레스를 만들어내기 쉬운 미토콘드리아로 변화된다.

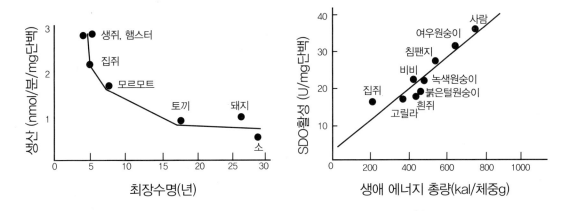

[(왼쪽) **산화스트레스와 수명의 역상관관계**(Sohai RS 등, 1996문헌)

(오른쪽) **SOD활성과 수명의 상관관계**(Cutler RG 등, 1983문헌)]

프로그램 가설이란 각각의 세포에는 분열 가능한 횟수가 처음부터 프로그래밍 되어 있어 분열할 수 있는 한계를 맞이하면 더 이상 분열할 수 없어져 노화가 발생한다는 가설이다. 분열할 수 있는 한계 횟수는 생물에 따라 제각각이지만 대체로 그 생물의 수명과 상관관계를 가진다. 세포핵의 염색체 말단에 텔로미어라는 영역이 있다. 그리고 이 텔로미어를 연장시키는 효소가 많은 사람의 세포에서는 발현되지 않기 때문에 세포 분열 때마다 텔로미어의 길이가 짧아져 일정한 길이보다 짧아지면 세포가 증식을 중지하여 노화가 발생한다. 그러나 암세포는 텔로미어를 연장시키는 효소가 활성화되어 있기 때문에 정상 세포에 비해 암세포는 무제한으로 증식하여 세포가 불사화한다.

칼로리 제한 가설은 하루 섭취 칼로리를 제한하면 노화가 억제되어 장수할 수 있다는 가설이다. 이것은 일명 '모자란 듯 먹기 가설'이라고 부른다. 이 가설은 마우스 실험에서 섭취 칼로리를 80%로 하면 약 20% 수명이 연장되는 것이 확인되었고, 다른 생물의 경우도 섭취 칼로리의 제한으로 수명 연장이 일어나는 것으로 확인되었다. 그 후, 칼로리 제한에 의한 장수 메커니즘이 연구되어 시르투인이라는 유전자군이

칼로리 제한에 의해 활성화되는 것을 알 수 있었다. 현재는 시르투인 유전자는 장수 유전자라고도 불리며 이 유전자가 미토콘드리아의 기능을 높이는 것도 확인되었다. 예로부터 '모자란 듯 먹으면 의사도 필요 없다'라는 말이 있는데 이것은 최근의 연구 성과에서 질병을 예방하는 동시에 노화도 늦춘다는 것이 실증된 것이다.

3. 노화와 관련된 질병

트레이드오프(trade-off)란 한쪽을 추구하려면 다른 쪽을 희생할 수밖에 없는 관계 또는 상태를 말한다. 인간은 다른 생물에 비해 가장 진화한 생물이지만 진화와 함께 트레이드오프에 의한 노화나 노화와 관련된 질병을 얻을 수밖에 없게 되었다. 노화에는 노안, 난청, 면역력 저하 등의 생리적 노화와 고혈압, 동맥 경화, 치매 등의 병적 노화가 있다. 따라서 이 장에서는 병적 노화의 대표적인 것으로 요통, 고혈압, 치매를 소개한다.

인간은 진화하여 두 발로 보행이 가능하게 되면서 하반신에 부담이 가고 허리 통증으로 고민하게 되었다. 인간의 약 80%는 일생 중 한 번은 요통을 경험하는 것으로 알려져 있다. 또한 질병의 자각 증상이 가장 많은 것은 요통이다. 요추와 요추 사이에 쿠션 역할을 하는 추간판이 있는데 이 추간판은 가령과 함께 서서히 수분이 감소하고 탄력을 잃어 기능이 떨어진다. 이렇게 기능이 떨어진 추간판이 원인이 되어 요추가 어긋나거나 신경을 압박하면 요통이 발생한다. 요통은 현대인의 국민 병이라 할 수 있다. 다만, 현대인의 경우는 하반신에 생기는 부담이라고 생각하기보다는 오히려 현대의 라이프스타일의 변화로 인해 걷거나 서는 자세가 감소한 결과 현대의 국민병이 되어 버린 요통을 일으킨 것이라 할 수 있다.

생활습관병은 예전에는 성인병이라고 불렸듯이 많은 경우 고령이 된 후 발생한다.

우리나라에서 가장 많은 생활습관병의 하나가 고혈압이다. 전신에 혈액을 운반하기 위해 압력은 필요하지만 필요 이상으로 높은 혈압은 혈관의 노화(동맥 경화)를 진행시킨다. 목이 긴 기린이 뇌에 혈액을 보내기 위해서는 200mmHg 이상의 혈압이 필요하다고 알려져 있다. 우리 인간도 2족 보행을 하게 되고, 뇌가 비대화되고 다리가 길어져 중력에 대항하여 뇌에 혈액을 보낼 필요성이 증가했기 때문에, 노화되었을 때 고혈압이 되기 쉬워졌다고 생각된다. 한편, 고혈압과 관련된 질병으로 동맥 경화가 있다. '인간은 혈관과 함께 늙는다'고 하는데 동맥 경화는 나쁜 생활 습관뿐만 아니라 노화가 동맥 경화의 요인이 될 수도 있다는 것도 증명되었다.

뇌에서도 연령 증가에 따라 기능 저하가 나타난다. 연령 증가에 따른 완만한 뇌 기능 저하, 예를 들면 기억력 저하는 개인차는 있지만 누구에게나 일어날 수 있는 것이다. 그러나 치매 등의 신경 질환은 병적 노화이기 때문에 환자의 삶의 질(QOL)과 가족에게 미치는 영향이 매우 크다. 치매 중에서도 그 원인의 60%를 차지하는 알츠하이머병의 메커니즘 연구 및 치료약 개발이 활발히 이루어지고 있지만 현재는 질병의 진행을 늦추는 치료로서 획기적인 치료법의 개발이 요구되고 있다. 한편, 지질 대사와 관련된 유전자로 아포리포 단백 E(Apolipoprotein E, APOE)라는 것이 있어 몇 가지 서브 타입이 있다. 최근의 연구에서는 APOE의 서브 타입 중 하나인 APOE4형의 유전자를 가진 사람은 매우 높은 비율로 알츠하이머병에 걸린다는 것이 밝혀졌다.

4. 노화와 만성 염증의 관계

노화에 따라 일부 면역력은 저하된다. 연령 증가에 따른 면역 기능의 저하는 새로운 항원에 대한 반응에서 현저히 나타난다. 예를 들어 80세가 넘으면 인플루엔자 예방 접종의 생착률이 떨어지고 감염증에도 걸리기 쉬워진다. 한편,

노화와 함께 림프구(T세포, B세포)의 기능은 반응성의 저하나 이상을 나타내는 경향이 있는데 면역 세포의 일종인 마크로파지의 기능은 변화하지 않거나 또는 활성화하는 경우도 있다. 활성화된 마크로파지가 만성 염증을 일으켜 개체 노화나 장기 노화의 원인이 되는 것으로 보고된 바 있다.

최근의 연구에서 젊은 세포와 달리 노화 세포에서는 염증성 사이토카인과 케모카인 등의 노화 관련 악성 인자(SASP)가 분비되어 SASP가 주변 세포의 노화를 유도하거나 염증이나 암을 촉진시키는 것으로 밝혀졌다. 노화하면 암에 걸리기 쉬워진다고 한다. 실제로 인간은 어느 특정 암을 제외한 대부분의 암은 고령자일수록 빈도가 증가하는 것이 면역학적 조사를 통해 알려져 있다. 또한 동시에 최근의 연구에서 노화에 의해 전사 인자인 NF-kB가 활성화되어 만성 염증이 일어나는 것으로 알려지고 있다. 즉, NF-kB는 염증을 일으키는 전사 인자이지만 동시에 이 항아포토시스 유전자의 생산에도 기여한다. 노화 세포가 아포토시스라는 프로그래밍된 세포사로부터 살아남기 위해 NF-kB의 활성화 능력을 획득한 결과, 동시에 NF-kB에 의한 만성 염증도 일으킨다고 설명하고 있다.

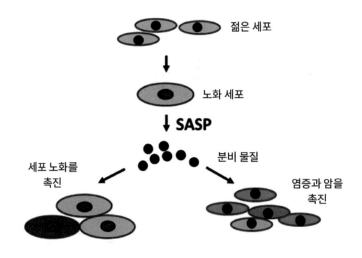

[**노화세포의 SASP분비** (Kondo Hiroshi, 2015문헌)]

5. 수소의 노화 제어를 보고한 논문

노화와 관련된 수소의 문헌이 5건 보고된 바 있다. 이 중 수소 함유 배양액이 인간의 혈관 내피 세포의 산화장애나 마우스의 태아 유래 섬유아세포의 산화장애를 개선한 보고 및 수소수의 음용이 마우스의 담배 연기에서 유래한 폐 장애와 폐세포 노화를 개선한 보고를 다음과 같이 소개한다.

[노화에 관련된 수소에 대한 문헌]

질환 모델	동물종	문 헌
노화촉진 마우스의 인지기능장애	마우스	Gu Y 등, 2010
선충의 수명	선충	Yan H 등, 2010
혈관내피세포의 산화장애	배양세포	Hara F 등, 2016
섬유아세포의 산화장애	배양세포	Han AL 등, 2017
만성폐색성 간질환(COPD)	마우스	Suzuki Y 등, 2017

항산화 작용과 항염 작용을 가진 수소(H_2)는 혈관에 유익한 작용을 한다.

이에 수소가 혈관 내피 세포의 노화에 미치는 영향과 그 메커니즘을 조사했다 (Hara F, 2016). 수소 가스를 배양액에 버블링하여 수소가 풍부한 배양액(약 1.1ppm)을 제작했다. 인간 제대정맥 내피 세포(Human umbilical vein endothelial cells; HUVECs)를 산화 물질 TCDD와 함께 수소의 존재하 또는 부재하에서 다양한 시간 동안 배양했다. 배양액 중의 수소 농도는 서서히 감소하여 배양 12시간 후에는 거의 검출되지 않았다. 산화 물질로 처리된 HUVECs는 24시간 후 산화 스트레스 마커가 증가, 장수 유전자 활성의 저하, 노화 지표 마커의 증가가 각각 확인되었다.

그러나 수소(H₂)로 처리된 HUVECs에서는 이러한 것들이 개선되어 시간이 흘러 수소 농도가 검출되지 않은 상태에서도 전사 인자(Nrf2, 항산화기능과 해독기능을 가진 다양한 유전자의 전사를 유도한다)의 활성화가 확인되었다. 이 결과를 통해 일시적인 수소 처리를 했을 경우에도 수소는 혈관 내피 세포에 대해 지속적인 항산화 작용과 항노화 작용을 하는 것을 알 수 있었다. 또한 수소수는 수명 연장 효과가 있는 기능성 음료가 될 가능성이 있다는 것을 알 수 있었다.

수소(H₂)는 항산화물질로서 예방 및 치료에 사용되고 있다. 그러나 수소의 매크로 및 마이크로 입자는 수용액 안에서 쉽게 소실되는 성질이 있다. 이에 노화와 관련된 활성 산소 제거에 대한 나노 입자 수소수의 유효성을 검토했다(Han AL 등, 2017). 이 실험에서 제작한 나노 입자의 수소수(0.4~1.8ppm)는 장시간 보관했을 때 소실 또는 붕괴를 일으키지 않았다. 마우스의 태아 유래 섬유아세포에 산화 스트레스 유발제를 처치하여 활성 산소를 생산시켜 세포 독성, 노화 지표 마커 및 세포 증식에 미치는 나노 입자 수소수의 유효성을 검토하였다. 그 결과, 노화 지표 마커의 축적과 비정상 핵의 출현은 나노 입자 수소수의 처치로 억제되었고, 특히 산화 스트레스 유발제로 노화를 가속시켰을 경우의 나노 입자 수소수의 효과는 뚜렷하게 나타났다. 이 실험 결과, 나노 입자 수소수는 항산화 작용 및 항노화 작용이 있다는 것을 알 수 있다. 또한 나노 입자 수소수는 강력한 노화 제어 물질이 될 수 있을 것으로 생각된다.

만성 폐색성 폐질환(COPD)이라는 질병이 있는데 이것은 주로 흡연에서 유발된다. 그리고 담배연기에서 유래하는 산화 물질이 호흡기의 DNA 장애 및 스트레스 유발성 세포 노화를 촉진시킨다. 이에 항산화 작용이 있는 수소가 담배 연기로 유발시킨 마우스의 COPD 모델에 유효성을 나타내는지에 대한 시험을 실시했다(Suzuki 등, 2017).

연령증가 지표단백 8(SMP-30)을 녹아웃시켜 노화를 촉진시킨 마우스에게 담배 연기를 노출시키고 수소수(7ppm)를 8주간 자유 섭취시켰다. 그 결과, 대조군의 마우스에 비해 수소수를 음용시킨 마우스는 폐포경(肺胞径)과 폐포 파괴가 현저히 억제되었다. 또한 호흡 기능 검사에서도 수소군에서 현저한 개선을 보였으며 DNA 손상 마커와 노화 지표 마커도 수소군에서 각각 현저히 감소했다. 이 결과로부터 수소수의 음용은 폐의 DNA 손상과 노화를 억제하여 COPD의 증상 중 하나인 폐기종의 발병을 억제하는 것을 알 수 있었다.

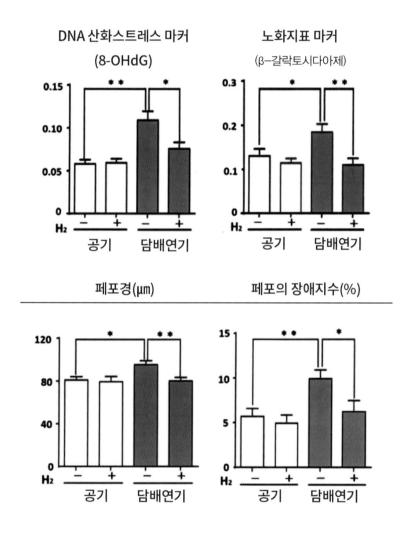

[(위) 수소수에 의한 산화스트레스 마커와 노화지표 마커의 개선]

(*p<0.05, **p<0.01;Suzuki Y. 2017 문헌)

[(아래) 수소수에 의한 폐포경과 폐포 파괴의 억제]

(*p<0.05, **p<0.01; Suzuki Y.2017 문헌)

6. 향후 노화 제어 전략

지금까지 산화 스트레스는 우리 몸에 해로운 것이라고 설명해 왔지만 적당한 산화 스트레스는 오히려 신체에 유익하다는 견해도 있다. 농약의 일종인 파라콰트(Paraquat)는 독성이 강한 물질이지만 매우 낮은 농도의 파라콰트를 선충에 처리하면 수명이 극적으로 연장된다는 것이 2010년에 보고되었다. 파라콰트는 강렬한 산화 스트레스제로 쓰이는 독극물로 유명하지만 매우 낮은 농도라는 점이 이 실험의 가장 중요한 점이었다. 이것은 적당한 산화 스트레스가 장수에 도움을 준다는 호르메시스 효과(Hormesis, 유해한 물질이라도 소량이면 인체에 좋은 효과를 줄 수 있다는 것으로 호르몬과 같은 활동을 한다는 이유로 이런 이름이 붙었다)로 설명된다.

최근에는 적당한 산화 스트레스뿐만 아니라 매우 낮은 선량의 방사선, 매우 미량의 비소, 레드 와인 속에 함유된 폴리페놀의 일종인 레스베라트롤도 이러한 호르메시스 효과에 근거한 생체 방어 기능의 항진과 항염 효과가 있는 것으로 입증되었다.

또한 최근의 수소 의학 연구의 진전에 의해 수소에도 호르메시스 효과가 있다는 사실이 입증되었다. 미토콘드리아의 산화 스트레스의 증가가 세포의 항산화력을 높여 미토콘드리아의 기능을 향상시킨다는 견해가 있어 이것을 미토 호르메시스라고 하는데 수소(H_2)도 전사 인자 Nrf2를 활성화시키고, 이러한 미토호르메시스 효과가 있는 것으로 알려지고 있다.

앞에서 언급하였듯이 수소수는 노화 세포 또는 노화 동물 모델에 유효성을 나타내고 있다. 다양한 질병이나 질병 모델에 대한 수소의 유효성 메커니즘에는 유해한 활성 산소를 제거하는 수소(H_2)의 직접 작용과 신호 전달 제어 및 유전자 발현에 영향을 주는 수소의 간접 작용이 관여한다. 노화의 원인이 될 수 있는 유해 활성 산소의 제거는 전자의 직접 작용이다. 한편, 전사 인자 Nrf2를 활성화시켜 노화에 관여하는 미토호르메시스 효과를 유도하는 작용은 후자의 간접 작용에 해당된다.

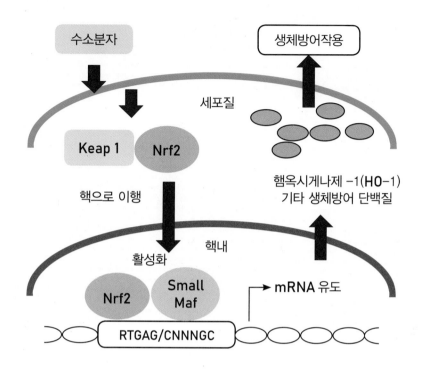

[**수소분자에 의한 Nrf2의 활성화**(Yamamoto 등, 2005문헌)]

　수소 가스의 흡입에 비해 수소수의 음용은 우리가 섭취할 수 있는 수소량이 적다. 그러나 저농도의 수소수에 비해 고농도의 수소수 음용이 더 높은 혈액 중 또는 조직 내 수소 농도의 최고치를 나타내는 특징을 보여 주었다.

　수소수의 음용과 수소흡입으로 질병이 예방되고 장수 사회가 실현될 것을 기대한다.

10.

장내 세균의
수소 생산과
질환

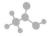

　우리 몸의 장(腸)은 음식을 소화할 뿐만 아니라 뇌와 밀접한 관계를 유지하면서 동시에 뇌와 독립된 기능을 하고 있다. 또한 장내에 공존하는 장내 세균의 균형 실조는 우리의 건강을 해칠 뿐만 아니라 다양한 질병의 요인이 된다. 장내에서는 장내 세균이 수소 가스를 생산한다. 그러나 식생활의 불균형이나 노화에 의해 수소(H_2)를 생산하는 장내 세균의 수가 줄어들게 되면 생활습관병이나 노화가 초래된다. 이를 예방하려면 식생활을 개선하고 장내 세균이 만드는 수소 가스를 증가시키는 것이 좋은 방법이다. 그러나 활성 산소로 유발되는 많은 질병의 예방과 치료에는 적극적으로 체외에서 수소수의 음용 또는 수소 가스의 흡입을 하여 대량의 수소를 직접 공급해야 한다.

　위(胃)에서 소화된 음식물은 장(腸)으로 운반되어 장에서 소화가 진행되고 영양으로 몸에 흡수된 뒤 그 나머지가 변으로 배설된다. 장은 영양분을 흡수하는 소장과 나머지 수분과 비타민을 흡수하고 배설하는 대장의 두 가지로 나뉜다. 성인 남성의 경우 소장의 길이는 6~7미터, 대장의 길이는 1.5~1.7미터이므로 총 약 9미터 길이의 관이 우리 몸 안에 있는 것이다. 또한 소장의 안쪽에는 융털이라는 5,000만 개 이상의 돌출물이 있어 그 표면은 약 1,600억 개의 흡수 세포로 덮혀 있으며 또한, 그 흡수 세포의 표면은 0.001 밀리미터의 미세한 융털로 덮여 있다. 이러한 돌출물을 모두 펼치면 테니스 코트 1면분의 넓이가 되는 것으로 계산된다. 장이 얼마나 길고 큰 면적을 가지고 있는지 알 수 있을 거라 생각한다.

1. 장내 세균의 역할

우리 몸의 장내에는 1,000종 이상의 600조에서 1,000조 개의 세균 (장내 세균)이 공존하고 있다. 장내 세균은 장내점막 층을 가득 채우듯이 공생하고 있기 때문에, 꽃밭에 비유하여 '장내 플로라'(플로라는 풀숲이라는 의미)라고 불리며, 그 무게는 약 1.5kg이다.

장내 플로라는 여러 가지 장내 세균을 집단으로 하여 포괄적으로 나타낸 표현이다. 장내 세균은 크게 나누면 유익균, 유해균, 기회감염균으로 나뉘며 이들이 균형 있게 유지되고 있는데 이 균형이 깨지면 다양한 질병과 노화의 원인이 된다. 건강한 사람이라면 유익균 2, 유해균 1, 기회감염균 7의 비율로 이루어져 있다.

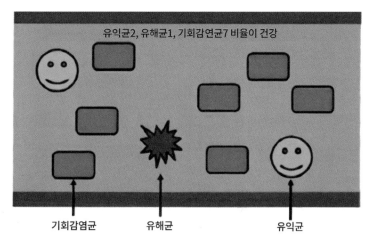

[**건강한 사람의 장내 세균의 균형(Benno, 2016 서적인용)**]

기회감염균은 좋은 작용과 나쁜 작용을 모두 하는 균으로 예를 들면 유익균이 우세하면 유익균 쪽으로 기울고, 유해균이 우세해지면 유해균 쪽으로 기울어 나쁘게 작용한다. 다만, 유익균과 유해균의 이름은 인간이 편의상 명명한 것이므로 유익균 중에는 다른 균과 작용하면 나쁘게 작용하는 것이 있기도 하며 반대로 유해균 중에도 상황에 따라서는 좋은 작용을 하는 것이 있기도 한다.

장은 음식에 함유된 영양소를 흡수하는 한편, 세균이나 바이러스가 몸에 감염되는 것을 방지하는 역할을 하고 있다. 이때 장내 세균은 면역계를 활성화하는 중요한 역할을 한다. 면역 세포의 대부분이 장에서 일하며 사람의 신체의 면역 시스템의 약 60%가 장에 집중되어 있다. 소장에는 많은 면역 세포가 모여 있는데, 대장에는 장내세균총이 존재하여 장관의 면역계를 적절하게 활성화하여 건강을 유지한다. 소장의 면역 세포는 외부에서 침입한 세균이 유해한 세균인지, 알레르기를 일으키는 항원인지를 판단한다. 그리고 장관의 면역 세포가 공격 대상으로 판단되는 경우는 항체 제조 명령을 내려 병원균에 대한 살균 작용을 갖는 단백질 등을 만들어 낸다. 소장의 백혈구와 면역계가 전선에서 싸우고 있는 '전방 부대'라고 하면 대장의 장내 세균은 전투 환경을 만드는 '후방 부대'이다.

2. 장과 뇌의 관계

생물은 약 40억 년 전에 탄생했는데 처음 탄생한 생물은 장(腸)과 같은 구조를 가진 생물이었다. 이 생물이 진화하여 관의 형태로 모습을 바꾸어 장(腸)을 움직이기 위해 신경 세포가 태어났으며 뇌는 이 신경 세포가 진화하여 태어났다. 즉 뇌(腦)는 장(腸)에서 태어났다고 할 수 있다. 인간의 생명이 탄생할 때도 처음에 만들어지는 것은 뇌가 아닌 장이다. 뇌는 장에서 태어나 대장의 움직임이 우리의 건강에 영향을 미치기 때문에, 장은 '제1의 뇌' 또는 '제2의 뇌'라고 불린다. 뇌의

수소 의료

신경 전달 물질인 세로토닌과 도파민의 대부분이 장내 세균에서 만들어지며, 이 전달 물질은 뇌에는 소량만 존재한다. 세로토닌이 감소하면 우울증이, 뇌의 도파민이 감소하면 파킨슨병이 발병된다.

장은 뇌가 생기기 전부터 신경계를 발달시켜 온 장기이므로 뇌의 명령이 없어도 움직이다. 예를 들어 부패된 음식이 장에 들어가면 뇌의 명령 없이 장은 설사를 일으킨다.

또한 장만으로 해결할 수 없는 경우는 뇌에 구토를 일으키는 메시지를 보내 부패한 음식물을 토해 내게 한다. 이들은 장이 스스로 생각하고 면역을 주관하여 음식을 소화하고 있다는 증거이다. 하지만 장은 뇌와 무관하게 활동하고 있는 것은 아니다. 뇌와 장은 혈관과 신경을 통해 연결되어 있어 서로 밀접한 관계를 유지하고 있기 때문에, '장뇌 상관'이라 불린다. 긴장하면 화장실에 가고 싶어지는 현상과 스트레스를 받으면 변비와 설사가 생기는 등의 현상은 뇌에서 장으로의 명령이다. 스트레스에 의해 일반적으로 남성은 설사를 일으키고 여성은 변비를 일으키는 경향이 있다. 한편, 장의 상태가 나쁜 상황이 계속되면 불안이 증가하거나 뇌의 움직임이 나빠지거나 하는 것은 장에서 뇌로의 명령이다.

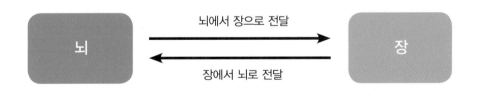

[**장 과 뇌의 관계**]

3. 장내 세균과 질환

장내 세균은 우리의 질병과 밀접한 관계를 보여 주었다. 장내 세균이 관련된 질병으로 암, 당뇨병, 비만, 과민성 대장 증후군, 알레르기, 감염증, 치매 등이 알려져 있다.

장내 환경은 유익균이 많으면 발효가 일어나기 쉬우므로 좋은 상태이지만 유해균이 많아지면 부패가 일어나기 쉬우므로 안 좋은 상태가 된다.

변비가 생기면 장내에서 부패가 일어나므로, 유해균이 증식하여 부패 물질이 생산되어 대변 냄새가 심해진다. 육식의 과다섭취가 암 위험을 높인다는 것은 잘 알려져 있다. 육류를 과하게 섭취하면 담즙이 많이 분비되고 장내로 흐른 담즙은 유해균에 의해 발암 촉진 물질로 변화한다. 또한 일부의 장내 세균이 장내에서 독소를 만들어 설사를 유발시키거나 대장염을 유발시키고, 장에 손상을 주며 그것이 대장암의 원인이 된다. 한편, 아시다시피 유산균은 유익균으로 분류되는데, 유산균 중에는 대장암을 촉진하는 효소의 활성을 낮추고, 암 예방 효과를 나타내는 것이 있다.

생활습관병의 하나로 대사 증후군(내장 지방 증후군)이 있다. 내장형 비만으로 고혈압, 지질 이상, 고혈당 중 어느 하나가 병발하면 대사 증후군으로 진단된다. 대사 증후군과 장내 세균의 관계가 연구된 바 있다.

Ley 등(2006)은 비만 마우스와 마른 마우스를 이용하여 장내 세균 분석을 실시했다. 그 결과, 비만 마우스는 소화되기 어려운 다당류를 분해하여 칼로리로 만드는 세균(비만균)이 많고 지방 세포로의 지방 도입을 방지하는 세균(다이어트균)이 적었으며, 마른 마우스는 그 반대임을 보고했다. 또한 인간의 경우에도 이와 동일한 결과를 볼 수 있어 비만인 사람은 비만 마우스와 동일한 장내 세균의 특징이 확인되었다.

또한, 동 그룹의 Turnbaugh(2006) 등은 비만 어머니를 가진 쌍둥이 자식 중 1명이 비만, 다른 1명이 마른 사람을 모아 장내 세균을 조사한 결과, 비만인 아이는 어머니와 유사한 장내 세균을 가졌고 마른 아이는 어머니와 다른 장내 세균을 가지는 것을 보고했다.

그리고 비만인 사람에게 식사 지도를 한 결과, '비만균'이 줄고 '다이어트균'이 증가했고, 장내 세균의 균형이 마른 사람에게 특징적으로 나타나는 쪽으로 가까워졌다. 이러한 연구 성과에서 볼 수 있듯이 대사 증후군을 방지하기 위해 '살 빠지는 균'을 늘리는 식사가 중요하다고 생각된다.

4. 장내 세균의 수소 생산과 질병

일본 Suzuki 등(2018)은 우리 몸의 장내에서 볼 수 있는 주요 세균의 수소 생산량을 조사한 결과, 그 생산량에 따라 세균들을 3개의 그룹으로 나눌 수 있었다고 보고한 바 있다. 제1그룹에 속하는, 수소 가스 생산량이 가장 많은 세균은 2종류로서, 이들은 모두 기회감염균 (건강한 사람에게는 큰 문제가 없으나 노약자나 소아 또는 급성백혈병, 당뇨병, 암등의 질환으로 저항력이 감소된 사람에게 질병을 유발시킬 수 있는 미생물을 일컫는다)으로 분류되는 세균이다. 현재의 의학에서는 기회감염균의 역할이 충분히 알려져 있지 않지만, 기회감염균 중에는 산을 생산하는 세균이 있어 부티르산균이라고 불리며 부티르산균은 장수한 고령자에서 많이 검출되는 균이므로 다른 이름으로 '장수균'이라고 부른다. 수소 가스 생산량이 가장 많은 2종류의 세균도 부티르산균(butyric 酸菌)으로 분류된다.

예를 들면 수소 가스의 생산량이 가장 많은 블라우티아 코코이데스균은, 고령자나 당뇨병, 간경변, 대장암, 유방암을 비롯한 다양한 환자의 장내에서는 감소하게 되는 것으로 밝혀졌다. 블라우티아 코코이데스균(Blautia coccoides)은 노화에 의해 감소하기 때문에, 수소 가스의 생산량이 장수에 관련되어 있을 가능성이 있을 수 있다.

부티르산균은 암세포 억제 효과, 장점막 개선 효과, 자가 면역 질환에 대한 효과 등이 인정된 바 있다. 부티르산균의 비율이 높은 고령자는 몸을 자주 움직이는 생

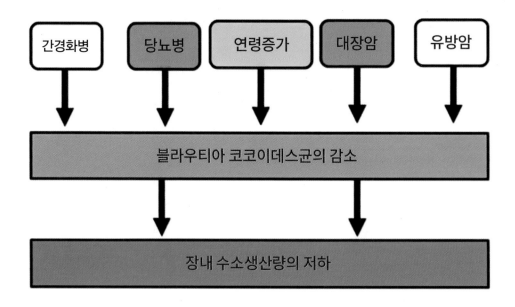

[블라우티아 코코이데스균의 역할(일본 야쿠르트중앙연구소 균도감 인용)]

활 습관, 야채 중심으로 고기는 별로 먹지 않는 식습관을 가지는 특징이 있다.

　Levitt(1969) 등은 10명의 건강한 정상인을 대상으로 공복 시 장내 세균에 의한 수소 생산량을 조사하였다. 그 결과 수소 생산량의 평균은 1분당 0.24mL라고 보고한 바 있다. 또한 2당류의 일종인 유당을 섭취했을 때는 1분당 1.6mL까지 수소 생산이 증가하고, 또 음식을 추가로 섭취할 경우 그 값은 1분당 1.7~7.2mL까지 증가했다고 보고한 바 있다. 한편, Kajiya 등(2009)은 간 장애에 대한 수소 생산균의 효과를 조사하기 위해 마우스에 항생 물질을 투여하여 장내 세균을 죽이고, 그 후 수소를 생산하는 대장균과 수소(H_2)를 생산하지 않는 대장균을 각각 이식했다. 그 결과 수소를 생산하는 대장균을 이식한 군은 수소를 생산하지 않는 대장균을 이식한 군에 비해 약제유발성 간장애가 가벼운 정도였다고 보고한 바 있다. 이 시험 결과는 장내 세균(이 경우에는 수소를 생산하는 대장균)으로 만들어진 수소(H_2)가 간 장애에 방어적으로 작용했다는 것을 시사하고 있다.

수소 의료

Hasegawa 등(2015)은 36명의 건강한 정상인과 52명의 파킨슨병 환자의 장내에서의 수소 생산균의 균수를 조사한 결과, 건강한 정상인에 비해 파킨슨병 환자의 수소 생산균 수는 현저히 감소했다고 보고한 바 있다. 또한 Saji 등(2019)은 34명의 치매 환자와 94명의 비치매 환자의 장내 세균의 조성을 조사한 결과, 치매 환자는 박테로이데스과의 균이 현저히 적었다고 보고한 바 있다.

그들은 박테로이데스과의 균과 장내 수소 생산에 대한 고찰을 하지 않았는데, 박테로이데스과의 균 중에는 앞에서 언급한 Suzuki 등의 수소 생산량에 기반한 장내 세균의 그룹 분류에서 제2그룹에 속하는 균도 있다. 또한 나고야 대학 그룹 연구에서는 83명의 임산부의 날숨 중 수소 농도를 측정한 결과, 조산을 일으킨 임산부의 날숨 중 수소 농도는 정기 출산한 임산부에 비해 현저히 낮은 값을 나타냈다. 이러한 결과에서 장내 세균의 수소 가스 생산 능력이 파킨슨병, 치매, 조산 등에 밀접하게 관계하고 있다는 것을 알 수 있다.

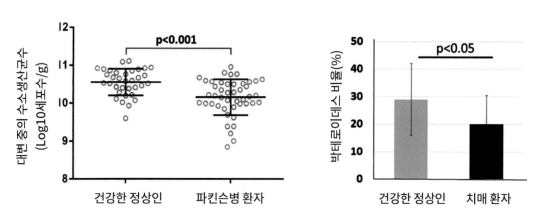

[(왼쪽) 건강한 정상인과 파킨슨병 환자의 대변 중의 수소생산균수]
(평균치±표준편차:Hasegawa등, 2015문헌)
[(오른쪽) 건강한 정상인과 치매 환자의 박테로이데스 베율]
(평균치±표준편차:Saji 등, 2019문헌)

5. 체내 수소 보충이란?

유익균과 유해균이라는 말은 인체에 대해 플러스(유익)로 작용하는지, 마이너스(유해)로 작용하는지에 따라 분류된 것이다.

건강한 사람의 유해균의 비율은 10%이며 유익균의 비율이 20%이다. 나머지 70%가 유익한 쪽으로도 유해한 쪽으로도 작용할 수 있는 기회감염균이다.

어림잡아 유익균을 장내 세균 전체의 20%로 유지할 수 있으면 건강이 유지되므로 중요한 것은 장내 세균의 균형이다. 유익균의 대표적인 것으로 비피더스균(유산균의 일종)이 있는데 이것은 나이와 함께 감소하며 대표적인 유해균으로 클로스트리듐 페르프린젠스(Clostridium perfringens)가 증가한다. 노인이 되면 대변 냄새가 심해지는 것은 비피더스균이 줄어들고 클로스트리듐 페르프린젠스가 증가하기 때문이다. 식이 섬유가 많이 함유된 식사가 장내 유익균을 증가시킨다. 이런 식이요법을 통해 수소 가스 생산균을 늘릴 수는 있지만, 수소 가스의 생산 능력이 가장 강한 블라우티아 코코이데스균은 노화에 따라 감소되므로 몸의 외부에서 수소 가스를 적극적으로 보충하는 것이 가장 좋은 방법이다. 사람의 몸에 있어서의 장내 세균의 수소 가스 생산량은 체외에서 적극적으로 수소를 섭취하는 양에 비하면 매우 적다.

체내 수소 가스의 보충에 의해 암 등의 생활습관병, 난치병 및 노화 제어가 가능하다.

수소 가스는 몸 안의 장내 세균에 의해 생산되는 가스이다. 일반적으로 몸 안에서 생산되는 물질이더라도 외부에서 과다한 양을 섭취하면 유해한 작용을 일으킨다. 그러나 수소 가스의 경우는 과다 섭취하여도 전혀 부작용이 일어나지 않는 것으로 확인된 바 있다.

수소수를 과다섭취하는 것은 현실적으로 어렵지만 수소 가스의 경우는 장시간 흡입하면 수소수에 비해 매우 많은 양의 수소를 섭취할 수 있다. 왜 대량의 수소 가스를 섭취해도 부작용이 일어나지 않는지 이유는 잘 알려지지 않았지만 아마도 ① 수소(H₂)는 유해한 활성 산소에만 반응하여 물로 변환하기 때문에 반응 생성물이 전혀 무해하다는 점, ② 가스 상태의 분자이기 때문에 체내에 머물지 않고 확산되거나 호흡을 통해 몸 밖으로 쉽게 배출되는 성질을 가지고 있기 때문인 것으로 추정된다.

일본 오사카 대학 의학부에서 실시한 동물 실험에서 패혈증 모델 마우스에게 수소수를 1주일간 음용시켰더니 생존율의 개선, 장내 세균의 밸런스 실조 개선, 장관의 장벽 기능의 개선 효과가 있음이 확인되었다(Ikeda 등, 2018). 특히 장내 세균의 밸런스를 보면 수소수군의 마우스는 엔테로 박테리아과(대장균 등을 포함한 다수의 균종 집단)의 균이 현저히 감소했고, 박테로이데스과(수소 가스 생산균 등을 포함한 다수의 균종 집단)의 균이 증가했다.

현재 오사카 대학에서 패혈증 환자에게 고농도 수소수를 위장 경로로 투여하여 장내 세균의 균형 개선 효과를 조사하는 당사와 공동의 임상 연구가 진행되고 있다. 장내 세균의 균형 개선과 체내 수소 가스의 보충을 위해 수소수의 음용 및 수소 가스 흡입을 권장한다.

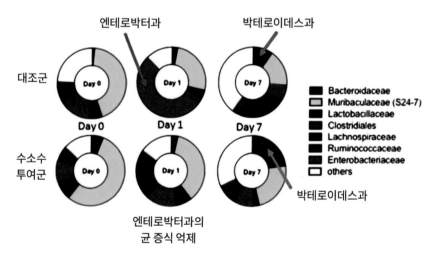

[**수소수 음용에 의한 장내 세균총 구성의 변화**(Ikeda 등, 2018문헌)]

10. 장내 세균의 수소 생산과 질환   179

11.

장내 세균이
수소를 만든다

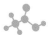

　우리 몸의 소화관에는 수많은 세균이 상주하며 장내 세균총(장내 플로라)을 형성하고 있다. 장내 세균에 관한 연구가 진행됨에 따라 장내 세균과 많은 질병이 연관되어 있는 것이 밝혀졌다.

　예로부터 장내 환경을 개선하기 위해 유산균을 함유한 요구르트와 유산균의 먹이가 되는 올리고당 등이 이용되어 왔는데, 최근에는 장내 플로라 균형이 좋은 사람의 대변을 질병에 걸린 사람에게 이식하는 치료(대변이식)도 시도되고 있다. 한편, 당사와 오사카 대학의 공동 연구 결과 패혈증 모델 마우스에게 수소수를 음용시키면 장관의 장벽 기능 장애, 장내 플로라의 균형 파괴 및 세균 전위가 현저히 개선되는 것을 알 수 있었다.

　인간은 단일 생명체가 아니라 무수한 세균과 공존하고 있다. 그리고 이러한 세균들이 상재균총이라는 것을 이루고 있다. 특히 우리 몸의 소화관에는 약 100조 개의 세균이 상재하며 장내 세균총(장내 플로라)을 형성하고 있다. 인간의 세포 수는 옛날에는 60조 개로 알려져 있었지만 현재는 37조 개로 수정되었기 때문에, 소화관 내의 세균 수가 인간의 세포 수보다 약 3배 많은 것이다. 또한 인간의 소화관 내 세균의 무게는 1.5Kg, 총 DNA량은 인간의 100배나 된다.

　　　　　　　　　　　　　　　　　　　　　　　　　수소 의료

장내 세균과 건강의 관련성이 연구되면서 소화기 질환, 대사 질환, 면역 질환, 암, 정신 질환 등이 장내 세균과 관련되어 있는 것으로 알려지게 되었다. 한편, 당사와 일본 오사카 대학의 공동 연구를 통해 고농도 수소수가 패혈증 모델 마우스의 장내 세균의 균형을 개선시키는 것으로 밝혀졌다. 장내 플로라의 균형을 개선시킬 목적으로 유산균을 함유한 요구르트와 유산균의 먹이가 되는 올리고당 등의 섭취나 대변 이식 등의 치료가 임상적으로 이루어지고 있는데 고농도 수소수의 음용은 이러한 치료에 비해 효과적인 치료법이 될 가능성이 있을 것으로 생각된다.

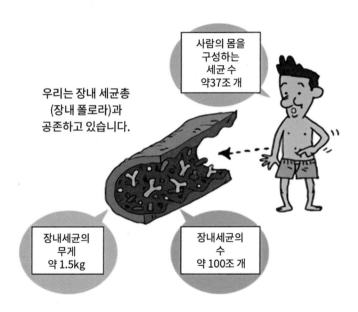

[장내세균의 수와 중량(모리시타 은단 주식회사HP) **]**

1.장내 세균의 특징과 역할

　　우리 몸의 장내에서 생육되는 장내 세균의 수가 옛날에는 100종 정도라고 생각되었는데 유전자 분석 기술의 진전에 따라 현재는 1,000여 종 이상의 균종으로 이루어져 있는 것으로 밝혀지고 있다.

장내 세균은 크게 나누어 유익균, 유해균, 기회감염균으로 분류된다. 유익균과 유해균은 설명할 것도 없지만 기회감염균은 유익균이 많을 때는 몸에 좋은 작용을 나타내고 유해균이 많을 때는 몸에 나쁜 작용을 나타낸다. 장내 세균은 거주 지역과 민족, 연령, 식습관, 생활 습관 등에 따라 변화하지만 그 균형이 중요하다. 예를 들어, 신생아나 어린아이들은 유익균인 비피더스균이 많지만 성인이 되면 대장균 등의 유해균이 많아진다. 또한 고령이 되면 어린이나 성인에 비해 구성되어 있는 장내 세균의 수가 적어져 유해균이 증가한다. 따라서 고령화나 과도한 육식으로 대변이나 방귀 냄새가 심해지는 것은 연령이나 식생활에 의한 장내 플로라의 변화 때문이다.

장내 세균총은 소화되기 어려운 다당류의 분해, 체내 또는 체외 성분의 대사, 비

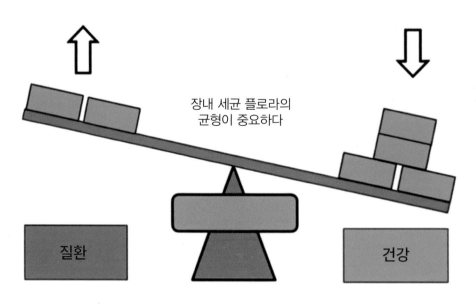

[장내 폴로라의 균형과 질환]

타민 등의 필수 영양 생산, 면역계 구축, 병원균의 증식 억제 등 다양한 생리 활성 기능을 가지고 있으며, 인간의 건강과 밀접한 관계를 가지고 있다. 장내 세균끼리 서로 공생하고 있을 뿐만 아니라 장내 세균은 인간과도 공생 관계에 있고, 음식에 함유된 영양분을 주된 영양원으로 하여 발효하고 증식하며 동시에 다양한 대사물을 생산한다. 장내 세균은 식이섬유를 구성하는 분해되기 어려운 다당류를 지방산으로 전환하여 인간에게 에너지원을 공급하거나 외부에서 침입한 병원균이 장내에서 증식하는 것을 방지하는 등 인간의 신체의 항상성을 유지하는 데 도움을 준다. 이러한 특징이나 역할을 통해 장내 세균은 '또 하나의 장기'라 불리고 있다.

2. 장내 세균과 우리의 몸

장내 플로라는 우리 몸이 섭취한 음식을 대사하는 과정에서 다양한 지방산, 담즙산, 아미노산, 비타민 등을 생산하고 우리에게 공급한다. 이 장내 세균의 대사산물이 우리 몸속에 흡수되는 것을 전문 용어로 숙주·장내 세균 대사 상호 관계라고 한다. 장관 점막은 장내 세균이나 장내 세균이 만드는 독소가 몸 안에 침입하는 것을 방지하는 강한 장벽 기능을 가지고 있다. 또한 장관 점막 세포에는 면역을 주관하는 각종 세포가 있어 장내 세균과 깊은 관련성을 가지고 있다. 한편, 무해한 장내 세균이나 식이성 항원에 대해서는 장내 세균이 오히려 불필요한 활성화를 억제한다. 이러한 복잡한 장관의 면역기구와 우리 몸 전체의 면역계에 장내 플로라가 각각 상호 작용을 하여 균형을 유지한다. 그리고 이 균형의 파괴가 다양한 질병의 발병 및 악화와 깊은 관련성을 가진다.

장관은 영양소의 소화·흡수 기능과 신체의 방어 기능을 발휘하는 과정에서 손상을 입지 않도록 보호되어 있다. 그러나 장기간의 단식 등으로 장관의 기능이 사용되지 않는 상황이 발생하면 장관이 위축되어 장관의 장벽 기능이 파괴된다. 그리고 이 파괴에 의해 장내 세균과 장내 세균이 만드는 독소가 몸 안에 침입하게 된다. 이 장관 벽을 뚫고 몸속으로 장내 세균이나 장내 세균이 만드는 독소가 이행하는 것을 세균 전위(Bacterial Translocation)라고 한다. 입을 통한 음식 섭취를 하지 않고 수액 등의 영양에 의지하다 보면 이 세균 전위가 발생한다. 유산균, 비피더스균, 올리고당 등이 세균 전위를 예방하는 것으로 보고된 바 있다. 또한 뒷장에서 자세히 설명하겠지만 수소수에도 세균 전위를 예방하는 효과가 있는 것으로 보고되었다.

3. 장내 세균과 질환

장내 플로라는 우리의 신체와 밀접하게 관련되어 있으므로 소화기 질환뿐만 아니라 대사 질환, 면역 질환, 암, 정신 질환에 이르기까지 영향을 미친다.

그리고 장내 플로라의 균형을 유지하는 것이 이 질환의 새로운 치료법이 될 가능성이 시사된 바 있다. 장내 플로라와 장관 감염증, 염증성 장질환(IBD), 당뇨병 및 정신 질환과의 관련성에 대해 설명하기로 한다.

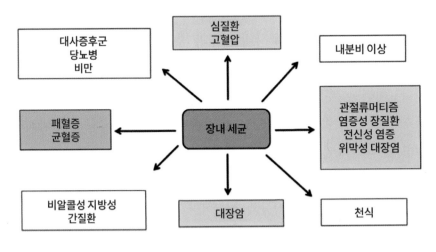

[장내세균과 질환의 관련성]

수소 의료

장관 감염증은 병원체가 장관 내에서 증식하여 설사, 구토, 복통, 발열 등의 증상을 일으키는 질환이다. 장관 내에서는 장내 플로라와 감염성 병원체가 접촉하여 서로를 공격한다.

예를 들어 일부 장내 세균은 항균성 단백질을 생산하여 병원균의 생육을 저해한다. 또한 일부 장내 세균은 아세트산, 젖산 등의 산을 생산하여 pH를 낮추고 장내 환경을 변화시켜 병원체에 길항한다. 한편, 항생 물질의 남용으로 장내 플로라가 흐트러지면 장내 플로라에 의한 병원체의 생육 저해가 이루어지지 않아 병원체의 이상 증식이 일어난다.

염증성 장질환(IBD)으로는 궤양성 대장염과 크론병이 있다. 이들은 대장과 소장의 점막에 만성 염증 또는 궤양을 일으키는 원인 불명의 질환으로 예로부터 자가 면역 부전과 관련되어 있다고 여겨져 왔다. 그러나 최근의 연구에서 염증성 장질환은 장내 세균 감염증의 하나로, 장내 플로라의 세균종이나 세균 수가 감소하여 세균의 다양성이 저하된 것이 하나의 원인일 가능성이 시사되었다. 실제로 궤양성 대장염 환자에게 대변을 이식하는 치료가 시도되고 있다.

당뇨병도 그 발병 원인에 장내 플로라가 깊이 관련되어 있다. 2형 당뇨병 환자의 장내 플로라를 조사한 연구에서는 당뇨병이 아닌 사람에 비해 장내 플로라의 흐트러짐과 장내 세균 및 장내 세균이 생산하는 독소의 혈중 이행이 매우 높은 것으로 밝혀졌다. 또한 어떤 종류의 장내 세균에서 생산되는 지방산(아세트산, 부티르산, 젖산 등)은 에너지 대사의 활성화와 지방 세포 소비의 항진을 나타내는 것으로 알려진 바 있다.

장은 '제2의 뇌'라고 불리며 신경 네트워크를 구축하고 있다. 예를 들어 신경 전달 물질인 세로토닌(행복호르몬)의 90%는 장에서 만들어진다. 또한 장과 뇌는 밀접하게 연결되어 있어 장뇌 상관이라고 부른다. 최근의 연구에서 자폐증, 발달장애, 아스퍼거 증후군 등의 정신 질환은 장내 플로라의 균형 이상이 하나의 원인인 것으로 시사된 바 있다. 또한 우울증 및 우울성 가성 치매와 장내 플로라의 관계도 연구되어 극단적인 예로는 장내 플로라가 뇌를 지배하여 성격에까지 영향을 미친다는 가설도 있다.

4. 수소의 장내 환경 개선 효과

패혈증은 감염에 기인하여 생기는 전신성 염증이다. 잘 알려지지 않은 질환이지만, 세계에서 약 2,700만 명이 이 질환에 걸렸고 약 800만 명이 사망했다. 사망률(30~40%)이 매우 높은 질환이지만 패혈증 쇼크나 장기 부전으로 진행되면 사망률이 더욱 높아진다. 일본 오사카 대학의 연구 결과 패혈증 모델 마우스에게 수소수를 투여하면 수소수가 장관의 장벽 기능 장애, 장내 플로라의 균형 파괴 및 세균 전위를 제어하여 패혈증에 의한 마우스의 생존율을 현저히 개선시키는 것을 알 수 있었다. 이 연구에 대하여 응급 의료 분야의 세계적인 저널인 Shock지에 게재되었다(Ikeda M 등, 2017).

논문내용을 간략히 요약 설명하여 보면 마우스의 맹장을 결찰한 후 바늘로 파열시켜 패혈증 모델을 제작한 후 수소가 함유된 생리 식염수소액을 7일간 연속하여 강제 경구투여했다(수소군). 그 결과, 수소(H_2)를 함유하지 않은 생리 식염액을 투여한 대조군의 생존율이 31%인 것에 비해 수소군의 생존율은 69%를 보여 통계학적으로 현저한 생존율의 개선을 보였다.

수소 의료

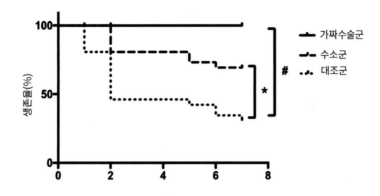

[패혈증 모델 생쥐의 생존율(*p⟨0.05,#p⟨0.01)]

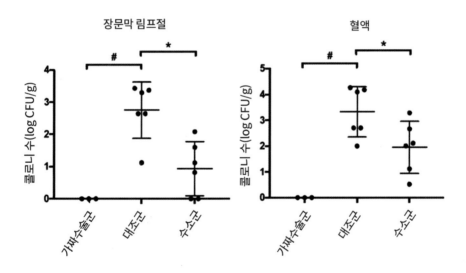

[장문막 림프절과 혈액의 콜로니 수(*p⟨0.05, #p⟨0.01)]

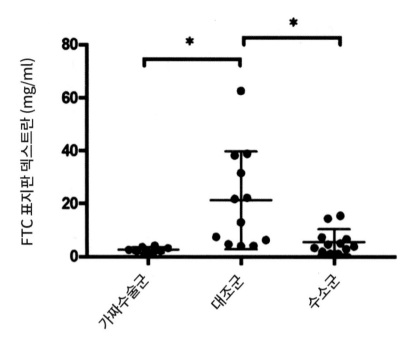

[엔터로박터과의 세균 수 (*p⟨0.05)]

　패혈증 수술 1일 후 마우스에서 장간막 림프절, 폐, 혈액을 채취하여 배양한 세균 수를 조사한 결과, 대조군 마우스의 림프절과 혈액에서는 현저한 콜로니 수의 증가가 보인 것에 비해 수소군의 마우스의 림프절과 혈액에서는 현저한 콜로니 수의 감소가 보이지 않았다.

　마우스의 대변의 세균 유전자를 분석한 결과, 대조군 마우스의 1일 후 시점에서는 대장균 등의 유해균이 함유된 엔테로박터과 세균의 증가를 볼 수 있었지만, 수소군의 마우스에서는 그 증가가 현저히 억제되었다. 정량 분석에서도 대조군 마우스의 1일 후 시점에서는 엔테로박터과 세균의 증가를 볼 수 있었지만, 수소군의 마우스는 그 증가가 현저히 억제되었다.

장점막과 상피는 세균의 침입을 방지하는 장벽 기능을 가지고 있는데, 패혈증에 걸리면 이 기능이 파괴된다. 이에 패혈증 유발 1일 후 장관 상피의 투과성을 측정했다. 대조군에서는 투과성이 항진되었지만 수소군에서는 현저히 개선되었다.

장점막의 병리 조직학적 검사에서 대조군에서는 융털의 단축이나 결손이 보였지만 수소군에서는 감소되어 비교적 양호한 조직상을 보였다.

또한 장점막의 장애 점수도 대조군에 비해 수소군에서는 현저히 경감되었다. 패혈증 유발 6시간 후의 장조직의 산화 스트레스 마커와 염증 마커를 측정했다. 그 결과, 대조군에 비해 수소군에서는 지질 산화 마커(MDA)가 현저히 감소했다. 또한 마찬가지로 각종 염증 마커의 유전자 발현도 대조군에 비해 수소군에서 현저히 감소했다.

이상의 결과를 통해 패혈증 모델 마우스에게 수소수는 장의 장벽 기능 장애, 장내 플로라의 균형 파괴 및 세균 전위를 제어하여 패혈증에 의한 마우스의 생존율을 현저히 개선시키는 것을 알 수 있었다. 이 결과는 수소수의 음용이 패혈증 등 치명적인 질환의 치료 전략이 될 수 있다는 것을 보여 준 것이다.

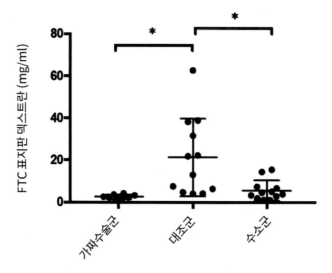

[장상피의 투과성 (*p⟨0.05)]

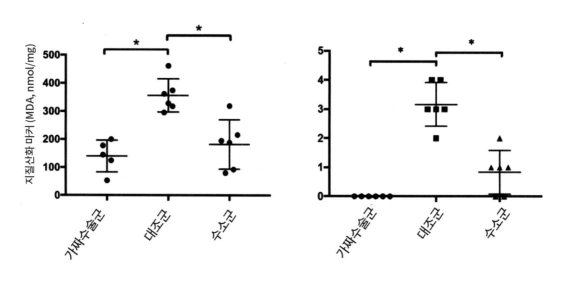

[(왼쪽) 지질산화 마커(MDA)의 변화 (*p,0.05)]   [(오른쪽) 장점막의 장애 점수 (*p⟨0.05)]

5. 수소수를 이용한 건강 유지

인간과 같은 숙주에게 건강 효과를 나타내는 살아 있는 미생물이나 미생물을 함유한 식품을 프로바이오틱스라고 한다.

유산균을 함유한 요구르트와 발효유는 이 프로바이오틱스 기능을 가지고 있기 때문에 이들이 건강관리에 이용되고 있다. 지금까지 프로바이오틱스에 의한 장내 환경 개선 작용, 발암 위험 감소 작용, 면역 기능 조절 작용이 보고된 바 있다. 한편, 균체 성분을 직접 투여하는 것이 아니라 소위 말하는 장내 세균의 먹이가 되는 올리고당이나 다당류를 많이 함유한 식이 섬유를 투여하는 것을 프리바이오틱스라고 하는데 이 프리바이오틱스에 의한 장내 환경 개선 작용과 면역 기능 조절 작용이 보고된 바 있다. 또한, 최근에는 장내 세균이 하나의 장기로서의 역할을 하고 있다고 가정하고 장내 세균을 교체하는^(이식하는) 분변 미생물 이식이 이루어지고 있다. 대변 이식을 이용한 임상 연구가 미국에서 실시되어 항생 물질이 효과를 나타내기 어려운 장관 감염증 환자에 대한 유효성이 보고되었다.

패혈증 모델 마우스에게 수소수를 투여하면 수소수가 장관의 장벽 기능 장애, 장내 플로라의 균형 파괴 및 세균 전위를 제어하고, 패혈증에 의한 마우스의 생존율을 현저히 개선시키는 것으로 밝혀졌다.

수소수와 장내 세균과의 관련성을 보여주는 세계 최초의 연구 성과이다. 수소수의 음용은 특히 위장과 대장 등의 소화기와 복강 내 장기에 고농도의 수소가 분포하는 특징을 보이기 때문에 소화기계의 건강 유지에 효과적인 음료이다.

수소수를 음용하면 본 연구에서와 같이 장내 건강 유지에 도움이 되므로 앞으로 수소수 음용과 수소흡입을 이용하는 것을 적극 추천하고 싶다. 저자는 우유에 함유된 유당에 다당류을 함유한 물질을 첨가하여 섭취할 경우 30분 후부터 10시간 이상 장에서 수소가 발생하는 것을 수소가스측정기^(TRIlyzer mBA-3000)을 통하여 확인하였다.

우유와 같은 음료에 다당류섬유질을 함유시킨 제품 개발을 수소전문기업에 기술을 이전하여 상업화을 추진하려고 한다.

12.

스포츠에
수소효과

1. 서론

스포츠(Sports)란 영어에서 온 외래어로서 운동경기(運動競技)라고 불리기도 한다.

본래 여가를 뜻하는 옛 프랑스어 desport에서 유래한 단어이다.

스포츠는 어떤 도구의 도움 없이 몸만을 가지고 하는 신체 운동을 비롯하여 도구혹은 동물의 힘을 빌려 하는 여러 운동들이 포함된다. 또 운동에 참여하는 사람의수와 형태에 따라서 한 사람 한 사람이 하는 개인 운동과 여러 사람이 참여하는 단체 운동으로 나뉜다. 스포츠는 개인의 건강을 유지하는 데 도움을 줄 뿐만 아니라,단체 운동의 경우 경쟁심을 고취하여 구성원의 협동 정신을 높이는 좋은 효과를 갖고 있다.

스포츠는 뛰어난 운동선수들 사이의 경쟁과 보다 나은 기록을 추구함으로써 사람이 가진 신체적 능력의 한계에 도전하는 활동이라고도 볼 수 있다. 이와 같은 활동은 스포츠를 전문적으로 하지 않는 사람들에게도 관심과 흥미를 일깨워 주며, 경기를 관전하거나 아마추어로 참여하는 형태로 대중 생활의 한몫을 차지하고 있다.

적당한 운동은 스트레스를 해소시켜 생활습관병을 비롯한 많은 질환을 예방한다. 특히, 운동에 의한 건강유지 및 증진효과가 주목을 받으면서 다양한 운동요법이 실시되고 있다.

그러나 과도한 운동은 장애를 일으키는 원인이 되기도 한다. 운동 시에는 산소섭취량이 급격하게 늘어나고, 동시에 활동조직으로의 산소유량도 안정 시와 비교하여 급격하게 증가한다. 또한, 활동조직으로의 산소유량이 증가하면 활성산소의 생성도 증가한다. 우리들의 신체는 운동에 의해 발생하는 활성산소를 제거시켜 불활성화시키는 능력을 가지고 있지만, 과도한 운동에 의해 활성산소의 생성과 제거하는 밸런스가 무너진 상태(산화스트레스)가 되면 활성산소에 의한 조직 장애가 발생한다.

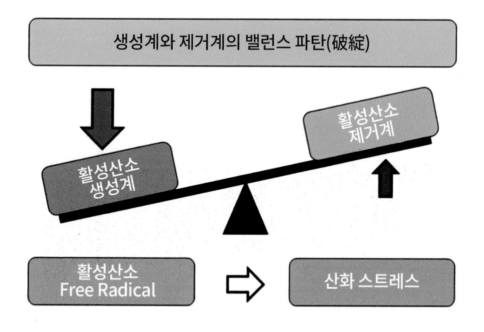

[산화스트레스의 발생 메커니즘]

2. 스포츠와 산화스트레스

우리나라의 경우 식생활의 서구화에 의해, 체격이 향상되면서 병에 대한 저항력도 늘어났다. 그러나 반면 이 서구화된 식생활에 운동부족과 가령 등이 더해지면서 메타볼릭신드롬(내장지방증후군)으로 불리는 질환이 급증하고 있다. 적당한 운동은 스트레스를 해소하여 메타볼릭신드롬 등의 생활습관병을 비롯한 다양한 질환을 예방하며, 생활 활동의 수준이나 생활의 질(QOL)을 향상시켜 준다.

근래, 운동에 의한 건강유지 증진효과가 주목을 받으면서 다양한 운동요법이 실시되고 있다. 운동 시에는 산소소비량이 통상의 10~15%가 되며, 활동조직으로의 산소유량도 안정 시의 약 100배로 증가한다. 조직으로의 산소량 증가에 따라 활성산소의 생성도 증가한다. 산소는 체내에 흡수된 후, 미토콘드리아라고 불리는 세포 내의 작은 기관에 흡수되어 에너지(ATP) 생성에 이용된다. 미토콘드리아는 ATP의 생성과정에서 생체 내 산소의 90% 이상을 소비하고 있지만, 그 한편으로 소비산소 중 몇 %는 반응성 높은 활성산소나 프리라디칼이 된다. 이렇듯 생체 내에서 활성산소나 프리라디칼이 생성되지만, 우리들의 신체는 활성산소를 제거하는 기능을 가진 항산화효소나 저분자 항산화물질을 갖추고 있어 이들 활성산소를 방어계를 통해 재빨리 제거시킨다. 그러나 과도한 운동에 의해 활성산소의 생성계와 이에 대한 방어계의 밸런스가 무너진 경우, 즉 산화스트레스가 발생한 상태에서는 조직 장애가 일어난다.

과도한 활성산소는 우리들 조직의 단백질, 지질, 유전자(DNA) 등을 손상시킨다. 그리고 이들 손상으로부터 암, 염증, 동맥경화 등 다양한 질환이 발생하거나 촉진 또는 노화가 일어나는 것으로 생각된다.

운동습관이 없는 일반성인에 대해 약 20분간의 트레드밀 테스트(Treadmill Test, 단시간 부하로서 협심증, 부정맥, 운동능력을 포함한 심장기능 등을 평가하는 검사)를 실시한 결과, 운동부하가 격렬하여 대부분의 피험자가 목표심박수를 뛰어넘은 상태로 종료했다. 그러나 이 일과성의 과격한 운동으로는 부하 전후의 요중 산화스트레스 마커농도(산화적 DNA 손상의 지표인 8-OHdG)에 차이를 확인할 수는 없었다. 한편, 장시간 운동인 마라톤 경기 참가자를 대상으로 시험을 실시한 결과, 완주시간의 평균은 약 4시간이며, 최고도달 심박수의 평균은 약 160회/min이었다. 그리고 운동부하 전과 비교하여 부하 후에서는 급격한 8-OHdG 농도의 상승이 확인되었다.

과격한 운동이 산화적인 DNA 손상을 유도한 결과라고 생각된다. 이로서, 운동에 의한 산화스트레스는 부하조건에 좌우되며, 특히 일과성 운동이라면 운동이 격렬한 경우에도 산화스트레스가 적지만, 장시간 운동에서는 운동의 강도에 영향을 받아 산화스트레스가 유발되는 것으로 추측된다.

3. 근육피로의 원인은 산화스트레스이다

1929년 영국의 노벨상 수상자 아치볼드 힐(Archibald Hill)에 의하면 젖산은 신체가 「무산소 상태」가 되었을 때 분비되는 노폐물로, 이 젖산에 의해 신체가 산성이 되어 근육피로나 뇌의 피로감이 일어난다는 이론을 발표하였다. 그 이후 젖산에 대해 대처하면 피로가 회복될 수 있을 것으로 생각되었으나, 근래의 연구로부터 이 「젖산이 피로물질이라는 설」은 잘못된 것이라는 사실이 밝혀졌다. 예를 들어 「무산소 운동」이라는 단거리 경주에서도 우리들은 호흡을 하고 심장이 움직이기 때문에 산소가 근육에 보내져 산소를 이용한 에너지 생성이 항상 일어나고 있다. 또한, 표고가 높은 곳에서 운동한다고 해도 산소 부족으로 특별히 많은 젖산이 만들어지는 것은 아니다. 따라서 「무산소 운동」이라는 것은 존재하지 않으며, 젖산의 생성을 산소공급량의 저하로 설명할 수 없다.

우리들은 에너지원으로서 미토콘드리아에서 ATP를 생성할 때, 주로 당과 지방을 사용하고 있다. 안정 시나 약한 운동 시에는 지방 쪽이 당보다 많이 사용된다. 그러나 운동의 강도가 늘어나면 당 이용이 높아진다. 그리고, 당 분해량이 미토콘드리아의 처리량에 비해 많을 때 젖산이 생성된다.

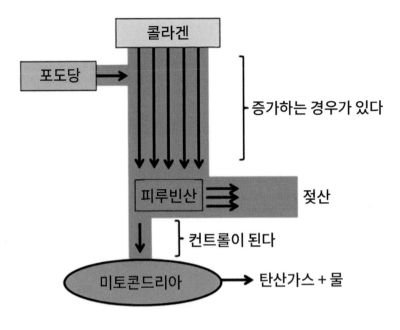

[당분해에 의한 젖산의 생성]

젖산은 당을 이용하는 도중에 만들어지기 때문에 노폐물이 아닌 에너지원이다. 특히, 운동 중에는 속근 섬유에서 젖산이 만들어지고 미토콘드리아의 에너지원으로 이용되며, 젖산이 과도해지면 지근섬유나 심근의 에너지원이 된다. 따라서 스포츠 드링크 속에 젖산이 들어가거나 또는 육류, 어류, 요구르트, 와인, 발효음식 등 다양한 식품 속의 젖산이 에너지원으로서 이용되고 있다.

근육운동에 따라 혈액 중의 젖산량은 증가하지만, 이는 일과성 증가로, 젖산과 근육피로와는 아무런 관계가 없다. 젖산은 운동부하의 상징이지만, 피로의 상징은 아니다. 최근에 피로에 대한 연구로부터, 피로의 원인물질이 활성산소인 것으로 판명되었다. 사람이나 많은 생물은 생명유지에 필요한 에너지를 얻는 과정에서 끊임없이 산소를 소비한다. 이들 산소의 일부는 대사과정에서 산화력이 강한 활성산소로 변환된다. 활성산소는 우리들 신체가 본래 가지고 있는 능력으로 빠르게 처리되지만, 때로는 운동이나 과로 등으로 산소가 대량으로 발생했을 때는 충분히 제거할 수 없는 경우도 생긴다. 과잉 활성산소에 의해 인체가 구성하고 있는 단백질, 지질, 핵산(DNA) 등이 산화되고 이에 의해 세포 내 정보전달, 유전자 발현 및 세포막 기능 등이 저하됨으로써 결과적으로 피로나 피로감이 늘어난다.

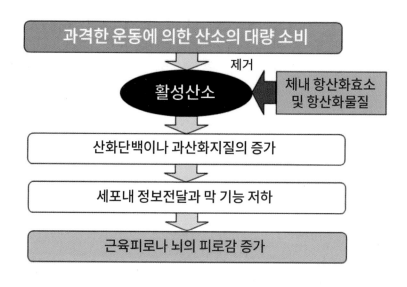

[피로 및 피로감과 활성산소의 관계]

4. 운동부하에 대한 수소의 유효성

운동 부하에 대한 수소의 유효성에 관하여, 사람을 이용한 연구시험은 4건이 보고되고 있으며 경주마를 이용한 연구시험은 2건의 연구가 보고되고 있다.

단시간의 과격한 운동에 따른 근 수축은 산화스트레스를 야기하고 이에 따라 근육의 손상이나 염증이 일어날 수 있다. 따라서 일류 선수의 운동부하에 의한 근육 피로에 대한 수소수 음용효과를 검토했다(Aoki K외. 2012). 10명의 젊은 운동선수를

[안과질환 모델에 대한 수소의 유효성]

대상질환	실험대상	연구 문헌
운동선수의 근육피로	사람	Aoki K 외, 2012
운동부하에 의한 대사성 아시도시스	사람	Ostojic SM 외, 2012
	사람	Ostojic SM, 2014a
스포츠로 유발된 연부조직손상	사람	Ostojic SM 외, 2014b
운동부하에 의한 산화스트레스	경주마	Tsubone H 외, 2013
	경주마	Yamazaki M 외, 2015

플라시보(위약)군 및 수소수군(수소농도 약 2ppm)의 2군으로 나누어 운동부하 전날부터 운동부하 당일 아침까지 500mL의 음료수를 3회(합계 1.5L)에 걸쳐 마시게 한 후, 운동부하시험을 실시했다. 시험은 1주일간의 휴약기간(休藥其間, washout기간)을 설정한 무작위화 크로스오버법으로 실시했다. 그 결과, 플라시보군에서는 혈액 중의 젖산수치가 눈에 띄게 상승했지만, 수소수군에서는 그 상승이 눈에 띄게 억제되었다. 또한, 플라시보군에서는 근육피로의 수치가 슬신전운동(膝伸展運動)을 반복으로 통계학적으로 유의하게 감소했지만, 수소수군에서는 그 감소가 높지 않았다. 이 같은 결과는 과격한 운동을 하기 전의 수소수 음용은 운동부하와 근육기능저하를 개선시켜 근육피로에 효과가 있다는 것을 의미한다.

경마는 스포츠는 아니지만, 운동부하가 매우 강한 경기이다. 이에 경주마를 이용하여 실제 경마레이스와 비슷한 모의레이스를 실시하여 수소가 포화된 생리식염수(생식)의 정맥 내 혈액의 상태를 검사했다(Yamazaki M 등. 2015).

13마리의 말을 랜덤으로 플라시보(위생군)군 6마리와 수소생식군 7마리의 2군으로 나누어 레이스 2시간 전에 플라시보군에는 생리식염수를, 수소생식군에는 수소포화 생리식염수(수소농도 0.6ppm)을 각각 2L, 정맥 내에 점적 투여한 결과, 플라시보군에 비해 수소생식군에서는 각각 레이스 직후, 1시간 후, 3시간 후 및 24시간 후에 혈청 중 DNA의 산화스트레스 마커(8-OHdG)의 유의한 감소가 확인되었다. 또한, 마찬가지로 플라시보군과 비교하여 수소생식군에서는 레이스 직후에 혈청 중 항산화 마커(BAP)의 유의한 증가가 확인되었다. 이들 결과로부터, 운동부하 전의 수소함유 생리식염수의 정맥 내 투여는 경주마의 레이스로 유발된 산화스트레스를 유의하면서도 특이적으로 억제한다는 것이 시사되었다.

5. 수소가 운동부하에 유효성을 나타내는 메커니즘

수소수 또는 수소함유 정(Tablet)의 경구섭취, 수소의 국소도포 또는 수소함유 생리 식염수가 산화스트레스, 근육피로 및 연부조직손상을 개선시킨다는 것을 설명하고 있다.

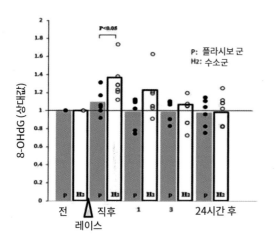 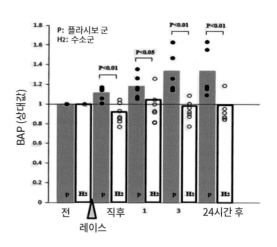

[(왼쪽) 경주마의 레이스 후 8-OHdG의 변화(Yamazaki M 외, 2015의 연구논문)

(오른쪽) 경주마의 레이스 후 BAP의 변화(Yamazaki M 외, 2015의 연구논문)]

이들 문헌에서 수소(H₂)가 가지는 항산화작용에 따라 운동부하에 대해 유효성을 보인 것으로 생각된다. 수소(H₂)는 특히 유해성 활성산소로 알려진 하이드록실 라디칼(·OH)과 같은 산화력이 매우 강한 활성산소를 화학적으로 제거하는 작용을 가지고 있지만, 이것만으로는 수소(H₂)의 메커니즘을 완전히 설명할 수 없으며, 최근의 연구로부터 세포 내 정보전달이나 유전자 발현 억제에 관한 새로운 메커니즘도 보고되고 있다.

6개의 보고논문에서는 수소(H₂)가 운동부하에 유효성을 나타내는 메커니즘에 관한 자세한 분자생물학적 검토는 실시하지 않은 관계로 그 유효성의 메커니즘은 해명된 바 없지만, 우리들의 신체를 구성하는 단백질, 지질, 핵산(DNA) 등의 산화가 개선되고 이에 따라 세포 내 정보전달 유전자 발현 및 세포막 기능 등의 저하가 개선되었을 것으로 추측이 된다. 그리고 이들 개선효과가 피로나 피로감 감소로 이어진 것으로 추정된다.

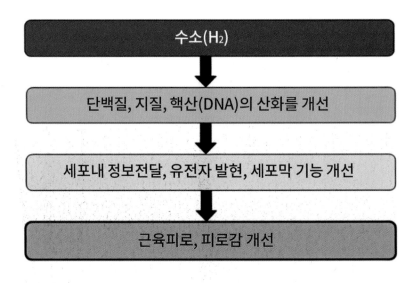

[운동부하에 대한 유효성 메커니즘]

현재 우리나라에서도 스포츠나 헬스클럽 등에서 종종 수소수를 자유롭게 마시는 사람들이 있고 휴대용 수소수생성기(텀블러)를 들고 다니는 사람도 늘어나고 있다. 그러나 수소수에 함유된 수소농도가 얼마나 되는지, 또한, 연속적으로 사용할 경우 수소수의 수소농도가 안정적으로 유지될 수 있는지에 관해 확인할 필요가 있고 휴대용 수소수생성기도 고체고분자전해질막방식(SPE/PEM)의 전기분해방식은 장기간 사용에 어려움이 있으므로 시판되는 생수에 뚜껑만 바꾸면 수소수로 변환되는 즉석 수소수(제품명 H_2-LID)나 무격막 전기분해방식(제품명:H_2-Healer)을 휴대하는 것을 추천한다.

　　인체 내 대장에서도 장내 세균에 의해 수소가스가 생성되고 있기 때문에 경주마에 대한 수소의 사용이 도핑규정에 위반되는 것은 아니다. 이와 같이 사람이나 경쟁마의 운동부하에 따른 산화스트레스에 수소(H_2)가 사용되기 시작했으므로 향후 스포츠 의학분야에서 수소(H_2)의 이용이 점점 더 늘어날 것으로 생각된다.

Molecular hydrogen in sports medicine: new therapeutic perspectives.
Ostojic SM

Pilot study: Effects of drinking hydrogen-rich water on muscle fatigue
caused by acute exercise in elite athletes.
in elite athletes.

Aoki K, Nakao A, Adachi T, Matsui Y, Miyakawa S.

Muscle damage during exercise: possible role of free radicals and
protective effect of vitamin E. Proc Nutr Soc. 1987;46(1):77–80. doi:
10.1079/PNS19870010.

Tiidus PM. Radical species in inflammation and overtraining. Can J
Physiol Pharmacol. 1998;76(5):533–538. doi: 10.1139/y98-047.

Palazzetti S, Rousseau AS, Richard MJ, Favier A, Margaritis I.
Antioxidant supplementation preserves antioxidant response in
physical training and low antioxidant intake. Br J Nutr. 2004;91(1):91–
100. doi: 10.1079/BJN20031027.

Margaritis I, Palazzetti S, Rousseau AS, Richard MJ, Favier A.
Antioxidant supplementation and tapering exercise improve exercise-

induced antioxidant response. J Am Coll Nutr. 2003;22(2):147–156.

Huang CS, Kawamura T, Toyoda Y, Nakao A. Recent advances in hydrogen research as a therapeutic medical gas. Free Radic Res. 2010;44(9):971–982. doi: 10.3109/10715762.2010.500328.

Ohta S, Nakao A, Ohno K. The 2011 Medical Molecular Hydrogen Symposium: An inaugural symposium of the journal Medical Gas Research. Med Gas Res. 2011;1(1):10. doi: 10.1186/2045-9912-1-10.

Nakao A, Toyoda Y, Sharma P, Evans M, Guthrie N. Effectiveness of hydrogen rich water on antioxidant status of subjects with potential metabolic syndrome-an open label pilot study. J Clin Biochem Nutr. 2010;46(2):140–149. doi: 10.3164/jcbn.09-100.

Kajiyama S, Hasegawa G, Asano M, Hosoda H, Fukui M, Nakamura N, Kitawaki J, Imai S, Nakano K, Ohta M. et al. Supplementation of hydrogen-rich water improves lipid and glucose metabolism in patients with type 2 diabetes or impaired glucose tolerance. Nutr Res. 2008;28(3):137–143. doi: 10.1016/j.nutres.2008.01.008.

Kang KM, Kang YN, Choi IB, Gu Y, Kawamura T, Toyoda Y, Nakao A. Effects of drinking hydrogen-rich water on the quality of life of patients treated with radiotherapy for liver tumors. Med Gas Res. 2011;1(1):11. doi: 10.1186/2045-9912-1-11.

Ohsawa I, Ishikawa M, Takahashi K, Watanabe M, Nishimaki K, Yamagata K, Katsura K, Katayama Y, Asoh S, Ohta S. Hydrogen acts as a therapeutic antioxidant by selectively reducing cytotoxic oxygen radicals. Nat Med. 2007;13(6):688–694. doi: 10.1038/nm1577.

Kawamura T, Huang CS, Peng X, Masutani K, Shigemura N, Billiar TR, Okumura M, Toyoda Y, Nakao A. The effect of donor treatment with hydrogen on lung allograft function in rats. Surgery. 2011;150(2):240–249. doi: 10.1016/j.surg.2011.05.019.

Buchholz BM, Masutani K, Kawamura T, Peng X, Toyoda Y, Billiar TR, Bauer AJ, Nakao A. Hydrogen-enriched preservation protects the isogeneic intestinal graft and amends recipient gastric function during transplantation. Transplantation. 2011;92(9):985–992.

Shimouchi A, Nose K, Yamaguchi M, Ishiguro H, Kondo T. Breath hydrogen produced by ingestion of commercial hydrogen water and milk. Biomark Insights. 2009;4:27–32.

Westerblad H, Allen DG, Lannergren J. Muscle fatigue: lactic acid or inorganic phosphate the major cause? News Physiol Sci. 2002;17:17–21.

Application of Molecular Hydrogen as a Novel Antioxidant in Sports Science. Molecular Hydrogen in Sports Medicine: New Therapeutic Perspectives

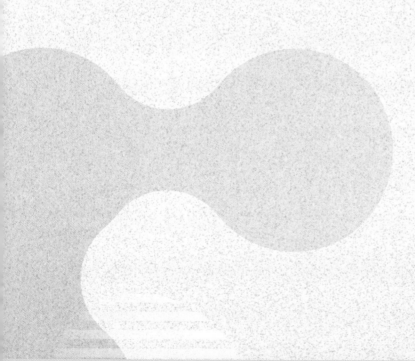

13.

피로에
수소효과

1. 서론

피로(疲勞, fatigue)는 정신적, 신체적, 사회적 요인 등 다양한 측면의 특징을 갖고 있어 간단하게 정의하기가 어렵다. 그렇지만 일반적으로 피로란 "활동 이후의 비정상적인 탈진 증상, 기운이 없어서 지속적인 노력이나 집중이 필요한 일을 할 수 없는 상태, 일상적인 활동을 수행할 수 없을 정도로 전반적으로 기운이 없는 상태"로 정의할 수 있겠다.

즉, 과도의 육체적 및 정신적인 활동, 또는 질환에 의해 발생한 독특한 불쾌감과 신체활동 능력의 감퇴로 휴식을 원하게 된 상태를 말한다.

피로와 피로감은 서로 구별되는데. 피로는 심신으로의 과부하에 의해 발생한 활동능력의 저하를 의미하고 피로감은 피로가 존재한다는 것을 자각하는 감각으로, 대부분의 경우 불쾌감과 활동의욕이 저하됨을 뜻한다.

많은 질환에서 찾아볼 수 있는 전신 권태감, 나른함, 탈력감은 피로감과 거의 비슷한 의미로 사용되고 있다. 신체 질환으로는 빈혈, 당뇨병, 갑상선 질환, 신부전증, 만성 신장염, 결핵, 바이러스성 간염, 고혈압, 심장 질환 같은 심혈관계 질환이 있으며 드물게는 악성 종양, 류머티즘스성 질환, 발열성 질환, 영양결핍과 같은 질환이 있다. 정신사회적 원인으로는 우울증, 불안증, 스트레스와 같은 질환이 있는 경우 생길 수도 있다. 그 외의 요인으로 신경안정제, 소염진통제, 항경련제, 부신피질스테로이드 같은 약제나 지나친 흡연, 음주, 운동 부족, 중증의 비만이 있다.

2. 피로의 원인과 증상

우리는 지금까지 젖산에 대해서, 근육운동에 의해 분해할 수 없었던 당의 일부가 젖산으로 변화하여 근육 내에서 회복을 지연시키고 나아가 혈액 속으로 방출되어 뇌로 이행하고 근육피로를 뇌에 알려 주는 시그널인 동시에, 뇌의 피로물질이 되는 것으로 생각되고 있었다. 그러나 근래 피로에 관한 연구의 발달로, 이 젖산이 피로의 원인물질이라는 것은 잘못된 가설이며, 그 원인물질은 활성산소라는 사실이 판명되고 있다. 근육운동을 하면 분명히 혈액 중의 젖산량이 증가하지만, 이것은 일과적인 증가일 뿐, 젖산은 근육피로와는 아무런 관계가 없다는 것이 밝혀진 것이다. 즉, 젖산은 운동부하의 마커이기는 하지만, 피로의 마커는 아니라는 것이다.

사람이나 많은 생물은 생명유지에 필요한 에너지를 얻는 과정에서 끊임없이 산소를 소비하는데 이 중 산소의 일부는 대사과정에서 산화력이 강한 활성산소로 변환된다. 우리 신체는 활성산소 제거기능을 하는 항산화효소나 항산화물질을 가지고 있어 활성산소는 이들에 의해 재빨리 처리되지만, 오버워크 등으로 산소를 대량으로 소비하여 활성산소가 대량으로 발생했을 때는 충분하게 제거할 수 없는 경우가 생긴다. 과잉 활성산소에 의해 우리들 신체를 구성하고 있는 단백질, 지질, 핵산(DNA) 등이 산화되고 이에 의해 세포 내 정보전달, 유전자발현 및 세포막 기능 등이 저하됨으로써 결과적으로 피로나 피로감이 늘어나는 것으로 생각된다.

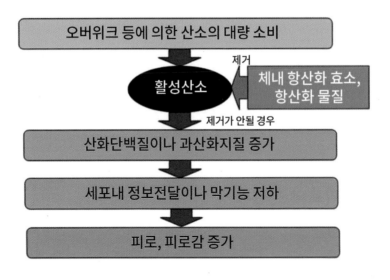

[피로와 활성산소의 관계]

피로는 피로를 일으키는 신체부위에 따라 전신피로와 국소피로로 나누어지며, 또한, 육체피로와 정신피로로 분류된다. 우리들이 느끼는 피로의 대부분은 육체피로와 정신피로의 복합형이다. 피로는 뇌, 즉 정신에서 먼저 느끼기 때문에 육체활동이 육체피로만을 일으키지는 않는다. 육체피로이건 정신피로이건 신체 속에서는 같은 현상으로 일어나고 있는 것으로, 육체피로의 경우에는 근육이, 정신피로의 경우에는 뇌신경세포가 산화스트레스를 받는다. 피로의 원인인 활성산소를 제거하여 산화스트레스를 억제시킨다면, 피로를 경감시킬 수 있다. 한편, 피로의 지속시간에 따라 피로를 급성피로와 만성피로로 나눌 수 있는데, 급성피로는 휴식이나 수면으로 개선되지만, 개선되지 않고 피로가 남게 되면 만성화된다. 급성피로의 경우에는 적당한 피로감은 오히려 기분을 좋게 하는 경우도 있지만, 6개월 이상 계속되는 만성피로가 되면 권태감이나 불쾌감이 뒤따른다. 만성피로가 되면 전신의 권태감, 만성적인 두통이나 어깨 결림, 신체의 냉증, 생리불순 등 육체적인 증상이나 집중력, 사고력, 판단력 저하, 의욕이나 기력 감퇴, 짜증 등 정신적인 증상이 나타난다.

3. 피로가 원인이 되어 발생하는 대표적인 질환

만성피로증후군(Chronic Fatigue Syndrome, CFS)으로 불리는 질환에 걸리는 환자수가 증가하고 있다. CFS란, 지금까지 건강하게 생활하고 있던 사람이 스트레스를 계기로 갑작스럽게 원인불명의 전신권태감에 빠지거나 그 이후 강한 피로감과 더불어 미열, 두통, 근육통, 사고력 저하, 우울상태 등의 정신신경증상이 6개월 이상 계속되어 건전한 사회생활을 할 수 없게 되는 질환으로, 근래 제창되기 시작한 질환개념이다.

주변을 보면 피로 증상을 호소하는 사람들을 많이 볼 수 있다. 실제로 피로를 주증상으로 호소하면서 동네 의원을 찾는 환자들이 전체 환자의 약 24% 정도나 되는 것으로 알려져 있다. 일차 진료 의사를 찾은 환자 중 1개월 이상 피로 증상이 지속되는 경우는 15~30% 정도이고, 6개월 이상 피로 증상이 지속되거나 반복되는 경우는 10~20% 정도인 것으로 보고되고 있다. 남녀노소를 막론하고 누구나 피로 증상을 느끼지만 일반적으로는 여성들이 남성들에 비해서, 그리고 60세 이상의 노인들이 젊은 사람들에 비해서 피로 증상을 더 많이 호소한다. 피로 증상을 호소하는 환자들 중에서 신체적인 질환이 원인인 경우는 50% 미만이지만 40세 이상의 환자들에서는 40세 미만의 환자들보다 신체적인 질환에 의한 피로가 2배 정도 많아진다.

최근에는 스트레스로 인한 피로 증상을 호소하는 환자들이 좀 더 늘어나고 있는 추세이다. 그리고 만성 피로 증후군도 점점 늘고 있는 상황이다.

CFS는 감염증(바이러스 재활성화)이나 사회적, 물리적, 화학적, 생물학적인 스트레스가 요인이 되어 발생하는 신경, 내분비, 면역계의 변조에 따른 질환으로, Transforming growth factor β (TGF-β)나 인터페론 등의 사이토카인(면역계에서 세포 간 정보전달을 관장하는 물질)이라고 불리는 물질의 이상이 일으키는 뇌신경계 기능장애임이 밝혀졌다.

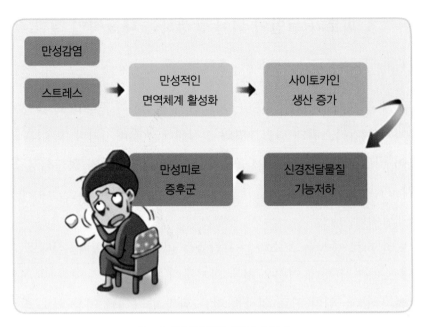

[피로증후군의 원인가설]

대상포진이나 구순포진도 스트레스, 노화, 피로 등에 의해 발생하는 질환이다. 대상포진은 신체 한쪽에 일어나는 강한 고통과 통증이 있는 피부에 만들어지는 띠상의 발적, 오톨도톨한 물집 등을 특징으로 하는 질환이다. 어렸을 적 걸린 수두 바이러스가 원인으로 발생한다. 수두 바이러스는 수두가 완치되어도 체내의 신경절에 잠복하고 있다. 그러나 스트레스, 노화, 과로, 질병 등으로 면역력이 저하되면 다시 활동을 시작해 피부를 공격하여 대상포진을 일으킨다. 수두 바이러스에는 대부분의 사람이 감염되어 있지만, 대부분은 50세 이상에서 대상포진의 발병이 급증하며, 6~7명 중 1명이 발병하는 것으로 알려져 있다. 한편, 구순포진도 바이러스형은 틀림없지만, 대상포진과 같은 헤르페스 바이러스에 속하는 병원체의 감염으로 발생하는 질환이다. 입술 주변에 붉은 수포가 만들어져 가려움과 통증을 동반한다. 구순포진의 증상이 사라져도 바이러스는 신경절 속에 잠복하고 있으면서 스트레스나 피로 등으로 면역력이 떨어지면 바이러스가 튀어나와 구순포진을 일으킨다. 이들 질환은 피로가 원인이 되어 발생하기 때문에 피로를 축적하지 않는 것이 중요하다.

4. 피로의 예방 및 회복법

피로를 느꼈을 때 대부분의 사람은 이 피로상태에서 빨리 벗어나려고 한다.

피로회복에 관한 정보는 신문이나 TV 등에서도 크게 다루어지고 있어 많은 관심을 가지고 있다. 피로의 예방 및 회복으로서 가장 중요한 사항은 적절한 수면과 휴식, 생활리듬 유지, 편식 없는 규칙적인 식생활 및 적당한 운동이다.

효과적인 피로회복법으로서 흔히 알려져 있는 것은 웃음, 아로마테라피, 마사지, 삼림욕 등 여러 가지가 있다. 수소는 사람이나 경주마에 대한 피로개선효과의 구체적인 사례가 있으므로, 수소수의 정기적인 섭취는 좋은 방법이다. 일상적인 피로를 방치하여 6개월 이상 지속되는 만성피로가 생기지 않도록 하는 것이 중요하다. COVID-19 관련 집에 머무르는 시간이 많아지고 있어 셀프케어제품이 잘 팔린다고 한다.

그 예로 집에서 안마의자를 수십 분간 이용할 때 수소산소흡입기(제품명: 수소힐러)을 병행하여 이용하면 피로회복에 도움되므로 고려하여 보기 바란다.

기본적인 중요한 사항
- 적절한 수면과 휴식
- 생활리듬 유지
- 규칙적인 식생활
- 적당한 운동

피로회복 및 예방법

권장되는 피로 회복법
- 목욕, 입욕제
- 커피, 녹차
- 비타민제
- 수소제품
  (수소수, 수소가스흡입, 수소식품등)

[피로 회복 및 예방법]

---

5. 운동부하에 의한 각종 장애개선 관련, 수소 관련 연구문헌

　사람과 경주마를 이용한 시험에서 수소가 운동부하에 의한 근육피로, 산화스트레스 또는 대사성 아시도시스(acidosis, 혈액 속에 들어 있는 산과 염기 중 산이 증가한 상태)를 억제했다는 논문 5건이 연구보고되었다. 그중에서도 특히 수소수의 음용이 사람의 운동부하에 의한 근육피로나 산화스트레스를 억제했다는 문헌과 수소함유 생리식염수의 정맥 내 점적이 경주마의 운동부하에 의한 산화스트레스를 억제했다는 연구논문에 대하여 설명하기로 한다.

[운동부하에 따른 각종 장애 개선관련 수소연구문헌]

질환모델 또는 사람의 질환	사용동물종	문헌
운동부하에 의한 근 피로	사람	Aoki K, et al, 2012
운동부하에 의한 산화스트레스	사람	Koyama et al, 2008
	말	Tsubone H et al, 2013
	말	Yamazaki et al, 2013
운동부하에 의한 대사성 아시도시스	사람	Ostojic SM et al, 2014

　단시간의 과격한 운동에 따른 근 수축은 산화스트레스를 야기하고 이에 따라 근육의 손상이나 염증이 일어날 수 있다. 따라서 선수들의 운동부하에 의한 근육피로에 대한 수소수 음용 효과를 검토했다(Aoki K 등. 2012).

　10명의 젊은 운동선수를 플라시보(위약)군 및 수소수군(수소농도 약 2ppm)의 2군으로 나누어 운동부하 전날부터 운동부하 당일 아침까지 500mL의 음료수를 3회(합계 1.5L)에 걸쳐 마시게 한 후, 운동부하시험을 실시했다. 시험은 1주일간의 휴약기간(washout 기간)을 설정한 무작위화 크로스오버법으로 실시했다. 그 결과, 플라시보군에서는 혈액 중의 젖산수치가 통계학적으로 유의하게 상승했지만, 수소수군에서는 그 상승이 유의하게 억제되었다. 또한, 플라시보군에서는 근육피로의 마커(peak torque)가 무릎을 구부렸다 폈다 하는 운동의 반복으로 통계학적으로 유의하게 감소했지만, 수소수군에서는 그 감소가 낮게 그치고 있었다. 과격한 운동 전의 수소수 음용은 운동부하와 근육기능저하를 개선시켜 근육피로에 효과가 있다는 것을 시사한다.

운동부하에 의한 산화스트레스에 대해 고농도 수소가 함유된 알칼리이온수의 효과를 조사하기 위해 건강인을 대상으로 비교시험을 실시했다(Koyama et al, 2008). 피험자 21명을 무작위로 7명씩 3군으로 나누어 통상수 음용군, 알칼리이온수 음용군(수소농도 0.05ppm) 및 고농도 수소용해 알칼리이온수 음용군(수소농도 1.25ppm)으로 분류하였다. 이들 군에 대해 1일당 900mL의 각 음료수를 2주일간 복용시키고 그 후 30분간의 급성운동부하를 실시했다. 그 결과, 통상수 음용군과 알칼리이온수 음용군 간에는 운동부하 24시간 후의 요중 산화스트레스 마커(8-OHdG)의 차이가 확인되지 않았다. 그러나, 통상수 음용군에 비해 고농도 수소용존 알칼리이온수 음용군에서는 통계학적으로 유의한 산화스트레스 마커의 감소가 확인되었다. 고농도 수소함유 알칼리이온수는 통상의 알칼리이온수에 특별히 수소가스를 용해시켜 만든 것이기 때문에 이번 시험에서 확인된 산화스트레스 억제효과는 알칼리이온수에 의한 것이 아니라, 알칼리이온수에 고농도로 용해시킨 수소에 의한 것임을 알 수 있었다.

일반적으로 알칼리이온수에 용해되어 있는 수소량은 운동부하에 따른 산화스트레스를 억제하기에는 불충분하다는 것이 이번 연구에서 확인이 된 것으로 고농도 수소량이 필요할 것으로 생각된다.

경주마를 이용하여 실제 경마레이스와 비슷한 모의레이스를 실시하여 수소포화 생리식염수(생식)를 정맥내 점적 투여해 효과를 검토하였다(Yamazaki M 등. 2015).

13마리의 서러브레드종을 랜덤으로 플라시보(위약)군 6마리와 수소생식군 7마리의 2군으로 나누어 레이스 2시간 전에 플라시보군에는 생리식염수를, 수소생식군에는 수소포화 생리식염수(수소농도 0.6ppm)를 각각 2L, 정맥 내에 점적 투여했다. 그 결과, 플라시보군에 비해 수소생식군에서는 레이스 직후 혈청 중의 항산화마커(BAP)의 증가가 통계학적으로 유의하게 확인되었다. 마찬가지로 플라시보군에 비해 수소생식군에서는 혈청 중 DNA의 산화스트레스 마커(8-OHdG)의 통계학적으로 유의한 감소가 각각 레이스 직후, 1시간 후, 3시간 후 및 레이스 다음 날에 확인되었다. 이러한 결과로부터, 운동부하 전의 수소함유 생리식염수의 정맥 내 투여는 항산화작용을 나타낸다는 것으로 운동에 의한 DNA의 산화손상을 억제할 가능성이 있다는 것을 시사한다.

6. 피로개선작용과 수소관련 메커니즘

수소의 피로개선작용의 메커니즘으로서는 우선 수소가 가진 항산화작용을 생각할 수 있다. 많은 활성산소 중에서도 하이드록실라디칼($\cdot$OH)과 페록시니트라이트($ONOO^-$)는 매우 강한 산화력을 가지고 있다.

수소는 활성산소 중에서도 이들 활성산소만을 선택적으로 제거하여 항산화작용을 나타낸다.

앞에서 설명하였듯이 실제로 수소수의 음용 또는 수소함유 생리식염수의 정맥 내 투여가 DNA의 산화스트레스 마커를 감소시켜 항산화작용을 나타내는 것으로 확인되었다. 또한, 수소수의 음용이 근육피로를 개선시켰다는 연구 문헌도 발표되었다.

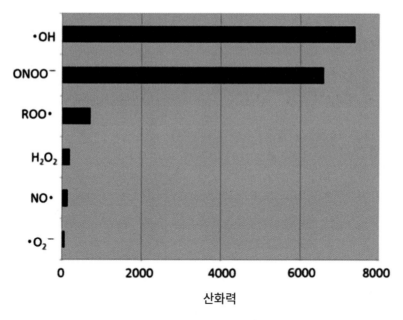

[각종 활성산소의 산화력 비교]

　피로의 원인물질은 활성산소이므로 수소(H₂)가 강한 산화력을 가지는 활성산소를 제거하는 것으로 생각한다. 이 밖에 수소(H₂)의 피로개선작용의 메커니즘으로서 수소(H₂)가 가지는 항염증작용, 항아포토시스 작용, 혈관확장작용, 세포 내 정보전달 억제작용 등을 들 수 있으나, 이들 작용을 바탕으로 한 피로개선작용의 연구된 보고는 아직 없다. 수소(H₂)의 활성산소 제거작용 이외의 다른 작용에 관해서는 아직까지 상세히 해명된 바가 없고 연구과정에 있기 때문에 가까운 시일에 수소에 의한 피로개선작용에 대해 그 상세한 메커니즘도 해명될 것으로 생각한다.

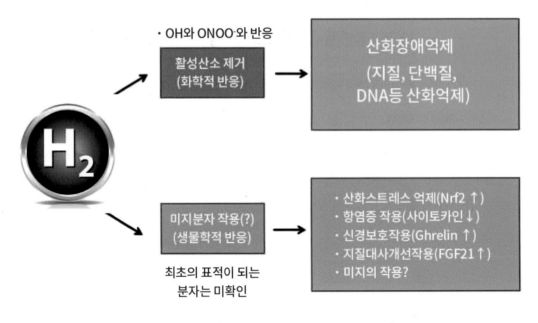

· OH와 ONOO·와 반응

활성산소 제거
(화학적 반응)

산화장애억제
(지질, 단백질,
DNA등 산화억제)

미지분자 작용(?)
(생물학적 반응)

최초의 표적이 되는
분자는 미확인

· 산화스트레스 억제(Nrf2 ↑)
· 항염증 작용(사이토카인↓)
· 신경보호작용(Ghrelin ↑)
· 지질대사개선작용(FGF21↑)
· 미지의 작용?

[수소의 각종 질환에 대한 작용 메커니즘]

수소연구논문 참조

Drinking hydrogen water enhances endurance and relieves psychometric fatigue: a randomized, double-blind, placebo-controlled study.

Mikami T, Tano K, Lee H, Lee H, Park J, Ohta F, LeBaron TW, Ohta S.

Hydrogen Water Drinking Exerts Antifatigue Effects in Chronic Forced Swimming Mice via Antioxidative and Anti-Inflammatory Activities.

Jesmin Ara, Ailyn Fadriquela, Md Faruk Ahmed,Johny Bajgai, Ma Easter Joy Sajo, Sung Pyo Lee, Tae Su Kim, Jin Young Jung, Cheol Su Kim, Soo-Ki Kim, Kwang Yong Shim, and Kyu-Jae Lee

수소 의료

눈(目)질환에
수소효과

1. 서론

　　최근 국내에서 국민건강영양자료를 이용해 분석한 연구에서 전체 나이 관련 황반변성의 유병률은 6.62%이며 시력 소실의 유발로 진행된 황반변성은 0.60%로 조사된 바 있다.

　하지만 현재 지속적으로 노인인구가 증가하는 인구 변화를 고려할 때 실명에 이르는 나이 관련 황반변성의 발생률은 점차 증가할 것으로 예상되며 이에 따른 해당 질환 의료비 지출의 상승도 예상된다.

　실제 건강보험공단 자료에 따르면 2013년 말 기준 습성 나이 관련 황반변성 등록 환자 수는 3만 8000명 정도로 희귀 난치성 질환 중 파킨슨 질환과 인공신장투석환자에 이어 등록환자 수가 많은 질환이다. 또한 황반변성 포함 전체 산정특례 질환 환자 수는 연 평균 3%씩 증가하는 반면 총 진료비는 15% 증가하고 있으며 2013년 기준 소요된 총 진료비는 3조 1723억 원에 달한다. 따라서 이러한 습성 나이 관련 황반변성의 발생률을 확인하고 그 추이를 분석하는 것은 단순한 역학조사의 문제를 떠나 의료비용의 정책을 책정하고 향후 발생할 비용을 예측하는 데도 중요한 자료라 할 수 있다.

　안과질환은 모든 연령층에서 발생하지만 방치하면 실명을 초래하는 주요안과질환은 중년 이후 연령층에서 많이 발견된다. 노화가 진행되면서 시력을 잃게 되는 치명적 질환의 발병률도 증가한다.

　노화와 관련해 다음과 같은 증상이 나타나면 위험신호로 인식하고 즉각적인 안과 진단과 치료를 실시해야 한다.

　첫째, 시야에 점이나 부유물이 갑자기 많이 떠다닌다면 '초자체박리'를 의심해 봐야 한다. 이는 안구내부를 채우고 있는 젤(gel)성분의 초자체가 액체화되고 망막으로부터 떨어지면서 발생한다.

　둘째, 시야에 검은 장막이 쳐진 것처럼 일부는 보이고 일부는 보이지 않는 증상이 나타나면 '망막박리'를 의심할 수 있다. 이는 망막이 영양을 공급하는 혈관층인 맥락막에서 분리되면서 발생하는데 발생 후 수 시간 내 망막을 붙이지 않으면 영구적인 시력손상이 발생할 수 있다.

　셋째, 점진적으로 또는 갑작스레 시야가 좁아진다면 '녹내장'이 진행되고 있을 확률이 높다. 이 경우 시신경이 손상돼 주변시야를 확보하기 힘들어지며 방치할수록 시야가 점점 좁아져 영구적인 실명에 이르게 된다.

　갑작스런 눈의 통증, 충혈, 메스꺼움, 구토 등은 '협우각녹내장'의 전형적인 증상이다. 협우각녹내장도 방치하면 시신경의 영구적인 손상을 가져올 수 있어 신속히 치료해야 한다.

　넷째, 직선이 굽이쳐 보이는 증상을 포함해 중심시력 손상을 느끼는 경우 '황반변성'을 의심할 수 있다. 이는 노년층의 주된 실명원인질환으로 조기 발견해 치료하면 진행을 억제할 수 있다.

　다섯째, 당뇨병환자가 원인불명의 흐린 시야와 날파리증(비문증)을 동반한 시력저하현상을 경험했다면 '당뇨망막병증'을 의심할 수 있다. 당뇨환자에게 정기안과검진은 필수다. 당뇨망막병증은 실명에 이를 수 있는 망막질환으로 혈당조절 등 당뇨

치료가 반드시 병행돼야 한다.

여섯째, 사물이 이중으로 보이는 복시는 여러 원인에 의해 발생할 수 있다. 백내장이 원인인 경우도 있지만 안과질환이 아닌 뇌졸중 같은 응급상황일 수도 있다. 갑자기 복시를 경험했다면 안과전문의나 신경과전문의에게 진단받는 것이 좋다.

일곱째, 한쪽 눈의 시야가 갑자기 흐려진다면 '망막출혈'을 의심할 수 있다. 황반은 시세포가 밀집된 망막중심부로 해당 부위에 출혈이 발생할 경우 갑자기 시력이 저하된다. 망막출혈 시에도 영구적 시력손실을 방지하기 위해 즉각적으로 치료를 받아야 한다. 한편 흐리고 뿌연 시야, 야간 빛번짐, 색상이 바래 보이는 등의 시력변화는 '백내장'으로 의심할 수 있다. 백내장은 응급을 요하는 질환은 아니지만 오랜 기간 방치할 경우 녹내장 등의 합병증 발병가능성이 높아지며 수정체가 굳어져 수술이 어려워진다.

백내장으로 인해 일상생활에 불편함을 느끼게 되면 백내장수술로 완치할 수 있다. 이 수술은 백내장으로 혼탁해진 눈 속 수정체를 제거하고 인공수정체를 삽입하는 수술로 노안, 난시까지 교정할 수 있다.

눈이 시리고 긁힌 느낌, 이물감 등이 느껴지면 '안구건조증'일 가능성이 농후하다. 노화가 진행되며 눈물양이 줄어 증상이 심해질 수 있다. 이 경우 인공눈물을 처방받아 증상을 완화시킬 수 있다.

2. 눈의 구조와 기능

눈의 내부구조는 다음과 같다.

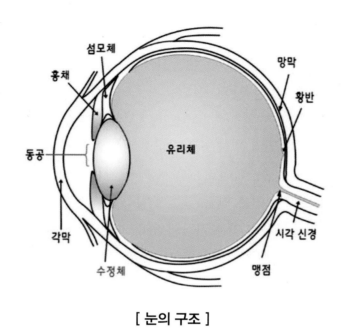

[눈의 구조]

눈의 구조와 기능은 기본적으로 카메라와 비슷하다고 생각하면 된다. 사람의 안구는 직경 24mm 정도의 크기로, 안검(눈꺼풀)이 렌즈커버, 각막은 빛을 굴절시키는 필터, 나아가 수정체는 렌즈의 역할을 한다.

근육조직인 모양체가 수정체와 연계하여 수정체를 신축시키면서 핀트를 조절한다. 홍채는 카메라의 조리개와 같이 빛의 양을 조절하고 망막은 사진으로 옮기는 필름 역할을 한다.

눈에 들어간 빛(영상)은 각막을 통과하여 안구 속으로 들어간다. 그리고 각막을 빠져나온 동공을 지나 더욱 구석으로 들어가 홍채에서 빛의 양이 조절된다. 나아가 모양체근의 조절을 받아 수정체가 얇아지거나 두꺼워지면서 형태를 변형시키면 빛은 망막 위에서 초점을 맞추게 된다. 망막에는 빛을 느끼는 세포(시세포)가 있으며, 시세포는 망막에 비친 영상을 전기에너지로 변환시켜 시신경으로 보내고 그 신호가 대뇌 후두엽으로 보내져 영상이 인식된다. 망막 중에서 가장 감도가 높은 부분은 황반으로서, 이곳에 시세포가 집중되어 있다.

3. 대표적인 안과 질환

녹내장은 안압이 높아져 시신경이 압박을 받아 시신경에 장애가 일어나 시야가 좁아지거나 중증화되면 실명에 이를 가능성이 있는 질환이다. 녹내장의 발증과 진행의 주요 원인은 안압으로 생각되고 있지만, 안압이 높아도 녹내장이 발병하는 사람과 발병하지 않는 사람이 있다. 또한, 실제로 안압이 정상적인 범위에 있음에도 불구하고 녹내장이 발병한 환자(정상 안압 녹내장)도 매우 많다. 따라서, 녹내장의 원인으로서, 안압 이외의 요인도 많이 관여하고 있을 가능성이 있다. 녹내장에 대해서는 약물요법, 레이저 치료, 수술이 실시되며, 안압을 저하시키는 치료가 주체를 이룬다. 약물요법이나 레이저 치료로 안압을 저하시킬 수 없는 경우에는 수술이 실시된다. 안압을 저하시킴으로써 시야결손의 진행을 억제할 수 있지만, 결손된 시야를 원래로 되돌리는 일은 불가능하다.

백내장은 보통은 투명한 조직인 수정체가 하얗게 탁해져 시력이 저하되는 것으로 예전에는 「흰그늘」이라고 불렸다. 각막을 통과한 빛은 수정체를 지나 망막에 맺히기 때문에 수정체가 혼탁해지면 시야가 흐릿해지거나 시력이 저하되거나 눈이 부시게 된다. 원인으로서 가장 흔한 것이 가령에 따른 것으로, 노인성백내장(가령성백내장)으로 불린다. 가령 이외에서는 선천적 요인, 외상, 아토피, 약제, 방사선으로 유발되며, 또한 다른 안 질환의 합병증으로서 일어나는 경우도 있다. 백내장은 초기단계에서는 약제에 의한 점안치료로 진행을 억제할 수 있지만, 진행되어 일상생활에 지장을

수소 의료

초래하는 경우에는 수술이 필요하다. 탁해진 수정체를 초음파로 깨트려 꺼낸 후 눈 안에 렌즈를 넣는 수술방법이 일반적이다.

　당뇨병망막증은 당뇨병성 신증, 당뇨병성 신경증과 더불어 당뇨병의 3대 합병증의 하나로, 실명원인이다. 혈당상승에 의해 망막의 혈관이 장애를 받아 변형하거나 막히거나 하고 망막에 산소가 부족해진 결과, 신체는 새로운 혈관(신생혈관)을 만들어 산소부족을 보충하려 한다. 신생혈관은 취약하기 때문에 쉽게 출혈을 일으킨다. 또한, 출혈이 일어나면 망막에 딱지와 같은 막(증식조직)이 형성되고 이것이 원인이 되어 망막박리가 일어나 심하면 실명에 이르기도 한다. 당뇨병망막증은 당뇨병에 걸린 후로 수년에서 10년 이상 경과하면 발병한다. 당뇨병성망막증의 초기에는 혈당을 컨트롤하는 치료가 실시되지만, 중기가 되면 신생혈관의 발생을 막기 위해 레이저로 안저를 태우는 치료가 실시된다. 말기에 이르면 눈 속의 출혈이나 증식조직을 절개하는 수술이나 박리된 망막을 수복하는 수술이 실시된다.

　　노화에 의해 망막 밑에는 노폐물이 축적된다. 이에 따라 직접 또는 간접적으로 황반부(시신경이 집중되어 있는 곳)가 장애를 받는 질환이 가령황반변성(ARM, 망막의 가장 중심부에 있는 황반이라는 곳에 장해가 생겨 시력이 저하되는 병)이다. 망막의 부종이나 망막 밑에 액체가 쌓이면 망막이 왜곡된다. 가령황반변성에는 위축형과 삼출형의 2종류가 있는데, 각각 원인은 다르다. 위축형은 황반조직이 가령과 더불어 위축되지만, 증상이 천천히 진행되기 때문에 급격하게 시력이 저하되는 일은 없다. 한편, 삼출형은 망막 밑에 새로운 혈관이 만들어지고 이 혈관에서 나온 액체(삼출물)가 황반조직에 장애를 주어 시각장애를 일으킨다. 위축형은 일부러 치료를 할 필요가 없지만, 삼출형은 약제를 초자체 안에 주사하는 치료나 레이저를 조사하여 신생혈관을 파괴하는 치료 등이 실시된다. 서플리먼트나 녹황색 채소의 섭취가 가령황반변성의 예방에 효과적이라는 보고가 있다.

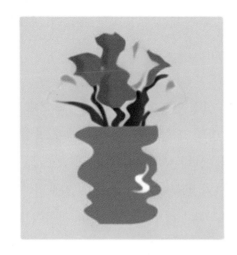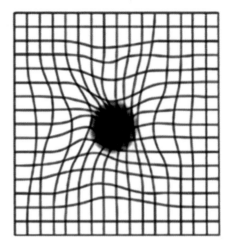

[노화로 인한 황반변성인 경우의 시야]

4. 안과 질환에 대한 수소효과

실험동물 또는 배양세포를 사용한 각종 안과질환모델에 대한 수소 (H_2)의 유효성을 보고한 논문이 12편 있다. 여기서는 그중에서도 특히 수소가 녹내장, 백내장 및 당뇨병성망막증의 각 모델에 유효성을 보였다는 논문의 개요에 대해 설명하기로 한다.

안압 상승은 녹내장의 발생원인 중 하나로, 이 안압상승이 시신경을 압박하여 장애가 일어나는 것으로 생각되고 있다. 또한, 안압의 일과성 상승으로 일어난 망막의 허혈재관류장애는 활성산소의 생성을 유발하여 활성산소가 신경에 장애를 입히는 것으로 알려져 있다. 따라서 안압의 일과성 상승으로 유발된 망막의 허혈재관류장애에 대한 수소함유 점안제(이하 수소점안제라고 약칭)의 유효성을 검토하였다 (Oharazawa H. et al, 2010).

래트(rat)의 안압을 60분간 상승시킴으로써 망막허혈모델을 만들었다. 생리식염

수소 의료

수에 수소가스(H₂)를 포화 레벨까지 용해시켜 수소수액을 만들고 이 수액을 허혈 및 재관류 시(60분+30분)에 눈 표면에 연속적으로 넣었다. 그 결과, 수소수액의 연속적인 투여에 의해 초자체(硝子體)의 수소 농도가 즉시 상승하였으며, 허혈재관류장애에 의해 증가한 활성산소가 감소했다. 또한, 수소수액에 의해 망막의 아포토시스(프로그램된 세포사)나 산화스트레스 양성세포수가 감소되었으며, 나아가 수소수액은 망막의 퇴축도 경감시켰다. 수소수액은 망막세포의 두께를 70% 이상으로 회복시켰다. 이 결과는 수소수액이 망막의 급성허혈재관류 장애에 대해 매우 유익한 신경보호 및 항산화요법이 될 수 있을 것을 시사하는 것이다. 백내장은 수정체가 혼탁해져 시력이 떨어지는 질환이다. 이 백내장의 발병과 진행에 활성산소가 관여하고 있는 것으로 알려져 있다. 이에, Selenous acid로 유발된 래트(rat) 백내장모델에 대한 수소함유 생리식염액(이하 수소생식으로 표현)의 유효성과 그 메커니즘을 조사했다(Yang CX, Et al, 2013).

생후 얼마 지나지 않은 Rat를 대조군, Selenous acid 유발군, Selenous acid+수소처리군의 3군으로 분류했다. Selenous acid 유발군에는 Selenous acid를 생후 12일에 1회, 피하투여 했다. 셀렌산(Selenous acid, H₂SeO₃)+수소처리군에는 마찬가지로 Selenous acid의 피하투여와 수소생식(1.0ppm, 5mL/체중kg)을 생후 8일부터 17일까지 매일 복강 내 투여했다.

백내장의 진행은 2주일간에 걸쳐 주1회, 슬릿램프검사(작은 현미경과 띠상의 가는 광원을 합친 장치에 의해 안구를 검사하는 방법)를 통해 확인하였다. 생후 26일에 래트(rat)를 도살한 후 래트(rat)의 수정체 속의 산화스트레스나 항산화 관련 마커를 조사했다. 그 결과, 대조군에 비하여 Selenous acid군에서는 수정체의 혼탁과 산화스트레스 마커의 증가, 항산화 마커의 감소가 확인되었으나, Selenous acid+수소처리군에서는 Selenous acid군과 비교하여 수정체의 혼탁억제와 산화스트레스 마커의 감소 및 항산화 마커의 증가가 각각 유의하게 관찰되었다. 이 결과로부터 수소생식은 산화스트레스를 억제함으로써 래트(rat)의 백내장모델에 유효성을 보이는 것으로 생각된다.

당뇨병망막증은 혈당의 상승에 따라 신생혈관이 생성되며, 그 혈관이 출혈을 일으킨 결과 망막에 증식조직이 형성되고 이것을 원인으로 망막박리가 일어나는 질환이다. 따라서 당뇨병을 유발시킨 래트(rat)의 신생혈관 기능장애에 대한 수소함유 생리식염액(이하 수소생식이라고 약칭)의 효과를 검토하였다(Feng Y. et al, 2012). 래트(rat)에 대해 Streptozotocin이라는 약제를 복강 내에 투여하여 당뇨병을 유발시켰다. 이 래트(rat)에 대해 유발 1주일 후부터 1개월간, 수소생식(1.2ppm 이상, 5mL/체중kg)을 매일 복강 내 투여했다. 그 결과, 당뇨병을 유발시킨 대조군의 래트(rat)에서는 망막전도(망막의 전위변화로부터 망막의 기능을 조사하는 검사)의 변화, 혈액망막관문(순환혈액과 망막 사이에 존재하는 관문)의 파탄 및 망막의 병리조직학적 변화가 현저하였지만, 수소생식군에서는 이들 변화가 경감되었다. 또한, 수소생식군에서는 망막의 산화스트레스 마커의 감소와 항산화 마커의 증식이 확인되었으며, 또한 신경보호인자도 유지되고 있었다. 이 결과를 통해서, 수소생식은 당뇨병성 망막증에 유효하게 작용할 가능성이 있음을 알 수 있다.

[안과질환 모델에 대한 수소 효과]

질환모델	사용동물종	문헌
녹내장 및 망막의 허혈재관류 장애	레트(Rat)	Oharazawa H 외, 2010
	레트(Rat)	Liu H 외, 2015
	레트(Rat)	Yokota T 외, 2015
각막 부식	마우스(mouse)	Kubota M 외, 2011
망막 손상	Marmotte(cavia)	Wei L 외, 2012
	레트(Rat)	Feng M 외, 2012
	레트(Rat)	Tian L 외, 2013
망막 마크로글리아 세포의 염증	세포	Liu GD 외, 2013
백내장	레트(Rat)	Yang CX 외, 2013
시신경손상	레트(Rat)	Sun JC 외, 2014
당뇨병성망막증	레트(Rat)	Feng Y 외, 2012
신생아의 고산소유발 망막증	마우스(mouse)	Huang L 외, 2012

5. 안과질환에 수소 효과 관련 메커니즘

수소함유 생리식염수의 점안 또는 복강 내 투여가 산화스트레스, 염증 및 아포토시스에 효과를 보여 안과질환 모델을 개선시킨다는 것을 설명하였다. 수소(H_2)가 안과질환에 대해 유효성을 나타내며 항산화작용, 항염증작용 및 항아포토시스 작용의 메커니즘을 가지는 것으로 생각된다.

수소수의 음용 또는 수소가스흡입이 안과질환에 유효성을 보였다는 문헌은 현재 찾아볼 수 없지만, 수소의 조직이행성을 생각하면, 아마도 음용 또는 흡입으로도 유효성을 보일 것으로 추측된다. 점안제로서 수소함유 생리식염액을 직접 눈에 넣는 투여방법이 가장 효과적일 것으로 생각되지만, 수소함유액을 사람에 대해 응용하는 경우에는 수소함유액을 무균적으로 조제하는 것이 중요할 것으로 생각된다. 앞으로 의료분야에서 수소를 수소수로 마시거나 흡입을 함으로서 눈(目) 질환에 대한 유효성을 확인하는 임상시험이 기대가 된다. 눈 관련 질병도 활성산소와 관련이 있어서 일본인들은 한국에서 수입한 수소산소혼합가스 흡입기(제품명: 수소힐러)에 일반 물을 넣어서 생성된 수소수를 시중에서 시판하는 눈 세척기에 넣고 눈에 분사(주입)하거나 물안경을 구입하여 물안경 옆으로 구멍을 내어 호스를 수소힐러 제품과 연결하여 혼합가스(수소66.6%+산소33.3%)를 눈 부위로 주입하면 눈 건강에 도움이 된다고 하여 사용을 하기도 한다.

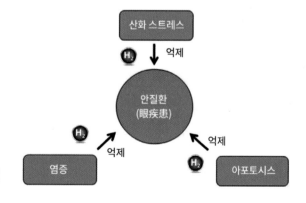

[안과질환과 수소효과 관련 메커니즘]

Tao, Y.. et al. The Comparative Efficiency of Intraperitoneal and Intravitreous Injection of Hydrogen Rich Saline against N-Methyl-N-Nitrosourea Induced Retinal Degeneration: A Topographic Study. Front Pharmacol, 2017. 8: p. 587.

Chu, Y.Y. et al., [The protection of hydrogen-rich saline on a rat dry eye model induced by scopolamine hydrobromide]. Zhonghua Yan Ke Za Zhi, 2017. 53(5): p. 363-372.

Cejka, C., et al., Molecular Hydrogen Effectively Heals Alkali-Injured Cornea via Suppression of Oxidative Stress. Oxid Med Cell Longev, 2017. 2017: p. 8906027.

Wang, R., et al., Postconditioning with inhaled hydrogen promotes survival of retinal ganglion cells in a rat model of retinal ischemia/ reperfusion injury. Brain Res, 2016. 1632: p. 82-90.

Igarashi, T., et al., Hydrogen prevents corneal endothelial damage in phacoemulsification cataract surgery. Sci Rep, 2016. 6: p. 31190.

Chen, T., et al., Protective effects of hydrogen-rich saline against N-methyl-N-nitrosourea-induced photoreceptor degeneration. Exp Eye Res, 2016. 148: p. 65-73.

Yokota, T., et al., Protective effect of molecular hydrogen against oxidative stress caused by peroxynitrite derived from nitric oxide in rat retina. Clin Experiment Ophthalmol, 2015.

Qi, L.S., et al., Sirtuin Type 1 Mediates the Retinal Protective Effect of Hydrogen-Rich Saline Against Light-Induced Damage in Rats. Invest Ophthalmol Vis Sci, 2015. 56(13): p. 8268-79.

Sun, J.C., et al., Hydrogen-rich saline promotes survival of retinal ganglion cells in a rat model of optic nerve crush. PLoS One, 2014. 9(6): p. e99299.

Yang, C.X., H. Yan, and T.B. Ding, Hydrogen saline prevents selenite-induced cataract in rats. Molecular Vision, 2013. 19: p. 1684-93.

Tian, L., et al., Hydrogen-rich saline ameliorates the retina against light-induced damage in rats. Med Gas Res, 2013. 3(1): p. 19.

Xiao, X., et al., Protective effects of hydrogen saline on diabetic retinopathy in a streptozotocin-induced diabetic rat model. Journal of Ocular Pharmacology and Therapeutics, 2012. 28(1): p. 76-82.

Qu, J., et al., Inhalation of hydrogen gas attenuates cisplatin-induced ototoxicity via reducing oxidative stress. Int J Pediatr Otorhinolaryngol, 2012. 76(1): p. 111-5.

Huang, L., et al., Hydrogen saline treatment attenuates hyperoxia-induced retinopathy by inhibition of oxidative stress and reduction of VEGF expression. Ophthalmic Res, 2012. 47(3): p. 122-7.

Feng, M., et al., Protective effect of saturated hydrogen saline against blue light-induced retinal damage in rats. Int J Ophthalmol, 2012. 5(2): p. 151-7.

Oharazawa, H., et al., Protection of the Retina by Rapid Diffusion of Hydrogen: Administration of Hydrogen-Loaded Eye Drops in Retinal Ischemia-Reperfusion Injury. Investigative Ophthalmology & Visual Science, 2010. 51(1): p. 487-492.

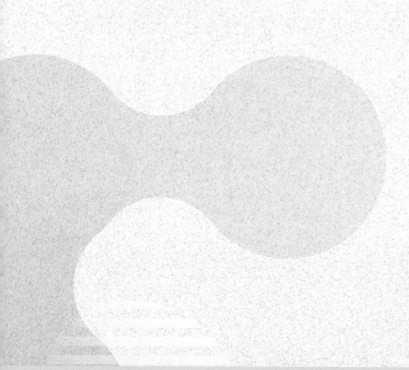

15.

청각 장애와
수소

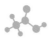

　2018년 우리나라 노인 인구는 전체 인구의 14%를 넘어섰으며, 2026년에는 초고령사회에 진입하고 2060년에는 노인 인구가 전체 인구의 41%를 차지할 것으로 예상하고 있다(통계청, 2018). 초고령화 사회를 맞아 청각 장애(난청)를 가진 사람이 급격히 증가하고 있으며, 2018년 기준으로 342,582명이 청각장애인으로 등록되어 있다.

　2017년 말 우리나라 청각 장애 인구는 2,545,637명으로, 총인구(51,696,216) 대비 약 4.9%를 차지하고 있으며, 2000년 12월 말 958,000명에서 약 162.1% 증가하였다(보건복지부). 전체 청각 장애 인구 가운데 60세 이상이 차지하는 비율은 56.4%로 1,436,4499명에 이르고 있어 장애 인구의 노령화도 함께 진행되고 있다.

　65세 이상의 고령자 중 2명에 1명, 즉, 1,500만 명이 넘는 사람들이 연령 증가에 기인한 난청을 가지고 있으며 최근에는 스마트폰을 큰 소리로 이용하여 생긴 스마트폰 난청을 가진 젊은이의 증가가 우려되고 있다. 소음과 연령 증가에 기인한 난청은 내이의 청세포 재생이 불가능하다고 여겨져 왔지만 수소를 이용한 동물 실험 결과에서 수소는 청세포의 세포사도 개선시키는 것으로 밝혀졌다.

　가벼운 난청을 포함한 청각 장애를 가진 사람은 세계 인구의 약 10%라고 보고된 바 있다. 한편 일본에서도 초고령화 사회의 도래로 인해 난청을 가진 사람들이 증가하고 있다. 일본의 고령자를 대상으로 한 조사(2008년~2010년 실시)에서는 남성의 65~69세, 70~74세, 75~79세, 80세 이상의 연령군 순으로 각각 43.7%, 51.1%,

　　　　　　　　　　　　　　　　　　　　　　　　수소 의료

71.4%, 84.3%가 난청이며, 여성의 경우는 각각 27.7%, 41.8% 67.3%, 73.3%가 난청이다. 이 조사에서 일본의 65세 이상의 고령자 중 2명에 1명에 해당하는 1,500만 명이 넘는 사람들이 난청인 것으로 추산된다. 이는 7~8년 전의 통계이기 때문에 현재는 더 많은 노화성 난청을 나타내는 사람들이 있을 것으로 추정된다. 또한 최근에는 스마트폰을 큰 소리로 들어서 생긴 '스마트폰 난청'을 가진 젊은이의 증가가 우려되고 있다.

난청의 정의는 다양하지만 세계보건기구(WHO)는 500~4KHz 사이의 4가지 주파수의 소리를 들려주고, 그 청력 레벨의 평균이 26데시벨(db) 이상의 소리가 아니면 들리지 않는 경우를 난청이라 정의하고 있다. 참고로 500~4KHz 대의 주파수로는 20db이 나뭇잎이 스치는 소리, 30db이 속삭이는 목소리와 심야의 교외의 소리, 40db이 일상 대화에서 조금 작은 목소리나 조용히 말하는 소리, 100db이 지하철이 지나가는 소리로 각각 해당된다. 500~4Khz의 청력 레벨이 40db인 고령자는 보통의 대화 수준인 40db 정도의 목소리로 말을 걸어도 소리가 발생한 것은 알지만 대화의 의미까지 이해할 수는 없다.

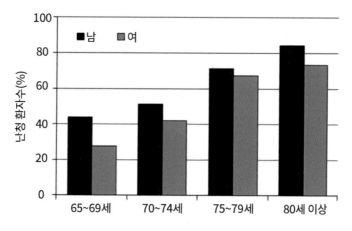

[노화성 난청 환자 수(우치다 등. 2012문헌)]

1. 귀의 구조와 기능

　　　귀는 크게 나누어 청각과 평형감각을 주관하는 두 가지 중요한 기능을 나타내며 외이, 중이, 내이의 세 부위로 이루어져 있다. 소리는 외이, 중이, 내이의 연계 작용에 의해 신경의 전기 신호(활동 전위)로 변환되며 청신경을 통해 뇌에 전달된다. 이 밖에 내이는 몸의 균형을 유지하는 기능을 가지고 있다.

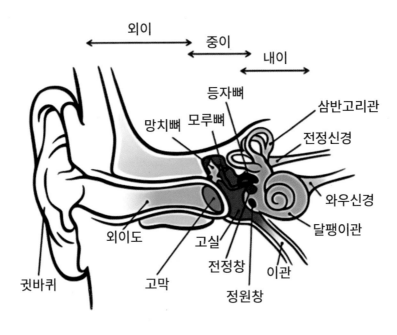

[인간의 귀의 구조]

　　외이는 귓바퀴와 외이도로 이루어져 있다. 중이는 고막과 작은 공간인 고실로 이루어져 있으며 고실에는 3개의 뼈(이소골)가 있다. 귓바퀴에서 잡힌 소리가 모아져 외이도에서 고막으로 전달된다. 고막의 진동은 이소골에서 증폭되어 내이에 연결되어 있는 전정창으로 전달된다. 이관은 중이와 코의 안쪽을 연결하는 가느다란 관으로 외부의 공기를 중이 속으로 들여오는 역할을 한다. 비행기를 탔을 때 갑작스러운 압력 변화로 귀가 아픈 경우가 있는데 침을 삼키거나 하품을 하면 압력을 완화시킬 수 있는 것은 이관을 통해 코와 귀가 연결되어 있기 때문이다.

내이는 청각을 주관하는 달팽이관(와우관)과 평형감각을 주관하는 기관인 전정계(상반고리관을 포함)로 이루어져 있다. 달팽이관은 달팽이 껍질처럼 소용돌이 모양을 한 기관으로 액체로 채워져 있으며 코르티 기관이라 불리는 기관 안에 청세포인 유모 세포가 채워져 있다. 중이의 이소골에서 내이의 전정창으로 전달된 소리의 진동은 달팽이관 속의 액체와 유모 세포의 편모를 흔든다. 유모 세포가 각각 다른 주파수의 소리에 반응하면 그 진동으로 신경이 흥분하여 전기 신호로 변환되고 그것이 청신경을 통해 뇌에 전달된다.

상반고리관은 액체로 채워진 3개의 관이 거의 직각으로 교차되어 있다. 상반고리관 안에도 유모 세포가 있어 이 액체의 움직임에 반응한다. 머리를 움직이는 방향에 따라 1개의 관 속의 액체가 다른 2개의 관 속의 액체보다 크게 움직이다. 이 유모 세포도 신경 흥분과 전기 신호를 발생시켜 머리가 움직이는 방향을 뇌에 전달하는데 이 정보에 의해 몸의 균형 유지를 위한 적절한 동작을 취할 수가 있다. 상반고리관 장애가 발생하면 평형감각을 잃고 현기증을 느낄 수 있다.

2. 난청의 증상 및 원인과 치료법

난청은 전음성 난청, 감음성 난청, 혼합성 난청의 3가지로 분류된다. 전음성 난청은 외이 또는 중이 부분에 장애가 발생한 것이다. 감음성 난청은 내이, 청신경, 혹은 뇌간에 발생한 장애로 인해 생기는 난청이다. 또한 혼합성 난청은 이 2가지 원인을 모두 가지는 난청이다. 전음성 난청의 원인으로는 중이염 등이 있다.

감음성 난청의 원인으로는 노화성 난청, 소음성 난청, 음향성 난청, 돌발성 난청, 메니에르병 등이 있다. 돌발성 난청의 원인은 내이의 혈류 장애(허혈 재관류 장해)가 관여하는 것으로 여겨지고 있다. 가까이에서 큰 폭발음을 듣거나 라이브 하우스 등에서 장시간 큰 소리를 듣거나 헤드폰으로 크게 틀고 장시간 음악을 듣거나 했을 때 난청이 발생한다. 최근에는 '스마트폰 난청'을 가진 젊은이의 증가가 우려되고 있다. 더불어 고막 손상, 연령 증가, 정신적 스트레스, 신체적 스트레스도 난청의 원인이 된다.

[난청의 종류]

종 류	내 용
전음성 난청	중이염 등으로 고막에 구멍이 뚫리거나, 이소골의 기능이 나빠져 소리를 내이로 전달하는 외이 및 중이에 장애가 생겨 일어나는 난청.
감음성 난청	중이에서 소리의 진동을 전기신호로 변환하는 내이, 그 신호를 뇌로 전달하는 청신경, 또는 뇌에 일어난 장애 때문에 일어나는 난청.
혼합성 난청	전음성 난청과 감음성 난청 양쪽 모두의 원인을 가진 난청.

청력을 판정하는 방법으로 각종 청각 기능 검사가 있다. 여러분도 건강 검진에서 받아본 적이 있는 일반적인 검사는 순음 청력 검사라 불리는 검사이다.

이것은 저음에서 고음까지의 음역을 헤드폰으로 듣고 소리가 들리면 버튼을 누르는 '들리는 정도'를 확인하는 검사이다. 어음 청각 능력 검사는 '얼마나 또렷하게, 정확하게 들리는지'를 확인하는 검사로 말의 단음절(예를 들면 '아', '가' 등)이 들리는지를 확인한다. 이음향 방사 검사(OAE)는 이어폰을 귀에 넣어 소리를 듣는 것만으로 내이의 유모 세포의 반응을 검사할 수 있다. 특히 변조 이음향 방사 검사(DPOAE)에서는 1~6Khz까지의 음역에 대한 반응을 검사할 수 있다. 청성 뇌간 반응(ABR)이라는 검사는 헤드폰에서 나오는 소리에 의한 뇌파 반응을 통해 청신경과 뇌의 기능을 검사할 수 있다.

[주요 청각검사 방법]

종 류	검사 방법
순음청력검사	저음에서 고음까지의 음역을 헤드폰으로 듣고 소리가 들린 쪽에 있는 버튼을 누르는 '들리는 정도'를 확인하는 가장 일반적인 검사.
어음청력검사	'얼마나 또렷하게, 정확하게 들리는지'를 확인하는 검사로, 말의 단음절(예를 들면 '아', '가' 등)이 들리는지를 확인한다.
이음향방사검사 (OAE)	이어폰을 귀에 넣어 소리를 듣는 것만으로 내이의 유모세포 반응을 확인한다. 특히 변조 이음향 방사 검사(DPOAE)에서는 1~6KHz까지의 음역에 대한 반응을 검사할 수 있다.
청성뇌간반응 (ABR)	헤드폰에서 나오는 소리에 의한 뇌파 반응을 통해 청신경과 뇌의 기능을 검사할 수 있다.

난청의 치료 방법은 여러 가지가 있으며 치료는 난청의 원인에 따라 달라진다.

소음성 난청의 경우는 안정을 취하는 것이 중요하지만 강한 손상을 입었을 경우의 난청은 재생 불가능한 경우도 있다.

현재로서는 소음성 난청이나 노화성 난청에 대해서는 보청기나 인공 내이 등으로 약해진 청력을 보충하는 방법이 일반적이다. 최근에는 모든 종류의 난청에 대응할 수 있는 디지털형 보청기가 개발되어 잡음을 억제하고 말소리만 듣기 쉽게 하는 등의 기능이 개발되었다. 스트레스로 인한 돌발성 난청의 경우는 심신의 안정이 제일이다. 난청에 대한 새로운 치료법으로 손상된 유모 세포의 재생을 촉진하는 유전자

치료나 재생 의료도 고안되었지만 임상 응용까지는 도달하지 않았다. 다음 장의 문헌 소개에서 자세하게 설명하겠지만 동물 실험에서는 수소에 의한 난청 예방 효과와 치료 효과가 입증되었기 때문에 난청은 재생 불가능한 것이 아니며 미래에는 수소를 이용한 임상 응용의 가능성이 있다고 생각한다.

3. 청각 장애에 대한 수소의 유효성을 보고한 문헌

청각 장애에 대한 수소(H_2)의 유효성 관련 9건의 논문이 보고되고 있다.

실험동물을 이용한 보고로는 소음으로 유발시킨 난청 모델에 수소수, 수소 함유 생리 식염수 또는 수소 가스가 유효성을 나타낸 보고가 총 4건 있다. 또한 우아바인이라는 약제로 유발시킨 청신경 장애 모델에 대해 수소 가스가 유효성을 나타낸 보고와 항암제인 시스플라틴으로 유발시킨 청기 독성 모델에 대해 수소 가스가 유효성을 나타낸 보고가 각각 1건 있다.

따라서 소음 유발 난청 모델에 대해 수소 생식(Zhou Y 등, 2012) 또는 수소 가스(Kurioka T 등, 2014)가 치료 효과를 나타낸 문헌 2건과 우아바인 유발 청신경 장애 모델에 대해 수소 가스가 치료 효과를 나타낸 문헌(Qu J 등, 2012a) 1건의 개요를 설명하고자 한다.

수소 가스를 버블링하여 생리 식염액에 용해시켜 1.2ppm 이상의 수소가 함유된 수소수를 제조하였다. 모르모트(marmotte)를 4개의 군으로 나누어 각각 정상군, 소음군, 소음+생식군, 소음+수소 생식 군으로 설정했다. 정상군을 제외한 소음 3개 군의 모르모트는 4KHz, 115dB의 소음에 4시간 동안 폭로시켰다. 소음 폭로 24시간 후부터 생식 또는 수소 생식을 2.5mL/kg의 투여량으로 1일 2회, 14일간 연속해서 복강 내 투여했다. 그 결과, 소음+수소 생식군의 7일 후 청성 뇌간 반응(ABR) 역치와 변조 이음향 방사 검사(DPOAE) 결과는 소음군이나 소음+생식군에 비해 현

[청각장애에 대한 수소의 유효성을 보고한 문헌]

실험모델	사용동물종	문헌
유모세포 손상	배양세포	Kikkawa YS 등, 2009
	배양세포	Taura A 등, 2010
소음유발 청각저하	모르모트	Lin Y 등, 2011
	모르모트	Zhou Y 등, 2012
	모르모트	Kurioka T 등, 2014
	모르모트	Chen L 등, 2014
우아바인유발 청신경장애	모래쥐	Qu J 등, 2012a
시스플라틴유발 청기독성	Rat	Qu J 등, 2012b
	배양세포	Kikkawa YS 등, 2014

저히 개선되었다.

또한 7일 후의 코르티 기관(Corti's organ)의 병리 조직학적 검사에서 소음+수소 생식군은 소음군이나 소음+생식군에 비해 유모 세포의 부종이나 손실을 크게 개선시켰다. 이를 통해 수소 생식은 소음에 폭로된 모르모트의 유모 세포의 세포사를 억제하고 청력 저하에 치료 효과를 나타내는 것을 알 수 있었다.

모르모트를 4개의 군으로 나누어 4KHz, 121dB의 소음에 5시간 동안 폭로시켰다. 소음 폭로 후 수소 가스(0.5%, 1.0% 또는 1.5%)를 모르모트에게 1일당 5시간, 5일간 연속해서 흡입시켰다. 그 결과, 수소 가스군(1.0% 및 1.5%)의 4일 후 및 7일 후 청성 뇌간 반응(ABR)은 소음 대조군에 비하여 현저히 개선되었다. 또한 7일 후 코르티 기관의 병리 조직학적 검사에서 수소 가스군(1.0% 및 1.5%)은 소음 대조군에 비하여 유모 세포 손실이 개선되었다. 소음 폭로 5시간 후 내이를 채취하여 코르티 기관의 면역 조직 화학 염색을 실시한 결과, 수소 가스군(1.5%)은 소음 대조군에 비하여

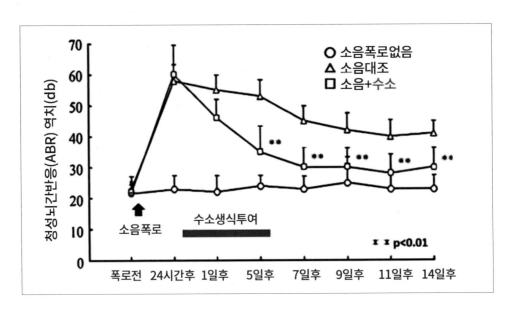

[소음폭로 후 모르모트의 청성뇌간반응(ABR)에 미치는
수소생식의 효과(Zhou 등, 2012 문헌)]

DNA의 산화 스트레스 마커(8-OHdG)의 면역 조직 반응이 감소하였다. 이 결과를 통해 수소 가스의 흡입이 소음 유발성 청력 저하에 치료 효과를 나타내는 것을 알 수 있었다.

청신경 장애는 코르티 기관의 유모 세포는 정상적으로 유지되고 있지만 청신경 기능의 이상으로 청력 저하가 나타나는 질병이다. 우아바인을 모래쥐의 내이에 주입하여 우아바인 유발 청신경 장애 모델을 제작했다. 우아바인으로 청신경 장애를 유발시킨 후 모래쥐에게 수소 가스(1%, 2% 및 4%)를 1시간 후와 6시간 후로 총 2회, 각 1시간 동안 흡입시켰다. 이 모델은 유모 세포에는 영향을 주지 않고 청신경에만 장애를 가하는 모델이다. 이 조건에서 수소 가스(2% 및 4%)는 7일 후 청성 뇌간 반응(ABR)을 현저히 개선시켰다.

또한 7일 후 형태학적 검사에서 수소 가스(2%)는 골수 신경절 장애와 세포사를 개

수소 의료

선시켰다. 이 결과를 통해 수소 가스는 세포사를 개선시키고 우아바인 유발성 청신경 장애를 개선시키는 것을 알 수 있었다. 수소는 청신경 장애 환자에게 유용한 물질이 될 가능성이 있을 것으로 생각된다.

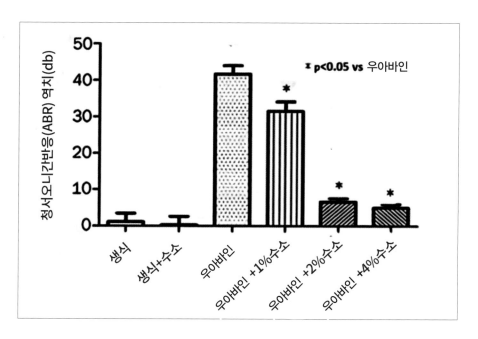

[청신경장애를 야기시킨 모래쥐의 청성뇌간반응(ABR)에 미치는
수소 생식의 효과 (Qu 등, 2012a 문헌)]

4. 청각 장애에 대한 수소의 가능성

청각 장애(난청)의 원인은 여러 가지가 있지만, 그 자세한 메커니즘은 잘 알려지지 않은 것이 현실이다. 다만, 난청 중에서도 소음, 음향, 연령 증가, 스트

레스, 혈류 장애에 의한 난청의 경우 발병의 일부에 활성 산소가 중요한 역할을 하고 있는 것으로 생각된다. 앞 장의 문헌 목록에 게재한 유모 세포의 배양 세포를 이용한 손상 모델은 안티마이신 A라는 항생 물질이 활성 산소를 발생시킴으로써 유모 세포의 손상을 일으키는 것을 이용한 모델로 수소 함유 배양액의 손상 경감 효과는 산화 스트레스 경감 효과에 기반한 것이다.

또한 모르모트에게 소음을 폭로하여 난청을 유발시킨 동물 모델에서의 난청에 대한 예방 효과나 치료 효과는 산화 스트레스와 세포사(아포토시스)에 대한 수소수, 수소 생식 또는 수소 가스의 경감 효과에 기반한 것이다. 그리고 우아바인으로 유발시킨 모래쥐의 청신경 장애 모델에서도 청신경 장애의 경감 효과는 아포토시스에 대한 수소 가스의 경감 효과에 기반한 것이다. 이러한 사실을 통해 수소는 산화 스트레스와 세포사(아포토시스)를 경감시켜 난청에 대해 유효성을 나타내는 것으로 생각된다.

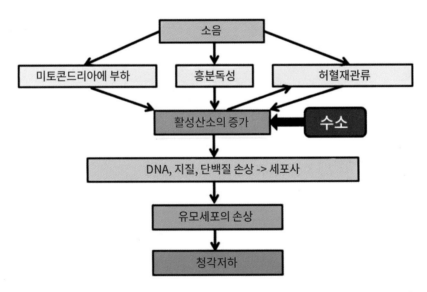

[소음유발성 난청을 수소가 개선시키는 메커니즘 (Zhou 등, 2012문헌)]

수소 의료

동물 모델을 이용한 문헌에서는 수소수, 수소 생식 및 수소 가스를 이용한 실험이 각각 1건, 2건 및 3건이므로, 내이와 청신경으로의 수소 이행성을 고려하면 수소 가스의 흡입이 수소수의 음용이나 수소 생식의 점적 주입에 비해 보다 정확한 섭취 방법일지도 모른다.

　　수소에 의한 청각 장애(난청) 개선 효과가 동물 실험 수준에서 확인되었기 때문에, 수소는 인간의 난청에 대해서도 치료 효과를 나타낼 가능성이 있다. 난청 환자에 대한 수소를 이용한 가까운 미래의 임상 연구가 기다려지는 시점이다.

Ogawa, H., et al., Prevention of ischemia-induced hearing loss by intravenous administration of hydrogen-rich saline in gerbil. Neurosci Lett, 2018. 665: p. 195-199.

Tao, Y., et al., The Comparative Efficiency of Intraperitoneal and Intravitreous Injection of Hydrogen Rich Saline against N-Methyl-N-Nitrosourea Induced Retinal Degeneration: A Topographic Study. Front Pharmacol, 2017. 8: p. 587.

Chen, L., et al., Molecular mechanisms underlying the protective effects of hydrogen-saturated saline on noise-induced hearing loss. Acta Otolaryngol, 2017: p. 1-6.

Moossavi, A., F. Bagheri, and H.R. Farkhani, Capabilities of hydrogen Molecules for use in the prevention and treatment in noise induced hearing loss. Rehabilitation Medicine 2014. 2(4).

Kurioka, T., et al., Inhaled hydrogen gas therapy for prevention of noise-induced hearing loss through reducing reactive oxygen species. Neurosci Res, 2014.

Chen, L., et al., Hydrogen-Saturated Saline Protects Intensive Narrow Band Noise-Induced Hearing Loss in Guinea Pigs through an

Antioxidant Effect. PLoS One, 2014. 9(6): p. e100774.

Zhou, Y., et al., Hydrogen-rich saline alleviates experimental noise-induced hearing loss in guinea pigs. Neuroscience, 2012. 209: p. 47-53.

Lin, Y., et al., Hydrogen in drinking water attenuates noise-induced hearing loss in guinea pigs. Neuroscience Letters, 2011. 487(1): p. 12-16.

Taura, A., et al., Hydrogen protects vestibular hair cells from free radicals. Acta Oto-Laryngologica, 2010. 130: p. 95-100.

Kikkawa, Y.S., et al., Hydrogen protects auditory hair cells from free radicals. Neuroreport, 2009. 20(7): p. 689-94.

16.

치주병에
수소효과

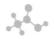

1. 서론

치주병이란 세균에 의해 발생되는 치아주위 잇몸의 염증성 질환으로 치주낭 형성, 치은 퇴축과 함께 치주인대와 잇몸뼈의 파괴가 일어나는 질병이다.

2017년 3월, 제9회 잇몸의 날에 발표된 보고서에서 치은염 및 치주질환의 환자 수는 연간 1,400만 명이 넘어 지난 2010년 이래 급성기관지염(감기) 다음으로 줄곧 2위를 차지하고 있는 것으로 나타났다. 또한 외래다빈도 상병 질병별 요양급여비용 총액이 지난해 1조 1천억 원에 요양급여비용 1위를 차지했다.

치주 질환이란 치아 주위 조직에 병이 생기는 것으로 흔히, 이가 시리거나, 잇몸이 붓고 피가 나거나, 이가 흔들려 씹을 수가 없거나, 잇몸이 내려가고 치아 뿌리가 드러나는 등이 주증상이다.

치아주위 조직은 말 그대로 치아를 둘러싸고 있는 조직들을 총칭하며, 치아를 악골 내에 지지하는 치조골, 치조골과 치아를 연결하는 치주인대, 치주인대의 섬유를 함유하는 백악질, 치조골을 덮고 있는 연조직인 치은(잇몸)으로 이루어진다. 잇몸은

수소 의료

정상적으로 산호빛 분홍색을 띠며 염증 시에는 붉은색을 나타낸다. 경우에 따라 잇몸에 멜라닌이라는 색소가 침착되어 검게 보이기도 하나 이것은 간단한 잇몸수술로 제거할 수 있다. 치주 질환은 발생연령에 따라 사춘기전 치주염, 유년형 치주염, 급속진행형 치주염, 성인형 치주염으로 분류하며 거의 대부분의 치주염은 성인형 치주염에 속한다. 성인형 치주염은 30-35세 혹은 그 이상의 연령에서 호발하고 대개 심한 자각증상이 없이 만성적으로 진행되므로 환자가 증상을 느끼고 치과에 내원할 때에는 이미 상당히 질환이 심화되어 치아를 발치하게 되거나 전반적인 치주처치 외에 잇몸수술을 요하게 된다. 급속진행형 치주염은 사춘기 이후 30대 사이에 호발하고 일부는 유년형 치주염의 경험이 있으며, 수개월 내지 수년 내에 급속한 조직 파괴를 보인다. 따라서 증상이 없더라도 일 년에 한 번 정도의 정기적인 치과 방문으로 방사선 검사 등을 통해 검진을 받아 두어야 한다. 또한, 급속진행형 치주염의 경우 유전적 경향이 존재하므로 가족 중 환자가 있을 때에는 증상이 없더라도 반드시 치과검진이 필요하다.

유년형 치주염은 사춘기 전후에 호발하며, 특히 염증 증상이 없이 급격하게 치조골이 소실되고 남자에 비해 여자에게 더 많다. 위턱 앞니 쪽과 위아래턱 어금니 부위가 심하게 파괴된다. 사춘기전 치주염은 젖니가 난 직후 발생하나 매우 드물다.

이러한 치주질환의 원인 중 가장 중요한 것으로 세균의 작용을 들 수 있다. 치아의 표면에는 항상 타액 속의 단백질과 음식물 등이 형성하는 세균막이 존재하는데 여기에는 구강 내의 각종 세균이 부착하여 활동한다. 치주 환자의 대부분은 신체 방어 세포의 기능에 결함을 갖기 때문에 이러한 세균이 만들어 내는 여러 가지 산물들에 저항하지 못하고 조직의 심한 파괴를 일으키게 된다.

치주 질환을 치료하지 않았을 때는 앞에서 언급한 여러 증상들이 나타나고 치주조직의 파괴로 결국 치아를 모두 잃고 틀니를 제작하게 되며 이 심각성은 비교적 젊은 나이에 치아를 상실한다는 데 있다.

치주 질환의 치료는 치태^(세균막)조절과 치석 제거 및 치은^(잇몸)소파술 등과 치조골 성형, 치은형성술과 절제술, 인조골 이식술, 치주 조직 재생유도술 등으로 이루어진다. 이 중에서 가장 중요한 것은 치태 조절로서 모든 치주 치료에 기본이 된다. 치주 질환의 치료는 치과의사의 역할이 60%라면 나머지 40%는 환자의 칫솔질과 협조에 달려 있다. 칫솔의 올바른 사용이 필수적이며 바른 사용법을 익혀야만 한다.

2. 치주병의 원인과 치료법

우리들의 치아는 치주조직이라고 불리는 토대로 지탱되고 있으며, 치주조직은 치육(잇몸), 치근막, 시멘트질, 치조골로 구성되어 있다. 치아 뿌리의 표면에 있는 시멘트질과 치조골 사이에 치근막이라는 조직이 연결되어 치아가 치조골에서 빠지지 않도록 지지한다.

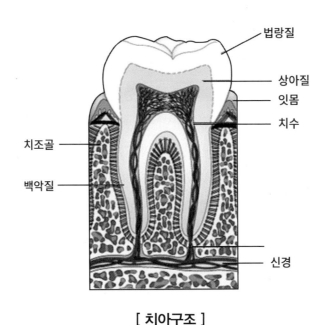

법랑질
상아질
잇몸
치수
치조골
백악질
신경

[치아구조]

치주병을 일으키는 세균감염에 의해 치육에 염증이 발생하여 치아를 지탱하고 있는 치조골이 빠지는 질환이 치주병이다. 치아와 잇몸 사이에 불순물이 쌓이면 그곳에 많은 세균이 모여들어 잇몸 주변이 염증을 일으켜 부어오르는 것이 진행되고 치주 포켓(periodontal pocket)이라고 불리는 치아와 잇몸 사이의 경계가 깊이 패어 치조골이 녹아 치아가 흔들리게 되어 최종적으로는 발치를 해야 되는 상태에 이른다.

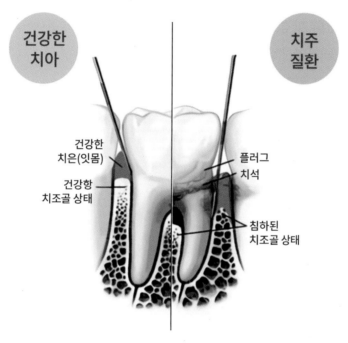

[건강한 치아와 치주질환 차이]

입안에는 약 300~500종류의 세균이 살고 있는데, 칫솔질이 충분하지 못하거나 단 것을 과도하게 섭취하면 세균이 끈끈한 점성의 물질을 만들어 치아 표면에 부착된다. 이것을 치석(플라크)이라고 하며, 점착성이 강해서 양치질을 하는 것만으로는 없어지지 않는다. 이 플라크 1mg 중에는 10억 개의 세균이 생존하며 이것들이 썩은 이를 만들거나 치주병을 일으킨다. 플라크를 제거하지 않고 그대로 방치하면 딱딱해져 치아 표면에 단단히 들러붙어서 칫솔질만으로는 제거할 수 없게 된다. 치석 속이나 주변에 세균이 더욱 파고들면서 치주병을 진행시켜 독소를 만들어 낸다.

치주병을 일으키는 대표적인 요인으로서는, ①미생물원인, ②환경원인, ③숙주(宿主) 원인이 있다. 미생물원인의 대표적인 사례는 치석(플라크) 속 치주병의 원인이 되는 세균이다. 환경원인이란 우리 주변을 둘러싼 상황으로, 흡연습관, 입속 청결불량, 초진 시의 포켓 깊이, 플라크 부착량, 스트레스의 유무, 식생활, 영양 등이 있다. 특히, 흡연은 치주병의 환경원인 중 최대의 위험인자로, 치주병을 중증화시키거나 치료 후 상처치유를 지연시킨다. 숙주원인으로는 연령, 인종, 균수, 당뇨병의 유무, 면역기능, 유전 등이 있다.

치주병이 일어나기 쉬운 사람과 그렇지 않은 사람, 치주병 치료에 대한 반응이 좋은 사람과 그렇지 않은 사람이 있는 것을 보면, 유전적(선척적)인 요인도 치주병과 관련되어 있을 것으로 생각되고 있다. 이와 같이 치주병을 일으키는 ①~③의 각 인자가 중복되어 발생하면, 치주병 발증의 위험성이 최대가 된다.

예를 들어 칫솔질을 대충 한 경우, 입 속의 청결불량에 흡연 등의 생활습관, 과도한 스트레스, 몸 상태 불량에 의한 면역력 저하 등이 더해지면, 치주병을 일으킬 위험성이 높아지게 된다.

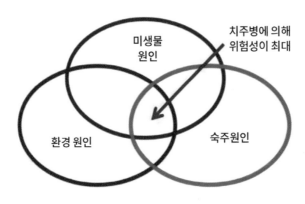

[치주병을 일으키는 원인]

현재 치주병의 예방과 치료가 가능한 상태이다. 먼저 치주병의 원인이 되는 것은 치석(플라크)이기 때문에 이것을 쌓아 놓지 않는 것, 늘리지 않는 것이 기본이다. 이를 위해서는 올바른 칫솔질로 치아 표면을 플라크가 없는 청결한 상태로 해 놓는 것이 중요하다. 치과에 가서 치육 속까지 파고 든 치석을 완전히 제거하여 뿌리 표면을 매끄럽게 하고 염증을 일으키는 세균을 철저하게 없애 상처 난 치육, 뼈를 치료하여 건강한 치육으로 되돌려야 한다.

3. 치주병과 전신질환과의 관계

치주병이 진행되어 치석(플라크) 속에 병원성을 띤 세균이 증식하면, 신체의 방어기능이 작용하여 백혈구나 백혈구의 일종인 대식세포가 활성산소를 분비하여 치주병균을 공격하려고 한다. 그러나 활성산소나 치주병균이 만들어내는 독소는 동시에 치주조직에 염증을 일으켜 파괴하려 한다. 또한, 치주병균, 독소, 활성산소, 염증유도물질(염증 메디에이터), 염증생성물질 등은 치육의 모세혈관을 타고 혈액 속으로 들어가 전신을 순환하면서 조직이나 장기에 도달해 노화나 각종 생활습관병을 일으키는 원인이 될 수 있다. 중등도에서 중도의 치주염 치주포켓의 궤양 표면적은 손바닥 사이즈와 비슷하다. 치주병은 입 속뿐만 아니라 주변의 국소염증 등에 관하여 전신의 건강에 영향을 미치는 것으로 알려져 있다.

치주병은 당뇨병, 심장혈관질환, 오연성 폐렴, 골다공증, 조산, 저출생체중아 출생, 메타볼릭신드롬, 동맥경화 등을 유발하는 원인 중 하나로 밝혀지고 있다.

또한, 치주병과 암의 관련성도 보고되고 있다. 치주병을 일으키거나 악화시키는 요인에는 식사(허겁지겁 먹는 습관), 양치질(잘못된 칫솔질), 스트레스, 흡연 등의 생활습관도 관련되어 있으므로, 이런 점에서도 치주병은 생활습관병의 하나로 생각하고 있다.

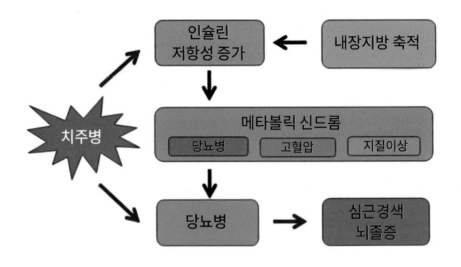

[치주병과 메타볼릭신드롬 관련]

최근의 연구에서 여성과 치주병 간의 관계가 주목을 받고 있다.

여성호르몬은 치주병을 악화시키는 작용을 하며, 어떤 특정한 치주병균의 증식을 촉진하거나 치주조직의 염증을 악화시킨다. 여성의 경우, 노화뿐만 아니라 호르몬 밸런스가 크게 변화하기 때문에 치주병을 일으키기 쉬운 시기가 있는데, 그것은 ① 사춘기, ②임신과 출산기, ③갱년기 등 인생에 있어서의 3단계이다. 또한, 통상의 월경주기에서도 호르몬 밸런스의 변화로 생리 전에 치경이 부어오르는 경우도 있다.

치주병과 전신질환 간의 연구에 따르면, 임신 중의 여성이 치주병에 걸려 있으면 저출생체중아 출산 및 조산 위험성이 높아지고 그 위험률은 치주병에 걸리지 않은 경우와 비교하여 약 7.5배나 높다고 한다.

임신 중에는 태어날 아기를 위해서라도 특히 치주병의 치료와 예방에 조심해야 하겠다.

수소 의료

4. 치주병에 대한 수소효과 관련 연구 문헌

치주병 및 치주병 관련 질환에 수소가 효과를 발표한 동물시험의 연구문헌이 3건의 보고가 있어 간략히 설명하고자 한다.

[치주병 개선관련 수소연구 문헌]

질환모델 또는 사람의 질환	사용동물종	문헌
치주병 모델	레트(rat)	Kasuyama K. et al, 2011
치주병 모델에 대한 대동맥 지질침착	레트(rat)	Ekuni D. et al, 2012
치주조직의 노화	레트(rat)	Tomofuji T. et al, 2014

래트(rat)를 대상으로 치주병을 유발시켜 진행시키는 처치를 4주간 실시와 동시에 증류수와 수소수(0.8~1.0ppm)를 4주일간 자유롭게 마시게 하여 치주병 모델 래트(rat)에 대한 효과를 조사했다(Kasuyama K. et al, 2011).

그 결과, 증류수를 4주일간 마시게 한 대조군 래트(rat)에서는 경이적으로 혈청 중 활성산소의 증가가 확인되었다. 또한, 대조군 래트(rat)에서는 4주일 후 치주조직 중의 백혈구 침윤과 치조골 결손이 확인되었다. 그러나 수소수를 4주일간 마시게 한 군(수소군)에서는 혈청 중 활성산소의 증가억제, 치주조직 중의 산화스트레스 마커의 발현억제가 확인되었다. 나아가, 수소군에서는 치주병의 진행에 따른 백혈구의 침윤이나 파골세포의 분화도 억제되고 있었다. 이 결과로부터, 수소수의 음용이 치육의 산화스트레스를 경감시킴으로써 치주병의 진행억제에 유효성을 보일 가능성을 시사한다.

앞의 연구논문에서 설명한 것과 같이, 치주병과 전신의 건강은 관련되어 있으며,

특히 치주병과 산화스트레스로 인한 동맥경화의 경우에는 상당히 밀접한 관련이 있다.

따라서 앞의 연구논문과 마찬가지로, 래트(rat)에 대해 4주일간 치주병을 유발시켜 진행시키는 농시에, 증류수와 수소수(0.8~1.0ppm)를 4주일간 마시게 하여 치주병 모델 래트(rat)의 동맥경화 초기병변에 대한 수소수의 효과를 조사하였다(Ekuni D. et al, 2012). 그 결과, 증류수를 4주일간 마시게 한 대조군 래트(rat)에서는 동맥의 지질 침착, 혈청 중 활성산소와 산화 LDL(악한 콜레스테롤의 산화형) 레벨의 상승 및 동맥의 산화스트레스 마커의 고발현이 확인되었다. 그러나 수소수군에서는 지질침착의 감소, 혈청 중 활성산소와 산화 LDL 레벨의 증가억제 및 산화스트레스 마커의 발현 억제가 확인되었다. 이 결과는 수소수의 음용이 산화 LDL의 감소나 동맥의 산화스트레스를 감소시킴으로써 예방효과를 보일 가능성을 시사하는 것이다.

치주병의 이환율은 연령과 더불어 상승하며 노화는 치주병을 악화시키는 요인 중 하나이다. 이에 건강한 래트(rat)에 대해 1년간(4개월령~16개월령) 증류수와 수소수(0.5ppm 이상)를 마시게 하여 치주조직의 노화에 미치는 영향을 조사했다(Tomofuji T. et al, 2014).

그 결과, 대조군에 비하여 수소수군에서는 혈청 중 또는 치주조직 중의 산화스트레스 마커의 증가억제가 확인되었다. 또한, 병리조직학적인 평가를 실시한 결과, 수소수군에서는 더불어 치주조직의 장애 억제가 확인되었다. 염증반응에 따른 각종 유전자의 발현억제는 확인되지 않았지만, IL-1β(염증과정에서 백혈구로부터 분비되어 세포 간 정보전달을 맡고 있는 단백질)의 발현에는 아무런 영향을 미치지 않았다. 이들 결과로부터, 수소수의 음용은 치주의 염증반응에는 명확한 억제를 보이지 않았지만, 산화스트레스 장애에는 억제효과를 보였으며, 이 산화스트레스 장애의 억제가 노화억제 효과로 이어진 것을 시사함을 알 수 있다.

5. 수소수의 치주병 개선작용 메커니즘

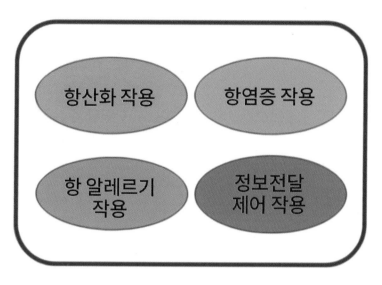

[수소수에 의한 치주병 개선작용의 메커니즘]

래트(rat) 치주병 모델에 대한 비타민 C 배합 치약의 효과를 살펴본 연구논문에서는, 치주병 개선효과의 메커니즘을 비타민 C의 항산화 작용과 콜라겐 합성 촉진작용이라고 보고하고 있다(Tomohuji et al, 2006). 앞에서도 설명한 것과 같이, 래트(rat) 치주병 모델에 대한 수소수의 음용효과를 실시한 연구실험에서는 수소수가 항산화작용, 항염증작용 및 정보전달 제어작용을 매개로 치주병을 개선한다고 보고하고 있다(Kasuyama K. et al, 2011).

또한, 치주병 모델 래트(rat)의 동맥경화 초기병변에 대한 수소수의 음용효과를 조사한 실험에서는 수소수가 항산화작용이나 지질대사 개선작용을 매개로 치주병이나 동맥경화의 초기병변을 개선한다는 보도도 있다(Ekuni D. et al, 2012).

더 나아가, 건강한 래트(rat)에 대해 1년간 수소수를 음용시킨 후 치주조직의 노화에 미치는 영향을 조사한 실험에서는, 항산화작용을 매개로 수소수가 치주조직의 노화를 억제한다는 보고가 있다(Tomofuji T. et al, 2014).

　이들 결과로부터, 수소수에 의한 치주병 모델 개선작용의 메커니즘은 비타민 C의 경우와 마찬가지로 수소(H₂)가 가진 항산화작용이 주가 된 것으로 생각되지만, 그 밖에도 수소(H₂)는 항염증작용, 정보전달 제어작용에도 관여하고 있을 것으로 생각된다.

　사람에 대한 임상시험의 보고가 아직까지 없어서 단언할 수는 없지만, 사람이 수소수를 음용을 하면 치주조직으로의 직접적인 항산화효과나 체내 산화스트레스의 개선효과를 기대할 수 있을 것으로 생각된다. 치주병을 예방하기 위해서는 일상적으로 올바른 칫솔질과 전문적인 의료기관을 통한 정기적인 치아관리가 가장 중요하지만, 이들 대책과 더불어 수소수의 음용을 병용한다면 보다 효과적인 예방이 될 수 있을 것으로 생각한다. 참고로 저자가 개발한 수소수생성기을 이용하여 2013년에 단국대학원(석사논문)에서 수소수로 입안을 가글을 한 결과 입 안에 세균들이 제거되었다는 학위논문 이후 단국대학원에서는 수소와 치추염에 대한 연구논문이 발표되고 있다. (Antibacterial Activity of Hydrogen-rich Water Against Oral Bacteria.)

Hydrogen-rich water attenuates experimental periodontitis in a rat model

K Kasuyama, T Tomofuji, D Ekuni... - Journal of clinical ..., 2011 - Wiley Online Library

Effects of hydrogen-rich water on aging periodontal tissues in rats
T Tomofuji, Y Kawabata, K Kasuyama, Y Endo... - Scientific Reports, 2014 - nature.com

Hydrogen-rich water prevents lipid deposition in the descending aorta in a rat periodontitis model

D Ekuni, T Tomofuji, Y Endo, K Kasuyama, K Irie... - Archives of oral ..., 2012 – Elsevier

Molecular hydrogen: a preventive and therapeutic medical gas for various diseases

L Ge, M Yang, NN Yang, XX Yin, WG Song - Oncotarget, 2017 - ncbi.nlm.nih.gov

17.

치매에
수소효과

초고령화 사회를 맞이한 우리나라에서는 치매 환자가 급격히 증가하여 장래에는 65세 이상의 5명 중 1명이 치매에 걸릴 것으로 추정되고 있다.

정부(과학기술정보통신부와 보건복지부)는 이를 위해 '치매극복R&D사업단'을 출범한다고 2020년 8월 2일에 밝혔다.

정부가 치매 원인을 규명해 미리 예방하고 진단, 치료와 관련된 연구개발(R&D)에 2028년까지 총 1987억 원을 투입한다. 이 R&D사업은 치매발병을 5년 지연하고 연간 치매환자 증가속도를 50% 감소시켜 국민들의 사회경제적 부담을 줄이는 데 목표를 하고 있다.

사업단은 △치매 원인규명 및 발병기전 연구 △치매 예측 및 진단기술 개발 △치매 예방 및 치료기술 개발 등 3개 분야에 대한 R&D을 통해 치매극복을 위한 핵심기술을 확보할 계획이다.

치매의 치료약으로 각종 약제가 개발되고 있지만 근본적인 개선 효과가 있는 것은 아니다. 따라서 치매에 개선 효과를 나타내는 근본적인 약제의 개발이 요구되고 있다.

수소 의료

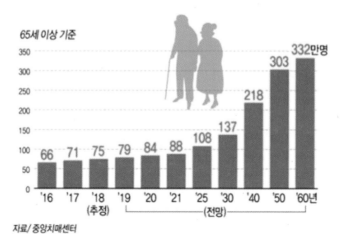

[장래 치매 환자 수]

한편, 수소 의학 연구의 진전에 의해 수소가 치매 환자와 그 예비군인 경도 인지 장애(MCI) 환자에게도 효과를 나타낸다는 획기적인 연구 성과를 얻었다.

2018년 기준으로 우리나라에서 65세 이상 노인인구 중 치매환자는 70만 5473명으로 추정되고, 치매 유병률은 10.0%를 기록한 것으로 집계됐다.

65세 이상 노인 10명 중 1명꼴로 치매를 앓고 있는 셈이다. 치매환자는 지속적으로 늘어 2024년 100만 명, 2039년 200만 명, 2050년엔 300만 명을 넘어설 것으로 추정됐다.

중앙치매센터에서 이 같은 내용을 골자로 한 '대한민국 치매현황 2018년 보고서'에 따르면, 치매환자 1인당 연간 관리비용은 2074만 원, 국가치매관리비용은 14조 6000억 원으로 국내총생산(GDP) 중 0.8%를 차지했다. 65세 이상 치매환자의 전체 연간 진료비는 2조 3000억 원, 치매환자 1인당 연간 진료비는 344만 원 수준이다. 65세 이상 노인의 치매를 유발하는 가장 대표적인 원인은 알츠하이머병이다. 아직 획기적인 치료법이 없어 '현대판 불치병'이라고 불리고 있지만 이제 조금씩 그 치료의 가능성이 나타나고 있다.

가족 가운데 알츠하이머병 환자가 있으면 그 자손은 가족력이 없는 경우보다 알츠하이머병 발병 위험이 40% 정도 높아진다. 치매는 증상이 나타날 때까지 20~30년이 걸리는 만큼 미리 치매 발생이나 진행을 막을 수 있다.

평생에 걸쳐 건강한 생활습관을 지키는 노력으로 치매 발생을 충분히 억제할 수 있으며 이미 치매가 시작됐더라도 진행 속도를 늦추거나 더 이상 진행되지 않도록 할 수 있고 치매 발병 위험인자를 잘 조절하는 것만으로도 치매 발생의 3분의 1은 예방할 수 있다.

전 세계에서 치매로 고통받고 있는 환자는 현재 약 5,000만 명인데 2030년 7500만 명, 2050년 1억 3200만 명까지 증가할 것으로 추정된다.

초고령화 사회의 도래로 인해 일본에서는 치매 환자가 급증하고 있다. 특히 일본도 2015년에는 약 500만 명이었던 환자 수가 2025년에는 약 700만 명으로 증가할

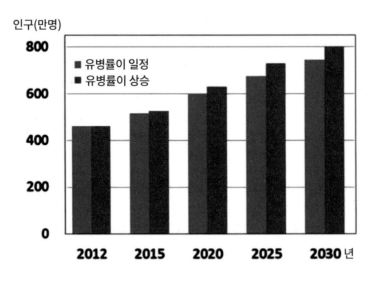

[65세 이상 치매 환자 수(후생노동성HP)]

수소 의료

것으로 예상되고 있다.

이것은 65세 이상의 5명 중 1명이 치매에 걸리는 셈으로 일본이 안고 가야 할 사회적인 문제가 될 가능성이 있다. 치매의 60% 이상을 차지하는 알츠하이머형 치매(알츠하이머병)의 치료에 아세틸콜린(ACh)이라는 뇌 내 신경 전달 물질의 불활성화를 저해하는 약제가 주로 사용되는데 개선 효과를 나타내지는 않지만 진행을 늦출 수 있는 유효성을 가지고 있다.

그러나 질병이 진행됨에 따라 약제 내성이 생겨 그 악화에 대응할 수 없어지는 것이 현실이다. 따라서 현재까지 알츠하이머병에 대해 개선 효과를 나타내며 안전성에서도 우수한 치료약은 존재하지 않았다.

한편, 지금까지 수소(H₂)가 치매나 그 예비군인 경도 인지 장애(MCI)의 동물 모델에 유효성을 보여 주는 것으로 보고되어 왔지만, 인간에 대한 임상 시험에 관한 보고는 없었다. 그러나 최근의 연구 성과에서 수소(H₂)가 기존의 약제에서 볼 수 있었던 진행을 억제하는 효과가 아닌 치매와 MCI에 현저한 개선 효과를 나타내는 것이 보고된 바 있다. 이들은 수소(H₂)를 이용한 임상 연구의 획기적인 연구 성과이다.

1. 치매정의

치매학회는 치매에 대하여 아래와 같이 정의하고 있다.

치매란 사람의 정신(지적)능력과 사회적 활동을 할 수 있는 능력의 소실을 말하며, 어떤 사람의 일상생활에 장애를 가져올 정도로 충분히 증상이 심할 때, 이것을 치매라고 얘기한다. 즉 치매는 그 자체가 어떤 활동을 이야기하는 진단명이 아니라 단지 특정한 증상들이 나타나서 어떤 기준을 만족시키는 경우를 이야기하는 하나의 증후군(증상복합체)이다.

수 세기 동안 사람들은 그것을 노망이라고 부르면서 나이를 먹게 되면 피할 수 없이 필연적으로 오는 것으로 생각했다. 하지만 지금은 치매는 단지 나이가 들어 발생하는 생리적인 현상이 아니라는 것이 잘 알려져 있다.

치매는 여러 가지 질환들에 의해 나타나는 병적 증상이다. 그 밖에 미만성 레비소체 치매, 두부 외상성 치매 등 매우 다양한 질환들에 의해서 치매가 나타날 수 있는데, 알츠하이머병, 혈관성 치매, 미만성 레비소체 치매들은 치매의 증상으로만 나타날 수 있다.

또 어떤 치매의 원인 질환들은 여러 가지 나타나는 증상들 중에 한 가지로 치매가 나타나기 때문에 이런 경우에는 치매 이외의 다른 증상들을 잘 살펴보면 쉽게 진단을 내릴 수 있는 경우도 많다. 대개의 경우, 경험 많은 신경과 의사의 병력청취와 신경학적 검사만으로도 많은 질환들이 배제되고, 의심되는 몇 가지 질환으로 추론되어 몇 가지 검사만으로도 진단을 할 수 있는 경우가 많다.

치매의 증상들은 원인 질환의 종류와 정도에 따라 아주 가벼운 기억장애부터 매우 심한 행동장애에 걸쳐 매우 다양하게 나타나는데, 모든 치매 환자들은 기억장애 외에도 사고력, 추리력 및 언어능력 등의 영역에서 어느 정도의 장애를 같이 보이게 된다. 인격장애, 성격의 변화와 비정상적인 행동들도 치매가 점차 진행됨에 따라 나타날 수 있다.

2. 치매의 원인과 증상

치매 증상을 나타내는 질환은 수없이 많지만 그중 대표적인 것으로는 알츠하이머형 치매(알츠하이머병), 뇌혈관성 치매, 루이소체형 치매, 전두 측두형 치매가 있다. 치매의 60% 이상을 차지하는 알츠하이머병은 뇌에 아밀로이드β(Aβ)라는 물질이 축적되어 신경 세포가 사멸하고 뇌위축이 일어나는 것이 원인인 것으로 생각된다.

Aβ가 축적되는 원인은 잘 알려지지 않았지만 일부 원인으로 산화 스트레스가 관

여하고 있다. 한편, 치매 발병에는 지금까지 연령 증가나 유전이 관련되어 있는 것으로 여겨졌는데 거기에 더해 최근에는 당뇨병이나 고혈압에 걸린 사람은 치매에 걸리기 쉽다는 것이 과학적으로 증명되었다. 따라서 치매의 예방을 위해서는 당뇨병이나 고혈압 등의 생활습관병에 걸리지 않기 위한 대책이 필요하다.

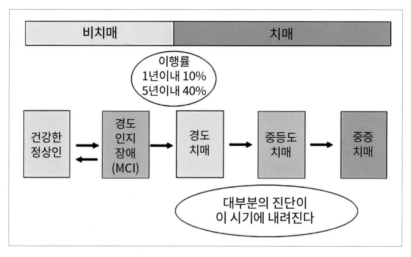

[치매의 종류]

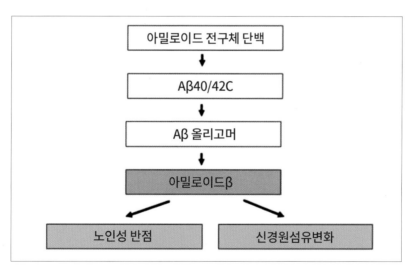

[알츠하이머병의 원인]

경도 인지 장애(MCI)는 기억 장애가 있고 지적으로 정상이라고는 할 수 없는 이행 상태로 소위 말하는 그레이존 상태이다. 치매로 진단을 내리기까지 통상 5~10년(평균 6~7년)이 소요된다. MCI에서 치매 증상이 진행되는 사람의 비율은 연간 10%로 5년 안에 약 40%가 치매로 진행된다. MCI의 원인도 치매와 마찬가지로 연령 증가, 유전적 요인, 생활습관 등이 관여하고 있다. 그러나 MCI는 인지 기능(기억, 결정, 이유 찾기, 실행 등) 중 하나의 기능에 문제가 생길 수 있지만, 일상생활에는 지장이 없는(병적이 아닌) 상태이다.

한편, 치매는 정상적으로 발달한 지적·정신기능이 어떠한 원인이나 질병에 의해 후천적 또는 만성적으로 저하되어 일상생활이나 사회생활이 곤란한 상태이다. 예를 들어, 치매 초기에는 건망증이 나타나는데 연령 증가에 의한 건망증과는 구별된다.

치매 중기가 되면 기억 장애가 심해져 배회 증상이 나타나기 때문에 가족의 간호가 힘들어진다. 또한 치매 후기가 되면 뇌위축이 더욱 진행되어 말수도 없어지고 말의 의미도 잃어 결국 말이 통하지 않게 되며 누워서 지내는 상태가 된다. 연령 증가에 의한 인지 기능 저하에 생활 습관과 유전적 요인이 더해져 MCI로 진행되고 나아가 치매로 진행되는 것으로 생각된다. 연령 증가에 따른 인지 기능 저하의 단계에서 적절한 치료에 의해 MCI의 진행을 예방하는 것이 매우 중요하다.

3. 현재의 치매치료약의 현황

우리 몸의 뇌 내 신경 전달 물질에는 다양한 것들이 있지만 그중에서도 아세틸콜린(ACh)은 뇌 내 신경 전달에 중요한 역할을 한다. 현재 사용되고 있는 알츠하이머병 치료약은 4가지가 있는데 그중 3가지는 ACh가 콜린에스테라아제(ChE)라는 효소에 의해 불활성화되는 것을 저해하는 약으로 ChE 억제제라고 불린다. ChE 억제제 중에서도 도네페질(상품명: 아리셉트)은 세계적으로 가장 많이 사용되는 약으로 일본에서도 7년 이상 사용되고 있는 약이다. 신경 전달 물질인 ACh의 불활성화를 저해하기 때문에 뇌 내 ACh 농도가 높아져 알츠하이머병에 유효성을 나타내는 것으로 여겨져 개발되었다.

[알츠하이머병에 대한 시판약]

일반명	도네페질	갈란타민	리바스티그민	메만틴
상품명	아리셉트	레미닐	엑셀론 또는 리바스타치	메마리
작용기전	AChE 억제	AChE 억제 및 니코틴성 수용체 증강	AChE 억제 및 부틸콜린 에스테라제 억제	NMDA 수용체 억제
적응증의 정도	경도~고도	경도~중등도	경도~중등도	중등도~고도
1일 투여횟수	1회	2회	1회	1회

그러나 도네페질의 경도 및 중등도의 알츠하이머병에 대한 임상 시험에 있어서 알츠하이머병 평가 척도(ADAS-Cog)라는 평가 항목으로 평가한 결과, 6개월간의 복용으로 질병의 진행 억제가 보였지만 시험 시작 전에 비해 1.4점(70점 만점)밖에 개선 효과를 나타내지 않았다. 또한 복용 6개월 후 6주간 휴약한 결과 플라시보군과 동일한 수준으로까지 증상이 악화되었다.

이 결과는 도네페질이 알츠하이머병에 대한 진행 억제 효과는 나타내지만 현저한 개선 효과는 보여 주지 않는다고 할 수 있다. 또한 질병이 진행됨에 따라 약제 내성이 생겨 그 악화에 대응할 수 없게 될 뿐만 아니라 장기간 복용하면 공격성이 강해지고 불면증 증상을 보이는 등의 부작용이 나타나기도 한다.

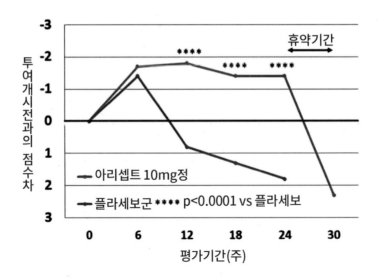

[알츠하이머병 환자에 대한 도네페질(아리셉트)의 임상 성적(에자이 주식회사 HP)]

알츠하이머병은 세포 밖에 Aβ라는 이상 단백질이 침착하는 노인성 반점과 세포 내에 타우 단백질이라는 단백질이 응집하는 신경원 섬유 변화의 2가지 증상이 나타나는 것으로 알려져 있다. 이에 미국을 중심으로 뇌 내 Aβ를 저하시키는 목적(아밀로이드 가설)으로 많은 항체 의약품이 개발되고 대규모의 임상 시험이 실시되었다. 그 결과, 뇌 내 Aβ 제거에 성공했지만 환자의 증상 개선 효과는 보이지 않았다. 따라서 알츠하이머병의 원인을 단일 분자로는 설명할 수 없기 때문에 복합적인 분자를 타깃으로 한 치료법이 필요하다는 견해로 수정되었다. 어쨌든 알츠하이머병의 개선 효과를 나타내는 약의 등장이 요구되고 있지만 현재까지 알츠하이머병에 대해 개선 효과를 나타내며, 안전성에 있어서도 우수한 치료 약물은 존재하지 않고 있다. 알츠하이머병은 치료 만족도와 의약품 공헌도가 낮은 질병이다.

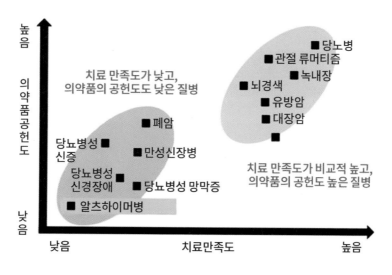

[**의약품의 만족도와 공헌도**(HS재단 2010년도 조사보고서)]

4. 경도인지장애(MCI) 및 치매에 대한 수소의 개선효과

　　　　　인지 장애 또는 인지 결손 동물에 대한 수소수 또는 수소 가스의 유효성에 관한 논문이 9건 발표되고 있다. 또한 아밀로이드β(Aβ)로 유발시킨 알츠하이머병 모델에 대한 수소수의 유효성에 관한 논문이 2건 보고되었고, 인간을 이용한 경도 인지 장애(MCI)에 대한 수소수의 유효성에 관한 논문이 1건 보고된 바 있다. 따라서 여기서는 마우스와 인간의 MCI에 대한 수소수의 유효성에 관한 논문을 소개하고자 한다.

　한편, 수소 가스를 이용한 치매 또는 MCI에 대한 임상 연구도 실시되었고 그중 2건이 연구 성과가 있어서 2건 모두 치매와 MCI의 예방 및 치료약으로 특허 출원하였다고 한다. 그러나 양쪽 모두 아직 논문작성 중으로 수리되지 않은 상태라 대략적인 내용만 소개한다.

[인지장애 또는 치매에 대한 수소수 또는 수소가스를 이용한 문헌보고]

대 상 질 환	동 물 종	문 헌
스트레스성 인지장애	마우스	Nagata K 등, 2009
뇌허혈에서 유발된 인지장애	Rat	Ge P 등, 2012
패혈증에서 유발된 인지장애	Rat	Zhou J 등, 2012
	마우스	Liu L 등, 2014
간 절제로 유발된 인지장애	마우스	Tian Y 등, 2017
노화촉진 마우스의 노화성인지장애	마우스	Gu Y 등, 2010
외상성 뇌손상에서 유발된 인지결손	Rat	Hou Z 등, 2012
마취약으로 유발된 인지장애	마우스	Li C 등, 2017
알츠하이머병	Rat	Li J 등, 2010
	Rat	Wang C 등, 2011
경도인지장애	마우스, 사람	Nishimaki K 등, 2017

산화 스트레스가 치매와 경도 인지 장애(MCI)의 질병 원인과 진행에 관여하고 있기 때문에 유전자 조합만 바꾸어 산화 스트레스 항진 마우스를 대상으로 하였다 (Nishimaki K 등, 2017). 이 마우스는 연령 증가에 따라 인지 기능이 저하되어 신경 변성이 진행되어 치매가 발생하는데 이 마우스에게 생후 1개월 또는 생후 8개월부터 포화 농도의 수소수(1.6ppm)를 자유롭게 섭취하도록 하였다.

한편, 대조군에게는 수소를 함유하지 않은 물을 마찬가지로 자유 섭취시켰다. 각각의 실험군(생후 1개월군, 생후 8개월군)의 마우스가 14개월령 또는 18개월령에 도달한 시기에 인지 기능 검사와 뇌 내 해마의 신경 변성을 조사했다. 그 결과, 대조군에 비해 수소수 음용군에서는 인지 기능 저하의 현저한 개선과 신경 변성의 현저한 개선이 보였다. 또한 대조군에 비해 수소수 음용군에서는 평균 수명의 현저한 연장을 보였다.

츠쿠바 대학 정신신경과를 중심으로 한 프로젝트에서 MCI 환자가 수소수를 음용함으로써 인지 기능의 개선과 함께 인지 기능 저하의 억제가 가능한지에 대해 검토하였다(Nishimaki K 등, 2017). 랜덤화한 이중 맹검 시험법을 이용하여 시험을 실시해 최종적으로 수소수를 1년간 음용한 MCI 환자는 35명, 플라시보수를 1년간 음용한 사람은 39명이었다.

500mL의 알루미늄 파우치에 넣은 수소수(1.2ppm) 또는 동일 용기에 넣은 플라시보수를 양쪽 군의 사람들에게 음용시켰는데 마시고 남은 양도 있었으므로 1일당 평균 음용량은 양쪽 모두 300mL였다. 그 결과, 시험 시작 전과 1년 후의 알츠하이머

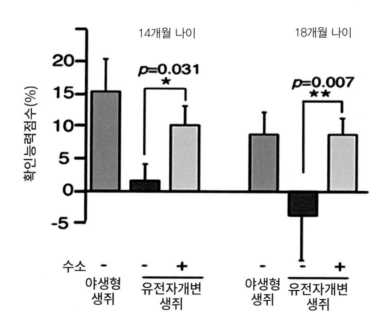

[**생후 8개월군에 대한 수소수의 인지기능개선효과**(Nishimaki K등, 2017문헌)]

병 평가 척도(ADAS-Cog)를 비교하면 플라시보수군에 비해 수소수군에서 개선의 경향이 보였지만, 2개의 군 사이에 현저한 차이는 없었다.

　한편, 지질 대사와 관련된 유전자에 아폴리포 단백 E(ApoE)라는 것이 있는데 몇 가지 서브 타입이 있다. 최근의 연구에서는 ApoE의 서브 타입 중 하나인 ApoE4형의 유전자를 가진 사람은 매우 높은 비율로 알츠하이머병에 걸릴 수 있는 것으로 알려지고 있다. 그래서 ApoE4형의 유전자를 가진 사람에 한하여 상세한 검토를 실시했는데 플라시보수군(6명)에서는 거의 개선이 보이지 않은 것에 비해 수소수군(7명)에서는 ADAS-Cog의 총 점수의 현저한 개선이 보였다. 또한 ADAS-Cog의 언어 재생 테스트에서도 플라시보군에 비해 수소수군에서 유의한 개선이 보였다.

　이 결과를 통해 수소수의 1년간 음용은 ApoE4형의 유전자를 보유한 MCI 환자의 인지 장애를 개선시키는 것을 알 수 있었다(Nishimaki K 등, 2017).

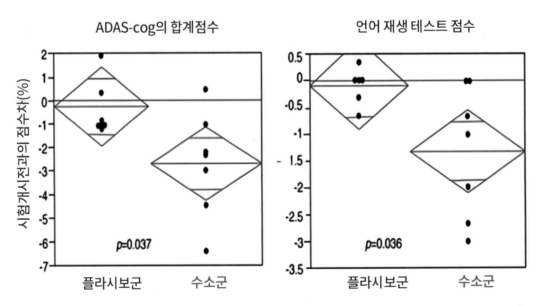

[ApoE유전자를 보유한 사람에 대한 수소수의 ADAS-Cog 개선효과(Nishimaki K 등, 2017문헌)]

수소 의료

일본 민간 병원에서는 기존의 치매 치료약이 효과를 보이지 않아 악화되고 있는 중증 치매 환자를 치료 대상으로 하는 임상 시험을 실시했다. 그 결과, 수소 가스를 흡입하지 않은 6명에게서는 개선 효과가 보이지 않았지만 3~4%의 수소 가스를 1일 당 2시간 흡입한 환자 6명에게서는 흡입을 시작한 지 2개월 후부터 알츠하이머병 평가 척도(ADAS-Cog)의 개선 효과를 보이는 환자가 많이 보이기 시작했고 6개월의 치료 기간 종료 시에는 6명 중 6명에게서 수소 가스 흡입의 유효성이 인정되었다.

또한 환자의 뇌 MRI 분석에서도 수소 가스의 유효성이 입증되었다. 이것은 중증 치매 환자에 대한 수소 가스의 흡입이 기존의 치매 치료약에 비해 진행 억제 효과가 아닌 현저한 개선 효과를 나타내는 것을 보여 주는 결과이다.

또한 해외 대학에서 인지 기능이 저하된 고령 여성 13명(MCI 환자)에 대한 수소 가스 흡입 임상 시험을 실시했다. 이들에게 3~4%의 수소 가스를 1일당 15분간 흡입 시켜 흡입 시험 전과 1개월 후인 흡입 시험 종료 후의 인지 기능을 간이정신진단 검사(MMSE)와 ADAS-Cog으로 평가를 하였는데 그 결과 시험 전에 비해 시험 종료 시에는 MMSE의 현저한 개선과 ADAS-Cog의 단어 재생 테스트 및 단어 인식 테스트에서 현저한 개선 효과가 보였다. 이것은 수소 가스의 흡입이 MCI 환자에 대해 현저한 개선 효과를 나타내는 것을 보여주는 구체적인 예이다.

5. 수소를 이용한 치매예방의 미래전망

앞에서 수소수 또는 수소 가스의 치매 또는 경도 인지 장애(MCI)에 대한 유효성을 시사하는 문헌을 소개했는데 특히 인간의 기존의 치매 치료약과 비교해 볼 필요가 있다. 경도 및 중등도의 알츠하이머병에 대한 임상 시험에서 알츠하이머병 평가 척도(ADAS-Cog)로 평가한 결과, 치매 치료약인 도네페질(Donepezil)은 질병의 진행 억제를 나타냈지만 1.4점(70점 만점)의 개선에 해당하는 정도만 효과적이었다.

한편, 수소수를 음용시킨 MCI 환자에 대한 랜덤화 이중 맹검 시험에서 ApoE4형의 유전자를 가진 사람에 한하여 상세한 검토를 실시한 결과 수소수는 2.7점의 개선을 보였다(Nishimaki K 등, 2017).

알츠하이머병에 비해 MCI 환자에게서 더 효과가 나타나기 쉬운 경향이 있기 때문에 이번 임상 시험의 개선 효과는 기존의 치매 치료약과 거의 동등한 정도라고 생각하지만 시험에 사용된 수소수의 농도는 1.2ppm이므로 그 이상의 수소농도를 함유한 수소수에서는 더욱 효과가 높아질 가능성이 있을 거라 생각된다.

한편, 중증의 치매 환자에 대한 수소 가스의 현저한 효과가 확인되었으며 일부 환자에게서는 ADAS-Cog의 8~10점의 개선 효과도 확인된 바 있다. 또한 해외에서 실시된 MCI 환자에 대한 수소 가스의 임상 시험에서는 인지 기능을 간이 정신 진단 검사(MMSE)로 평가했는데 이것을 ADAS-Cog으로 환산하면 8.2점의 개선이 보였다. 이러한 결과는 치매 치료약인 도네페질에 비해 수소 가스의 효과가 훨씬 높다는 것을 보여 주었다.

이번 결과는 특히 치매와 MCI에 대해서는 수소수의 음용보다 수소 가스 흡입이 더 뛰어난 효과를 나타내는 것을 시사하며, 획기적인 연구 성과라고 할 수 있다. 수소 가스 흡입의 경우 수소는 특히 뇌에 많이 분포하고 뇌 조직의 수소 누적량은 수소수의 음용에 비해 훨씬 크다.

초고령화 사회를 맞이하여 향후 치매 환자의 증가가 심각한 사회 문제가 될 가능성이 있다. 연령 증가에 따른 인지 기능 저하의 단계에서 당뇨병과 고혈압 등의 생활 습관 병을 개선하여 MCI로의 진행을 방지하는 것이 매우 중요하다.

수소 가스를 흡입하는 것뿐만 아니라 수소수를 음용하여도 MCI의 예방 및 개선 효과가 확인된 바 있으므로 수소수 음용을 하는 것도 좋지만 동시에 수소 가스의 흡입을 병용하면 MCI와 치매 개선 효과를 기대할 수 있다. 즉, 우리가 살아가면서 받는 스트레스는 경도인지장애(MCI)나 치매 등 신경변성 질환의 병인이 되는 요인 중 하나라고 한다. 2018년에 발표된 연구논문에서 수소(H₂)는 이러한 질병을 치료적 및 예방적 항산화제로 기능한다는 연구논문에서 사실로 확인되고 있다(관련 논문 :Effects of Molecular Hydrogen Assessed by an Animal Model and a Randomized Clinical Study on Mild Cognitive Impairment).

알츠하이머병을 앓고 있는 환자의 50~60%는 특정 유전자형 ApoE4의 보유자이다.

ApoE4 유전자 보유자의 치매 예방과 치료를 할 수 있다면 치매 문제의 절반을 해결할 수 있다. 수소수를 마시고 수소가스를 흡입하고 수소캡슐과 같은 식품을 섭취하면 도움이 된다. 최근에 일본에서는 치매와 관련하여 수소제품에 대한 국제특허을 출원하고 있는 것이 확인되고 있다. 그래서 저자는 휴대하면서 수소수도 마시고 수소가스도 흡입할 수 있는 수소생성기(제품명:수소힐러) 개발을 한 바 있다.

저자는 수소가 의료적 이용이 활성화되어 우리 모두가 건강보험을 적용받아 질병 치료에 수소가 이용되는 수소 의료 사회가 될 수 있는 날을 기대하고 있다.

18.

뇌과학(腦科學)과
수소(H₂)

심장, 간, 신장 등의 장기는 이식할 수 있는데 뇌는 이식할 수 없는 것은 뇌가 그만큼 복잡한 장기이기 때문이다. 만일 타인의 뇌를 이식할 수 있다면 다른 인격이 만들어질지도 모르는 일이다. 과학 기술이 발전된 오늘날도 뇌는 미지의 장기이다.

현대 서양 의학은 무력한 뇌신경 및 정신 질환의 난치병에 대해 수소 가스가 경이적인 효과를 보여 주는 많은 연구사례를 접하고 있다. 뇌신경 질환 및 정신 질환의 난치병에 대한 수소 가스의 실증 사례를 통하여 인류 최대의 미스테리인 뇌과학 연구의 세계를 이해하여 보기로 한다.

뇌신경 질환 및 정신 질환에 대한 수소의 효과를 보고한 논문 수는 약 120건으로 이것은 전체 논문수의 23%에 해당한다. 수소수는 다양한 인간 질환 및 질환 모델(실험동물이나 배양 세포를 이용한 시험)에 효과를 보여 주지만 뇌신경 질환 및 정신 질환에 대한 논문수가 이만큼 많은 것은 주목해야 할 일이다.

뇌의 질병과 마음의 질병은 같다.

인간의 몸에는 정보 전달 역할을 담당하는 신경이 망라되어 있다. 그리고 신경이 여러 가지 기관과 연결되어 그 기관의 정보가 뇌로 모아진다. 뇌는 그 정보를 분석하고 온몸의 기관에 신경을 통해 지령을 보내 생명을 유지하기 때문에, '뇌는 몸의 사령탑'이다. 신경 네트워크는 그 역할에 따라 중추 신경계와 말초 신경계의 2가지로 분류된다. 뇌와 골수로 이루어진 중추 신경계에 온몸의 정보가 모아져 하나의 개체로서 각각의 기능을 제어한다. 말초 신경계는 운동과 감각을 주관하여 각각의 기관의 정보를 뇌에 보내고 뇌에서 내려진 지령을 각 기관에 전달한다. 말초 신경계에는 자율 신경계도 포함되며, 또한 자율 신경계는 교감 신경과 부교감 신경으로 구성된다.

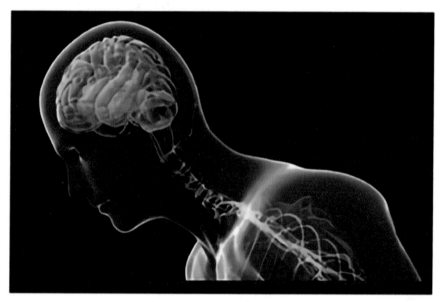

['전신의 사령탑' 역할을 하는 뇌]

최근의 연구에서는 장내 세균과 뇌신경 질환이나 정신 질환과의 관계도 주목받고 있다. 예를 들어 치매와 파킨슨병 환자의 장(腸)에는 수소 생산균이 적다는 보고가 있으므로, 우리 몸의 장내에서 생산되는 수소 가스가 질병의 진행을 제어하고 있을 가능성이 있을 수 있다.

또한 장내 벽은 전신의 면역 기능을 제어하는 동시에 장과 뇌는 밀접한 관계(뇌장상관)를 가지고 있기 때문에 '장은 제2의 뇌'라고도 한다. 다양한 연구가 진행되고 있지만 현대 과학으로는 해명되지 않은 미지의 부분이 매우 많은 것이 뇌이다. 뇌는 몸속의 우주로 알려져 있으며, 우주와 마찬가지로 인류 최대의 미스테리이다.

지금까지의 전통적인 분류에서는 뇌신경 질환을 뇌의 질병, 정신 질환을 마음의 질병이라 부르며 각각을 구별해 왔다. 그러나 뇌의 질병과 마음의 질병에 생물학적인 차이는 없다. 뇌의 작용으로 인한 주관적인 체험이 마음에 해당된다. 어떻게 보면 지금까지 신경 질환은 뇌라는 장기나 신경의 이상이 발견된 질병이고 정신 질환은 뇌와 신경에 이상이 발견되지 않는 마음의 병이라고 여겨져 왔을 수 있다. 그러나 마음의 질병은 모두 뇌와 신경에 원인이 있다고 생각된다. 지금까지의 기술로 원인을 찾을 수 없었던 질병이 편의상 정신 질환이라고 불린 것뿐이다. 정신 질환 중에도 현대의 화상 분석 기술을 구사하여 찾을 수 있는 병변이 나오고 있기 때문에, 양자는 장래 뇌질환으로 통합될 것이다. 기존의 전통적인 분류에 따라 뇌신경 질환(뇌의 질병)과 정신 질환(마음의 질병)으로 나누어 수소 가스가 이러한 질환에 대해 효과를 보인 6명의 사례를 소개하고자 한다.

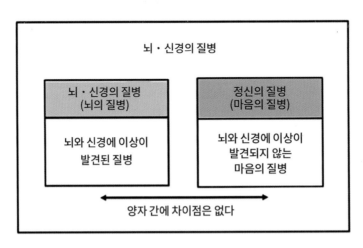

[뇌의 질병과 마음의 질병 차이점]

1. 뇌졸중 후의 통증

뇌졸중이란 뇌의 일부분에 혈액을 공급하고 있는 혈관이 막히거나(뇌경색) 터짐(뇌출혈)으로써 그 부분의 뇌가 손상되어 나타나는 신경학적 증상을 말한다. 뇌졸중은 뇌혈관 질환과 같은 말이며, 우리나라에선 흔히 중풍이라는 말로도 불리고 있다.

뇌졸중(뇌혈관 장애)은 뇌혈관이 파열되어 출혈하는 뇌출혈(뇌 내출혈, 지주막하 출혈)과 뇌혈관이 막히는, 또는 혈관이 좁아져 혈류가 나빠지는 증상을 나타내는 뇌경색으로 분류된다. 보건복지부 자료에 의하면 연도별 진료현황 추이를 분석한 결과, 뇌졸중으로 진료를 받은 인원은 2015년 53만 8천 명으로 2011년 52만 1천 명 대비 3.2% 증가하였다. 진료비는 2015년 기준 1조 6,847억 원으로 2011년 1조 2,995억 원 대비 29.6% 증가하였고, 입·내원일수는 2015년 1,224만 일로 2011년 998만 일 대비 22.6% 증가한 것으로 나타났다.

진료인원을 건강보험 적용인구 10만 명을 기준으로 비교한, '인구 10만 명당 진료인원'은 2015년 1,066명으로 나타났는데, 이는 2011년 1,058명 대비 큰 변화가 없었다.

평균 입·내원일수는 2015년 22.7일로 2011년 19.1일 대비 3.6일(18.8%↑) 증가하였으며, 1인당 연평균 진료비도 2011년 249만 1천 원에서 2015년 313만 원으로 25.7% 증가하였다. 2015년 기준으로 '뇌졸중'의 건강보험 진료현황을 연령대별로 비교해 보았을 때, 고연령층(60대, 70대, 80세 이상 순)일수록 진료인원 수가 많았으며, 이 연령구간에서 전체 진료인원의 77.8%를 차지하는 뇌졸중 환자의 5명 중 약 4명은 60세 이상 고연령층인 것으로 나타났다. 연령대별 인구 비율을 고려한 인구 10만 명당 진료 인원은 연령이 높아질수록 더욱 더 급격히 증가하는 양상을 보였다. 특히, 60대에 비해 70대에서 인구 10만 명당 진료인원 차이가 3,386명으로 가장 큰 차이를 나타냈다.

즉, 70대에서 진료인원이 급격히 증가하는 것으로 나타났다. '뇌졸중' 진료인원이 60대 이상 고연령층에서 많이 발생할 수밖에 없는 이유에 대해서 뇌졸중 위험인자들 중 고혈압, 당뇨병, 이상 지질혈증, 심장질환, 비만, 대사증후군 등 대부분이 노인층에서 많이 발생하고 있고, 혈관 자체도 고령층이 될수록 탄력이 떨어지고 모양이 변하는 등 퇴행성변화가 오게 됨을 들 수 있다.

뇌경색의 후유증은 손상된 장소에 따라 다양하게 나타난다. 예를 들면 운동 중추에 혈액을 보내는 혈관에 장애가 있으면 근육이 움직이지 않는 운동 마비 등의 증상이 나타난다. 또한 언어 중추에 관련된 혈관에 장애가 있으면 실어증 등의 언어 장애가 나타난다. 한편, 이 뇌졸중에 의해 뇌에 손상을 입은 후 수 주에서 수개월 후 나타나는 통증을 뇌졸중 후 동통이라고 한다.

환자에 따라 통증은 다양하게 느껴지는데, 전형적인 증상으로 보통은 통증을 일으키지 않는 약한 자극으로도 통증을 느끼는 증상(이질통이라고 한다)이 있고, 뇌졸중 환자의 약 10%에서 발생한다. 뇌졸중 후 동통은 난치성 후유증이며, 현재의 의료로는 효과적인 치료법이 없는 질환이다.

뇌 내출혈을 일으킨 50대 여성은 출혈 부위가 뇌의 깊숙한 곳에 있어 수술을 하지 못하고 약물 투여로 지혈 처치를 받았다. 그러나 후유 장애인 중증의 동통(아픔), 휘청거림, 손발 저림은 개선되지 않아 휠체어에서 생활하고 있었다. 정기적인 방문에 의한 재활 치료와 마사지 및 의사에 의한 왕진과 투약을 받았지만, 전혀 개선 효과는 보이지 않았다.

이 여성에게 병 발생 후 1년 반 후부터 기존의 치료에 더하여 수소 가스를 1일당 5~6시간 흡입시켰다. 그리고 환자 스스로 증상을 자기 평가하여 점수화한 수치를 당사에서 통계학적으로 분석했다.

그 결과, 흡입 개시로부터 1개월 반 후부터 통증의 개선이, 그리고 흡입 시작 후 4~5개월부터 신체의 휘청거림이나 손발 저림의 개선이 확인되었다.

현재 수소 가스의 흡입을 시작한 지 8개월이 경과되었는데 증상의 개선은 계속되고 있다. 특히 동통은 현재의 약물로는 억제할 수 없는 이질통이라는 증상이었는데, 서양 의학으로는 치료할 수 없는 뇌졸중 후 동통에 수소 가스가 효과를 보여 주었다는 것은 획기적인 일이다.

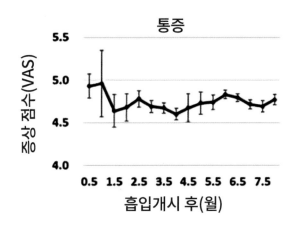

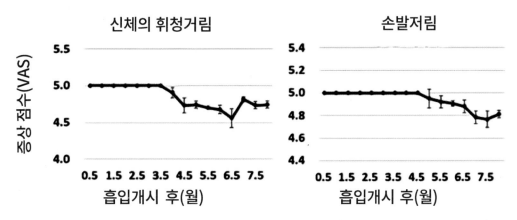

[뇌졸중 후의 후유증에 대한 수소가스 흡입의 효과 (수치는 6개월 평균±표준편차를 나타냄)]

2. 파킨슨병

　　파긴슨병은 뇌 내 신경 선날 물질인 도파민을 만드는 흑질이라는 세포의 변성으로 인해 도파민이 부족해져 안정 시 떨림, 근육 강직, 동작 완만, 자세 반사 장애 등의 증상을 나타내는 신경 변성 질환이다. 이 흑질 신경 세포가 감소하는 기전은 알려지지 않았으며 신경 세포의 감소를 억제하는 약물은 없다. 일본의 경우 전국에 12~15만 명의 환자가 있으며 발병 연령의 피크는 50대 후반에서 60대이다. 도파민 보충 요법 및 도파민 수용체 작용제 등의 내복치료약이 증상 개선에는 효과적이지만, 이러한 치료약 투여는 대증 요법이기 때문에 질병 자체에 대한 근본 치료법은 아니다. 이 파킨슨병에 대해서도 현대 서양 의학은 대응하지 못하는 것이 현실이다.

　　파킨슨병 환자 2명에 대한 수소 가스 흡입을 실시한 연구보고서에 의하면 1번째 환자는 약 2년 반 전에 발병한 40대 남성이다. 지금까지 병원에 통원하며 투약을 받고 있었지만, 파킨슨병 특유의 증상의 개선은 보이지 않았다. 이 환자가 1일당 약

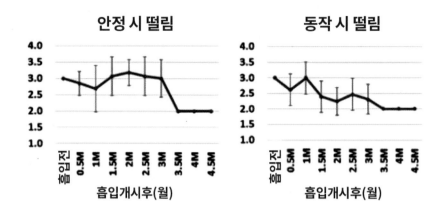

[파킨슨병에 대한 효과(수치는 6개월 평균±표준편차를 나타냄)]

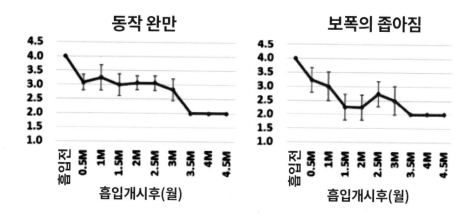

2~3시간의 수소 가스 흡입과 복약을 병용했다. 환자 스스로 증상을 자기 평가를 하여 점수화한 수치를 통계학적으로 분석한 결과 흡입 시작 후 4개월 반이 경과한 현재, 안정 시 떨림, 동작 시 떨림, 동작 완만, 보폭의 좁아짐의 4가지 항목에서 현저한 개선 효과를 볼 수 있었다.

두 번째 환자는 4년 전에 발병한 60대 남성이다.

이 환자도 병원에 통원하며 투약을 받아 왔지만 약물에 의한 증상의 개선은 보이지 않았다.

두 번째 환자도 첫 번째 환자와 마찬가지로 1일당 약 2~3시간의 수소 가스 흡입을 실시한 결과, 흡입 시작 후 4개월이 경과한 현재 동작 완만, 전굴 자세, 강직, 보폭의 좁아짐의 4가지 항목에서 현저한 개선 효과가 보였다.

또한 파킨슨병 환자는 변비인 경우가 더 많지만, 수소 가스의 흡입에 의해 변비의 개선도 보인 바 있다. 파킨슨병도 현대 의학으로는 개선할 수 없는 난치병이다. 약물과의 병용이긴 하지만 수소 가스가 효과를 나타낸 것은 놀라운 결과이다. 이 두 사례와는 별도로 현재 일본 준텐도 대학병원에서 20명의 파킨슨병 환자에 대해 수소 가스를 이용한 이중 맹검법에 의한 임상 연구를 시작한 바 있다.

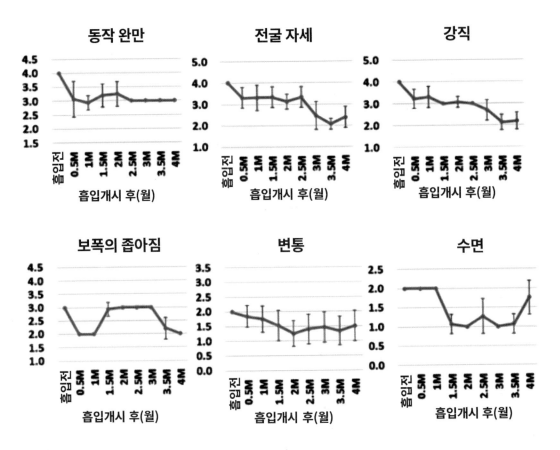

[파킨슨병에 대한 효과(수치는 6개월 평균±표준편차를 나타냄)]

3. 심적 외상 후 스트레스 장애(PTSD)

생사를 오가는 자연재해에 휘말리거나 사상사건 등의 끔찍한 현장을 목격하면 강한 스트레스를 받고, 그것을 계기로 장애가 발생될 수 있다. 이 장애를 심적 외상 후 스트레스 장애(PTSD)라고 한다. 힘들었던 경험이 갑자기 부활되어 고통받는 재체험 증상, 정신적 불안으로 잠들지 못하는 과각성 증상, 힘들었던 경험을 생각나게 하는 장소나 상황을 피하고 싶어 하는 회피 증상 등이 있다. 미국에서는 베트남 전쟁에서 돌아온 군인의 약 30%가 PTSD를 겪었다는 보고와 동시 다발

테러 생존자의 96%가 PTSD에 관련된 증상 중 하나 이상을 겪었다는 보고가 있다.

수소치료와 PTSD에 관한 첫 번째 사례는 어린 시절의 학대 경험에 의해 PTSD가 발병하여 10년 이상 경과된 미국에 거주하는 여성의 사례이다. 수소 가스 흡입기를 이용하여 1일당 적어도 1시간(최대 4시간), 7주간에 걸쳐 수소 가스를 흡입했다. 환자는 흡입 전부터 의사가 처방한 진정제를 상용하고 있었으나 효과가 없었다. 이 환자에게 수소 가스 흡입을 실시하고 의사가 문진한 PTSD의 증상을 수치화하여 평가했다. 그 결과, 수소 가스의 7주간의 흡입에 의해 현저한 PTSD 증상 개선이 확인되었다.

두 번째 사례는 군대에서 임무 중에 받은 강한 심리적 충격에 의해 PTSD가 발병하고 몇 년이 경과된 미국에 거주하는 여성의 사례이다. 이 여성은 1일당 적어도 2시간(최대 4시간), 3주간에 걸쳐 수소 가스를 흡입했다. 첫 번째 사례의 환자와 마찬가지로 흡입 기간을 포함하여 진정제를 상용했다. 첫 번째 사례의 환자와 마찬가지로 의사에 의한 문진을 통해 PTSD의 증상을 수치화한 결과, 흡입 시작 전에 비해 3주간의 흡입으로 진정제만으로는 효과를 볼 수 없었던 PTSD의 증상이 현저히 개선되

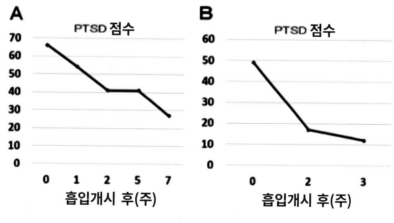

[PTSD에 대한 수소가스의 효과]

었다. 이 증례도 서양 의학이 해결할 수 없는 질환에 수소 가스 흡입이 엄청난 효과를 나타낸 사례이다.

4. 통합실조증(조현병, Schizophrenia)

국내에서 조현병으로 진료를 받는 환자가 10만여 명으로 집계됐다. 다만 조현병 유병률이 전 세계적으로 비슷하게 인구의 1%라는 점을 참작하면 실제 국내에는 약 50만 명의 환자가 존재할 것으로 추정됐다. 아직도 40만 명가량이 치료를 받지 않고 있다는 것이다.

2018년 8월 23일, 국민건강보험공단에 따르면 조현병(질병코드 F20)으로 진료받은 인원은 2012년 10만 980명에서 2017년 10만 7,662명으로 늘어나 5년 전보다 약 7% 증가한 것으로 집계됐다. 이와 관련해 전문가들은 실제 환자가 늘었다기보다는 치료의 필요성에 대한 인식이 향상돼 병원을 찾는 환자가 증가했기 때문이라고 해석했다. 조현병 유병률을 고려해 보면 현재 집계된 환자는 전체의 5분의 1 정도에 불과하다는 것이다.

2017년, 조현병 진료 인원을 연령대별로 보면 40대(2만 8,694명, 26.7%)가 가장 많았고, 50대(2만 3,066명, 21.4%), 30대(2만 589명, 19.1%) 순이었다. 40대 환자가 가장 많이 집계되는 것은 이전에 발병한 환자들이 적극적인 치료에 나서며 통계에 잡히는 것으로 추측된다. 조현병은 대개 15~25세 사이 발병하며, 40대 이후에 조현병이 처음 발병하는 사례는 드문 것으로 알려져 있다. 한 해 조현병으로 인한 전체 진료비는 3,619억 원으로 보고됐다. 72.4%가 입원진료비(2,620억 원)에 해당한다.

통합실조증(또는 조현병)은 비정상적인 사고와 현실에 대한 인지 및 검증력 이상을 특징으로 하는 정신질환의 일종이다. 통합실조증은 옛날에는 정신분열증이라고 불리던 질병이다. 통합실조증에는 양성 증상과 음성 증상이 있다. 양성 증상은 망상이나 환각 등 실제로 없는 것이 나타나는 증상이다. 음성 증상은 감정의 움직임이 없어지고 의욕이 저하되는 등 본래 있어야 하는 것이 없어지는 증상이다. 처음 증상이 나타나는 것은 사춘기에서 청년기로, 10대 후반에서 30대 환자가 많다. 통합실조증의 원인은 잘 알려지지 않았지만 유전적인 요인에 스트레스 등의 환경 요인도 영향을 미친다. 통합실조증의 원인으로 뇌의 신경 전달 물질인 도파민의 기능 이상이 관여한다는 가설(도파민 가설)이 널리 수용되고 있지만 자세한 것은 알려지지 않았다. 현대 의학으로는 통합실조증에 대한 효과적인 치료법은 없다.

13년 전에 통합실조증이 발병되어 약 13년간 약물 요법으로 치료를 받고 있는 30대 여성이 수소 가스의 흡입을 실시했다. 흡입 시작 시에는 1일당 1시간이었지만 서서히 흡입 시간과 흡입량을 늘려 최종적으로는 1일당 6시간의 흡입을 실시했다. 수소 가스 흡입 후 즉시 지금까지 계속되던 환청이 줄었다. 경구약 복용은 수소 가스 흡입 시작부터 10일 후에 중지하고 주사약은 월 1회 투여를 8회 실시한 후 중지했다.

또한 흡입 시작 시에는 악몽과 불면증이 있어 수면제를 매일 복용하고 있었는데 약 2개월 후 수면제를 복용하지 않고 입면할 수 있게 되었고 약 7개월 후에는 수면제 복용을 완전히 중단했다. 약 10개월 후에는 악몽과 불면 증상이 사라지고 건강한 정상인과 다름없을 정도로 회복했다.

통합실조증은 현대 의학으로는 치료할 수 없는 질환으로 여겨지고 있다.

수소 가스의 흡입에 의해 약물 복용을 중단할 수 있으며, 이 정도까지 회복을 보이며, 또한 1년간 경과하여도 증상이 재발하는 일 없이 정상적인 상태를 유지할 수 있다는 것은 놀라운 일이다.

5. 왜 수소는 뇌신경 질환 및 정신 질환에 효과적인가?

왜 수소 가스는 뇌신경 질환 및 정신 질환에 효과적인가에 대해 설명하고자 한다.

그러기 위해서는 뇌의 해부 생리학적인 성질부터 설명해야 한다.

우리의 뇌의 무게는 약 1400g이며, 그것은 체중의 2%의 무게인데, 무려 무게의 10배량(20%)의 산소를 소비한다. 또한 뇌의 혈액량은 심장에서 방출되는 혈액량의 1/5~1/6을 차지한다. 따라서 우리의 뇌가 생명 활동을 활발히 하면 할수록 뇌는 다른 장기에 비해 산소가 필요해져서, 활성 산소에 의한 장애(산화 스트레스)를 받게 된다.

우리의 뇌에는 혈액 뇌 관문과 혈액 뇌 척수액 관문의 두 가지 장벽이 있다. 혈액 중에 녹은 분자량이 큰 물질이 혈액을 통해 뇌와 뇌 척수액으로 이행하는 데는 한계가 있다. 한편, 우리의 비강 내에는 투여된 물질이 혈액을 통하지 않고 뇌와 뇌 척수액에 직접 이행하는 루트가 있다. 이 코 점막을 거친 투여 경로는 분자량이 큰 바이오 의약품의 투여 부위로 이용되며, 최근에는 점비약이나 점비 스프레이가 개발되었다. 수소는 가장 작은 분자로서 혈액 중에 들어갔을 때 두 가지 장벽을 쉽게 통과하며, 코 점막을 거친 직접적인 경로도 존재하기 때문에 뇌신경 조직에 높은 농도가 유지된다.

이상에서 ①뇌가 다른 장기에 비해 산화 스트레스를 받기 쉽고, 산화 스트레스가 많은 뇌신경 질환이나 정신 질환의 원인으로서 관여할 가능성이 있다는 것과, ② 수소 가스가 뇌에 이행하기 쉬운 성질을 나타내는 것 두 가지가 수소 가스의 흡입이 뇌신경 질환이나 정신 질환에 경이적인 효과를 나타내는 이유이다. 서양 의학이 극복할 수 없는 뇌신경 질환이나 정신 질환의 난병을 해결하는 구세주는 수소이다. 저자는 미래 의료를 이끌어갈 물질은 수소라는 신념을 가지고 늘 수소 연구에 집중

하고 있다.

    지금까지 수소 가스의 뇌신경 질환이나 정신 질환에 대한 유효성을 설명했지만, 음용하는 고농도 수소수를 부정하고 있는 것은 아니다. 수소수가 뇌신경 질환이나 정신 질환에 효과를 나타내는 사례도 있다. 수소수는 손쉽게 이용할 수 있는 음료라는 점과, 특히 당뇨병이나 지질 이상증 등의 대사계 질환, 소화기계 질환, 알레르기 질환 등에도 유효성이 인정된 바 있다.

    우리나라도 일본과 같이 초고령화 사회에 진입함에 따라 생활습관으로 인한 질병의 예방과 치료가 중요하다. 수소수에 대한 일부 몰지각한 업체에서의 허위 내지 과대광고로 인하여 언론에서 많은 비판을 하지만 분명한 것은 식품의약품안전처에서도 수소수 음용을 허용하고 있다는 것이다. 따라서 일반 물보다 수소수를 음용하는 것이 그동안 다양한 수소 연구논문에서 확인되고 있듯이 분명하게 도움이 되므로 앞으로도 이용해 보기 바란다.

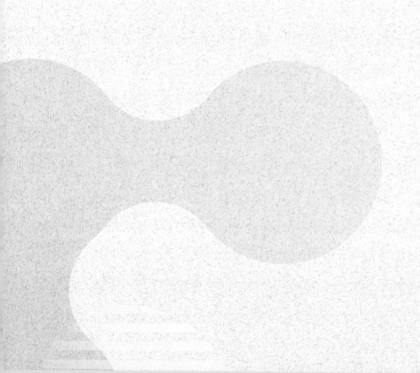

19.

패혈증에
수소효과

1. 서론

패혈증은 생명을 위협하는 감염 합병증이다. 패혈증은 노인 또는 면역체계가 약화된 사람들에서 흔히 발생한다. 패혈증은 몸이 감염에 걸려서 감염을 물리치기 위해 혈액 안으로 배출되는 화학물질들이 몸 전체에 염증을 일으킬 때 발생한다.

중증 패혈증은 패혈성 쇼크를 초래할 수 있다. 패혈성 쇼크는 염증이 작은 혈전들을 형성시켜, 산소를 생명유지기관에 도달하지 못하게 차단하여 장기 부전과 생명을 위협하는 혈압 저하를 초래하는 경우에 발생한다. 패혈증과 패혈성 쇼크는 전 세계에서 수백만 명에게 발생하며 이 병에 걸린 사람들은 4명 중 1명 이상이 사망하는 것으로 보고되고 있다(Dellinger, 2007).

'패'혈증은 '폐'에 걸리는 병이 아니다.

패혈증은 바이러스, 세균 등이 피를 타고 돌면서 만들어 낸 독성물질로 온몸이 중독돼 버리는 것을 말한다. 패혈증은 의학적으로 매우 심각한 질병이며, 신종플루로 사망하는 이들 대부분이 폐렴이 패혈증으로 악화되었다.

수소 의료

패혈증이란 감염으로 인해 일어나는 전신성 염증반응으로, 이 질환은 많은 사람에게 알려져 있지 않다.

일반적으로 '패혈증'은 흔한 질병이지만, 선진국이나 개발도상국에서 그 빈도나 중요성에 비해 관심을 충분히 받고 있지 못하다. 전 세계 2000만 명에서 3000만 명이 매년 패혈증에 감염되는 것으로 추정되고 있고, 이 중 약 600만 명은 신생아나 유아이다. 산모들에게도 전 세계 매년 10만 건 이상의 패혈증이 발생하는 것으로 추정되며, 전문가들은 전 세계적으로 패혈증으로 인하여 수초마다 한 명씩의 생명이 죽어가는 것으로 추산하고 있다.

선진국의 경우 패혈증에 의한 사망자 수는 지난 수십 년간 연간 8~13%의 놀라운 속도로 증가하고 있고, 이는 대장암과 유방암으로 사망한 숫자보다 더 많은 수치이다. 국내의 경우 건강보험심사평가원 자료에 따르면 매년 약 3만 5000명에서 4만 명의 패혈증 환자가 발생하는 것으로 확인됐다.

2. 패혈증의 원인과 증상

의사들은 패혈증의 3단계를 밝혀냈다: 패혈증, 중증 패혈증, 그리고 패혈성 쇼크이다. 패혈증은 수술을 받고 병원에서 회복 중일 때 발생하는 경우가 흔하지만, 항상 그런 것은 아니다. 패혈증은 특정한 세균의 감염에 의해 발생하는 것이 대부분이지만, 드물게 칸디다 등의 진균(곰팡이)이 패혈증을 일으키는 경우도 있다. 보통은 이들 균이 체내에 들어오더라도 면역기능이 작용하여 균이 제거하지만, 독성이 강한 세균인 경우에 충분한 치료를 받지 못한 경우나 면역력이 떨어져 있는 상태 등일 때 세균이 지속적으로 혈액 속으로 침입하여 패혈증이 일어난다. 혈액 속에 들어간 세균뿐만 아니라 세균이 생성하는 독소(엔도톡신, endotoxin)가 패혈증의 원인이 되는 경우도 있다.

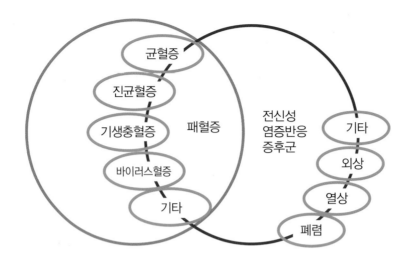

[감염증, 패혈증 및 전신성 염증반응증후군의 상호관계]

패혈증에는 감염으로 인해 발생하는 전신성 염증반응(전신성 염증반응증후군)이 뒤따른다. 이 염증반응에는 통상 체온 변동(상승 또는 하강), 맥박수 증가, 호흡수 증가, 백혈구수 변동(증가 또는 감소)의 4항목이 있으며, 2항목 이상인 경우를 전신성 염증반응증후군이라고 정의한다.

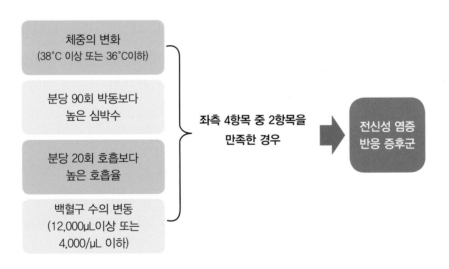

[전신성 염증반응증후군의 정의]

수소 의료

진행되면 쇼크나 의식장애, 다장기부전, 출혈경향 등의 증상이 나타나며, 구명률이 현저히 저하되어 급격하게 죽음에 이른다. 일반적으로는 폐렴이나 신우신염, 피부나 근육 등 사지연부조직의 감염증이 악화된 경우 패혈증으로 진행된다.

소화관 천공(소화관에 구멍이 뚫리는 것)에 의한 복막염 등은 발증 후 즉시 패혈증으로 진행하는 경우도 있다. 또한, 수술이나 카테터 유치 등의 치료 후나 전신상태 악화(면역부전, 암의 진행)에 따라 갑작스럽게 발증하는 경우도 있다.

3. 패혈증의 진단과 치료

패혈증의 진단으로서는 혈액 또는 객담, 소변, 병소에서 채취한 고름 등을 배양하여 감염의 근원이 되는 세균을 검출하는 배양검사가 가장 중요하다. 혈액검사도 실시되고 있지만, 혈액검사에서는 백혈구 수 증가나 CRP(염증에 따라 증가하는 단백질로 C반응성단백질로 불린다) 상승 등 염증반응의 항진을 시사하는 소견을 찾아볼 수 있다. 그러나, 경우에 따라서는 백혈구 수가 반대로 감소하는 케이스도 있다.

적혈구 침강속도(적침)의 항진이 확인되며, 또한 세균이 생성하는 독소(엔도톡신)가 검출되는 경우도 있다. 상처를 입은 장기에 의해 간기능 장애나 신기능 장애가 확인되는 경우도 있다. 나아가, 혈액 응고가 억제되고 있는 경우도 있는데, 이때는 파종성혈관내응고증(DIC)이라는 질환을 병발하고 있을 것으로 생각된다.

패혈증의 치료법으로서 일단은 원인이 되는 세균에 감수성을 보이는 항생물질에 의한 화학요법이 실시된다. 근래, 항생물질에 효과를 보이지 않는 균(약제내성균)이 증가하고 있기 때문에 경우에 따라 감염증이 악화되어 패혈증에 이르는 케이스도 있다. 세균의 감염부위에 따라 체류된 고름을 밖으로 빼내거나 수술에 의해 감염부위를 잘라 내거나 세척하거나 하는 경우도 있다. 합병증을 병발하고 있는 경우에는 다양한 요법이 필요하다. 승압제 투여, 순환동태를 안정화시키기 위한 보충액, 전해질 보정, 산소투여 등 외에, 호흡부전, 간부전, 신부전에 대해서는 인공호흡관리, 지속적 혈액여과투석, 혈장교환 등이 필요한 경우도 있다. 또한, 영양상태의 개선도 필요하다. 패혈증성 쇼크나 다장기부전에 대해서는 집중치료실(ICU)에서 전신관리를 하며, 병상에 따라서는 강심제 투여나 인공호흡관리, 혈액정화가 필요하다. 쇼크의 사망률은 40~60%로 알려져 있으나, 다장기부전으로 진행되면 그 예후는 더욱 불량해진다. 근래 항생물질의 개발에 의해 패혈증 치료성적도 매우 향상되었지만, 치료 지연이나 합병증 정도에 따라서는 치명적인 질환이 될 위험성이 있다. 아직 동물시험 단계이기는 하지만, 수소가스가 패혈증을 개선하는 효과가 확인되고 있으므로 가까운 미래 응급차 안이나 ICU에서 환자가 수소가스를 흡입하는 때가 올 것으로 생각한다.

4. 패혈증과 산화스트레스의 관계

패혈증은 감염에 대해 전신적인 염증반응이 항진하고 있는 상태로, 과잉 염증반응으로 인한 산화스트레스가 세포를 손상시켜 다장기장애 또는 다장기부전에 빠지는 것으로 생각되고 있다. 즉, 세균이 분비하는 독소(엔드톡신)에 의해 세포가 자극을 받아 사이토카인(세포에서 유리되어 세포 간 정보전달을 하는 단백질성 인자)이 생성되고 또한 백혈구가 염증부위에 모여든다. 그리고 백혈구가 생성하는 활성산소에 의한 산화스트레스나 사이토카인 등의 작용에 의해 전신적으로 과도한 염증반응이 일어나 혈압저하나 미소순환장애를 비롯하여 세포장애, 나아가서는 장기장애를 야기한다.

고농도 산소에 의한 폐장애를 수소가 방어하는 작용의 메커니즘에 Nrf2에 의한 힘옥시게나아제-1(HO-1)의 유도가 관여하고 있다고 보고되고 있다(Kawamura et al, 2013).

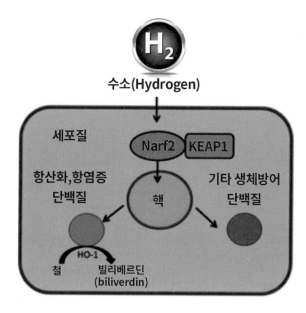

[수소에 의한 항산화 항염증 단백질의 유도(1)]

즉, Nrf2라고 불리는 세포질 내 전사인자는 각종 환경스트레스나 수소에 대한 응답으로서 핵 속으로 이동하여 활성화되면서 HO-1 등의 항산화 항염증 단백질을 유도한다.

나아가, HO-1는 빌리베르딘(biliverdin)과 함께 일산화탄소(CO)와 철(Fe2+)을 생성한다. 빌리베르딘은 빌리루빈(bilirubin)으로 환원되어 강한 항산화활성을 가지며, 또한 CO는 수소와 마찬가지로 다채로운 생리활성작용을 가지는 가스다.

패혈증에 따른 산화스트레스에 대해서도 마찬가지로 HO-1가 유도되어 HO-1가 패혈증에 의한 세포장애에 방어적인 역할을 나타내며, 나아가 수소(H₂)가 이 HO-1의 유도를 항진시킨다는 것이 최근의 연구로부터 확인되고 있다(Chen H. et al, 2013).

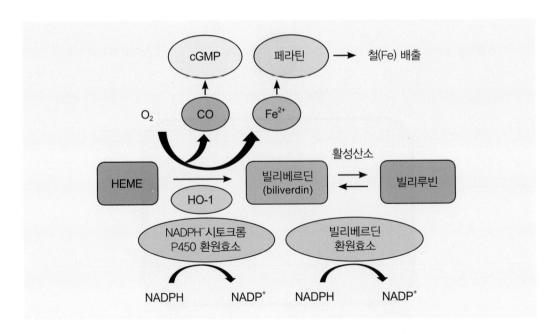

[수소에 의한 항산화 항염증 단백질의 유도(2)]

5. 패혈증 모델에 수소 효과 관련 연구 문헌

패혈증이 중증화되면 쇼크를 일으키고 쇼크로부터 다장기부전에 빠지는 경우가 있다. 이 쇼크를 치료하는 방법으로서 수액이 통상 실시되고 있으나, 경우에 따라 수액에 의한 부작용도 발생하고 있다. 이에 세균이 만드는 독소의 구성성분인 LPS를 투여하여 유발한 급성신장애를 동반하는 패혈증 모델 래트(rat)에 대해 수액과 수소가스흡입의 병용요법을 실시하여 신장애의 개선효과를 조사하였다(Liu W. et al, 2014). 래트(rat)를 1군당 15마리의 4군(정상군, 대조군, 수액군, 수액과 2% 수소가스흡입 병용군)으로 나누고 수액군과 병용군에는 LPS 투여 후 4시간까지 치료를 하였다. 그 결과, 수액군에서는 혈청중의 신기능, 신장애마커와 신장조직 중의 염증마커, 산화스트레스 마커, 항산화마커의 경도의 개선이 확인되었다. 그러나, 수액과 2% 수소가스흡입을 병용한 군에서는 수액단독투여군과 비교하여 이들 마커의 보다 강한 개선효과가 확인되었다.

이 결과로부터 패혈증에 따른 신장애에 대해서는 조기에 수액과 수소가스흡입의 병용을 실시하는 것이 다장기부전을 방지하려는 의미에서 중요하다는 것이 시사된 것이다.

다른 패혈증모델을 사용하여 수소가스의 효과를 살펴본 보고가 있어 소개한다. 이 방법은 마우스의 맹장을 조이고(묶고) 바늘로 구멍을 뚫어 맹장 안에서 장내세균을 유출시킴으로써 패혈증을 일으킨 모델로, 가장 사람의 임상시험과 가까운 모델로 생각되고 있다. 마우스의 맹장을 결찰(結紮) 및 천자(穿刺)한 후 1시간 및 6시간 후에 1~4%의 수소가스를 30~90분간 흡입시켜 마우스의 생존에 미치는 수소가스의 효과를 검토한 것이다(Xie K. et al, 2010a).

그 결과, 수소가스의 흡입은 농도 의존성 및 시간 의존성으로 사망률의 개선효과를 나타냈다. 다음 실험으로서 결찰 및 천자 1시간 및 6시간 후에 2% 수소가스를 60분간 흡입시키고 24시간 후의 패혈증에 따른 폐장애의 개선효과를 검토했다. 그 결과, 수소가스의 흡입은 폐조직 중의 폐기능 및 폐장애 마커, 혈청생화학적 마커 및 병리조직학적 스코어의 개선효과를 각각 나타냈다. 나아가, 수소가스의 흡입은 폐, 간 및 신장조직 중의 산화스트레스 마커 및 항산화마커의 개선효과를 나타냈다. 이 결과로부터 수소가스의 흡입은 패혈증 환자에 대해 효과를 나타낼 가능성이 시사됨을 알 수 있다.

수소가스의 패혈증에 대한 효과의 메커니즘을 조사하기 위해서는 배양세포 등을 사용한 in vitro(시험관 내)가 적합하다. 백혈구의 일종인 대식세포와 비슷한 세포(RAW 264.7세포)를 세균독소의 구성성분인 LPS로 자극하면 사람의 몸속과 유사한 염증상태를 만들 수 있다. 이에, 이 배양세포를 LPS로 자극한 후 90% 수소가스를 포함한 혼합가스를 충만시킨 배양기 속에서 각 농도의 수소(0.3~1.2ppm)를 배양액에

24시간 넣은 결과, 수소는 세포의 증식과 생존에 영향을 미치지 않으면서 염증성 사이토카인과 항염증성 사이토카인의 개선효과를 나타냈다(Chen HG, et al, 2013).

이 조건하에서 세포 중의 힘옥시게나아제-1(HO-1)의 효소활성과 단백질 발현을 조사하면 수소(0.3~1.2ppm)는 농도 의존적으로 효소활성과 단백질 발현을 항진시켰다. 수소(H₂)농도 1.2ppm에 의한 염증성 사이토카인이나 항염증성 사이토카인의 개선효과는 HO-1의 특이적인 억제제로 감약(減弱)되었다. 이들 결과로부터 LPS로 자극된 세포에서 수소는 항염증효과를 나타내며, 그 항염증효과의 메커니즘에는 HO-1의 활성항진이 관여하고 있다는 것이 시사되는 것이다.

6. 패혈증 모델에 수소 효과 메커니즘

수소(H₂)의 패혈증 개선작용의 메커니즘으로서 생각되는 것은 먼저 수소(H₂)가 가진 항산화작용, 항염증작용, 항아포토시스 작용이다. 그동안 많이 언급하였듯이 많은 활성산소 중에서도 하이드록실라디칼(·OH)과 페록시니트라이트(ONOO-)는 매우 강한 산화력을 가지고 있다. 수소(H₂)는 활성산소 중에서도 이들 활성산소(악한 활성산소)를 선택적으로 제거하여 항산화작용을 나타낸다. 또한, 항산화작용과 항염증작용, 항아포토시스 작용은 서로 밀접하게 관련되어 있다. 실제로 수소가스 또는 수소함유배양액이 산화스트레스 마커, 항산화마커, 항염증마커를 개선시켜 항산화작용, 항염증작용을 보이는 것으로 확인되고 있다.

[패혈증 모델에 수소 효과 관련 연구 문헌]

질환모델	사용동물종	문헌
패혈증	래트	Li GM et al. 2012
	마우스	Li Y et al. 2014
	마우스	Li L et al. 2014
	래트	Li W et al. 2014
	마우스	Xle K et al. 2010a
	마우스	Xle K et al. 2012a
	마우스	Xle K et al. 2012b
	마우스	Xle K et al. 2010
Zymosan 유발 염증	마우스	Hang J et al. 2010b
급성 복막염	래트	Zhang J et al. 2014
LPS 유발 패장애	래트	Liu W et al. 2013
	마우스	Qiu K rt al. 2012c
	마우스	Xie K et al. 2012c
LPS 유발 염증	배양세포	Chen HG et al. 2013

다음으로 수소(H_2)의 패혈증 개선작용의 메커니즘으로서 보고되고 있는 것이 항산화, 항염증 단백질 유도 작용, 세포 내 정보전달 제어작용이다. 실제로 LPS(lipopolysaccharide)로 자극된 배양세포에서 수소는 항염증효과를 보였으며, 그 메커니즘에는 HO-1의 활성항진이 관여하고 있다는 것이 확인되었다. 이런 작용은 산화력이 강한 활성산소를 수소가 화학적으로 제거하는 작용과는 구분되며, 수소가 가진 새로운 생물학적인 측면일 것으로 생각된다. 수소(H_2)가 가지는 생물학적인 측면은 아직까지 미지의 영역이 많아 계속 연구 중이므로, 가까운 미래 반드시 해명될 날이 올 것으로 생각한다.

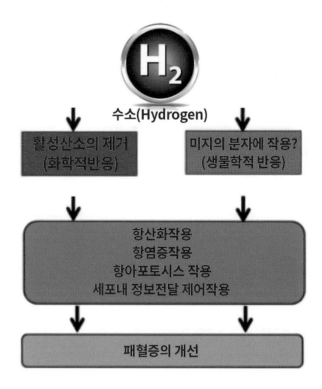

[패혈증 모델에 수소 효과 메커니즘]

수소 의료

Ono, H., et al., Hydrogen Gas Inhalation Treatment in Acute Cerebral Infarction: A Randomized Controlled Clinical Study on Safety and Neuroprotection. J Stroke Cerebrovasc Dis, 2017.

Zheng, Y. and D. Zhu, Molecular Hydrogen Therapy Ameliorates Organ Damage Induced by Sepsis. Oxid Med Cell Longev, 2016. 2016: p. 5806057.

Liu, L.D., et al., Protective effect and mechanism of hydrogen treatment on lung epithelial barrier dysfunction in rats with sepsis. Genet Mol Res, 2016. 15(1).

Tao, B., et al., Hydrogen-Rich Saline Attenuates Lipopolysaccharide-Induced Heart Dysfunction by Restoring Fatty Acid Oxidation in Rats by Mitigating C-Jun N-Terminal Kinase Activation. Shock, 2015. 44(6): p. 593-600.

Chen, H., et al., Molecular hydrogen protects mice against polymicrobial sepsis by ameliorating endothelial dysfunction via an Nrf2/HO-1 signaling pathway. Int Immunopharmacol, 2015. 28(1): p. 643-54.

Xie, K., et al., Hydrogen gas presents a promising therapeutic strategy for sepsis. Biomed Res Int, 2014. 2014: p. 807635.

Sheng, Q., et al., Protective effects of hydrogen-rich saline on necrotizing enterocolitis in neonatal rats. J Pediatr Surg, 2013. 48(8): p. 1697-706.

Nishimura, N., et al., Colonic hydrogen generated from fructan diffuses into the abdominal cavity and reduces adipose mRNA abundance of cytokines in rats. J Nutr, 2013. 143(12): p. 1943-9.

Li, G.M., et al., Effects of hydrogen-rich saline treatment on polymicrobial sepsis. Journal of Surgical Research, 2013. 181(2): p. 279-86.

He, J., et al., Protective effects of hydrogen-rich saline on ulcerative colitis rat model. Journal of Surgical Research, 2013(0).

Chen, H.G., et al., Heme oxygenase-1 mediates the anti-inflammatory effect of molecular hydrogen in LPS-stimulated RAW 264.7 macrophages. Int J Surg, 2013. 11(10): p. 1060-6.

Xie, K., et al., Nrf2 is critical in the protective role of hydrogen gas against murine polymicrobial sepsis. British Journal of Anaesthesia, 2012. 108(3): p. 538-539.

Xie, K., et al., Combination therapy with molecular hydrogen and hyperoxia in a murine model of polymicrobial sepsis. Shock, 2012. 38(6): p. 656-63.

Liu, X., et al., The protective of hydrogen on stress-induced gastric ulceration. Int Immunopharmacol, 2012. 13(2): p. 197-203.

Xie, K.L., et al., Protective effects of hydrogen gas on murine polymicrobial sepsis via reducing oxidative stress and HMGB1 release. Shock, 2010. 34(1): p. 90-97.

Xie, K.L., et al., [Effects of hydrogen gas inhalation on serum high mobility group box 1 levels in severe septic mice]. Zhejiang Da Xue Xue Bao Yi Xue Ban, 2010. 39(5): p. 454-7.

Kajiya, M., et al., Hydrogen mediates suppression of colon inflammation induced by dextran sodium sulfate. Biochem Biophys Res Commun, 2009: p. in press.

20.

대사성질환과
수소효과

1. 정의

대사성 질환(Metabolic Disease, Metabolic Syndrome)은 포도당, 지방, 단백질 등의 대사 이상에서 기원하는 질병을 말하며, 주로 포도당과 지방대사의 이상으로 유발되는 암, 당뇨병, 골대사 질환, 지방간, 비만, 심혈관계 질환 등을 총칭한다.

최근 들어 도시화된 생활환경과 과도한 영양섭취 등으로 여러 질환이 복합적으로 나타나는 대사성증후군환자가 급증하고 있어 국민 건강을 위협하고 있는 것으로 나타나고 있다. 대사 증후군이란 대사 장애가 만성적 경과를 취할 때 내당능장애(정상 혈당보다는 높은 고혈당상태이지만 아직 당뇨병으로 진행되지 않은 당뇨병 전단계로 식후혈당이 정상과 비정상 사이에 있는 상태) 또는 당뇨병, 고혈압, 이상지혈증, 비만, 심혈관계 죽상경화증과 같은 여러 가지 질환이 동시에 발생하고 진행되는(work-in-progress) 것을 의미한다. 이런 여러 가지 임상 질환의 발생에 인슐린 저항성이 중심적인 역할을 하게 된다. 따라서 인슐린 저항성과 관련하여 일어나는 일련의 증후군을 진단하는 것은 단순히 각각의 임상질환을 치료하기에 앞서 그 원인을 치료함으로 인해 최종적으로 동맥경화증에 의한 심혈관계질환을 예방하고자 하는 데 그 의의가 있다고 하겠다.

수소 의료

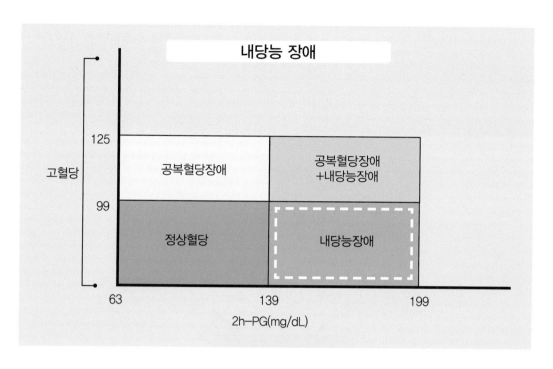

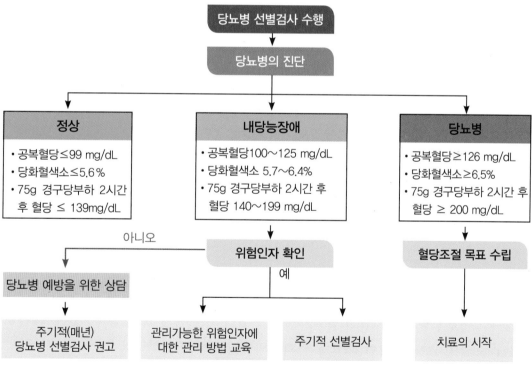

[당뇨병 선별검사 및 진단 알고리즘]

메타볼릭신드롬이란, 아래 그림에 나타낸 것과 같이 유전적 요인이나 잘못된 생활습관(고지방식, 운동부족)에 의해 내장형 비만이 일어나고 그것이 요인이 되어 지질이상(고지혈), 고혈당 또는 고혈압이 발생하는 것으로 되어 있으며, 각각이 중복된 경우를 동맥경화를 일으킨 상태라고 한다. 메타볼릭신드롬을 방치하면 협심증, 심근경색, 뇌졸중(뇌경색, 지주막하출혈 등), 폐색성 동맥경화증 등의 동맥경화질환이 될 수 있다.

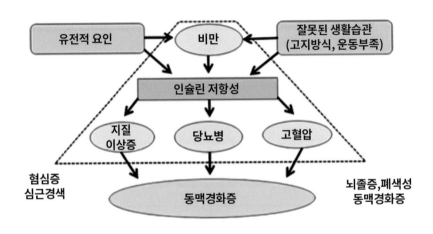

[메타볼릭신드롬(내장지방 증후군)]

2. 대사성 질환 발생 현황

인구 고령화 등으로 인한 대사성 질환 및 치료제의 수요 증가가 전망되며 저출산과 의학기술의 발달로 평균수명이 연장되고 있다. 2050년 세계 고령인구 비율이 20%를 넘어 초고령 사회로의 진입이 예상된다(World Population Ageing, United Nations, 2013).

우리나라에서 대사성 질환(고혈압, 당뇨병, 고콜레스테롤, 암 포함)의 평균 유병률은 2007년 16.1%에서 2013년 17.9%로 1.8% 증가하고 있다. 2013년 세부 대사성 질환별 유병률은 고혈압 27.3%, 고콜레스테롤 14.9%, 당뇨 11.0%, 암1.5% 순이고 신진대사 감소 및 면역력 저하 등으로 65세 이상 노년층 유병률이 다른 연령대에 비해 더 높은 경향을 보인다.

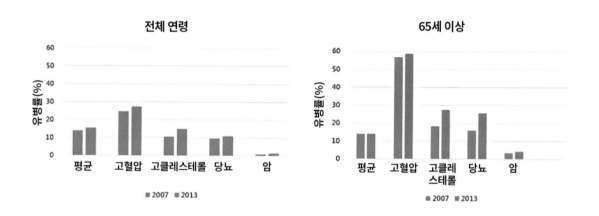

[대사성질환 유병률 비교(2007~2013)]

주요 대사성 질환 중 당뇨병과 암 사망자 비율 90% 이상으로(2012년 기준) 세계 비율은 당뇨병 64.3%, 암 30.1%, 심혈관 질환 5.5% 순이었으며, 국내에서는 암 66.0%, 당뇨병 23.7%, 심혈관 질환 10.3% 순이다.

3. 메타볼릭 신드롬의 중요한 원인

메타볼릭 신드롬은 췌장에서 만들어지는 호르몬인 인슐린이 제대로 만들어지지 못하거나 제 기능을 하지 못해서 발생한다. 그래서 다른 말로는 '인슐린 저항 증후군'이라고도 한다. 인슐린은 우리 몸에서 분해된 포도당을 체내 각 기관에 운반해 주는 역할을 하는데 이상이 생기면 당뇨병과 고혈압이 생기고 근육에 통풍이 생긴다.

따라서 일반적으로 복부비만, 당뇨, 고밀도 콜레스테롤 감소(고밀도 콜레스테롤은 인체에 좋은 영향을 준다), 고혈압, 중성지방 등 아래 5가지 지표 가운데 3가지가 기준치를 넘기면 대사 증후군으로 본다.

㉠ **복부비만:** 허리둘레 남성 36인치, 여성 32인치 이상

㉡ **중성지방:** 150mg/㎗ 이상

㉢ **고밀도 콜레스테롤:** 남성 40mg/㎗, 여성 50mg/㎗ 미만

㉣ **공복 혈당:** 110mg/㎗ 이상 또는 당뇨병 치료 중

㉤ **혈압:** 수축기 130mmHg 이상 또는 이완기 85 이상

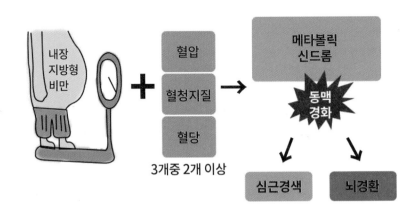

[메타볼릭 신드롬 기준]

4. 수소의 대사성질환에 대한 효과

[수소(H_2)의 대사성질환에 대한 효과관련 문헌]

질환 또는 질환모델	사용동물 및 사람	문헌
1형 당뇨병	세포, 마우스	Li Y. et al, 2011
2형 당뇨병	사람	Kajiyama s. et al, 2008
	래트(RAT)	Wang OJ. et al, 2012
메타볼릭신드롬	사람	Nakao A. et al, 2010
	래트(RAT)	Hashimoto M. et al, 2011
	사람	Song G. et al, 2013
고콜레스테롤혈증	마우스, 햄스터	Zong C. et al, 2013
당뇨병 및 비만	마우스	Kamimura N. et al, 2011
당뇨병성 발기부전	래트(RAT)	Fan M. et al, 2012
당뇨성 망막증	래트(RAT)	Feng Y. et al, 2012

위 표에 수소(H_2)의 동물의 대사성질환 모델이나 사람의 대사성질환에 대한 효과를 연구 보고한 문헌을 정리하였다. 각종 문헌에서 당뇨병, 고콜레스테롤 혈증, 메타볼릭신드롬, 비만 등의 동물모델에 대한 수소를 통하여 개선효과가 보고되고 있다. 또한, 당뇨병 합병증인 발기부전(ED)이나 망막증 모델에 대한 효과도 동물모델에서 확인되고 있다.

사람에 대한 임상적인 효과는 현재까지 3개의 문헌이 보고되고 있다.

Kajiyama 등(2008)의 보고에 의하면, 2형 당뇨병 환자 30명 또는 당(글루코오스)내성장애 환자 6명이 1.2ppm의 수소수를 1일당 900mL, 8주일간 음용한 결과, 수소수를 마신 군은 위수를 마신 군에 비해 지질대사나 당대사의 개선작용을 보였다고 발표했다. 또한, Nakao 등(2010)의 보고에 따르면, 메타볼릭신드롬 환자 20명이 1.2ppm의 수소수를 1일 1.5~2L, 8주일간 마신 결과, 수소수의 음용 전과 비교하여 음용 후에는 산소스트레스의 경감작용과 지질대사의 개선작용을 보였다고 발표하였다. 그리고 Song 등(2013)의 보고에 따르면, 메타볼릭신드롬 환자 20명이 0.4~0.5ppm의 수소수를 1일 0.9~1L(450~500mL를 1일 2회), 10주일간 마신 결과, 수소수 음용 전과 비교하여 음용 후에는 LDL(악한 콜레스테롤)의 감소와 HDL(선한 콜레스테롤)의 기능이 개선되었다고 발표하였다.

5. 수소에 의한 지질대사 개선작용

식사로 섭취되는 지질은 소화관에서 흡수되고 그 일부가 간장에서 에너지원으로 소비되고, 나머지는 피하조직으로 운반되어 지방으로 저장된다. 그리고 에너지원이 부족한 경우에는 피하지방에서 간장으로 운반, 분해되어 에너지로 사용한다. 지질(지방)은 단백질이나 탄수화물로부터도 체내에서 합성된다. 지방에는 중성지방(트리글리세라이드), 콜레스테롤, 지방산, 인지질이 있지만, 간장은 콜레스테롤을 합성하거나 분해하면서 혈액 중 콜레스테롤의 양을 조절하고 있다. 콜레스테롤은 동맥경화의 원인물질로서, 세포막을 만드는 소재이기도 하며, 부신피질호르몬이나 성호르몬 등의 스테로이드의 원료, 비타민 D나 담즙산 등의 원료로서도 필수적인 물질이다.

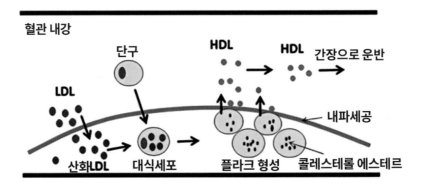

[동맥경화의 형상과 HDL의 혈관벽에서의 콜레스테롤]

수소 의료

지질은 혈액 속에서는 단백질이나 인지질 등과 결합하여 존재한다.

그림에 나타낸 것과 같이 혈액 중의 지질 중에서도 LDL(악한 콜레스테롤)이 몸속에 많아지면 혈관내벽에서 생성되는 활성산소에 의해 산화되고 산화 LDL이 되어 혈관 내벽에 저장된다. 이렇게 되면 백혈구의 일종인 단구에서 변화가 일어나 몸을 보호하는 역할을 하는 대식세포가 모여들어 산화 LDL을 먹어치워 없애려고 한다.

그러나 대식세포로 둘러싸인 산화 LDL이 무제한으로 늘어나 대식세포가 죽어 버리면 혈관내벽에 죽상의 병소(플라크)가 형성되어 혈류가 나빠지고 이것이 동맥경화로 발전한다. 플라크가 파괴되면 그곳에 생긴 혈전 때문에 혈류가 완전히 끊어져 심근경색이나 뇌경색이 일어난다. 혈전이 혈류를 타고 뇌로 운반되어 가는 동맥을 막아 버리기 때문에 뇌경색을 일으키는 경우도 있다.

HDL(선한 콜레스테롤)에는 동맥경화의 병소에서 유리콜레스테롤을 빼내어 간장으로 운반함으로써 동맥경화를 완화시키는 작용이 있으나, 혈액 중에 HDL의 양이 적어지면 동맥경화를 방어할 수 없다.

6. 수소에 의한 지질대사개선작용의 메커니즘

메타볼릭신드롬 환자에 대해 앞에서 수소수 음용시험을 실시한 Song 등(2013)의 보고를 소개했듯이 수소의 지질대사 개선작용의 메커니즘이 조사되었기에 그 결과를 소개한다. 즉, 수소수(0.4~0.5ppm)를 마시기 전과 마신(0.9~1L/day, 10주일간) 후 환자로부터 채취한 혈청 HDL을 사용하여 비교한 실험에서, 수소수 음용 후의 HDL은, ①LDL의 산화에 대한 방어 작용, ②백혈구의 일종인 단구의 내피세포(혈관내막 세포)에 대한 접착을 억제하는 작용, ③산화 LDL을 받아들여 포말화한 대식세포에서의 콜레스테롤 배출촉진작용 및 ④내피세포의 프로그램된 죽음(세포의 자살, 아포토시스) 억제작용을 보이는 것으로 확인되었다. 이 결과로부터 HDL 기능의 개선작용을 매개로 수소는 지질대사 개선효과를 나타내는 것으로 밝혀졌다.

Zhang, X., et al., Subcutaneous injection of hydrogen gas is a novel effective treatment for type 2 diabetes. J Diabetes Investig, 2018. 9 (1): p. 83-90.

Korovljev, D., et al., Molecular hydrogen affects body composition, metabolic profiles, and mitochondrial function in middle-aged overweight women. Ir J Med Sci, 2017.

Hou, C., et al., Coral calcium hydride prevents hepatic steatosis in high fat diet-induced obese rats: A potent mitochondrial nutrient and phase II enzyme inducer. Biochem Pharmacol, 2016. 103: p. 85-97.

Zong, C., et al., Cigarette smoke exposure impairs reverse cholesterol transport which can be minimized by treatment of hydrogen-saturated saline. Lipids Health Dis, 2015. 14: p. 159.

Song, G., et al., Hydrogen-rich water decreases serum LDL-cholesterol levels and improves HDL function in patients with potential metabolic syndrome. Journal of Lipid Research, 2013. 54(7): p. 1884-93.

Jiang, H., et al., Hydrogen-rich medium suppresses the generation of reactive oxygen species, elevates the Bcl-2/Bax ratio and inhibits advanced glycation end product-induced apoptosis. Int J Mol Med, 2013.

31(6): p. 1381-7.

Iio, A., et al., Molecular hydrogen attenuates fatty acid uptake and lipid accumulation through downregulating CD36 expression in HepG2 cells. Medical Gas Research, 2013. 3(1): p. 6.

Ignacio, R.M., et al., Anti-obesity effect of alkaline reduced water in high fat-fed obese mice. Biol Pharm Bull, 2013. 36(7): p. 1052-9.

He, B., et al., Protection of oral hydrogen water as an antioxidant on pulmonary hypertension. Mol Biol Rep, 2013. 40(9): p. 5513-21.

Fan, M., et al., Protective effects of hydrogen-rich saline against erectile dysfunction in a streptozotocin induced diabetic rat model. Journal of Urology, 2013. 190(1): p. 350-6.

Chen, Y., et al., Hydrogen-rich saline attenuates vascular smooth muscle cell proliferation and neointimal hyperplasia by inhibiting reactive oxygen species production and inactivating the Ras-ERK1/2-MEK1/2 and Akt pathways. International Journal of Molecular Medicine, 2013. 31(3): p. 597-606.

Baek, D.-H., Antibacterial Activity of Hydrogen-rich Water Against Oral Bacteria.

Amitani, H., et al., Hydrogen Improves Glycemic Control in Type1

Diabetic Animal Model by Promoting Glucose Uptake into Skeletal Muscle. PLoS One, 2013. 8(1).

Zong, C., et al., Administration of hydrogen-saturated saline decreases plasma low-density lipoprotein cholesterol levels and improves high-density lipoprotein function in high-fat diet-fed hamsters. Metabolism, 2012. 61(6): p. 794-800.

Zheng, H. and Y.S. Yu, Chronic hydrogen-rich saline treatment attenuates vascular dysfunction in spontaneous hypertensive rats. Biochemical Pharmacology, 2012. 83(9): p. 1269-77.

Yu, Y.S. and H. Zheng, Chronic hydrogen-rich saline treatment reduces oxidative stress and attenuates left ventricular hypertrophy in spontaneous hypertensive rats. Mol Cell Biochem, 2012. 365(1-2): p. 233-42.

Wang, Q.J., et al., Therapeutic effects of hydrogen saturated saline on rat diabetic model and insulin resistant model via reduction of oxidative stress. Chin Med J (Engl), 2012. 125(9): p. 1633-7.

Tanabe, H., et al., Suppressive Effect of High Hydrogen Generating High Amylose Cornstarch on Subacute Hepatic Ischemia-reperfusion Injury in Rats. Biosci Microbiota Food Health, 2012. 31(4): p. 103-8.

Song, G., et al., Hydrogen decreases athero-susceptibility in apolipoprotein B-containing lipoproteins and aorta of apolipoprotein E knockout mice. Atherosclerosis, 2012. 221(1): p. 55-65.

Nishioka, S., et al., Effect of hydrogen gas inhalation on lipid metabolism and left ventricular remodeling induced by intermittent hypoxia in mice. European Heart Journal, 2012. 33: p. 794-794.

Kawai, D., et al., Hydrogen-rich water prevents progression of nonalcoholic steatohepatitis and accompanying hepatocarcinogenesis in mice. Hepatology, 2012. 56(3): p. 912-21.

Fan, M., et al., Protective Effects of Hydrogen-Rich Saline Against Erectile Dysfunction in a Streptozotocin Induced Diabetic Rat Model. J Urol, 2012.

Ekuni, D., et al., Hydrogen-rich water prevents lipid deposition in the descending aorta in a rat periodontitis model. Arch Oral Biol, 2012. 57(12): p. 1615-22.

Yu, P., et al., Hydrogen-rich medium protects human skin fibroblasts from high glucose or mannitol induced oxidative damage. Biochemical and Biophysical Research Communications, 2011. 409(2): p. 350-5.

Yang, X., et al., Protective effects of hydrogen-rich saline in preeclampsia rat model. Placenta, 2011. 32(9): p. 681-6.

Wang, Y., et al., Protective effects of hydrogen-rich saline on monocrotaline-induced pulmonary hypertension in a rat model. Respir Res, 2011. 12: p. 26.

Song, G., et al., H_2 inhibits TNF-alpha-induced lectin-like oxidized LDL receptor-1 expression by inhibiting nuclear factor kappaB activation in endothelial cells. Biotechnology Letters, 2011. 33(9): p. 1715-22.

Shirahata, S., et al., Anti-diabetes effect of water containing hydrogen molecule and Pt nanoparticles. BMC Proc, 2011. 5 Suppl 8: p. P18.

Nakai, Y., et al., Hepatic oxidoreduction-related genes are upregulated by administration of hydrogen-saturated drinking water. Bioscience, Biotechnology, and Biochemistry, 2011. 75(4): p. 774-6.

Li, Y., et al., Suppressive effects of electrolyzed reduced water on alloxan-induced apoptosis and type 1 diabetes mellitus. Cytotechnology, 2011. 63(2): p. 119-31.

Kamimura, N., et al., Molecular Hydrogen Improves Obesity and Diabetes by Inducing Hepatic FGF21 and Stimulating Energy Metabolism in db/db Mice. Obesity, 2011.

Hashimoto, M., et al., Effects of hydrogen-rich water on abnormalities in a SHR.Cg-Leprcp/NDmcr rat – a metabolic syndrome rat model. Medical Gas Research, 2011. 1(1): p. 26.

Nakao, A., et al., Effectiveness of Hydrogen Rich Water on Antioxidant Status of Subjects with Potential Metabolic Syndrome-An Open Label Pilot Study. Journal of Clinical Biochemistry and Nutrition, 2010. 46(2): p. 140-149.

Chen, C.H., et al., Hydrogen Gas Reduced Acute Hyperglycemia-Enhanced Hemorrhagic Transformation in a Focal Ischemia Rat Model. Neuroscience, 2010. 169(1): p. 402-414.

Abe, M., et al., Suppressive Effect of ERW on Lipid Peroxidation and Plasma Triglyceride Level, in Animal Cell Technology: Basic & Applied Aspects, S. Netherlands, Editor. 2010. p. 315-321.

Chao, Y.C. and M.T. Chiang, Effect of alkaline reduced water on erythrocyte oxidative status and plasma lipids of spontaneously hypertensive rats. Taiwanese Journal of Agricultural Chemistry and Food Science, 2009. 47(2): p. 71-72.

Ohsawa, I., et al., Consumption of hydrogen water prevents atherosclerosis in apoliporotein E knockout mice. Biochem Biophys Res Commun, 2008. 377(4): p. 1195-8.

Kajiyama, S., et al., Supplementation of hydrogen-rich water improves lipid and glucose metabolism in patients with type 2 diabetes or impaired glucose tolerance. Nutrition Research, 2008. 28: p. 137–143.

Kim, M.J., et al., Preservative effect of electrolyzed reduced water on pancreatic beta-cell mass in diabetic db/db mice. Biol Pharm Bull, 2007. 30(2): p. 234-6.

Yeunhwa GU, K.O., Taigo FUj, Yuka ITOKAWA, et al., Anti Type 2 Diabetic Effect and Anti-oxidation Effect in Active Hydrogen Water Administration KK-Ay Mice. Medicine and Biology, 2006. 150(11): p. 384-392.

Kim, M.J. and H.K. Kim, Anti-diabetic effects of electrolyzed reduced water in streptozotocin-induced and genetic diabetic mice. Life Sci, 2006. 79(24): p. 2288-92.

Jin, D., et al., Anti-diabetic effect of alkaline-reduced water on OLETF rats. Biosci Biotechnol Biochem, 2006. 70(1): p. 31-7.

GU, H.Y., et al., Anti-oxidation Effect and Anti Type 2 Diabetic Effect in Active Hydrogen Water Medicine and Biology, 2006. 150(11): p. 384-392.

Dan, J., et al., Effect of mineral induced alkaline reduced water on sprague-dawley rats fed on a high fat diet. Exp. Biomed. Sci., 2006. 12: p. 1-7.

Li, Y.-P., Teruya, K., Katakura, Y., Kabayama, S., Otsubo, K.,Morisawa, S., et al, Effect of reduced water on the apoptotic cell death triggered by oxidative stress in pancreatic b HIT-T15 cell. Animal cell technology meets genomics, 2005: p. 121-124.

Hamaskai, T., et al., The suppressive effect of electrolyzed reduced water on lipid peroxidation. Animal Cell Technology: Basic & Applied Aspects, 2003. 13: p. 381-385.

Chiasson, J.L., et al., Acarbose treatment and the risk of cardiovascular disease and hypertension in patients with impaired glucose tolerance: the STOP-NIDDM trial. JAMA, 2003. 290(4): p. 486-94.

Li, Y., et al., Protective mechanism of reduced water against alloxan-induced pancreatic beta-cell damage: Scavenging effect against reactive oxygen species. Cytotechnology, 2002. 40(1-3): p. 139-49.

21.

뼈 및 관절질환에
수소효과

뼈는 신체를 지지하여 견고한 형태를 만드는 동시에, 뼈 연결부분이 지점이 되어 신체를 운동시키거나 다치기 쉬운 내장을 충격으로부터 보호하는 역할을 한다.

또, 뼈는 체내 저장기관으로서 칼슘을 유지하여 골수에서 혈액세포를 만들고 있다. 뼈에서는 리모델링이라고 불리는 재구축이 지속적으로 이루어지며, 이에 따라 오래된 골 조직은 서서히 새로운 골 조직으로 바뀌어 체내의 모든 뼈는 10년이면 완전히 새로운 것으로 뒤바뀌게 된다.

골밀도나 뼈의 강도를 유지하기 위해서는 적량의 칼슘, 미네랄 및 비타민 D의 섭취와 뼈에 관여하는 몇몇 호르몬의 작용과 운동 등이 필요하다.

1. 관절의 구조와 기능

관절은 2개 이상의 뼈의 접속부를 말한다. 두 개 뼈를 구성하는 판상의 뼈 관절과 같이 정상일 때는 움직이지 않는 것도 있지만, 대부분의 관절은 상당히 넓은 범위로 복잡한 운동을 할 수 있다. 오른쪽 그림에 나타낸 것과 같이 관절

수소 의료

내에는 뼈 양단을 뒤덮는 연골이 있는데, 연골은 콜라겐, 물 및 프로테오글리칸(단백질과 당 사슬이 결합된 복합 당질의 일종)으로 구성되는 매끄럽고 튼튼하고 탄력성 있는 보호조직으로, 관절이 움직일 때의 마찰을 경감시킨다. 관절은 안쪽이 골막조직으로 뒤덮여 있으며, 이것이 관절포를 형성하고 있다. 골막조직의 세포가 만드는 관절액은 연골에 영양을 공급할 뿐만 아니라 마찰을 경감시켜 관절을 움직이기 쉽게 한다.

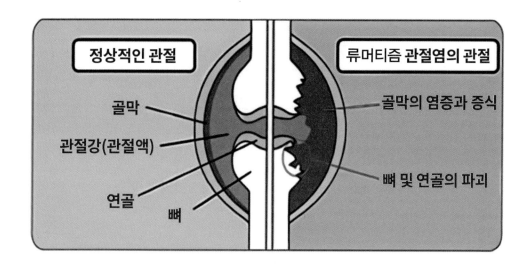

2. 골다공증 증상과 원인

정상적인 뼈에서는 골 형성과 골 흡수가 컨트롤되고 있다. 즉, 골아세포(뼈를 형성하는 세포)가 호르몬, 사이토카인(세포에서 방출되어 각종 세포 간 상호작용을 매개하는 단백성 인자), 비타민 D 및 프로스타글란딘(아라키돈산에서 합성되는 생리활성물질) 등에 의해 영향을 받으며, 밸런스를 유지하도록 제어되고 있다.

그러나 오랜 생활습관 등에 의해 이 밸런스가 무너지면 뼈가 약해진 상태의 골다공증이 일어나 경우에 따라 골절을 일으키는 일도 있다.

골다공증의 초기에는 자각증상이 없고 뼈나 허리에 통증이 생겨 의사의 진찰을 받고 나서야 발견되는 경우가 많다. 골절을 일으키면 자리보전 상태가 되기 쉽다. 이 질병은 폐경기 이후의 여성이나 고령 남성에서 많이 찾아볼 수 있는데, 젊은 사람에게도 영양부족이나 운동부족으로 일어날 수 있다. 오랜 생활습관병의 하나로 생각되고 있다.

3. 치료법

골다공증의 예방과 치료에는 칼슘과 칼슘의 흡수를 돕는 비타민 D를 많이 포함하는 식품을 섭취하는 것이 중요하지만, 뼈를 튼튼하게 만들기 위해서는 일광욕과 운동도 중요하다. 골다공증 치료의 3원칙은 식사(칼슘), 운동 및 일광욕이다.

이 3원칙을 잘만 따르면 골량을 증가시킬 수 있다. 그러나 질환이 좀 더 진행된 경우에는 골다공증 치료제를 사용한 약물요법을 실시하여야 한다. 요배통이 있는 경우에는 복용약이나 주사제로 통증을 경감시킨다.

4. 류머티즘관절염(RA:Rheumatoid Arthritis) 증상과 원인

류머티즘관절염이란, 관절에 염증이 넓게 퍼져 관절이 부어 통증을 일으키는 질환으로 진행이 심화되면 관절의 변형이나 기능 장애가 일어난다. 국내에서는 30세 이상의 약 1%가 류머티즘관절염이라고 하지만 남성보다는 여성 쪽에서 두 배 이상 많이 확인되고 있다. 류머티즘관절염의 원인은 잘 알려져 있지 않지만, 자가면역질환의 일종으로 류머티즘관절염 환자는 면역계에 이상이 있는 것으로 알려져 있다. 유전자에 어떤 이상이 발생하였거나, 감염된 미생물(바이러스나 세균)의 영향이거나, 혹은 이 양자의 조합에 의해 일어나는 것으로 생각되고 있다. 이 면역계가 비정상적으로 항진한 결과로서, 관절의 모세혈관이 증가하여 혈관 내 관절의 골막조직에 림프구 및 대식세포(면역시스템의 일부를 구성하는 아메바 모양의 식세포) 등의 세포가 침윤한다. 이 림프구나 대식세포가 분비하는 사이토카인의 작용에 의해 관절 내에 염증반응이 일어나는 것으로 되어 있으며, 관절 안쪽을 뒤덮고 있는 골막이 증식하면서 통증이나 종창을 일으켜 관절액이 늘어남으로써 연골이나 뼈의 파괴가 진행된다.

류머티즘관절염의 원인에 대해서는 자세히 알려져 있지 않기 때문에 그 원인을 제거하는 근치적 치료법은 현재 기대할 수 없는 상태이다. 이전에는 비스테로이드성 항염증제(NSAIDs)를 중심으로 한 치료가 실시되고 있었지만, 근래에는 원래 항암제로 사용되던 메토트렉세이트를 항류머티즘제로서 응용하는 치료법의 개발이나 사이토카인이나 세포표면의 수용체를 분자표적으로 하는 생물학적 제제의 개발에 의해 환자의 QOL(생활의 질)을 유지하면서 치료할 수 있게 되었다. 인공관절치환술 등의 수술요법도 근래 눈부시게 발달하고 있다.

5. 변형성관절증(OA) 증상과 원인

변형성관절증은 다양한 원인(과격한 운동, 비만, 가령, 중노동 및 생활양식 등)에 의해 관절에 통증이나 부종이 발생하고 그것이 계속되어 관절의 변형을 초래하는 질환이다. 무릎이나 발목, 팔꿈치, 어깨 등의 관절에 통증, 부종 등의 증상이 나타나며, 연령이 높아질수록 남성보다는 여성 쪽에서 많이 발생한다.

변형성관절증에서는 연골이 닳아 매끄러운 동작이 불가능해져 큰 마찰이 발생한다. 이 상태로는 고장 난 연골 등의 조직편에 의해 관절 안쪽에 있는 골막에 염증이 발생하고, 때로는 관절액이 체류하여 종창 등이 발생한다. 또한 뼈에도 영향이 미쳐 연골 밑의 뼈가 딱딱해지거나 골극이라는 돌기가 만들어지는 등, 관절에 변형이 일어난다. 변형성관절증은 주로 통증이나 변형 상태, X선 검사 등에서 확인되는 관절의 상태를 보고 진단한다. 비만은 체중이 무릎의 부담을 증가시켜 반월판이나 연골을 아프게 하는 원인이다. 류머티즘관절염이나 통풍 등 다른 질환과 구별하기 위해 혈액검사를 하는 경우도 있다.

치료법으로는 약물요법, 운동요법, 보조구 사용, 외과수술(관절경하 수술, 골절개술, 인공관절치환술) 등이 실시되고 있다. 약물요법으로서 비스테로이드성 항염증제(NSAIDs)가 사용된다. 또한, 히알루론산이나 스테로이드 등의 약물을 관절 안에 주사하는 경우도 있다.

6. 뼈, 관절 및 염증질환에 대한 수소의 효과관련 연구 논문

아래 표는 수소의 뼈, 관절 및 염증질환에 대한 효과 연구논문이다.

수소는 골다공증의 세포 및 동물모델(Sun Y. et al, 2013, Guo JD. et al, 2012), 관절질환 세포모델(Hanaoka T. et al, 2011) 및 각종 염증질환의 세포 및 동물모델(Itoh T. et al, 2011, Xu Z. et al, 2012)에 대해 효과를 나타내는 것으로 논문이 보고되고 있다.

[뼈, 관절 및 염증질환에 대한 수소의 효과 관련 연구논문]

대상기관	질환 또는 질환모델	사용동물종	문헌
뼈, 연골	NO 유발성 연골손상	세포	Hanaoka T et al, Med Gas Res. 2011; 1:18
	미소중력에 의한 골손상	세포,래트	Sun T et al, Osteoporos Int. 2013; 24: 969-978
	골 감소증	래트	Guo JD et al, Br J Pharmacol. 2012; Now 2. doi: 10.111/bph, 12036
관절	류머티즘관절염	사람	Ishibashi T et al, Med Gas Res.2012; 2: 27
염증	LPS/IFN-y 유발 NO 분비	세포, 마우스	Itoh t et al, Biochem Biophys Res Commun. 2011;411:143-149
	카라게닌 족 부종	세포, 마우스	Xu Z et al, J Infla,,ation. 2014;9:2

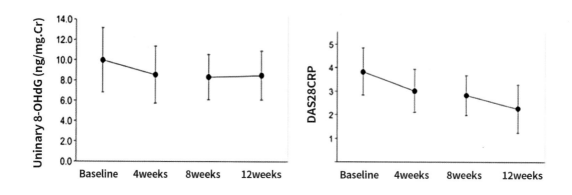

[(왼쪽) 수소수를 마신 후 류머티즘관절염 환자의 뇨중 8-OHdG의 변화,
(오른쪽) 수소수를 마신 류머티즘관절염 환자의 DAS28CRP의 변화]

류머티즘관절염에서는 사람에 대한 임상시험성적이 이시바시 등(Consumption of water containing a high concentration of molecular hydrogen reduces oxidative stress and disease activity in patients with rheumatoid arthritis: an open-label pilot study, Toru Ishibashi, Bunpei Sato, Mariko Rikitake, Tomoki Seo, Ryosuke Kurokawa, Yuichi Hara, Yuji Naritomi, Hiroshi Hara and Tetsuhiko Nagao)에 의해 보고되고 있으므로 그 결과를 다음과 같이 요약할 수 있다. 즉, 류머티즘관절염 환자 20명이 매일 530ml의 수소수를 마시는 시험을 실시했다. 그 결과, 아래 그림에 나타낸 것과 같이 4주 후에는 유전자(DNA)의 산화스트레스의 지표인 요중 8-OHdG 농도가 통계적으로 유의하게(p<0.01) 감소했다.

또한, 4주 후에는 류머티즘관절염의 활동성을 나타내는 지표인 DAS28CRP(관절의 통증, 부종, 건강상태, 혈액 중의 C반응성 단백(CRP) 수치에 따라 종합적으로 점수화시킨 것)에서도 통계학적으로 유의한(p<0.01) 감소가 확인되었다.

4주일간의 중단 후, 마찬가지로 4주일간의 음용시험(2회째)을 실시한 결과, 유감스럽게도 8-OHdG 농도는 그 이상 감소하지는 않았지만, DAS28CRP는 8주 후와 비교하여 12주 후에는 통계적으로 유의한(p<0.01) 감소를 보였다.

나아가, 초기의 환자(류머티즘관절염 발생 1년 미만의 환자) 5명 중 4명의 환자에서 시험

종료 시에 완해(질환에 의한 증상이 호전 또는 거의 소실되어 임상적으로 문제가 없는 상태)가 확인되었다. 이 결과로부터 활성산소 제거에 수소가 산화스트레스를 경감시킴으로써 사람의 류머티즘 관절염에 유효성을 보인다는 것이 확인되었다.

한편, 수소(H_2)가 변형성관절증에 대해 직접적으로 효과를 보인다는 보고는 현재 찾아볼 수 없지만, 연골세포를 사용한 in vitro(시험관 내) 시험에서 수소가 일산화질소(NO)에 의해 유발된 연골손상을 억제한 결과(Hanaoka T et al, 2011)로부터 추측한다면, 수소가 변형성관절증에 대해 효과를 나타낼 가능성은 높을 것으로 생각된다.

7. 수소와 일산화질소(NO)의 관련

미국 생화학자 로버트 프랜시스 퍼치고트(Robert Francis Furchgott, 1988년 노벨의학생리학상 수상자) 등에 의해 1980년 내피유래 혈관이완인자(Endothelium-Derived Relaxing Factors, EDRF)가 발견된 후, 그 본체가 일산화질소(NO)라고 밝혀진 것을 계기로 세포 간 정보전달물질에서 가스상 분자로서의 NO에 관한 연구가 전 세계적으로 활발해졌다. 그 결과, 활성산소와 마찬가지로 NO도 소위「착한 인자」로서의 작용과「나쁜 인자」로서의 작용을 하는 이면성이 있다는 것이 밝혀졌다. NO는 NO 분비세포에 의해 생산되며, 가스상 분자이기 때문에 확산을 통하여 근처 조직에 작용하고 있는데, 조직혈류의 유지, 혈소판응집억제, 항동맥경화, 신경전달, 기억, 학습 등의 생체방어작용[구성형 NO 합성효소(cNOS) 분비]과 염증, 쇼크, 신경세포사, 세포독성 등 생체손상작용[유도형 NO 합성효소(iNOS) 분비]이라는 상반되는 작용을 가지고 있다.

cNOS는 혈관내피세포와 신경세포에서 분비되기 때문에 전자를 내피형 NO 합성효소(eNOS), 후자를 신경형 NO 합성효소(nNOS)로 세분하는 경우도 있다.

cNOS 유래의 NO는 혈압 및 조직혈류 조절작용과 항동맥경화작용을 가지며, 생체기능을 순환시킨다는 면에서 신체를 정상적으로 유지하기 위해서는 필수적인 물질이다.

실제로 cNOS 유래의 NO 기능이 저하되면, 혈관 연축, 고혈압, 동맥경화 등의 병태를 일으키기 쉬워진다. 한편, iNOS 유래의 NO는 면역을 담당하는 거식세포나 백혈구 등으로 유도된다. cNOS와 달리 보통은 효소활성을 보이지 않지만, 사이토카인이나 세균독소 등의 자극에 의해 효소단백이 유도되어 cNOS와 비교하여 1,000배 이상에 해당하는 대량의 NO가 만들어진다. 이 다량의 NO에 의해 염증, 쇼크, 심근이나 혈관벽 손상, 신경세포사 등이 일어난다.

8. 수소의 생체방어작용

아래 그림에 나타낸 것과 같이 iNOS에 의해 분비된 과잉 NO·는 활성산소인 슈퍼옥시드($\cdot O_2^-$)에 의해 산화력이 강하고 세포손상성을 가지는 페록시니

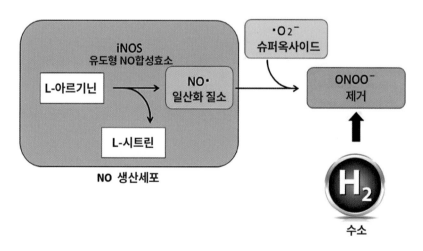

[수소에 의한 페록시니트라이트의 제거작용]

트라이트(ONOO-)를 생성시키지만, 수소(H_2)는 이를 무독화시켜 물로 변환시킨다.

이처럼 뼈 및 관절질환이나 염증질환에 관해서는 하이드록실라디갈(·OH)의 제거
뿐만 아니라 염증부위에서 과잉 NO·에 의해 생성된 페록시니트라이트(ONOO-)의
제거가 수소의 항산화작용, 항염증작용 등의 메커니즘의 하나로 생각되고 있다. 또
한, 단백질의 티로신 잔기와 페록시니트라이트(ONOO-)가 결합하여 생성된 니트로
티로신(nitrotyrosine)이 류머티즘관절염, 당뇨병성 신증, 염증성 장질환, 알츠하이머병,
파킨슨병, 뇌졸중, 동맥경화증 및 고혈압증 등의 산화스트레스 마커로서 주목되고
있는데, 수소는 페록시니트라이트(ONOO-)를 제거함으로써 이 니트로티로신의 생
성을 억제한다는 것이 전항(제6항)에서 나타낸 몇 개의 논문을 통해 보고되고 있다.

Li, J., et al., Protective effects of molecular hydrogen on steroid-induced osteonecrosis in rabbits via reducing oxidative stress and apoptosis. BMC Musculoskelet Disord, 2017. 18(1): p. 58.

Guo, J., et al., Hydrogen-rich saline prevents bone loss in diabetic rats induced by streptozotocin. Int Orthop, 2017. 41(10): p. 2119-2128.

Yamada, T., et al., Hydrogen supplementation of preservation solution improves viability of osteochondral grafts. ScientificWorldJournal, 2014. 2014: p. 109876.

Wan, W.L., et al., An In Situ Depot for Continuous Evolution of Gaseous H_2 Mediated by a Magnesium Passivation/Activation Cycle for Treating Osteoarthritis. Angew Chem Int Ed Engl, 2018.

Ostojic, S.M., et al., Effectiveness of oral and topical hydrogen for sports-related soft tissue injuries. Postgrad Med, 2014. 126(5): p. 187-95.

Sun, Y., et al., Treatment of hydrogen molecule abates oxidative stress and alleviates bone loss induced by modeled microgravity in rats. Osteoporos Int, 2013. 24(3): p. 969-78.

Li, D.Z., et al., Treatment with hydrogen molecules prevents RANKL-induced osteoclast differentiation associated with inhibition of ROS formation and inactivation of MAPK, AKT and NF-kappa B pathways in murine RAW264.7 cells. J Bone Miner Metab, 2013.

Guo, J.D., et al., Hydrogen water consumption prevents osteopenia in ovariectomized rats. Br J Pharmacol, 2013. 168(6): p. 1412-20.

Cai, W.W., et al., Treatment with hydrogen molecule alleviates TNFalpha-induced cell injury in osteoblast. Mol Cell Biochem, 2013. 373(1-2): p. 1-9.

Xu, Z., et al., Anti-inflammation effects of hydrogen saline in LPS activated macrophages and carrageenan induced paw oedema. J Inflamm (Lond), 2012. 9: p. 2.

Takeuchi, S., et al., Hydrogen may inhibit collagen-induced platelet aggregation: an ex vivo and in vivo study. Internal Medicine, 2012. 51(11): p. 1309-13.

Lekic, T., et al., Protective effect of hydrogen gas therapy after germinal matrix hemorrhage in neonatal rats.. Acta Neurochir Suppl, 2011. 111: p. 237-41.

Kubota, M., et al., Hydrogen and N-acetyl-L-cysteine rescue oxidative stress-induced angiogenesis in a mouse corneal alkali-burn model. Investigative Ophthalmology and Visual Science, 2011. 52(1): p. 427-33.

Itoh, T., et al., Molecular hydrogen inhibits lipopolysaccharide/

interferon gamma-induced nitric oxide production through modulation of signal transduction in macrophages. Biochemical and Biophysical Research Communications, 2011. 411(1): p. 143-9.

Hanaoka, T., et al., Molecular hydrogen protects chondrocytes from oxidative stress and indirectly alters gene expressions through reducing peroxynitrite derived from nitric oxide. Medical Gas Research, 2011. 1(1): p. 18.

Kawasaki, H., J.J. Guan, and K. Tamama, Hydrogen gas treatment prolongs replicative lifespan of bone marrow multipotential stromal cells in vitro while preserving differentiation and paracrine potentials. Biochemical and Biophysical Research Communications, 2010. 397(3): p. 608-613.

호흡기질환에
수소효과

유해한 가스나 미세입자가 폐에 들어와 폐에 비정상적인 염증을 일으키고, 이로 인해 점차 기류 제한이 진행되어 폐 기능이 저하되고 호흡곤란을 유발하게 되는 호흡기 질환이 있다. 폐기종, 만성 기관지염 등이 이에 속한다. 이러한 만성 폐쇄성 폐질환을 약자로 COPD(Chronic Obstruction Pulmonary Disease)라고 부른다. 가장 유력한 유발인자는 담배다. 하루에 1갑 이상 20년 이상 담배를 피우면 발병률이 높다. 폐암과 같은 경우 담배를 피우면 암에 걸릴 확률이 매우 높아지는 것은 사실이지만 절대적인 기준에서 높은 것까지는 아니다. 하지만 만성 폐쇄성 폐질환은 절대적으로 보아도 흡연 시 걸릴 확률이 매우 높다. 명시적인 통계만 봐도 흡연자의 15%가 만성 폐쇄성 폐질환의 환자라고 한다.

이는 한국의 흡연인구를 생각한다면 엄청나게 높은 비율이며, 검진을 받지 않은 만성 폐쇄성 폐질환의 환자들은 이것보다도 훨씬 많을 것으로 예측되고 있다.

한국의 흡연자 인구, 천식으로 오진되는 비율을 감안하면 국내의 실질적인 COPD 환자 수는 약 300~320만 명에 육박할 것으로 추정된다고 한다. 그러나 COPD라는 질병명을 알고 있는 사람조차 드문 실정이고, 2017년 현재로서는 일반인들이 조기 진단을 받을 수 있는 방법이 거의 없기에 COPD 때문에 병원을 찾아오는 사람은 약

100명 중 5명 정도밖에 없다고 한다.

1. 호흡기의 구조와 기능

우리 신체는 음식물 속의 분자를 태워(산화) 충분한 양의 에너지를 만들어 내고 있다. 이 산화과정에서 탄소와 수소가 산소와 결합하여 이산화탄소와 물이 만들어진다. 산소를 소비하여 이산화탄소를 만들어 내는 것은 생명유지에 꼭 필요한 기능으로, 순환하는 혈액과 공기 간에는 이산화탄소와 산소를 교환할 필요가 있다. 이 역할을 맡고 있는 것이 호흡기계다.

아래 그림에 호흡기의 구조를 나타낸 것과 같이, 우리들이 호흡을 할 때 공기는 먼저 코나 입으로 들어오고 인두(목)나 목젖을 통해 성대에 있는 후두를 거쳐 기관, 그리고 좌우로 나누어진 기관지를 통과한다. 기관지는 폐 속에서는 여러 갈래로 나누어져 최종적으로는 말단의 폐포로 불리는 작은 주머니에 이른다. 폐는 많은 폐포가 모여 마치 포도와 같은 구조를 띠고 있으며, 운반된 공기 속에서 산소를 빼내 혈액에 전달하고 대신 혈액 속에 저장된 이산화탄소를 꺼내 바깥으로 보내는 기능(산소와 이산화탄소의 가스교환)을 갖고 있다.

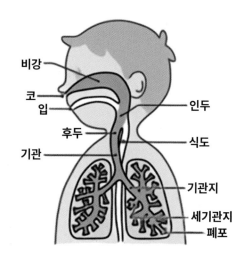

[호흡기의 구조]

2. 만성 기관지염과 폐기종의 차이

의학적 정의의 만성 기관지염(chronic bronchitis)은 2년 연속, 1년에 3개월 이상 가래기와 기침이 지속되는 임상적 증상으로 진단이 가능한 질환이다. 담배의 화학물질들이 기관지를 지속적으로 자극하게 되면 염증이 생기게 되고 점액샘(mucous gland)이 커지게 된다. 커진 점액샘은 가래를 만들어 화학물질들을 기관지에서 제거하려 하게 된다. 하지만 담배의 화학성분들은 가래를 기관지에서 밖으로 내보내 주는 섬모(cilium)를 마비시켜 가래가 기관지 내에 머물게 되고, 점액샘들은 점점 더 커지며 더욱 많은 가래를 만들게 되어 결국 기관지가 가래에 막히게 된다.

단, 만성 기관지염이라고 해도 기류 폐쇄가 없는 경우도 있을 수 있는데 이럴 때는 COPD로 분류하지 않는다.

이에 반해 폐기종의 경우는 폐 안에서 혈액의 산소와 이산화탄소 교환을 돕는 폐포(alveoli)의 벽이 파괴되는 병이다. 폐포에는 기관지를 통해 유입될 수 있는 이물질 및 세균들로부터 폐를 방어할 수 있도록 대식세포(macrophage)와 호중구(neutrophil)라는 면역세포들이 존재하는데 이 세포들로부터 엘라스테이스(elastase)라는 효소가 만들어져 망가진 폐포를 분해하는 역할을 한다. 정상적인 경우 이 엘라스테이스 효소는 알파1-항트립신(a1-antitrypsin)이라는 효소에 의해 억제되는데, 담배를 피우면 폐포의 대식세포와 호중구를 활성화시키고 알파1-항트립신을 억제시켜 폐포벽이 엘라스테이스에 의해 분해되어 탄력성을 잃게 된다.

3. 만성 폐쇄성 폐질환 (COPD)증상 및 진단

만성 폐쇄성 폐질환(COPD)이란, 아래 그림에 나타낸 것과 같이 폐기종 또는 만성기관지염 혹은 이 양자에 의해 일어나는 지속적인 기도(기류) 폐색상태를 말한다. 폐기종은 세포벽이 무너져 폐포가 크게 팽창하면서 탄력성이나 수축성이 저하되는 질환이다. 폐기종에서는 숨을 쉴 때 폐가 잘 수축되지 않아 새로운 공기를 흡입할 수 없게 되므로 숨 찬 증세가 발생한다. 한편, 만성기관지염은 가래를 동반하는 기침이 특징이다. 기관지에 만성적인 염증이나 부종이 발생하여 가래가 많아지기 때문에 이것을 제거하기 위해 기침이 나온다. 가래의 양이 많아지면 기관지가 좁아지고 그곳에 바이러스나 세균이 감염되어 염증은 더욱 퍼진다. 진행하면 기관지에 공기가 통하지 않게 되어 폐포가 파괴되고 만다.

원인이 어찌됐든 병리학적인 결과와 임상적인 증상은 똑같기에 둘을 묶어서 만성 폐쇄성 폐질환이라 칭한다. 기관지가 가래에 의해 막히거나 폐포벽이 탄력성을

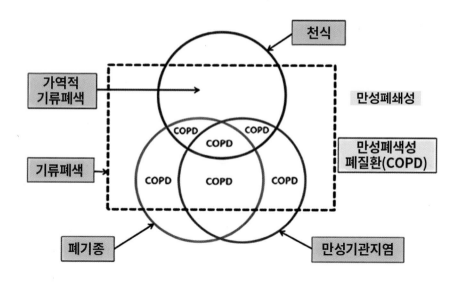

[만성폐쇄성 폐질환(COPD)과 천식, 폐기종 및 만성기관지염과의 관계]

상실하게 되면 혈액에서 공급되는 이산화탄소가 폐조직에 남게 된다. 몸은 잔여 이산화탄소를 제거하기 위해 부가적 근육(accesorry muscle)을 사용하게 되나, 운동량이 올라가게 되면 이를 감당을 하지 못하고 급성호흡부전으로 인한 호흡곤란, 빈호흡

(tachypnea), 빈맥, 청색증(cyanosis) 등의 증상이 나타나게 된다.

하지만 원인이 무엇이냐에 따라 전체적인 임상적 양상이 다르게 나타날 수 있는데, 폐기종(emphysema)의 경우 대체적으로 환자가 저체중일 경우가 많으며, 술통형 가슴(barrel chest)이나 숨을 내쉴 때 입술을 오므린 호흡(pursed lip)을 통해 탄력성을 잃어 쪼그라진 폐포를 넓히는 방어기제를 보이기도 한다. 이에 비해 만성 기관지염의 경우 과체중에 심한 기침과 가래가 동반된다.

진단은 폐기능 검사를 통해 내릴 수 있다. 폐쇄성 폐질환의 경우 1초에 내쉴 수 있는 공기의 양을 나타내는 FEV1의 수치가 내려가게 된다. 여기서 간질성 폐질환과는 다르게, 폐쇄성 폐질환의 경우 FEV1/FVC의 비율이 70% 미만으로 나타나게 되어 억제성 폐질환과 구분할 수 있게 된다. 그 외에도 숨을 내쉬고 난 후 폐에 남아 있는 공기의 양을 나타내는 RV의 수치와 TLC의 수치도 올라가게 된다.

그 외 흉부 X-ray를 통해 폐의 과확장(hyperinflation), 납작해진 가로막(flattened diaphragm) 등이 보이기도 하며 동맥혈가스분석(ABG)을 통해 호흡성 산증과 대사성 알칼리증이 나타나게 된다.

4. 병기의 분류

진행단계에 따라 1기에서 4기까지 나뉜다. 1기에서 4기로 넘어가기까지 약 10년 이상 걸리며, 1기에서는 급성 악화가 나타나지 않지만 2기 0.6회, 3기 0.9회, 4기 1.3회 정도의 빈도로 COPD 악화가 나타난다. 1년에 2번 이상 COPD 악화를 일으키는 환자의 경우 사망률이 매우 높으니 예방과 조기검진, 빠른 치료만이 살길이다.

COPD의 중증도를 네 단계로 나누는 간단한 분류를 오른쪽 표와 같이 권장한다.

네 단계로 나눌 때 기준이 되는 기류제한의 정도는 폐활량측정법에 의하여 측정되며 이는 COPD 환자의 병리적 변화의 심각도를 반영하며 진단 시 가장 중요한 검사이다. 모든 FEV1 값은 기관지 확장제 투여 후의 FEV1 값을 말한다.

만성폐쇄성폐질환의 진단과 평가에는 폐활량 측정법이 매우 유용한 기준인데, 이 방법이 가장 재현이 가능하고 표준적이며 기류 제한을 측정하는 객관적인 방법이기 때문이다. 만성폐쇄성폐질환의 환자의 진단과 치료에 연관된 의료 담당자들은 폐활량 측정법을 이용해야 한다.

[중증도에 따른 만성폐쇄성폐질환의 분류]

단 계	특 징
제0기 : 위험시기	• 정상 폐기능 • 만성 증상(기침, 가래)
제1기 : 경증의 COPD	• FEV_1 / FVC 〈 70% • FEV_1 ≥ 80% (정상 예측치) • 만성 증상(기침, 가래)동반 혹은 비동반
제2기 : 경증의 COPD	• FEV_1 / FVC 〈 70% • FEV_1 ≥ 80% (정상 예측치) • 만성 증상(기침, 가래)동반 혹은 비동반
제3기 : 경증의 COPD	• FEV_1 / FVC 〈 70% • FEV_1 ≥ 80% (정상 예측치) • 만성 증상(기침, 가래)동반 혹은 비동반
제4기 : 경증의 COPD	• FEV_1 / FVC 〈 70% • FEV_1 ≥ 80% (정상 예측치) • 만성 증상(기침, 가래)동반 혹은 비동반

5. 치료법

만성폐쇄성폐질환(COPD)의 치료는 일단 금연이 중요하다. 담배 개피를 줄이거나 가볍게 피는 것으로는 의미가 없다. 감기나 인플루엔자의 감염 또는 폐렴으로 급격하게 COPD의 증상이 악화(급성증악)되기 때문에 평소부터 몸 상태를 관리하는 것이 중요하다. 그 밖의 치료방법으로서는 약물요법(β2 수용체작동제, 테오필린 서방제제, 항콜린제, 흡입 스테로이드제 등) 및 호흡 이학요법(호흡법 훈련)을 실시한다.

또한, 환자가 자택에서 산소흡입장치를 사용하여 산소를 흡입하는 자택산소요법이 있는데, 전국적으로 많은 사람이 이 요법으로 치료받고 있다.

6. 수소의 폐질환 모델에 대한 효과

다음 표는 폐질환 모델에 대한 수소의 효과를 보고한 문헌리스트를 나타낸다. 모든 문헌이 마우스, 래트 또는 토끼를 사용한 동물실험 데이터로, 유감스럽게도 사람을 대상으로 한 임상시험은 없지만, 수소가 다양한 타입의 폐손상, 폐의 허혈재관류 손상, 폐이식 등에 효과를 나타내는 것으로 보고되고 있다.

산소는 에너지 생성에 필수적인 물질이다. 그러나 이 에너지를 생성하는 과정에서 활성산소가 생성된다. 활성산소의 생성은 신체에 필요한 경우와 유해한 경우가 있지만, 병원 등에서 산소흡입을 받을 때 고농도의 산소에 의해 강력한 산화력을 가지는 하이드록실라디칼(·OH)이나 페록시니트라이트(ONOO-) 등의 활성산소가 생성되어 폐에 손상이 일어나는 경우가 있다. 마우스나 래트를 사용한 동물모델실험에서 인공호흡기에 의한 폐손상이나 고농도산소에 의한 급성손상에 수소가스의 흡입이나 수소포화 생리식염액의 복강내 투여가 유효하다고 보고되고 있으며, 폐손상 억제작용의 메커니즘은 수소가 가지는 항산화작용, 항염증작용 및 항아포토시스 작용에 따른 것이라는 보고도 있다(Sun Q. et al, 2011: Huang CS. et al, 2010).

[폐질환 모델에 대한 수소의 효과 문헌]

질환 또는 질환모델	사용동물종	
산소유발 폐손상	래트	Sun Q et al, J surg Res. 2011:165; e43-49
	마우스	Huang CS. et al, Crit Care. 2010; 14:R234
	래트	Zheng J. et al. Undersen Hyperb Med. 2010:37:185-192
	마우스	Huang CS. et al, Biochem Biophys Res Commu. 2011: 408: 253-258
Paraquat 유발 폐손상	래트	Liu S. et al. J Biomed Biotechnol. 2011:2011:305086. Epub 2011 Jan 24
방사선유발 폐손상	마우스	Terasaki Y. et al, Am J physiol 2010: 301: L415-426
화상유발 폐손상	래트	Qiu XC. et al. Zhonghun Shno Shang Za Zhi. 2010:28:435-438
	래트	Fang Y et al. Bum Care Res. 2011; 11: 2130-2137
LPS 유발 급성 폐손상	마우스	Qiu X et al. Int Immunophamacol. 2011; 11-2130-2137
	마우스	Xie K et al. Shock. 2012; 37:548-555
	래트	Liang CX. Et al. Nan Fang Yi Ke Xue Bao. 2012; 32-1211-1213
장의 허혈재관류 손상으로 유발한 폐손상	래트	Mao YE. et al. Biochem Biophys Res Commun. 2009; 381: 602-606
폐의 허혈재관류 손상	토끼	Li H. et al. J Surg Res. 2012; 174: e11-16
	래트	Shi J. et al. Heart Lung Circ. 2012; 21-556-563
폐 이식	래트	Kawamura T. et al. Transplantion. 2010; 90: 1344-1351
	래트	Kawamura T. et al. Surgery; 2011: 240-249

7. 수소가 만성 폐쇄성 폐질환(COPD)에 효과를 나타낼 가능성

만성 폐쇄성 폐질환(COPD) 환자의 경우에는, 기도나 폐의 염증을 억제하는 기구에 이상이 발생한 것으로 추측되고 있다. 즉, 흡연으로 폐의 산화스트레스가 항진되고 이 산화스트레스가 유전적인 요소나 노화로 증폭됨으로써 염증반응이 야기된다.

그리고, 산화스트레스가 간접적으로 폐포세포의 아포토시스를 유도하는 동시에, 염증세포가 염증성 사이토가인(세포 긴 상호작용을 매개하는 염증세포의 단백성 인자)이나 프로테아제(단백분해효소)를 생성하고 이것들이 각각 밀접하게 관련되어 폐포의 수복기구가 파탄됨으로써 폐기종을 일으킨다는 가설이 유력하다.

8. COPD에 대한 항산화물질의 효과

COPD에 대한 항산화물질의 유효성 관련 보고는 상당수에 이르고 있는데, 그중 COPD 모델 마우스를 사용한 흡연노출실험에서 비타민 C나 토마토쥬스의 유효성분인 리코핀(붉은 색소나 오렌지 색소를 띠는 카로테노이드의 일종) 등의 항산화물질이 COPD의 예방 및 치료에 유효할 가능성이 보고되고 있다. 또한, 최근에는 마찬가지로 항산화물질인 멜라토닌(뇌의 송과선에서 분비되는 호르몬으로 해외에서는 서플리먼트로 시판되고 있다)을 사용한 COPD 환자의 임상시험에서 산화스트레스의 경감과 호흡곤란의 개선이 확인되었다고 보고되고 있다.

9. 수소에 의한 항염증단백질의 유도

수소는 산화스트레스가 관여하는 다양한 타입의 폐손상, 폐이식, 폐의 허혈재관류 손상 등의 질환모델에 대해 효과를 나타냈다고 보고되고 있다. 전사인자인 Nrf2를 매개로 항염증단백질인 힘옥시게나제-1(HO-1)의 활성을 항진시키는 등 생체방어작용을 보인다는 연구성과가 보고되고 있다. 수소의 자극에 의해 오른쪽 그림에 나타낸 것과 같이 Nrf 2는 Keep 1의 분해억제에서 해방되어 핵 내로 이행함으로써 HO-1이나 기타 생체방어 단백질이 유도된다.

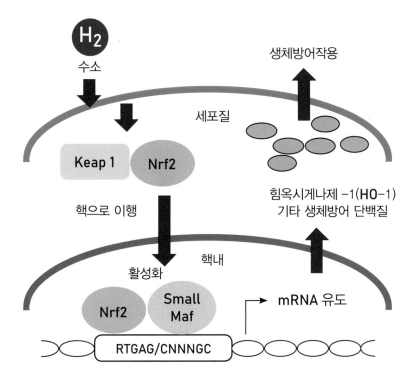

H₂
수소

세포질

생체방어작용

Keap 1   Nrf2

핵으로 이행

힘옥시게나제 -1(HO-1)
기타 생체방어 단백질

활성화   핵내

Nrf2   Small Maf

mRNA 유도

RTGAG/CNNNGC

[수소에 의한 Nrf2를 매개로 한 힘옥시게나제-1(HO-1) 활성의 항진]

10. 수소의 COPD에 대한 효과의 가능성

      항산화물질이 COPD 또는 동 모델에 유효성을 나타낸다는 것, 수소가 산화스트레스로 유도된 폐손상모델을 억제한다는 것, 나아가 수소가 항염증단백질을 유도한다는 것으로부터 종합적으로 생각하면, 수소는 COPD의 발증메커니즘의 하나인 산화스트레스를 제어함으로써 COPD의 예방이나 치료에 유효성을 나타낼 가능성이 대단히 높을 것으로 생각된다. 자세한 것까지는 알려져 있지 않지만, 실제로 일본 의료기관에서 COPD 환자에 대해 수소수를 사용한 임상시험이 개시되고 있다.

① 수소의 항아포토시스 작용

미토콘드리아는 세포 내의 작은 기관(organelle)으로, 에너지분자인 ATP(아데노신3인산)를 생산하는 세포 내의 공장과도 같은 것이다. 미토콘드리아는 근육, 간장, 뇌 등 대사가 활발한 세포에 많이 존재한다. 미토콘드리아는 ATP의 생성과정에서 생체 내 산소의 90% 이상을 소비하고 있으나, 한편으로 소비산소 중 몇%는 고반응성 활성산소나 프리라디칼(free radical)이 된다. 미토콘드리아는 생체 내의 중요한 활성산소나 프리라디칼의 생성부위지만 동시에 항산화효소를 만들어 정상상태의 활성산소의 생성을 억제하고 있다. 그러나 활성산소의 생성계와 제거계의 밸런스가 무너질 경우에는 활성산소나 프리라디칼이 과잉 생산되고 이것들이 생체의 막이나 조직을 구성하는 핵산(DNA), 지질, 단백질과 반응하여 손상(산화스트레스)을 일으킨다.

아포토시스란, 생체를 건강하게 유지하기 위해 필요 없어진 세포(예를 들어 수명이 다된 세포나 손상을 받아 기능하지 않게 된 세포)가 스스로 소멸되도록 한 현상(프로그램된 세포의 자살)을 말한다. 예를 들어 우리들 신체에서 발생되는 때의 대부분은 피부세포가 아포토시스를 일으킨 것이다. 또한, 올챙이가 개구리로 변할 때 꼬리가 없어지는 현상도 아포토시스이다.

아포토시스에는 미토콘드리아가 깊게 관여하고 있다. 즉, 아래 그림에 나타낸 것과 같이 산화스트레스나 특수한 단백질(Bcl-2 패밀리 단백질) 등의 자극에 의해 미토콘드리아 내에서 각종 경로를 거쳐 시토크롬 C(산화환원기능을 가지는 Heme-Fe을 포함한 헴단백질의 일종으로, 치토크램 C라고도 표기)가 생성된다. 이 시토크롬 C는 세포질 내로 방출되고 단계를 거쳐 단백질분해효소인 카스파제(caspase)를 활성화시킴으로써 아포토시스를 진행시킨다. 이 아포토시스가 정상적인 움직임을 잃어버리면 질환으로 발전할 수 있다. 예를 들어 아포토시스가 일어나기 어려워지면 소멸되어야 할 손상 세포가 늘어나 암이 된다. 또한, 반대로 뇌나 신경에서 아포토시스가 일어나기 어려워지면 알츠하이머병, 파킨슨병 및 근위축성 측색경화증(ALS) 등의 신경변성질환이 발생하는 것으로 알려져 있다.

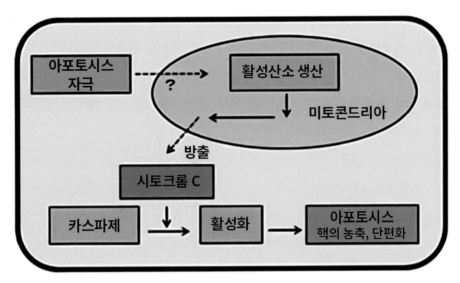

[시토크롬C에 의한 카스파제(caspase)의 활성화와 아포토시스의 유도]

② 수소에 의한 아포토시스 제어

수소(H_2)에 의한 아포토시스 제어에 관해서는 수많은 문헌이 보고되고 있지만, 여기서는 특히 폐질환 관련 보고 중에서 아포토시스 제어기구의 Bcl-2 패밀리단백질과 수소와의 관련을 중심으로 설명하기로 한다.

Bcl-2 패밀리단백질은 앞에서 설명한 미토콘드리아에서의 시토크롬 C 세포질로의 방출을 주로 조절하고 있다. Bcl-2 패밀리단백질에는 아포토시스 촉진인자인 Bax, Bak 및 Bid, Noxa, Puma 등의 단백질 그룹과 아포토시스 억제인자인 Bcl-2, Bcl-XL 등의 단백질 그룹이 있다. 따라서, 미토콘드리아에서 상기의 아포토시스 촉진단백질이 작용하면 아포토시스가 촉진되고 반대로 아포토시스 억제단백질이 작용하면 아포토시스가 억제된다.

인공호흡기의 고농도산소로 유발된 마우스의 폐손상을 수소가스흡입이 억제하는 메커니즘을 연구하기 위해 수소가스 흡입군을 대조군(질소가스흡입군)과 비교한 결과 아포토시스 억제유전자인 Bcl-2나 Bcl-XL의 유전자레벨(mRNA)에서의 고발현과 아포토시스 촉진유전자인 Bax의 동 레벨에서의 저발현이 확인되었다. 이러한 점에서, 폐손상억제작용에는 수소가 가진 항아포토시스 작용이 관여하고 있을 것으로 보고되고 있다(Huang CS. et al, 2011).

또한, 랫트에 대한 파라코트(농약의 일종으로 활성산소를 발생시키는 작용이 강함) 유발성 폐손상을 수소수 음용으로 억제했다는 연구보고와 랫트에서의 고농도 산소유발성 폐손상을 수소포화 생리식염액의 복강 내 투여가 억제한 것에 대한 메커니즘의 하나로서, 각각 폐에서의 아포토시스 양성(TUNEL 양성염색) 세포의 감소가 병리조직학적으로 확인되고 있다(Sun Q. et al, 2011: Liu S. et al, 2011).

이들 결과로부터도 수소(H₂)가 폐손상 억제작용과 항아포토시스 작용에 관여하고 있을 것으로 사료된다.

Zhang, G., et al., The Anti-inflammatory Effect of Hydrogen on Lung Transplantation Model of Pulmonary Microvascular Endothelial Cells During Cold Storage Period. Transplantation, 2018. 102(8): p. 1253-1261.

Wu, D., et al., Hydrogen protects against hyperoxia-induced apoptosis in type II alveolar epithelial cells via activation of PI3K/Akt/Foxo3a signaling pathway. Biochem Biophys Res Commun, 2018. 495(2): p. 1620-1627.

Lu, W., et al., Hydrogen gas inhalation protects against cigarette smoke-induced COPD development in mice. J Thorac Dis, 2018. 10(6): p. 3232-3243.

Haam, S., et al., Hydrogen gas inhalation during ex vivo lung perfusion of donor lungs recovered after cardiac death. J Heart Lung Transplant, 2018.

Chen, M., et al., Hydrogen protects lung from hypoxia/re-oxygenation injury by reducing hydroxyl radical production and inhibiting inflammatory responses. Sci Rep, 2018. 8(1): p. 8004.

Zhao, C., et al., Changes in IL-4 and IL-13 expression in allergicrhinitis treated with hydrogen-rich saline in guinea-pig model. Allergol Immunopathol (Madr), 2017.

Yu, S., et al., Hydrogen-rich saline attenuates eosinophil activation in a guinea pig model of allergic rhinitis via reducing oxidative stress. J Inflamm (Lond), 2017. 14: p. 1.

Ying, Y., et al., Protective effect of hydrogen-saturated saline on acute lung injury induced by oleic acid in rats. J Orthop Surg Res, 2017. 12(1): p. 134.

Yan, W.M., et al., Effects of hydrogen-rich saline on endotoxin-induced uveitis. Med Gas Res, 2017. 7(1): p. 9-18.

Xiao, L. and N. Miwa, Hydrogen-rich water achieves cytoprotection from oxidative stress injury in human gingival fibroblasts in culture or 3D-tissue equivalents, and wound-healing promotion, together with ROS-scavenging and relief from glutathione diminishment. Hum Cell, 2017. 30(2): p. 72-87.

Wang, K., et al., Hydrogen-rich saline prevents the down regulation of claudin-5 protein in septic rat lung via the PI3K/Akt signaling pathway. Int J Clin Exp Med, 2017. 10(8): p. 11717-11727.

Takahashi, M., et al., Immersing lungs in hydrogen-rich saline attenuates lung ischaemia-reperfusion injury. Eur J Cardiothorac Surg,

2017. 51(3): p. 442-448.

Suzuki, Y., et al., Hydrogen-rich pure water prevents cigarette smoke-induced pulmonary emphysema in SMP30 knockout mice. Biochem Biophys Res Commun, 2017. 492(1): p. 74-81.

Liu, Z., et al., Effect of Hydrogen-Rich Saline on Postoperative Intra-Abdominal Adhesion Bands Formation in Mice. Med Sci Monit, 2017. 23: p. 5363-5373.

Liu, X., et al., Hydrogen coadministration slows the development of COPD-like lung disease in a cigarette smoke-induced rat model. Int J Chron Obstruct Pulmon Dis, 2017. 12: p. 1309-1324.

Li, Q., Y. Tanaka, and N. Miwa, Influence of hydrogen-occluding-silica on migration and apoptosis in human esophageal cells in vitro. Med Gas Res, 2017. 7(2): p. 76-85.

Kim, J., H.J. Lee, and S.H. Hong, Inhibition of streptococcal biofilm by hydrogen water. J Dent, 2017. 58: p. 34-39.

He, Y., et al., Effects of Hydrogen Gas Inhalation on Endometriosis in Rats. Reprod Sci, 2017. 24(2): p. 324-331.

Ge, L., et al., Hydrogen-rich saline attenuates spinal cord hemisection-induced testicular injury in rats. Oncotarget, 2017. 8(26): p. 42314-

42331.

Dong, W.W., et al., Protective Effects of Hydrogen-Rich Saline Against Lipopolysaccharide-Induced Alveolar Epithelial-to-Mesenchymal Transition and Pulmonary Fibrosis. Med Sci Monit, 2017. 23: p. 2357-2364.

Audi, S.H., et al., Protection by Inhaled Hydrogen Therapy in a Rat Model of Acute Lung Injury can be Tracked in vivo Using Molecular Imaging. Shock, 2017. 48(4): p. 467-476.

Ushida, T., et al., Molecular hydrogen ameliorates several characteristics of preeclampsia in the Reduced Uterine Perfusion Pressure (RUPP) rat model. Free Radic Biol Med, 2016. 101: p. 524-533.

Tao, B., et al., Effects of hydrogen-rich saline on aquaporin 1, 5 in septic rat lungs. J Surg Res, 2016. 202(2): p. 291-8.

Muramatsu, Y., et al., Hydrogen-rich water ameliorates bronchopulmonary dysplasia (BPD) in newborn rats. Pediatr Pulmonol, 2016. 51(9): p. 928-35.

Miyazaki, N., et al., Preventive Effect of Hydrogen Water on the Development of Detrusor Overactivity in a Rat Model of Bladder Outlet Obstruction. J Urol, 2016. 195(3): p. 780-7.

Meng, C., et al., Protection of donor lung inflation in the setting of cold ischemia against ischemia-reperfusion injury with carbon monoxide, hydrogen, or both in rats. Life Sci, 2016. 151: p. 199-206.

Huang, S.L., J. Jiao, and H.W. Yan, Hydrogen-rich saline attenuates steroid-associated femoral head necrosis through inhibition of oxidative stress in a rabbit model. Exp Ther Med, 2016. 11(1): p. 177-182.

Hong, Y., et al., Combination therapy of molecular hydrogen and hyperoxia improves survival rate and organ damage in a zymosan-induced generalized inflammation model. Exp Ther Med, 2016. 11(6): p. 2590-2596.

He, X., et al., Hydrogen-rich Water Exerting a Protective Effect on Ovarian Reserve Function in a Mouse Model of Immune Premature Ovarian Failure Induced by Zona Pellucida Chin Med J (Engl), 2016. 129(19): p. 2331-7.

Hara, F., et al., Molecular Hydrogen Alleviates Cellular Senescence in Endothelial Cells. Circ J, 2016.

Diao, M., et al., Hydrogen Gas Inhalation Attenuates Seawater Instillation-Induced Acute Lung Injury via the Nrf2 Pathway in Rabbits. Inflammation, 2016.

Chen, S., W. Jiang, and X.H. Wang, Protective Effect of Hydrogen

Injected Subcutaneously on Testicular Tissues of Rats Exposed to Cigarette Smoke. West Indian Med J, 2016.

Chen, L., et al., Re: Preventive Effect of Hydrogen Water on the Development of Detrusor Overactivity in a Rat Model of Bladder Outlet Obstruction: N. Miyazaki, O. Yamaguchi, M. Nomiya, K. Aikawa and J. Kimura J Urol 2016;195:780-787. J Urol, 2016. 196(2): p. 620-1.

Zhang, Y., Y. Liu, and J. Zhang, Saturated hydrogen saline attenuates endotoxin-induced lung dysfunction. J Surg Res, 2015. 198(1): p. 41-9.

Zhai, Y., et al., Hydrogen-rich saline ameliorates lung injury associated with cecal ligation and puncture-induced sepsis in rats. Exp Mol Pathol, 2015. 98(2): p. 268-276.

Yuan, L., et al., Administration of hydrogen-rich saline in mice with allogeneic hematopoietic stem-cell transplantation. Med Sci Monit, 2015. 21: p. 749-54.

Wu, Q., et al., Hydrogen water alleviates lung injury induced by one-lung ventilation. J Surg Res, 2015.

Sato, C., et al., Effects of hydrogen water on paraquat-induced pulmonary fibrosis in mice. The Kitasato medical journal 2015. 45(1): p. 9-16.

Nakata, K., et al., Stimulation of human damaged sperm motility with hydrogen molecule. Med Gas Res, 2015. 5(1): p. 2.

Liu, R., et al., Lung inflation with hydrogen during the cold ischemia phase decreases lung graft injury in rats. Exp Biol Med (Maywood), 2015.

Liu, H., et al., Combination therapy with nitric oxide and molecular hydrogen in a murine model of acute lung injury. Shock, 2015. 43(5): p. 504-11.

Kishimoto, Y., et al., Hydrogen ameliorates pulmonary hypertension in rats by anti-inflammatory and antioxidant effects. J Thorac Cardiovasc Surg, 2015. 150(3): p. 645-654 e3.

Hattori, Y., et al., Maternal molecular hydrogen treatment attenuates lipopolysaccharide-induced rat fetal lung injury. Free Radic Res, 2015. 49(8): p. 1026-37.

Haam, S., et al., The effects of hydrogen gas inhalation during ex vivo lung perfusion on donor lungs obtained after cardiac death. Eur J Cardiothorac Surg, 2015. 48(4): p. 542-7.

Guan, Z., et al., Effects of vitamin C, vitamin E, and molecular hydrogen on the placental function in trophoblast cells. Arch Gynecol Obstet, 2015.

Chen, X., et al., Protective Effects of Hydrogen-Rich Saline on Rats with Smoke Inhalation Injury. Oxid Med Cell Longev, 2015. 2015: p. 106836.

Chen, S. and W. Jiang, Effect of hydrogen injected subcutaneously on testicular tissues of rats exposed to cigarette smoke. Int J Clin Exp Med, 2015. 8(4): p. 5565-70.

Zhang, J., et al., Effect of hydrogen-rich water on acute peritonitis of rat models. Int Immunopharmacol, 2014. 21(1): p. 94-101.

Tomofuji, T., et al., Effects of hydrogen-rich water on aging periodontal tissues in rats. Sci Rep, 2014. 4: p. 5534.

Noda, K., et al., Hydrogen Preconditioning During Ex Vivo Lung Perfusion Improves the Quality of Lung Grafts in Rats. Transplantation 2014.

Li, S., et al., Long-term treatment of hydrogen-rich saline abates testicular oxidative stress induced by nicotine in mice. J Assist Reprod Genet, 2014. 31(1): p. 109-14.

Du, Z., et al., Protective effects of hydrogen-rich saline in uncontrolled hemorrhagic shock. Journal of Surgical Research, 2014. In press.

Xiao, M., et al., Hydrogen-rich saline reduces airway remodeling via inactivation of NF-kappaB in a murine model of asthma. Eur Rev Med Pharmacol Sci, 2013. 17(8): p. 1033-43.

Ning, Y., et al., Attenuation of cigarette smoke-induced airway mucus production by hydrogen-rich saline in rats. PLoS One, 2013. 8(12): p. e83429.

Liu, W., et al., Combined early fluid resuscitation and hydrogen inhalation attenuates lung and intestine injury. World J Gastroenterol, 2013. 19(4): p. 492-502.

Kawamura, T., et al., Hydrogen gas reduces hyperoxic lung injury via the Nrf2 pathway in vivo. Am J Physiol Lung Cell Mol Physiol, 2013. 304(10): p. L646-56.

Xie, K., et al., Molecular hydrogen ameliorates lipopolysaccharide-induced acute lung injury in mice through reducing inflammation and apoptosis. Shock, 2012. 37(5): p. 548-55.

Tanaka, Y., et al., Profiling molecular changes induced by hydrogen treatment of lung allografts prior to procurement. Biochem Biophys Res Commun, 2012. 425(4): p. 873-9.

Shi, J., et al., Hydrogen saline is protective for acute lung ischaemia/ reperfusion injuries in rats. Heart Lung Circ, 2012. 21(9): p. 556-63.

Liang, C., et al., [Effect of hydrogen inhalation on p38 MAPK activation in rats with lipopolysaccharide- induced acute lung injury]. Nan Fang Yi Ke Da Xue Xue Bao, 2012. 32(8): p. 1211-3.

Terasaki, Y., et al., Hydrogen therapy attenuates irradiation-induced lung damage by reducing oxidative stress. American Journal of Physiology – Lung Cellular and Molecular Physiology, 2011. 301(4): p. L415-26.

Sun, Q.A., et al., Hydrogen-Rich Saline Provides Protection Against Hyperoxic Lung Injury. Journal of Surgical Research, 2011. 165(1): p. E43-E49.

Qiu, X., et al., Hydrogen inhalation ameliorates lipopolysaccharide-induced acute lung injury in mice. Int Immunopharmacol, 2011. 11(12): p. 2130-7.

Liu, S.L., et al., Hydrogen Therapy may be a Novel and Effective Treatment for COPD. Front Pharmacol, 2011. 2: p. 19.

Liu, S., et al., Consumption of hydrogen water reduces paraquat-induced acute lung injury in rats. Journal of Biomedicine & Biotechnology, 2011. 2011: p. 305086.

Huang, C.S., et al., Hydrogen inhalation reduced epithelial apoptosis in ventilator-induced lung injury via a mechanism involving nuclear factor-kappa B activation. Biochemical and Biophysical Research Communications, 2011. 408(2): p. 253-8.

Fang, Y., et al., Hydrogen-rich saline protects against acute lung injury induced by extensive burn in rat model. Journal of Burn Care and Research, 2011. 32(3): p. e82-91.

Zheng, J., et al., Saturated hydrogen saline protects the lung against oxygen toxicity. Undersea & Hyperbaric Medicine, 2010. 37(3): p. 185-192.

Qiu, X.C., et al., [Effect of hydrogen-rich saline on blood pressure and antioxidant ability of lung tissue in scalded rats following delayed resuscitation]. Zhonghua Shao Shang Za Zhi, 2010. 26(6): p. 435-8.

Huang, C.S., et al., Hydrogen inhalation ameliorates ventilator-induced lung injury. Critical Care, 2010. 14(6): p. R234.

23.

순환기질환과
수소효과

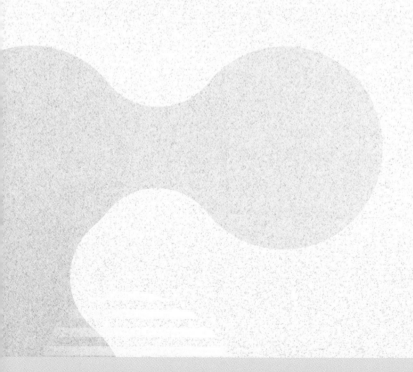

1. 협심증과 심근경색의 원인

순환기 질환이란 고혈압과 뇌졸중과 심장병을 말한다.

2011~2013년 건강보험심사평가원 자료에 따르면, 국내 협심증과 심근경색 환자 수는 60만 2353명에서 63만 7729명으로 약 5% 증가하고 있다.

협심증과 심근경색증이 생기는 주요 원인은 한마디로 죽상동맥경화증 때문이다. 죽상동맥경화란 말 그대로 동맥혈관 벽 속에 콜레스테롤 등 여러 가지 이물질이 쌓여서 죽종을 형성하며 굳어지는 것인데, 죽종 부위가 파열하면 혈관 내벽이 혈액과 직접 접촉을 하게 되며, 이때 혈소판이 활성화되어 혈액이 응고하면서 혈전이 발생하고 이것이 동맥을 완전히 막는다. 이때 심근경색증이 발생하는 것이다.

정상인의 경우 관상동맥의 직경은 1.5~4mm 정도인데, 협심증 증세가 나타나면 동맥 직경이 70% 이상 좁아져 있다고 봐야 한다. 정상적인 혈관은 많은 혈류를 공급하기 위하여 탄력적으로 확장 작용을 하는 데 비해, 딱딱해진 혈관은 이 작용을 제대로 하지 못해서 유사시에 심장근육에 충분한 혈류 공급을 하지 못하는 것이다. 동맥경화증이 심하지 않아서 내경이 50% 이하로 좁아졌을 경우에는 심한 운동을 하더라도 아무런 증상을 느끼지 못한다.

그렇다면 협심증이나 심근경색증의 주범인 동맥경화증은 어떻게 해서 생기는 것일까?

동맥경화증이 알려진 지 100년이 넘었지만 아직도 그 구체적인 발병 원인은 완전히 밝혀지지 않은 실정이다. 다만, 동맥경화증이란 노령화 현상의 하나로 나이가 들면서 혈관에 나타나기 시작하는 병으로 이해할 수 있는데, 사람이 늙어 갈수록 혈관도 함께 늙어 간다고 말할 수 있을 것이다.

그러나 같은 연령이라도 과다하게 흡연을 하는 경우, 핏속에 콜레스테롤과 같은 지방질이 많은 경우, 고혈압이나 당뇨병을 앓고 있는 경우, 비만일 경우, 운동 부족이나 스트레스를 많이 받은 경우, 가족 중에 관상동맥 질환에 걸린 사람이 있는 경우 등의 다양한 위험요소가 있으면 동맥경화증이 훨씬 더 빠르고 심각하게 진행될 수 있다. 반면에 이런 위험 요소가 없을 때는 90세 이상의 노인도 우려할 만한 관상동맥 질환 없이 건강하게 살 수 있다.

한마디로, 협심증과 심근경색증의 가장 중요한 원인은 동맥경화이기 때문에 동맥경화증을 예방하면 협심증이나 심근경색을 예방할 수 있다. 그러나 예외적으로 관상동맥에 현저한 협착증이 없이도 협심증이 발생할 수 있다. 이 변이형 협심증은 관상동맥이 연축을 일으켜 좁아짐으로써 발생하는 병인데 이것은 동양인에게 많은 특수한 협심증이다.

2. 심장 및 혈관의 구조와 기능

심장은 갈비뼈 안쪽에 약간 왼쪽으로 치우친 곳에 있으며, 주먹 정도의 크기로 수축력이 강한 근육으로 이루어져 있다.

사람의 심장은 2개의 심방과 2개의 심실로 이루어져 있다. 심방은 심장으로 들어오는 혈액이 흐르는 정맥과 연결되어 있고, 심실은 심장에서 나가는 혈액이 흐르는 동맥과 연결되어 있다. 심실 벽은 심방 벽보다 두껍고 근육층이 발달해 있어 더 강력하게 수축하며 동맥으로 혈액을 내보낸다.

우심방은 내정맥과 연결되어 있고 좌심방은 폐정맥과 연결되어 있다. 우심실은 폐동맥과 연결되어 있고 좌심실은 대동맥과 연결되어 있다. 심실에서 동맥을 거쳐 폐나 온몸으로 나간 혈액은 정맥을 지나 심방으로 들어온다. 심방과 심실 사이, 심실과 동맥 사이에는 판막이 있어 심장에서 혈액이 거꾸로 흐르는 것을 막아 준다. 그러므로 심장 속 혈액은 심방에서 심실로, 심실에서 동맥으로 일정한 방향으로만 흐른다.

심장이 뛰지 않으면 조직세포로 혈액이 공급되지 않으므로 생명이 위험해진다. 심장은 혈액을 순환시키는 원동력으로, 순환계의 중심적인 역할을 한다.

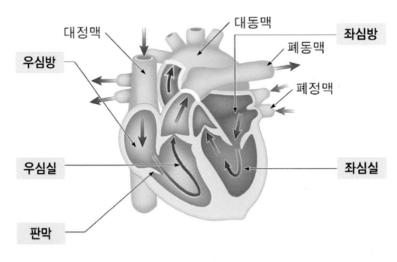

[심장의 구조]

혈액은 우리 몸의 곳곳에 퍼져 있는 혈관 속을 순환한다. 혈관은 크게 동맥, 모세 혈관, 정맥으로 구분한다.

동맥은 심장에서 나오는 혈액이 흐르는 혈관이다. 동맥의 혈관 벽은 두껍고 탄력성이 강해서 심장의 수축, 이완에 의해 생기는 높은 혈압을 견딜 수 있다. 또한, 동맥은 피부 밑에 깊숙이 있으며 온몸으로 퍼져 있는 모세 혈관과 연결된다.

모세 혈관은 동맥과 정맥을 이어 주며 온몸에 그물처럼 퍼져 있는 혈관이다. 혈관이 보이지 않는 부분을 다쳤을 때 나오는 혈액은 모세 혈관에서 나온 것이다. 모세 혈관은 적혈구 1개가 겨우 지나갈 정도로 가늘다. 또한, 혈관 벽이 하나의 세포층으로 이루어져 있어 혈액과 조직세포 사이에서 물질 교환이 쉽게 일어날 수 있다.

정맥은 몸의 각 부분에서 심장으로 들어오는 혈액이 흐르는 혈관이다. 정맥의 혈관 벽은 동맥보다 얇고 탄력성이 약하며 군데군데 판막이 있다. 판막은 혈액이 거꾸로 흐르는 것을 막아 준다.

심장에서 나간 혈액은 동맥을 거쳐 모세 혈관에서 세포와 물질 교환을 하고, 정맥을 거쳐 다시 심장으로 되돌아와 온몸을 순환한다.

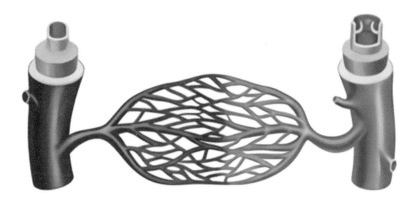

[혈관의 구조]

가령 심장을 펌프라고 한다면, 혈관은 혈액을 전신으로 운반하는 파이프로 생각하면 된다. 심장에서 나온 혈액은 동맥을 통해 전신으로 운반되고 다시 심장으로 되돌아오며 동맥은 보다 가는 혈관으로 나누어져 어느새 세동맥이 되고 세동맥은 더욱 가는 모세혈관으로 나누어진다. 모세혈관의 얇은 벽을 통해 혈액 중의 산소와 영양분이 조직 내로 이행하고 조직 내의 노폐물이 혈액 속으로 이동한다. 그 후, 혈액은 모세혈관에서 세정맥으로 들어가 정맥을 흘러 심장으로 되돌아간다. 동맥과 세동맥의 벽은 비교적 두꺼운 근육(혈관평활근)으로 이루어져 있다. 그 이유는 이들 혈관에 높은 혈압이 가해지고 또한 혈압을 유지하여 혈류를 제어하기 위해 혈관직경을 조절할 필요가 있기 때문이다. 한편, 정맥과 세동맥에서는 혈압이 낮기 때문에 이들 혈관벽은 동맥 또는 세동맥보다 얇고 근육(혈관평활근)도 적다.

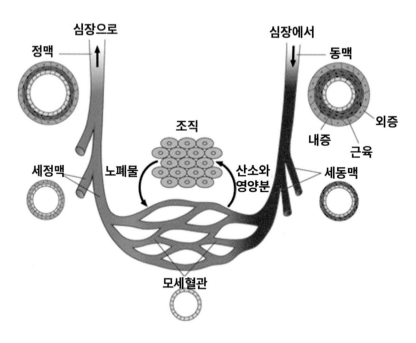

[혈관계와 혈액 순환 구조]

3. 허혈성심질환의 증상과 치료

① 허혈성심장질환 증상과 치료법

심장에 혈액을 공급해 주는 관상동맥이 좁아지거나 막히게 되어 심장근육에 혈액 공급이 부족하여 발생하는 질환으로 협심증, 심근경색증 또는 급사(심장돌연사)가 있다.

안정형 협심증

관상동맥의 협착으로 산소공급이 제한된다. 안정 시에는 전혀 통증이 없으나, 등산이나 과식 등의 활동으로 심근의 산소 요구가 증가하는 경우 가슴통증이 발생한다.

불안정형 협심증

갑작스러운 관상동맥의 협착으로 산소 공급이 한계 이하로 감소함에 따라 발생하는데, 안정형 협심증과 달리 안정 시에도 흉통이 발생한다.

이형성 협심증

관상동맥의 경련으로 인하여 심한 역동적 폐쇄가 발생하여 심근허혈과 협심증을 일으키는 경우를 말한다.

심근경색증

관상동맥의 혈류가 완전히 막혀 심장근육에 영구적으로 손상을 주는 심각한 질환이다.

증상은 다음과 같다.

- 가슴이 조이는 듯한 압박감 혹은 통증(팔이나 목 방향으로 퍼지기도 한다)
- 소화불량, 더부룩한 느낌, 오심, 구토, 어지러움, 실신, 식은땀, 숨이 차다, 불안감 등
- 안전성 협심증은 운동을 하면 가슴통증이 심해지고 쉬면 2~3분 이내에 가라

앉는다.

- 불안정성 협심증 또는 이형성 협심증은 휴식 중에도 가슴통증이 발생하지만 대개 10분을 넘지 않는다.
- 이형성 협심증은 주로 새벽에 통증이 발생한다.
- 심근경색증은 30분 이상 가슴통증이 지속되며, 죽을 것 같은 느낌으로 응급약 (니트로글리세린)에도 효과가 없으면, 즉시 가까운 응급실로 가야 한다.

허혈성 심장질환의 치료는 크게 4가지로 진행된다.

㉠ 약물치료

약물치료는 관상동맥을 확장시켜 혈류의 공급을 증가시키고, 심근의 수축력과 심박수를 줄여서 심근에서 산소 소모를 감소시키는 데 중점을 두고 있다.

- 니트로글리세린, 질산염제제
- 베타차단제, 칼슘길항제
- 항혈소판제, 항응고제
- 안지오텐신 전환효소 억제제
- 고지혈증치료제

㉡ 경피적 관상동맥 중재시술

국소마취하에 사타구니의 대퇴동맥이나 손목에 있는 요골동맥을 통해 가늘고 긴 관(카테터)을 넣어 혈관을 따라 관상동맥의 막힌 부위까지 위치시킨 후, 풍선확장술 또는 스텐트를 삽입하여 좁아진 혈관을 넓혀 준다.

㉢ 관상동맥우회수술

관상동맥의 협착이 심하거나 여러 부위가 막혀 있는 경우 우리 몸의 다른 부위에 있는 동맥, 정맥을 이용하여 관상동맥 혈류를 유지하는 흉부 외과적인 수술을 한다.

수소 의료

약물 및 시술적 또는 수술적 치료 외에도 생활습관을 개선하여 위험인자를 제거하는 것은 허혈성 심장질환의 재발 및 악화를 예방하는 데 매우 중요하다.

4. 동맥경화의 증상과 치료

핏속에 지방이 증가하면 혈관 벽에 조금씩 쌓여서 혈관 벽이 두꺼워지고 혈관 내부가 좁아지며, 지방이 쌓인 곳에 핏덩어리(혈전)가 생기게 되는데, 동맥경화는 이와 같이 혈관벽이 두꺼워지고 혈관 내강이 좁아지는 경우를 말한다.

동맥경화증으로 인한 혈관 이상은 전 세계적으로 중요한 사망 원인이며 성인 사망률은 미국, 일본의 경우 약 50%이고 한국의 경우 약 35%이다.

혈관이 75% 이상 막히는 경우에 증상이 생기지만 대부분 증상이 없다가 혈관에 생긴 동맥경화 부분이 파열되거나 혈전이 생기면 증상이 갑자기 나타난다.

동맥경화의 종류에는 각종 타입이 있으며, 허혈성심질환 항에서 설명한 것과 같이 죽상 동맥경화가 가장 많다. 죽상 동맥경화는 지질이상증(고지혈증), 당뇨병, 고혈압, 흡연, 비만 등의 위험인자에 의해 발생하며, 최종적으로는 동맥의 혈류가 차단되어 산소나 영양이 중요조직에 전달되지 않아 뇌경색이나 심근경색 등을 일으키는 원인이 된다. 동맥경화가 진행되면, 혈관의 유연성이 떨어지면서 고혈압을 일으키고 그 결과, 심장에 커다란 부담이 가해져 발생하는 심비대 및 심부전 등의 순환기질환, 혈관이 좁아지거나 막히면서 발생하는 심근경색, 협심증 및 뇌경색 등의 허혈성질환, 혈관이 파괴되어 발생하는 지주막하출혈 등의 질환을 일으키게 된다.

동맥경화의 진행을 억제하기 위해서는 생활습관병을 먼저 치료하는 것이 중요하므로 적당한 운동, 균형 있는 식사를 하고 경우에 따라 당뇨병, 지질이상증, 고혈압증 등의 치료제를 복용한다.

폐색성 동맥경화증(ASO)은 주로 사지의 큰 동맥에 죽상 경화를 일으키고 협착 또는 폐색을 발생시켜 그 말초 측에 각종 허혈성 병변을 보이는 질환이다.

최근에는 이 ASO(폐쇄성 죽상 동맥경화증, atherosclerosis obliterans)를 보다 넓은 개념인 말초동맥질환(PAD, peripheral arterial disease)이라고 부르는 경우도 있다. 주로, 하지동맥에 발생하는 경우가 많다. 하지동맥이 폐색되면 다리의 혈류가 악화되어 마비를 유발하거나 보행이 곤란해지고, 그대로 방치하면 발끝이 괴사하여 다리를 절단하는 사태에 이르게 된다. ASO의 위험인자도 지질이상증(고지혈증), 당뇨병, 고혈압, 흡연, 비만 등이다. 치료방법은 먼저 약물요법(항혈소판제, 프로스타글란딘 제제, 항응고제)과 이학요법(운동요법)이 실시되고 있지만, 약물요법으로 호전되지 않는 경우에는 경피적 혈관형성술(PTA, 풍선을 장착한 카테터를 서경부 동맥을 통해 넣어 혈관을 확장시키는 방법) 또는 외과적 바이패스 수술 등을 실시하고 있다.

증상은 동맥경화증이 발생한 혈관 부위에 따라 다르다.

– 뇌혈관에 동맥경화가 발생하면 뇌졸중(뇌경색증, 뇌출혈)
– 심장혈관(관상동맥)에 동맥경화가 발생하면 협심증, 심근경색증
– 팔다리 혈관에 동맥경화가 발생하면 말초혈관 질환

치료는 기름기가 적은 음식, 체중조절, 규칙적인 운동, 금연과 음주 절제이다.

	해로운 음식	이로운 음식
곡류	자장면, 라면	국수, 두부, 콩
어육류	소갈비, 안심, 소간, 곱창, 내장, 삼겹살, 햄, 새우, 장어, 전복	소살코기, 돼지살코기, 닭살코기, 광어, 도미, 갈치, 청어, 참치, 고등어
유지류	버터, 마요네즈, 프림, 돼지기름	참기름, 들기름, 마가린
난류	계란노른자, 생선 알	계란 흰자
유제품	우유, 밀크쉐이크, 생크림, 치즈, 전지 분유	두유, 저지방 우유
제과류	케이크, 도넛, 파이, 비스킷, 초콜릿	떡, 시리얼
외식	곰탕, 해장국, 곱창전골, 중국음식, 뼈 국물	비빔밥, 한정식

5. 수소의 순환기질환에 대한 효과

[심장질환모델에 대한 수소 효과에 관한 연구논문]

대상질환	질환모델	사용동물종	문 헌
심장	급성심근경색	래트(RAT)	Hayashida K. et al, Biochem Biophys Res Commun. 2008; 373: 30-35
		래트	Sun Q. et al, Exp Biol Med. 2009; 234: 1212-1219
		래트	Zhang Y. et al, Int J Cariol, 2011; 148: 91-95
		개	Yoshida A. et al, Cardiovasc Drugs Ther. 2012; 26:217-226
		돼지	SaKai K_ et al, Scand Cardiovasc J. 2012; 46: 183-189
	심장이식	래트	NaKao A. et al, J Heart Lung Transplant. 2010a; 29: 544-553
		래트	Nada K. et al, Transpl int 2012; Aug 14. doi:1111/j. 1432-2227. 2012;01542. X. [Epub ahead of print]
	좌심실 비대	래트	Yu Ys et al, Mol Cell Biochem. 2012; 365: 233-242
	방사선 유발 심근장애	마우스	Qian L. et al, J Radiat Res. 2010a; 51: 741-747
	수면시 무호흡으로 유발 된 심장의 저산소증	마우스	Hayashi et al, Am J Physiol Heart Circ Physiol. 2011; 301:H1062-1069
	심장정지 소생후의 뇌, 심장 장애	래트	Hayashida K. et al, J Am Heart Assoc. 2012; 1:e003459 doi:10.1161/ JAHA. 112,003459

위의 연구논문은 모두가 질환모델을 사용한 동물실험에 대한 문헌이다. 수소는 급성심근경색, 심장이식, 좌심실 비대, 방사선에 의한 심근손상, 수면 시 무호흡에 의한 심장의 저산소증, 심폐기능정지 후의 뇌 손상이나 심장손상 등 각 종 질환모델에 효과를 나타내는 것으로 보고되고 있다. 한편, 아래 표는 혈관 및 기타 질환(또는 질환모델)에 대한 수소의 효과를 보고한 문헌을 정리한 것이다. 실험모델, 세포 또는 혈액을 사용한 시험으로, 수소는 동맥경화, 밸룬으로 유발한 혈관의 내막손상, 이식혈관의 내막비후, 혈관손상, 산화 LDL 유발 세포독성, 혈소판 응집, 라디칼 생성과 혈액유동성 등의 질환모델에 대해 효과를 나타내는 것으로 알려지고 있다. 사람의 난치성폐색성 동맥경화증(ASO)의 하지병변과 궤양에 대해, 수소수의 족욕이 효과를 나타냈다는 보고가 있다(Miyagi 등, 2012).

이것은 혈액투석을 하고 있는 환자로, ASO의 하지병변을 가진 3명의 환자에게 주3회, 15분간, 약 1.0ppm의 수소수를 사용한 족욕을 실시한 결과, 족욕 37~55

회째에 창상의 치유가 확인되었다는 보고가 있으며 이로써, 효과의 메커니즘은 불분명하지만, 당뇨병을 기초질환으로 가진 혈액투석환자의 ASO 하지병변과 궤양에 대해 수소수의 족욕이 치유효과를 발휘한다는 것이 확인되었다. 또한, 사람의 혈액을 사용한 시험이지만, 콜라겐으로 유발시킨 혈소판 응집(혈액응고 과정)을 수소포화 생리식염액이 억제했다는 보고도 있다(Takeuchi et al, 2012). 이 결과로부터, 수소는 건강한 사람의 생리적인 혈소판 응집에는 영향을 미치지 않으며, 허혈성심질환이나 뇌혈관질환 등의 환자에 대해서는 병적인 혈소판 응집을 억제할 가능성을 시사하는 것이다.

[혈관 및 그 밖의 질환에 대한 수소 효과에 관한 연구논문]

대상질환	질환모델	사용동물종	문 헌
혈관	동맥경화	마우스	ohsawa et al, Biochem Biophys Res Commun. 2008;377:1195-1198
		마우스	Song G. et al, Atherosclerosis. 2012;221:66-65
	폐색성 동맥경화의 하지병변	사람	宮玻好郎 외, 2007 연구회 구두발표
	벨룬으로 유발한 혈관의 내막손상	래트	Qin Zx. Atherosclerosis. 2012; 220: 343-350 et al, 2012
		세포, 래트	Chen Y. et al, Int J Mol Med. 2013;31:597-606
	이식혈관의 내막비후	래트	Sun Q. et al, Cardiovasc Res. 2012a; 94: 144-153
	혈관손상	래트	Zheng et al., Biochem Pharmacol. 2012;83:1269-1277
기타	산화 LDL 유발 세포독성	세포, 마우스	Song G. et al, Biotechnol Lett. 2011;33:1715-1722
	혈소관 응집	래트, 사람혈액	Takeuchi S. et al, Intern Med. 2012;51;1309-1313
	라디칼 생성과 혈액 유동성	말 혈청	Kato S. et al, J NanosciNanotechnol, 2012b;12:4019-4027

6. MAPK 캐스케이드에 의한 세포 내 시그널 전달

수소(H$_2$)는 강력한 산화력을 가진 하이드록실라디칼(· OH)이나 페록시니트라이트(ONOO−) 등의 활성산소를 제거하여 항산화작용을 나타낼 뿐만 아니라 세포 내 시그널 전달을 제어하는 작용도 가지고 있다는 사실이 밝혀졌다. 구체적인 사례로서 수소가 MAPK 캐스케이드에 의한 시그널 전달과 P13K-Akt 경로에 의한 시그널 전달을 제어하는 메커니즘에 대해 설명하기로 한다.

MAPK(mitogen-activated protein kinase, 미토겐 활성화 단백질 키나아제)는 전신의 세포에 널리 발현되고 있으며, 증식자극, 스트레스, 사이토카인(세포에서 방출되어 각종 세포 간 상호작용을 매개하는 단백성 인자) 등의 다양한 자극이 가해짐으로써 활성화되어 세포 내 시그널 전달기능을 하는 인산화(단백질에 인산기를 부가) 효소이다.

다음 장의 그림들은 각각 MAPK 경로(MAPK 캐스케이드)와 MAPK가 세포질에서 활성화되고 핵 내로 이행하여 시그널을 전달하는 구조를 나타낸 것이다.

MAPK 캐스케이드에는 그림에 나타낸 것과 같이 4개의 경로가 있다.

하나를 예를 들어 그 경로를 설명하자면, MAPKK kinases(MAPKKK 또는 MAP3K 라고도 함)인 Raf1, B-Raf 또는 Mos 등의 암유전자 생성의 증식자극이 MAPKK인 MEK1/2을 인산화시키고, 나아가 MEK1/2이 MAPK인 ERK1/2을 인산화시킴으로써 활성화된 ERK1/2은, 세포질에서 핵으로 이행하여 전사인자(DNA의 유전정보를 RNA에 전사하는 과정을 제어하는 단백질)를 활성화시켜 최종적으로 세포증식이나 세포분화 유전자를 발현시킨다.

7. PI3K-Akt 경로에 의한 시그널 전달

P13K-Akt 경로에 의한 세포 내 시그널 전달은 매우 복잡하기 때문에 그 개략만을 간단히 설명을 하기로 한다.

P13K(Phosphoinositide 3-kinase)가 각종 성장인자, 사이토카인 및 인슐린 등으로 활성화되어 생성된 PIP3(Phosphatidylinositol (3,4,5)-trisphosphate)가 암유전자인 Akt를 인산화시키고 활성화시켜 세포의 생존, 주기, 당대사, 혈관신생, 단백질합성 등 다양한 생리활성에 관여하는 세포 내 시그널을 보내게 된다.

P13K-Akt 경로는 혈관내피 및 평활근세포에도 존재하면서 염증, 고혈압, 당뇨병 등의 발증에 깊게 관여하고 있는 것으로 보고되고 있다.

※ PI3K는 hosphatidylinositol 3,5-bisphosphate(PIP2)를 활성 신호전달 중간체인 phosphatidylinositol 3,4,5-triphosphate(PIP3)로 변환시키는 효소이고,

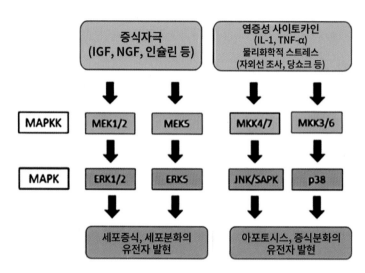

[MAPkinases(MAPK)캐스케이드에 의한 세포 내 시그널 전달 1]

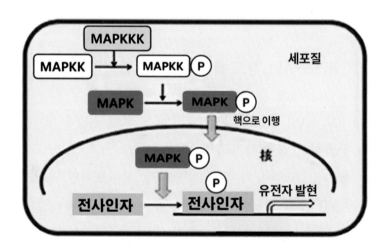

[MAPkinases(MAPK)캐스케이드에 의한 세포 내 시그널 전달 2]

수소 의료

PIP3는 pyruvate dehydrogenase kinase 1(PDK1)을 활성화시키고 이어서 AKT를 활성화시킨다.

8. 수소에 의한 시그널 전달 제어

심근경색에 대해 카테터(Catheter)를 사용한 혈관 내 치료로서 경피적 관동맥형성술(PTCA)이 실시되고 있으나, PTCA를 받은 환자의 약 30%에서 후유증으로 혈관재협착이 발생한다. 이 재협착은 혈관의 가장 안쪽을 덮고 있는 내막의 비후, 혈전 형성, 혈관의 근육(혈관평활근) 증식 등에 의해 일어난다. rat의 경동맥 안에 풍선을 삽입하여 만든 내막비후모델에서 포화수소 함유 생리 식염액(2.5~10mL/kg)의 2주일간 복강 내 투여는 용량에 의존에 따라 내막의 비후를 억제하였다(Chen Y. et al, 2013).

또한, 래트(rat)에서 채취한 흉부대동맥의 평활근세포 배양실험에서, 수소를 포화시킨 배양액은 혈관평활근세포의 증식억제와 유주억제를 보였으며, 나아가 활성산소종(ROS)의 생성억제와 세포 내 시그널 전달분자인 MEK1/2, ERK1/2 및 Akt의 억제를 보였다. 이 결과로부터, 수소포화 생리식염액은 ROS의 생성억제와 ERK1/2-MEK1/2 경로와 P13K-Akt 경로의 억제를 매개하여 혈관평활근세포의 증식과 내막비후를 각각 감소시켰다는 것이 밝혀졌다(Chen Y. et al, 2013).

또한, 유사 실험으로 래트(rat)의 정맥을 적출하여 그 정맥을 다른 래트(rat)의 동맥에 이식하면 이식된 정맥에 내막비후가 발생한다. 이 이식모델실험에서, 수소포화수를 6주일간 음용시킨 래트(rat)에서는 내막비후가 억제되었고 그 억제 메커니즘으로서 MAPK 캐스케이드의 p38 MAPK 억제와 매트릭스 메탈로프로테아제(matrix metalloproteinase, MMP-2, MMP-9 – 세포외 매트릭스를 가수분해하는 금속단백분해효소)의 억제가 각각 확인되었다고 보고되고 있다(Sun Q. et al, 2012).

Ohta S: Recent progress toward hydrogen medicine: potential of molecular hydrogen for preventive and therapeutic applications. Curr Pharm Des 2011; 17: 2241-2252.

Iida A, Nosaka N, Yumoto T, Knaup E, Naito H, Nishiyama C, Yamakawa Y, Tsukahara K, Terado M, Sato K, Ugawa T, Nakao A: The Clinical Application of Hydrogen as a Medical Treatment. Acta Med Okayama 2016; 70: 331-337.

Olson JW, Maier RJ: Molecular hydrogen as an energy source for Helicobacter pylori. Science 2002; 298: 1788-1790.

Kajiya M, Sato K, Silva MJ, Ouhara K, Do PM, Shanmugam KT, Kawai T: Hydrogen from intestinal bacteria is protective for Concanavalin A-induced hepatitis. Biochem Biophys Res Commun 2009; 386: 316-321.

Wolf PG, Biswas A, Morales SE, Greening C, Gaskins HR: H_2 metabolism is widespread and diverse among human colonic microbes. Gut Microbes 2016; 7: 235-245.

Vignais PM, Colbeau A: Molecular biology of microbial hydrogenases. Curr Issues Mol Biol 2004; 6: 159-188.

Maier L, Vyas R, Cordova CD, Lindsay H, Schmidt TS, Brugiroux S, Periaswamy B, Bauer R, Sturm A, Schreiber F, von Mering C, Robinson MD, Stecher B, Hardt WD: Microbiota-derived hydrogen fuels Salmonella typhimurium invasion of the gut ecosystem. Cell Host Microbe 2013; 14: 641-651.

Ohta S: Molecular hydrogen as a preventive and therapeutic medical gas: initiation, development and potential of hydrogen medicine. Pharmacol Ther 2014; 144: 1-11.

Dixon BJ,Tang J, Zhang JH: The evolution of molecular hydrogen: a noteworthy potential therapy with clinical significance. Med Gas Res 2013; 3: 10

Hydrogen Therapy in Cardiovascular and Metabolic Diseases: from Bench to BedsideZhang Y. · Tan S. · Xu J.· Wang T.

Molecular Hydrogen: A New Approach for the Management of Cardiovascular Diseases:Viliam Mojto,Ram B Singh,Anna Gvozdjakova

24.

악성종양에
수소효과

1. 정의

　　인간의 몸을 구성하고 있는 가장 작은 단위를 세포(cell)라고 부른다.
정상적으로 세포는 세포 내 조절기능에 의해 분열하며 성장하고 죽어 없어지기도
하며 세포 수의 균형을 유지한다.

　어떤 원인으로 세포가 손상을 받는 경우, 치료를 받아 회복하면 정상적인 세포로
역할을 하게 되나 회복이 안 된 경우 스스로 죽게 된다.

　그러나 여러 가지 이유로 인해 세포의 유전자에 변화가 일어나면 비정상적으로
세포가 변하여 불완전하게 성숙하고, 과다하게 증식하게 되는데 이를 암(cancer)이라
정의할 수 있다.

　또한 암에는 주위 조직 및 장기에 침입하고 이들을 파괴할 뿐 아니라 다른 장기로
퍼져 갈 수 있는 특징이 있다.

　암은 억제가 안 되는 세포의 증식으로 정상적인 세포와 장기의 구조와 기능을 파
괴하기에 그 진단과 치료의 중요성이 더 강조된다.

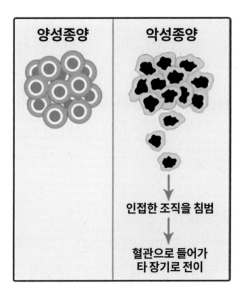

[정상세포와 암세포의 분화]

2. 혹, 양성 종양, 악성 종양 그리고 암의 비교

① 혹

흔히들 혹, 종양, 암 등의 용어를 사용하면서도 정확한 뜻과 차이점을 잘 모르는 경우가 많다. 혹이라는 용어는 엄밀하게 말하자면 의학적 용어는 아니다.

실제 병의원 등에서 의사와 환자들 사이의 대화에서 '자궁에 혹이 있다', '난소에 물혹이 있다', '간에 물혹이 있다'라는 말들을 자주 접하게 된다. 사전적 의미와 일상적인 대화에서 쓰이는 의미를 종합해 보면 혹이란 '비정상적인 체내의 덩어리'를 가리키는 말로 의학적으로는 '종양성 병변' 정도의 개념에 해당한다고 볼 수 있다.

② 종양

종양의 정의를 적절히 내리기는 쉽지 않지만 의학적으로 종양이라는 것은 조직의 자율적인 과잉적 성장이며, 이것은 개체에 대해서 의의가 없거나 이롭지 않을뿐더러 정상조직에 대해서 파괴적인 것이다.

또한 종양을 영어로 Neoplasia(new+growth, 신생물)라고 하는데 의미상 새로운 성장(발육)이라는 뜻이다.

쉽게 정리하자면 종양이란 우리 몸속에서 새롭게 비정상적으로 자라난 덩어리라고 볼 수 있다. 습관적으로는 종양에 해당하는 영어로 Tumor라는 말을 더 많이 사용하고 있다.

③ 양성 종양과 악성 종양 (=암)

양성 종양은 비교적 서서히 성장하며 신체 여러 부위에 확산, 전이하지 않으며 제거하여 치유시킬 수 있는 종양을 말한다. 특이한 경우를 제외하고 대개의 양성 종양은 생명에 위협을 초래하지는 않는다.

일반적으로 종양은 조직이나 세포 이름에 '종'이라는 접미어를 붙여서 부른다.

[양성 종양과 악성 종양의 특성 비교]

특성	양성 종양	악성 종양
성장속도	· 천천히 자람 · 성장이 멈추는 휴지기를 가질 수 있음	· 빨리 자람 · 저절로 없어지는 경우는 매우 드뭄
성장양식	· 점점 커지면서 성장하나 범위가 한정되어 있음 · 주위 조직에 대한 침윤은 없음	· 주위 조직으로 침윤하면서 성장함
피막 형성 여부	· 피막이 있어 종양이 주위 조직으로 침윤하는 것을 방지함 · 피막이 있으므로 수술적 절제가 쉬움	· 피막이 없으므로 주위 조직으로의 침윤이 잘 일어남
세포의 특성	· 분화가 잘 되어있음 · 분열상은 없거나 적음 · 세포가 성숙함	· 분화가 잘 안 되어 있음 · 정상 또는 비정상의 분열상이 많음 · 세포가 미성숙함
인체에의 영향	· 인체에 거의 해가 없음	· 항상 인체에 해가 됨
전이 여부	· 없음	· 흔함
재발 여부	· 수술로 제거 시 재발은 거의 없음	· 수술 후 재발 가능함
예후	· 좋음	· 종양의 크기, 림프절 침범 여부, 전이 유무에 따라 달라짐

예를 들면, 지방조직에서 유래한 것은 지방종, 섬유조직에서 유래한 것은 섬유종, 근육조직에서 유래한 것은 근육종이라고 한다.

대개 이런 이름을 가진 종양은 몇몇을 제외하고는 우리 몸에 큰 해를 입히지 않는 양성 종양인 경우가 많다.

이와 달리 악성 종양은 빠른 성장과 침윤성(파고들거나 퍼져나감) 성장 및 체내 각 부위에 확산, 전이(원래 장소에서 떨어진 곳까지 이동함)하여 생명에 위험을 초래하는 종양을 말한다. 즉, 암은 바로 악성 종양과 같은 말이라고 보면 된다.

정리하면 양성 종양과 다른 악성 종양의 가장 큰 차이점은 바로 체내 각 부위로 확산되고 전이되어 생명을 위태롭게 한다는 것이다.

3. 우리나라 암 발생률

일반적으로 암은 인간의 신체 중 어느 부위에서든지 발생할 수 있다.

인종, 국가, 성별, 나이, 생활습관, 식이습관 등에 따라서 다양한 부위의 암들이 발생할 수 있는데, 2014년에 발표된 한국중앙암등록본부의 자료에 의하면 2012년 한국인에게 가장 많이 발생한 암은 갑상선암으로 나타났으며, 이어서 위암, 대장암, 폐암, 유방암, 간암, 전립선암, 췌장암, 담낭 및 기타 담도암, 비호지킨 림프종 순이었다.

남자의 경우 위암이 가장 많이 발생하였으며, 다음으로 대장암, 폐암, 간암, 전립선암, 갑상선암, 췌장암, 신장암, 방광암, 담낭 및 기타 담도암의 순이었다. 여자의 경우 갑상선암, 유방암, 대장암, 위암, 폐암, 간암, 자궁경부암, 담낭 및 기타 담도암, 췌장암, 난소암의 순이었다.

종양의 이름은 2가지 규칙이 있는데, 종양이 처음 생긴 원발 장기에 따른 분류와 병리학적으로 확인된 암세포의 모양과 그 발생기원에 따른 분류를 동시에 사용한다.

예를 들면, 암세포의 발생기원 측면에서 보았을 때 세포의 종류를 크게 '결체조직성 종양'과 '상피성 종양'으로 나눌 수 있다. 그 밖에 '혼합성 종양', '복합성 종양', '기형종' 등이 있다.

2014년 가장 많이 발생한 암은 갑상선암이었으며, 이어서 위암, 대장암, 폐암, 유방암, 간암, 전립선암의 순으로 많이 발생하는 것으로 나타났다.

남자의 경우 위암, 폐암, 대장암, 간암, 전립선암 순이었으며, 여자의 경우 갑상선암, 유방암, 대장암, 위암, 폐암 순이었다.

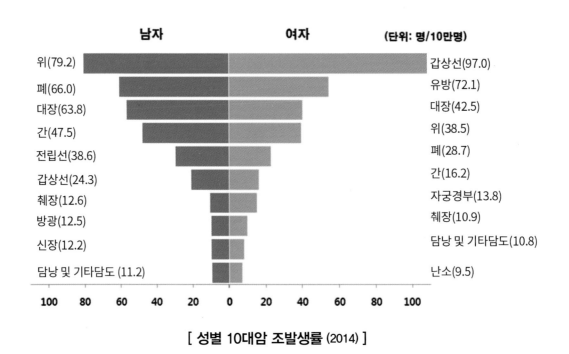

[성별 10대암 조발생률 (2014)]

4. 암의 발생기전

세포는 성장(Growth), 분화(Differentiation), 프로그램된 죽음(Apoptosis)의 과정을 밟거나 성장이 정지된 상태를 유지하고 있으며, 이러한 과정은 엄격하게

수소 의료

조절을 받고 있다. 그러나 암세포의 경우 세포의 유전자 중 일부에 이상이 발생하여 이들 유전자의 산물인 단백질의 특성이 바뀌게 되고, 그 결과로 세포 성장 조절에 이상이 발생한다. 이러한 세포 성장 조절의 이상은 유전자의 변이를 동반하므로 암은 유전자의 이상에 의한 유전자 질환인 것이다.

여러 암의 원인들이 어떻게 암을 발생시키는가에 대해서는 화학적 발암물질의 경우를 예를 들어서 설명해 보겠다.

발암원은 매우 다양한 화학적 구조를 가지고 있고 그 자체로는 물에 잘 녹지 않고 인체에 반응성(영향력)이 낮은 경우가 대부분이어서 암유발에 대한 의문이 제기되었지만 인간의 몸에 들어와 직접 작용하는 '직접 발암원'과 대사가 되어 활성화됨으로써 발암의 기능을 나타내는 '간접 발암원'이 있음이 밝혀지면서 의문이 해소되었다. 지금까지 알려진 대부분의 발암원은 간접 발암원이며, 일부만이 직접 발암원이다.

직접 발암원은 인체의 정상세포에 존재하는 DNA나 RNA 그리고 단백질에 공유결합을 형성하여 이들의 구조와 기능을 변화시킴으로써 암을 유발한다.

간접 발암원은 그 자체로는 반응성(영향력)이 약하지만 체내에 흡수된 후 간세포에 존재하는 특수한 P450효소계에 의해서 대사됨으로써 활성화되어 강한 반응성을 나타내게 된다.

이러한 발암원이 암을 유발하는 과정에는 발암원이 아닌 다른 물질이 관여하여 암유도를 촉진하게 된다.

이는 발암기전이 한 단계 과정이 아니고 여러 단계로 일어남을 의미한다.

┃ 다단계 발암기전(Multi-step Carcinogenesis)

① 제1단계 (암유발 개시단계)
발암원이 DNA를 공격하여 돌연변이를 유발하는 비가역 반응(거꾸로 돌이킬 수 없는

② 제2단계 (암유발 촉진단계)

암유발 개시 단계만으로는 암이 발생하지 않으며 암발생을 촉진하고 유지하는 단계가 필요하다. 대표적인 물질로 1967년 헤커(Hecker) 등에 의해 규명된 TPA (12-0-tetradecanoylphorbol-13 acetate)를 들 수 있다. 이때 TPA는 발암원이 아니며, 발암원의 작용을 촉진하는 '종양촉진제'로 작용하며 이 단계에서 양성 종양을 유발하게 된다. 이 단계는 적어도 초기에는 가역반응(돌이킬 수 있는 반응)이다.

③ 제3단계 (암진행단계)

양성 종양에서 악성 종양으로 전환하여 악성 종양의 특성이 증대되는 과정이다. 이 단계에서는 암유전자와 암억제 유전자의 돌연변이가 점차 증가하며, 염색체의 이상이 분명하게 나타나게 된다.

그러나, 동물실험의 경우에는 발암기전의 각 단계를 분명하게 구별할 수 있지만, 실제 사람의 발암과정에는 이러한 단계들에 관여하는 요인들이 동시에 오랫동안 지속되므로 각 단계를 구별하기 어려운 경우가 많다.

- 암의 발암기전은 크게 다음의 두 가지 측면에서 연구되고 있다.

㉠ 정상 세포의 변화

정상 세포가 유전자 변이를 일으키는 위험요인에 노출되었을 때 암세포로 변하게 되고 따라서 암이 발생한다고 보는 것이다.

흔히 실제 암발생의 위험요인으로 알려져 있는 흡연, 발암성 식품 및 화학물질, 발암성 병원체 등에 정상세포가 노출되면 유전자의 변이를 일으키게 된다. 또한 암발생에 있어 10~20% 정도는 부모로부터 물려받은 유전자의 이상에 의한 유전적 영향을 받는다.

세포핵의 구성요소 중에는 DNA라는 물질이 있는데 이 DNA의 구조가 변화하여 암세포가 생성된다. 이렇게 변형된 세포는 분열하여도 계속 변형된 DNA를 갖게 되며, 결국 이것들이 계속 분열증식하여 암이 발생한다고 보는 것이다.

이러한 변화는 일시적으로 이루어지는 것은 아니며 대개 20~30년에 걸쳐 여러 종류의 유전자 변이가 축적되어 암이 발생한다.

ⓒ 면역계의 이상

인체의 정상적인 면역기능은 신체 내에서 생성되는 종양세포 1,000만 개까지는 파괴할 능력을 가지고 있다.

그러나 보통 임상적으로 암이 발견될 정도로 암세포의 분열과 증식이 커지는 경우는 최소한 10억 개의 종양 세포를 포함하게 되므로 면역기능에 의하여 파괴될 수 있는 수준을 훨씬 넘어 버리게 된다. 따라서 암세포가 제거되지 못하고 암이 발생하게 된다.

[발생 장소에 따른 암의 분류와 그 구체적 명칭]

발생하는 장소	호칭	구체적 사례
조혈기	조혈기 종양	백혈병, 암성림프종, 골수종 등
상피세포	암(암종)	폐암, 유방암, 위암, 대장암, 자궁암, 난소암, 후두암, 인두암, 설암
비상세포 (간질세포)	육종	골육종, 연골육종, 횡문근육종, 평활근육종, 섬유육종, 지방육종, 혈관육종 등

5. 암 발생의 구조

우리 몸은 약 60조 개의 세포로 구성되어 있다. 이 세포는 약 2만 2,000개의 유전자(DNA)로 구성되며, 일부 유전자는 방사선, 자외선, 환경중의 변이

원성 물질(유전자 변이를 일으키는 물질) 등의 영향에 의해 손상을 입는 경우가 있다. 우리 몸은 손상을 받은 유전자를 수복하거나 이상세포(돌연변이한 세포)의 증식을 억제하는 기능을 갖고 있다. 또한, 이상세포에 아포토시스라는 세포사를 유발시키거나 암화된 이상세포를 면역세포에 의해 제거하는 방어기구를 갖고 있다. 그러나, 유전자의 손상이 잘못 수복되어 이상세포가 발생하고 나아가, 이상세포가 감시의 눈을 피해 증식하여 암세포가 되고 이 암세포가 무제한으로 침윤, 증식함으로써 다른 부위로 전이하는 경우가 있다.

유전자 손상은 한꺼번에 일어나는 것이 아니라 오랜 시간 자극이 가해져 서서히 유발(다단계 발암)한다. 어떤 유전자에 손상이 발생했을 때, 자동차로 예를 들면, 세포증식의 액셀이 밟힌 상태에 있는 유전자(암유전자)가 있어 이 유전자에서 만들어진 단백질이 증가하여 이상세포 증식이 일어난다. 한편, 암유전자와는 반대로 브레이크역할을 하는 유전자(암억제 유전자)도 있다. 암억제 유전자는 이상세포의 증식을 억제하거나 세포의 유전자에 발생한 손상을 수복하거나, 이상세포에 아포토시스를 유도하여 암화를 억제한다. 암억제 유전자가 손상을 입으면, 세포증식의 브레이크가 작동하지 않게 되어 암화로 이어진다.

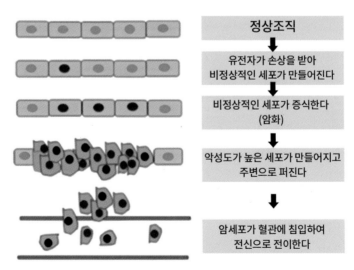

[세포의 암 전이 구조]

6. 암의 치료와 예방

   암 치료는 크게 외과수술요법, 방사선요법, 항암제를 사용한 화학요법의 3가지 방법으로 나눌 수 있다. 이들 요법을 단독으로 실시하는 경우와 몇 개의 요법을 조합하여 실시하는 경우가 있다.

   외과수술요법은 암 부위를 외과적으로 절제하는 방법이다. 방사선요법은 방사선을 조사함으로써 암세포의 증식을 억제한다. 방사선요법은 표적으로 하는 암에 손상을 줄 목적으로 실시하지만, 그 조사선상에 존재하는 다른 정상적인 조직에도 영향을 주어 부작용을 일으킬 수 있다. 한편, 외과수술요법이나 방사선요법이 국소적인 치료인 데 비해 항암제를 사용한 화학요법은 복용이나 주사로 투여된 약물이 암세포에 도달하여 암세포의 증식을 억제하는 전신치료이다.

   암세포는 증식이 매우 빠르기 때문에 항암제에 의한 손상을 받기 쉽지만, 정상세포도 손상을 입는다. 대부분의 항암제는 매우 강한 독성을 가지고 있어 중증 부작용을 완전히 피할 수 없다. 최근에는 암의 증식이나 악화의 원인으로 생각되고 있는 유전자, 암 관련 단백질 또는 암유래 혈관 등을 표적으로 개발된 분자표적치료제가 사용되고 있지만, 이와 같은 약제에도 부작용은 존재한다.

   많은 연구성과에 의해 암은 생활습관이나 생활환경을 개선함으로써 예방할 수 있는 것으로 알려져 있다. 미국의 1996년도 연구결과이지만, 미국인의 암 사망의 원인은 흡연(30%), 식사나 비만(30%), 운동부족(5%), 음주(3%)로, 이들의 합계만으로 암 전체사망 원인의 68%나 된다고 한다. 생활습관이나 생활환경의 개선으로 많은 암을 예방할 수 있다는 것은 우리나라나 미국도 똑같다. 암이 되는 위험성을 가능한 한 낮추어 암을 예방하고 암에 걸려도 조기발견과 조기치료를 철저히 한다면 약 반수의 사람은 완전히 치유된다.

7. 수소와 암 관련 연구논문

　　백금 나노콜로이드가 함유한 전해수(전기분해에 의해 수소를 함유시킨 물)가 암세포의 증식억제효과 또는 혈관신생억제효과를 나타내는 것으로 보고되고 있다. 또한, 파라디움-니켈을 바탕으로 한 수소흡장합금이 암세포에 대한 살상효과를 보이는 것으로 보고되고 있다. 이들 보고는 모두 배양세포를 사용한 시험의 보고이므로 동물의 종양모델에 대한 항종양효과를 확인할 필요가 있을 것으로 생각된다. 전자의 보고에서는 수소수 단독에서는 암세포의 증식억제효과가 확인되지 않아 수소만을 용존시킨 수소수에는 암세포에 대한 직접적인 작용은 없는 것으로 생각된다.

　　시스플라틴은 많은 암에 유효성을 보이는 항암제이지만, 이 약제에는 부작용으로서 중증 신독성 및 청기독성이 있다. 이 시스플라틴의 신독성 또는 청기독성을 수소가 동물실험에서 경감시켰다는 시험결과가 보고되고 있다. 수소(H_2)가 시스플라틴의 항종양효과를 해치는 일 없이 부작용인 신독성만을 경감시켰다는 결과도 보고되고 있다.

[수소의 암 관련 연구 문헌]

효과의 분류	질환모델	사용동물종	문헌
세포증식억제및 혈관신생억제 효과	설암세포 증식	세포	Saitoh Y. et al, 2008
		세포	Saitoh Y. et al, 2008
	암세포 살상작용	세포	Kagawa A. et al. 2012
	폐암세포에서 유발시킨 혈관신생	세포	Ye J. et al. 2008
항암제에 의한 부작용 경감	시스플라틴 유발 신독성	마우스	Nakashima-kamimura N. et al, 2009
		래트(RAT)	Kitamura A. et al, 2010
		래트(RAT)	Matsushita T et al, 2011
	시스플라틴 유발 정기독성	래트(RAT)	Qu J. et al, 2012

	방사선 유발 폐손상	세포, 마우스	Terasaki Y.et al, 2011
	방사선 유발 심근손상	마우스	Qian L et al, 2010a
	간장암 치료에서의 방사선 장애	사람	Kang KM. et al, 2011
	정소의 방사선 손상	래트(RAT)	Jiang Z. et al, 2012
방사선에 의한 부작용 경감	생식세포의 방사선 손상	마우스	Chuai Y. et al, 2012a
	방사선 유발 정자형성장애와 조혈기능장애	마우스	Chuai Y. et al, 2012b
	방사선으로 유발된 각종 세포손상	세포, 마우스	Qian L et al, 2010b
		세포	Qian L et al, 2010c
	방사선 유발 아포토시스	세포, 마우스	Yang Y. et al, 2012
	방사선 유발 림프종	마우스	Zhao L. et al, 2011

배양세포 또는 실험동물을 사용한 실험으로, 수소(H_2)가 방사선으로 유발된 폐손상, 심근손상, 정소 및 생식세포손상, 조혈기능장애, 흉선림프종 및 각종 세포에 대한 손상에 유효성을 보였다는 연구보고도 있다.

한편, 사람에 대한 임상시험 결과로서, 간장암의 방사선치료에서 수소수의 부작용 경감효과가 Kang et al(2011)에 의해 보고되고 있다. 간장암 환자 49명이 방사선치료와 병행하여 수소수(1.1~1.3ppm) 또는 위수(플라시보수)를 1일당 합계 1.5~2.0L, 6주일 마시게 한 결과, 위수투여군(24명)에 비해 수소수투여군(25명)에서는 방사선조사에 의한 생활의 질(QOL)의 저하가 유의하게 개선되었다. 특히, 이 수소수에 의한 QOL 개선은 소화기증상(식욕부진, 미각장애)에서의 개선이 현저하였다. 그러나, 양 군 간에 종양에 대한 반응의 차이는 확인되지 않았다. 따라서, 수소수의 음용은 방사선의 간장암에 대한 효과를 해치는 일 없이 방사선으로 유발된 산화스트레스를 억제하여 부작용을 경감시킨다는 것이 확인되었다.

8. 수소에 의한 부작용 경감작용의 메커니즘

활성산소는 우리 몸속에서 효소나 금속반응에 의해 생리적으로 생성되는 것과 더불어, 허혈, 염증, 스트레스, 바이러스 감염 등의 병적상태에 의해 생성되는 것이다. 또한, 활성산소는 자외선이나 방사선의 조사에 의해서도 생성되며, 나아가 활성산소나 활성산소의 전구물질을 흡연, 음주, 식사, 호흡 등으로 체외에서 직접 체내로 흡수하는 경우도 있다.

이들 내부 또는 외부요인으로부터 생성된 활성산소가 산화스트레스를 일으켜 암, 생활습관병, 노화 등의 원인이 된다. 한편, 암치료에서의 방사선요법은 방사선의 직접적 및 간접적인 작용으로 활성산소를 발생시켜 표적으로 하는 암세포에 손상을 주어 암세포를 사멸시키는 매우 유효한 치료법이지만 경우에 따라 그 조사선상에 존재하는 다른 정상적인 조직에까지 영향을 주어 부작용을 일으키는 일이 있다. 또한, 항암제요법도 수술요법이나 방사선요법을 할 수 없는 환자에 대한 유효한 요법이다. 항암제 중에는 활성산소를 발생시켜 암세포에 손상을 줌으로써 암세포의 증식을 억제하거나 암세포에 아포토시스를 유도하여 암세포를 사멸시키는 약제도 있으나, 이 역시 동시에 정상조직에까지 영향을 미쳐 중증 부작용을 일으킨다. 따라서 방사선요법이나 항암제요법은 정상조직에 활성산소에 의한 손상을 주어 암을 발생시키는 요인이 되기도 한다.

활성산소 중에서도 하이드록실라디칼($\cdot$OH)은 매우 강한 산화력을 가지며, 우리 신체 속의 유전자(DNA), 지질, 단백질에 손상을 준다. 방사선장애의 60~70%는 하이드록실라디칼($\cdot$OH)에 기인하는 것으로 연구 보고되고 있다. 또한, 시스플라틴 등 암세포의 DNA를 절단하는 많은 항암제도 하이드록실라디칼($\cdot$OH)과 슈퍼옥사이드($\cdot O2-$)를 생성시켜 암세포를 사멸시키는 작용을 한다. 따라서, 방사선치료나 항암제치료의 과정에서 생성된 과도의 활성물질이 정상조직에도 작용하여 부작용을 일으킨다.

수소(H$_2$)는 악한 인자라고 불리는 2종류의 활성산소종, 즉 하이드록실라디칼($\cdot$OH)

과 페록시니트라이트(ONOO⁻)를 선택적으로 제거하여 물로 변환시켜 무독화하는 작용이 있다. 수소(H₂)가 방사선이나 항암제(시스플라틴)의 부작용을 경감시키는 메커니즘 연구에는 많은 문헌에서 수소가 하이드록실라디칼(·OH)과 선택적으로 결합하여 제거작용을 하는 것으로 보고되고 있다.

활성산소로 유발된 산화스트레스가 세포에 아포토시스를 일으키는 원인이 되는데, 수소는 방사선이나 항암제(시스플라틴)의 항암작용을 해치는 일 없이 정상조직에서의 산화스트레스와 아포토시스를 억제함으로써 이들의 부작용을 경감시킨다는 것이 많은 연구문헌에서 보고되고 있다. 수소는 암세포에 대한 직접적인 작용(세포증식억제효과)은 없는 것 같지만, 암치료에서의 방사선이나 항암제의 부작용을 경감시켜 환자의 생활의 질(QOL)을 개선시키는 효과를 기대할 수 있을 것으로 생각되며 또한, 암의 발생원인 중 하나인 활성산소를 제거시키기 때문에 암유발이나 발증을 예방하는 효과도 기대할 수 있을 것으로 생각된다.

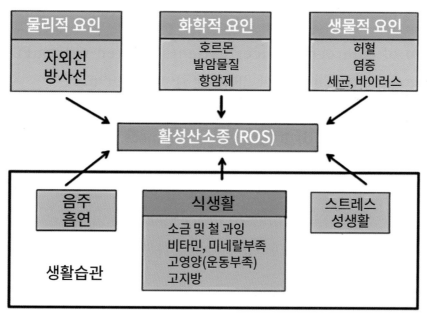

[암의 발생요인의 활성산소]

Yang, Y., Y. Zhu, and X. Xi, Anti-inflammatory and antitumor action of hydrogen via reactive oxygen species. Oncology Letters, 2018. 16(3): p. 2771-2776.

Wang, D., et al., Hydrogen gas inhibits lung cancer progression through targeting SMC3. Biomed Pharmacother, 2018. 104: p. 788-797.

Jiang, Y., et al., Therapeutic efficacy of hydrogenrich saline alone and in combination with PI3K inhibitor in nonsmall cell lung cancer. Mol Med Rep, 2018. 18(2): p. 2182-2190.

Yang, Q., et al., Protective effect of hydrogen-rich water on liver function of colorectal cancer patients treated with mFOLFOX6 chemotherapy. Mol Clin Oncol, 2017. 7(5): p. 891-896.

Runtuwene, J., et al., Hydrogen-water enhances 5-fluorouracil-induced inhibition of colon cancer. PeerJ, 2015. 3: p. e859.

Chen, Y., et al., On the antitumor properties of biomedical magnesium metal. Journal of Materials Chemistry B, 2015. 3(5): p. 849-858.

Nan, M., C. Yangmei, and Y. Bangcheng, Magnesium metal-A potential biomaterial with antibone cancer properties. J Biomed Mater Res A,

2014. 102(8): p. 2644-51.

Motoishi, A., et al., Influence of Active Hydrogen Discharged from Palladium-Nickel Alloy Powder on Biological Cells. Advanced Materials Research, 2013. 669: p. 273-278.

Matsuzaki, M., et al., Mechanism of Cancer Cell Death Induced by Hydrogen Discharged from Palladium Base Hydrogen Storage Alloy, in Materials Science and Chemical Engineering p. 284-290.

Kinjo, T., et al., Suppressive effects of electrochemically reduced water on matrix metalloproteinase-2 activities and in vitro invasion of human fibrosarcoma HT1080 cells. Cytotechnology, 2012. 64(3): p. 357-371.

Akio Kagawa, K.K., Masayuki Mizumoto, Yutaka Tagawa, Yoichi Masiko, Influence of Hydrogen Discharged from Palladium Base Hydrogen Storage Alloys on Cancer Cells. Materials Science Forum, 2012. 706: p. 520-525.

Matsushita, T., et al., Investigation of protective effect of hydrogen-rich water against cisplatin-induced nephrotoxicity in rats using blood oxygenation level-dependent magnetic resonance imaging. Jpn J Radiol, 2011. 29(7): p. 503-12.

Kang, K.-M., et al., Effects of drinking hydrogen-rich water on the quality of life of patients treated with radiotherapy for liver tumors.

Medical Gas Research, 2011. 1: p. 11.

Nakanishi, K., et al., growth suppression of HL60 and L6 cells by atomic hydrogen, in Animal Cell Technology: Basic & Applied Aspects, . 2010, Springer Netherlands. p. 323-325.

Asada, R., et al., Antitumor effects of nano-bubble hydrogen-dissolved water are enhanced by coexistent platinum colloid and the combined hyperthermia with apoptosis-like cell death. Oncol Rep, 2010. 24(6): p. 1463-70.

Tsai, C.F., et al., Enhanced induction of mitochondrial damage and apoptosis in human leukemia HL-60 cells due to electrolyzed-reduced water and glutathione. Biosci Biotechnol Biochem, 2009. 73(2): p. 280-7.

Saitoh, Y., et al., Platinum nanocolloid-supplemented hydrogen dissolved water inhibits growth of human tongue carcinoma cells preferentially over normal cells. Exp Oncol, 2009. 31(3): p. 156-62.

Nakashima-Kamimura, N., et al., Molecular hydrogen alleviates nephrotoxicity induced by an anti-cancer drug cisplatin without compromising anti-tumor activity in mice. Cancer Chemother Pharmacol, 2009.

Ye, J., et al., Inhibitory effect of electrolyzed reduced water on tumor angiogenesis. Biological & Pharmaceutical Bulletin, 2008. 31(1): p. 19-26.

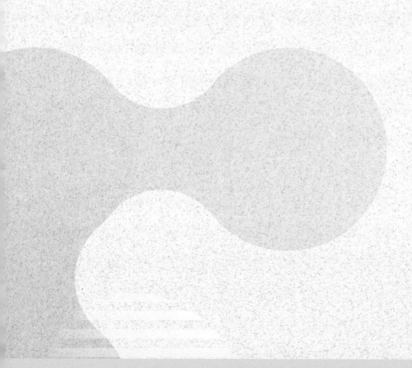

25.

신장질환에
수소효과

1. 서론

만성신장병은 서구에서도 흔하며 꾸준히 증가하는 질환이다. 2006 년에는 미국에서 약 45,000명의 사람이 만성신장병으로 인해 사망했다고 하며 이는 미국인 사망 원인 중 9위에 해당한다. 우리나라의 경우는 건강보험심사평가원이 2006-2010년 심사결정 자료를 분석한 결과 2010년 만성신부전 환자는 11만 7천 명으로 2006년의 8만 5천 명 대비 약 4만 2천 명(37.1%)이 증가한 것으로 나타났다. 특히 65세 이상 남성의 만성신부전은 84.7%나 증가했으니 만성신장병이 크게 늘어나는 추세임을 알 수 있다.

이 중 투석을 받아야 할 정도로 심각한 환자는 2009년 기준으로 만성신장병 환자 중 5만 6396명으로, 투석 또는 이식 환자로 등록되었다(대한신장학회 말기신부전 환자 등록사업).

만성신질환(Chronic kidney disease)이란 다양한 원인에 의해서 신장의 구조 혹은 기능적 손상이 3개월 이상 경과하여 신원(nephron)의 감소와 신기능의 소실이 비가역적으로 발생하는 신 질환을 말하며, 임상적으로 3개월 이상의 신기능의 감소가 혈

수소 의료

청 크레아틴(Serum creatinine)치의 증가나 사구체여과율의 감소를 통해 확인된 경우에 해당된다. 상기질환 중 90% 이상이 말기신부전으로 진행하며, 말기신부전 환자가 생명을 위협하는 요독으로부터 벗어나기 위해서는 평생 투석이나 이식과 같은 신대체 치료를 받아야 한다. 한편, 혈청 creatinine치의 증가나 Ccr(Creatinine Clearance, 크레아티닌 청소율)의 감소가 급성신부전의 소견이기도 하므로 신장의 크기, 빈혈의 유무, 신성 골이 영양증 유무 등의 소견 등을 종합하여 잘 감별하여야 한다.

전립선은 남자에게만 있으며 정액을 만드는 일을 한다. 또한 요도를 통하여 세균이 몸속으로 침입하는 것을 방어하는 물질을 분비한다. 전립선 질환은 비뇨생식기 질환 중 가장 흔한 질환으로 전체 남성의 15-20%는 전립선에 의해 직, 간접으로 후유증을 앓고 있으며, 인구의 고령화와 식생활의 서구화로 전립선 질환은 갈수록 늘고 있다.

전립선비대증(전립선증식증)은 남성 생식기관인 전립선의 크기가 비대해지면서 요도를 막아 소변장애를 일으키는 질환이다. 주로 40대부터 전립선이 커지기 시작하며, 60대 이상 고령층의 60~70%가 전립선비대증으로 진단될 정도로 흔한 질환이다. 이는 노화와 남성호르몬 불균형이 주원인이다. 그런데 중·장년 이상에서 주로 발생하는 대표적 남성질환으로 알려진 전립선비대증이 최근 20~30대 젊은 남성 사이에서 큰 폭으로 증가하고 있다는 통계가 나와 그 이유가 주목된다.

2017년 7월 13일 건강보험심사평가원의 질환 통계자료를 보면 국내에서 전립선비대증으로 치료받은 환자는 2012년 93만 1천 988명에서 2016년 117만 3천 259명으로 4년간 25.9% 증가했다. 특히 20대 젊은 층에서 전립선비대증 치료환자 증가세가 뚜렷했다. 20대 환자는 2012년에는 1천 317명에 불과했으나 4년 후인 2016년에는 64.1%나 늘어난 2천 161명으로 급증했다. 이 연령대의 2012년 이후 연평균 증가율은 13.3%에 달했다.

통계상 2012~2016년 기간의 20대 전립선비대증 환자 증가율은 80세 이상 환자 증가율(65.4%)과 맞먹는 수준이다. 물론 절대 환자 수는 80세 이상이 12만 2천

521명(2016년)으로 훨씬 많았다. 20대와 80대를 제외하고 이 기간 연령대별 증가율은 70대 31.3%(25만 8천236명→33만 9천18명), 30대 23.1%(9천215명→1만 1천340명), 60대 22.3%(30만 4천237명→37만 2천137명), 40대 19.1%(7만 118명→8만 3천500명), 50대 12.9%(21만 4천700명→24 만2천437명) 순이었다.

전립선비대증이 생기면 하루 8회 이상 비정상적으로 소변을 자주 보는 '빈뇨', 소변이 갑자기 마렵거나 참을 수 없는 '절박뇨', 아랫배에 힘을 줘야 소변이 나오는 '복압배뇨', 소변을 본 뒤에도 찜찜한 '잔뇨감' 등의 증상이 나타난다. 이 때문에 학업이나 업무상 문제가 생기는 것은 물론이고 다양한 측면에서 삶의 질이 떨어진다.

그뿐만 아니라 증상을 방치하면 방광과 요도에 염증을 일으키고 요도협착, 방광결석, 혈뇨, 급성 요폐, 신부전 등의 심각한 합병증으로 이어지기도 한다.

특히 젊은 나이에 발병한 전립선비대증을 방치해 만성화되면 추후 수술 치료 등을 받더라도 방광의 수축력이 떨어져 스스로 소변을 보지 못하는 상태가 될 수도 있다.

심각한 전립선비대증으로 인한 불편과 위험을 예방하려면 젊을 때부터 전립선비대증 증상을 바로 알고 조기에 검진을 받는 게 중요하다.

만약 ▲ 소변 줄기가 약하면서 가늘고 자꾸 끊기거나 ▲ 소변을 봐도 잔뇨감이 있고 ▲ 소변을 볼 때 힘을 주거나 한참 기다려야 하는 등의 전립선비대증 3대 의심증상이 있다면 초음파검사 등을 통해 전립선 크기를 확인하는 게 좋다.

하지만 일부 전문가들은 20~30대 젊은 층의 전립선비대증 급증에 의혹의 눈길을 보내고 있다.

젊은 층일지라도 서구화된 식습관이나 적은 운동량, 장기간의 좌식생활, 과도한 음주 등이 전립선비대증 조기 발병에 영향을 미칠 수는 있지만, 이보다는 보험이 적용되는 전립선비대증 치료제를 싼값에 처방받아 대머리 치료에 쓰는 경우가 많다는 설명이다. 현재 남성 탈모 치료제로 흔히 복용하는 의약품과 전립선비대증치료제는 같은 성분의 약물이다.

[전립선증식증(N40) 연령10세구간별 현황 (단위: 명)]

심사년도	2012년	2013년	2014년	2015년	2016년 11월 현재	최근 5년 증가율(%) 2012년 vs 2016년	연평균 증가율(%) 2012~2016년
0-9세	18	21	31	17	15	-16.7	1.8
10-19세	87	93	123	123	130	49.4	11.2
20-29세	1,317	1,478	1,721	1,822	2,161	64.1	13.3
30-39세	9,215	9,886	10,260	10,438	11,340	23.1	5.4
40-49세	70,118	74,964	79,935	79,301	83,500	19.1	4.5
50-59세	214,700	228,462	235,706	232,804	242,437	12.9	3.1
60-69세	304,237	318,033	332,012	340,977	372,137	22.3	5.2
70-79세	258,236	285,342	305,019	319,646	339,018	31.3	7.1
80세 이상	74,060	84,597	95,667	107,740	122,521	65.4	13.4
총계	931,988	1,002,876	1,060,474	1,092,868	1,173,259	25.9	5.9

2. 신장의 구조와 기능

신장은 허리 위 양쪽에 있는 콩 모양의 주먹만 한 크기의 장기이다. 신장에는 동맥을 통해 1분간 약 1L의 혈액이 흘러 들어가고 있다. 신장의 동맥은 신장 속에서 여러 갈래로 갈라지면서 네프론을 구성하고 있다. 네프론에는 혈액을 여과하여 소변을 만드는 기능(사구체)과 소변에 불필요한 것들을 버리거나 버려진 유용물을 다시 소변에서 걸러내는 기능(요세관)이 있다. 네프론은 하나의 신장에 약 100만 개, 좌우 약 200만 개가 있다. 혈액은 네프론 속의 사구체에서 여과되어 원뇨라고 불리는 것이 된다. 원뇨는 요세관을 통과하는 사이 노폐물이 재차 걸러지고 원뇨 대부분의 수분이나 유용물이 재흡수되어 다시 혈액으로 되돌아간다. 소변은 뇨세관이 모여 만들어지는 집합관, 나아가 집합관이 합류하여 신우라는 신장 안쪽으로 흘러 들어가 뇨관을 통해 방광에 모여든다. 신장은 식사나 물 등에 의해 몸에 모이는 쓸모없는 수분이나 산, 전해질, 노폐물을 소변으로 몸 바깥으로 배출하고 필요한 것은 재흡수하여 다시 몸에 축적하면서 체내를 일정한 환경으로 유지하고 있다. 또한, 신장은 혈압유지에 필요한 물질인 레닌이라는 단백질분해효소나 골수에서 적혈구의 생성을 자극하는 호르몬(에리스로포에틴)의 생성과 분비에 관여하면서 혈압의 밸런스를 유지하거나 빈혈을 예방하거나, 나아가 칼슘을 흡수하여 뼈를 만드는 비타민 D를 활성화하여 뼈의 양이나 질, 칼슘밸런스를 유지하고 있다.

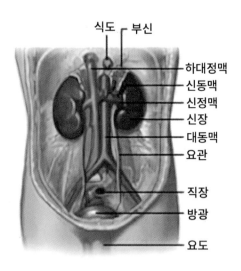

[신장 위치]

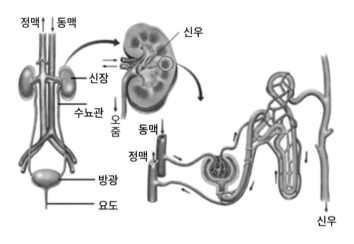

[소변 생성 과정]

수소 의료

3. 만성신장병(CKD)의 증상과 치료법

만성신부전의 증상은 거의 모든 장기에서 표현되고 다양하게 나타나는데, 적절한 치료를 시행하지 않으면 위험한 상황을 초래할 수 있다. 일반적으로 신경계 증상(감각 및 운동 장애, 피로의 증가, 졸음, 의식장애, 혼수), 심혈관계 증상(고혈압, 동맥경화증, 호흡기계는 폐 부종, 흉수), 소화기계 증상(식욕감퇴, 구역질과 구토, 복수), 피부의 소양증, 혈액은 빈혈, 출혈 경향을 보인다. 또한 내분비계는 부갑상선 기능항진증, 고환이나 난소 기능 저하, 면역계는 면역기능 저하 등 전신에 걸친 증상 및 소견이 나타날 수 있다.

만성신장병(CKD)이란, ① 소변이상, 영상진단, 혈액, 병리에서 신장애의 존재가 확인된 경우와, ② 신장기능검사의 일종인 사구체여과량이 $60mL/min/1.73㎡$ 미만인 경우로, 상기 ①, ② 중 어느 한쪽 또는 양쪽이 3개월 이상 지속되는 경우로 정의된다. CKD의 초기에는 자각증상이 거의 없지만, 진행하면 야간뇨, 부종, 빈혈, 권태감, 숨 끊어짐 등의 증상이 나타난다. 이들 증상이 자각될 즈음에는 이미 병상이 상당히 진행되어 있는 경우가 많기 때문에 조기발견을 위해서는 정기적으로 건강진단을 받아 소변이나 혈압을 검사하는 것이 중요하다.

[CKD의 정의]

신장병(CKD)의 정의
① 소변 이상, 영상진단, 혈액, 병리에서 신장애의 존재가 확인된 경우. 특히 0.15g/g Cr 이상의 단백뇨의 존재가 중요.
② 신장기능검사의 일종인 사구체여과량(GFR)이 $60ml/min/1.73m^2$ 미만.
①, ② 중 어느 한쪽 또는 양쪽이 3개월 이상 지속된다.

CKD의 원인은 다양하지만, 그중에서도 많은 것이 당뇨병 또는 고혈압에 기인하는 것으로, 비만, 고혈당, 고혈압, 지질이상증(고지혈증) 등의 메타볼릭신드롬(내장지방증후군)에 의해 신장의 모세혈관이 손상을 받아 동맥경화를 일으켜 약해짐으로써 CKD를 발증하는 경우가 많다. 또한, 아래 그림에 나타낸 것과 같이 CKD와 심혈관병은 서로 영향을 주면서 악화시키고 있는 관계(심장관련)에 있다. 근래, CKD 환자에서는 뇌졸중, 협심증, 심근경색 등 심혈관병의 발증 위험이 높아지고 그것이 원인이 되어 사망에 이르는 경우가 많은 것으로 알려지고 있다.

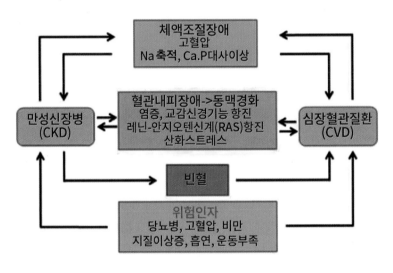

[심장관련 CKD 진료가이드]

CKD로 진단되면 적절한 치료로 질환의 진행을 늦추어 말기신부전이 되는 것을 막아야 한다. CKD 치료에는 생활습관의 개선, 식사요법, 약물치료의 3가지 방법이 있다.

금연, 절염식, 비만 및 운동부족의 해소, 금주 등 생활습관의 개선 및, 저단백식, 염분제한, 칼륨과 인 제한 등의 식사요법이 필요하다. 나아가, 원인이 되는 고혈압이나 당뇨병 치료제 투여 외에, 조혈호르몬(에리스로포에틴), 이뇨제, 흡착제의 투여 등이 필요하다. 그러나, 현 시점에서 CKD를 치료하는 근본적인 치료법은 없으며, CKD의 진행을 억제하는 요법에 그치고 있는 것이 실정이다.

신장의 기능이 저하되어 요독증을 일으킬 위험이 있는 말기신부전으로 발전하면, 신장의 기능을 대체하는 치료(투석요법이나 신장 이식)를 받게 된다. 투석요법에는 혈액투석과 복막투석의 2종류가 있는데, 어느 요법을 선택하는가는 의사와 상담하여 증상 등에 따라 결정하게 되지만 어느 요법이건 신장의 기능을 완전히 대체하는 것은 불가능하므로 일상생활에서는 식사 등의 주의가 필요하다. 혈액투석은 몸 바깥으로 혈액을 빼내어 혈액중의 노폐물이나 여분의 수분을 제거한 후 다시 체내로 혈액을 되돌리는 요법이다. 복막투석은 복부 속에 투석액을 넣어 복막을 사용하여 노폐물이나 여분의 수분을 제거하는 요법이다. 근래, 이식 후의 거부반응을 막아주는 뛰어난 약제의 개발과 장기 이식법이 개정됨에 따라 신장 이식 건수도 증가하고 있다. 신장 이식에는 살아 있는 사람에게서 신장을 이식하는 방법(생체신장 이식)과 뇌사 상태의 환자나 심폐정지 사망자에게서 신장을 이식하는 방법(뇌사자이식)의 2종류가 있다. 신장 이식의 장점은 투석요법과 달리 몸 상태 자체가 좋아지거나 생활상의 제한이 적다는 점이다.

[혈액투석과 복막투석의 비교]

항목	혈액투석(HD)	2013년
국내환자수(2014년)	57,256(대한신장학회)	7,423(대한신장학회)
투석장소	의료시설	자택, 회사 등
투석에 필요한 시간	4~5시간/ 회	연속으로 24시간
구속시간	4~5시간/ 회+통원시간/ 회	교환시(약 30분/회, 4~5회/일)
조작하는 사람	의료스탭	환자, 가족
통원회수	2~3회/ 주	1~2회/월
단점	천자통, 혈압저하, 두통, 토기, 불균형증후군	복부팽만, 복막염, 복막경화증
투석중의 활동	구속된다	활동할 수 있다

4. 신장질환과 관련 수소연구 문헌

다음 표에 수소(H_2)의 신장질환 관련 연구문헌을 정리하였다. 그중에서도 사람의 혈액투석이나 복막투석에 대한 수소수의 효과를 보고한 논문과 고양이의 만성신장병(CKD)에 대한 수소함유수액의 치료효과를 보고한 증례를 이하에 소개하기로 한다.

전해수소수(전기분해에 의해 수소가 용해된 물)를 사용한 혈액투석을 4주일간 실시한 환

[신장질환과 관련 수소 연구 문헌]

질환 또는 질환모델	사용동물종	연구문헌
혈액투석(HD)	사람의 세포	Nakayama M. et al, 2007
	사람	Nakayama M. et al, 2009
	사람	Nakayama M. et al, 2010
복막투석(PD)	사람	Terawaki H. et al, 2013
시스플라틴 유발 신증	마우스	Nakashima-kamimura N et al, 2009
	래트(RAT)	Kitamura A. et al, 2010
	래트(RAT)	Matsushita T. et al, 2011b
겐타마이신 유발 신독성	래트(RAT)	Matsushita T. et al, 2011a
신장 이식	래트(RAT)	Cardinal Js. et al, 2010
신장의 허혈재관류 손상	래트(RAT)	Wang F. et al, 2011b
	래트(RAT)	shingu C. et al, 2010
	래트(RAT)	Abe T. et al, 2012
멜라민 유발 요석	마우스	Yoon YS. et al, 2011b
당뇨병신증	래트(RAT)	Katakura M. et al, 2012
만성신장병(CKD)	래트(RAT)	Zhu W-J. et al, 2011
	래트(RAT)	Zhy W-J. et al, 2013
	고양이	Hirano. et al, 2014(구두발표)
편측 요관결찰에 의한 신장애	래트(RAT)	Xu B. et al, 2013
Ferric Nitrilotriacetate 유발 신독성	래트(RAT)	Li FY. et al, 2013

자 8명으로부터 채취한 혈액의 다형핵백혈구(백혈구의 일종으로 감염이 일어나면 세균 등을 먹어 치워 몸을 보호하는 역할을 한다)는 보통의 투석환자 6명의 다형핵백혈구에 비해 생존율과 기능이 유지되었다는 결과를 보였다(Nakayama et al, 2009).

또한, 환자 21명에 대해 6개월간 전해수소수를 사용한 투석을 실시한 결과, 동요법을 받은 환자는 산화스트레스와 염증반응 감소 및 혈압저하를 보였다는 결과가 나타났다(Nakayama et al, 2010).

후쿠시마 현립 의대 연구에서, 수소(H_2)를 용존시킨 투석액을 사용한 복막투석을 6명의 환자에게 실시하여 투석 전후의 투석액 중과 혈액 중 알부민(혈청중에 존재하는 단백질의 일종으로 항산화작용을 나타낸다)의 산화환원 상태를 조사했다. 그 결과, 보통의 복막투석에 비교하여 수소용존투석액을 사용한 복막투석은 투석액 중과 혈액 중에 산화형 알부민량이 감소하였으며, 반대로 환원형 알부민량이 증가한다는 것을 알 수 있었다(Terawaki, 2013).

이들 임상시험의 결과는 수소수가 염증 및 산화스트레스에 대한 개선작용이나 생체방어작용을 나타낸 결과라고 생각된다.

만성심장병(CKD)은 특히 애완 고양이에서도 발생빈도가 높아 10세 이상의 약 10%, 15세 이상의 약 30%가 발증률을 보인다고 한다.

CKD는 고양이의 고령화에 따라 해마다 증가하는 경향에 있다. 10세 이상 고양이의 사망원인 제1위가 이 CKD임에도 불구하고 유효한 치료법이 없어 독소흡착제, 수액요법, 복막투석 등의 대증요법으로 연명치료가 실시되고 있다.

고양이 CKD의 발증 원인은 사람의 경우와 모든 것이 다 똑같은 것은 아니지만, 고양이 본래의 특성 외에, 고령화와 산화스트레스가 관여하고 있는 것으로 생각된다. 실제로, 비타민 E, 비타민 C 및 β칼로틴 등의 항산화제의 투여가 고양이 CKD의 진행을 억제한다는 보고도 있다. 이에, 당사와 사카타 동물병원의 공동연구로서, 수소를 수액중에 용존시키고 고양이 CKD의 피하에 점적 투여하여 치료효과를 검토했다. 즉, 수소함유수액을 외래로 찾아온 CKD 고양이 10마리(수소수액군)의 배부 피하에, 1주일에 1회 또는 2주일에 1회의 간격으로 5~23개월간(평균 16개월) 점적투여 했다. 그 결과, 수소를 포함하지 않은 수액을 피하투여를 한 군의 고양이 9마리(보통의 수액군)와 비교하여 수소수액군에서는 체중감소의 억제와 신기능 마커(혈중요소질소, 혈청크레아티닌)의 증가억제가 확인되었다.

또한, 수소수액군에서는 CKD의 진행에 따른 빈혈증상의 억제도 확인되었다.

이 고양이를 사용한 임상시험결과는 수소(H₂)를 함유시킨 수액의 피하투여가 고양이의 CKD의 병상진행을 억제한다는 것을 나타내고 있다(Hirano et al, 2014).

이것은 수소(H₂)가 함유된 수액을 피하에 점적투여한 시험결과이다만, 수소(H₂)가 빠져나가지 않는 동안에 수소수를 초기 CKD의 고양이에게 마시게 할 수만 있다면 수소수의 음용으로도 비슷한 효과를 기대할 수 있을 것으로 생각된다.

우리나라도 이제 애완동물로부터 얻는 만족과 안정감이 삶의 질을 높이는 데 상당한 도움을 주고 있으며, 그로 인해 애완동물은 단순한 애완동물의 의미를 넘어 인생을 함께하는 가족과도 같은 존재로 인식하고 받아들이는 문화가 형성되고 있다.

최근 애완동물 인구 1000만 시대로 진입하면서 애완동물 관련 시장(2012년 6조 원, 농림수산검역검사본부)도 커지고 관련 산업도 크게 주목받고 있다.

사료, 미용품, 애견호텔, 카페, 놀이시설, 수의진료, 장묘업, 보험업 등 부가서비스를 함께 갖추고 전문화·세분화 되는 추세가 두드러지고 있다.

따라서 수소는 애완동물에게도 효과가 있음이 확인되므로 애완동물의 먹이(사료), 목욕(샤워)과 음용에 수소가 함유된 제품들을 우리나라 수소전문기업인 수소탑스주식회사 (www.h2tops.com)는 이미 개발완료하여 판매을 서두르고 있으며 특히 수소사료는 해외에서도 출시에 대해 깊은 관심과 문의가 있다고 한다.

5. 만성신장병(CKD)에 대한 수소 작용 메커니즘

　　수소(H₂)가 만성신장병(CKD)이나 CKD 모델에 왜 효과를 나타내는가에 대해서는 알려져 있지 않다.

　　그러나, 추정되는 메커니즘은 아래 그림에 나타난 방식이 아닐까 생각된다.

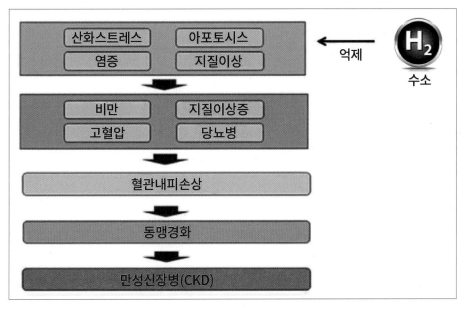

[만성신장병(CKD)에 대한 수소 작용 메커니즘]

　　CKD의 원인은 다양하지만, 그중에서도 특히 많은 것이 전항에서도 설명한 당뇨병(당뇨병성신증) 또는 고혈압(신경화증)에 기인하는 것으로, 비만, 고혈당, 고혈압, 지질이상증(고지혈증) 등의 메타볼릭신드롬(내장지방증후군)에 의해 신장 사구체의 모세혈관(혈관내피)이 손상을 받아 동맥경화를 일으켜 약해짐으로써 CKD를 발증하는 경우가 많다.

산화스트레스, 아포토시스(세포의 프로그램된 죽음), 염증 및 지질이상(고지혈증)이 메타볼릭신드롬을 진행시킨다.

수소(H₂)는 항산화작용, 항아포토시스 작용, 항염증작용 및 지질대사 개선작용 등이 있다는 것은 앞에서도 수차례 설명을 한 바 있다. 따라서, 수소(H₂)가 CKD의 진행을 억제하거나 개선하거나 하는 작용의 메커니즘은 수소(H₂)가 가진 이들 작용에 따른 것으로 추측은 되나 아직까지 불분명한 점도 많아 수소(H₂)의 CKD에 대한 메커니즘에 대해 보다 자세한 연구가 의료분야에서 필요할 것으로 생각된다.

관련 수소연구논문 참조

Nakayama, M., et al., Novel haemodialysis (HD) treatment employing molecular hydrogen (H₂)-enriched dialysis solution improves prognosis of chronic dialysis patients: A prospective observational study. Sci Rep, 2018. 8(1): p. 254.

Hosgood, S.A., et al., Hydrogen Gas Does Not Ameliorate Renal Ischemia Reperfusion Injury in a Preclinical Model. Artif Organs, 2018.

Cheng, T.C., et al., Nephroprotective effect of electrolyzed reduced water against cisplatin-induced kidney toxicity and oxidative damage in mice. J Chin Med Assoc, 2018. 81(2): p. 119-126.

Xing, Z., et al., Hydrogen Rich Water Attenuates Renal Injury and Fibrosis by Regulation Transforming Growth Factor-beta Induced Sirt1. Biol Pharm Bull, 2017. 40(5): p. 610-615.

Nakayama, M., et al., Dissolved molecular hydrogen (H_2) in Peritoneal Dialysis (PD) solutions preserves mesothelial cells and peritoneal membrane integrity. BMC Nephrol, 2017. 18(1): p. 327.

Chen, J., et al., Hydrogen-Rich Saline Alleviates Kidney Fibrosis Following AKI and Retains Klotho Expression. Front Pharmacol, 2017. 8: p. 499.

Maeda, K., et al., Improvement of the fraction of human mercaptalbumin on hemodialysis treatment using hydrogen-dissolved hemodialysis fluid: a prospective observational study. Renal Replacement Therapy, 2016. 2(1): p. 42.

Li, J., et al., Hydrogen-Rich Saline Promotes the Recovery of Renal Function after Ischemia/Reperfusion Injury in Rats via Anti-apoptosis and Anti-inflammation. Front Pharmacol, 2016. 7: p. 106.

Du, H., et al., Hydrogen-Rich Saline Attenuates Acute Kidney Injury After Liver Transplantation via Activating p53-Mediated Autophagy. Transplantation, 2016. 100(3): p. 563-70.

Terawaki, H., et al., Successful treatment of encapsulating peritoneal sclerosis by hemodialysis and peritoneal lavage using dialysate containing dissolved hydrogen. Perit Dial Int, 2015. 35(1): p. 107-12.

Tange, Y., S. Takesawa, and S. Yoshitake, Dialysate with high dissolved hydrogen facilitates dissociation of indoxyl sulfate from albumin. Nephrourol Mon, 2015. 7(2): p. e26847.

Peng, Z., et al., Inhalation of hydrogen gas ameliorates glyoxylate-induced calcium oxalate deposition and renal oxidative stress in mice. Int J Clin Exp Pathol, 2015. 8(3): p. 2680-9.

Homma, K., et al., Inhalation of Hydrogen Gas Is Beneficial for Preventing Contrast-Induced Acute Kidney Injury in Rats. Nephron Exp Nephrol, 2015.

Guo, S.X., et al., Effects of hydrogen-rich saline on early acute kidney injury in severely burned rats by suppressing oxidative stress induced apoptosis and inflammation. J Transl Med, 2015. 13: p. 183.

Xin, H.G., et al., Consumption of hydrogen-rich water alleviates renal injury in spontaneous hypertensive rats. Mol Cell Biochem, 2014. 392(1-2): p. 117-24.

Terawaki, H., et al., Effect of a hydrogen (H_2)-enriched solution on the albumin redox of hemodialysis patients. Hemodial Int, 2014. 18(2): p. 459-66.

Liu, W., et al., A novel fluid resuscitation protocol: provide more protection on acute kidney injury during septic shock in rats. Int J Clin Exp Med, 2014. 7(4): p. 919-26.

Gu, H., et al., Pretreatment with hydrogen-rich saline reduces the damage caused by glycerol-induced rhabdomyolysis and acute kidney injury in rats. J Surg Res, 2014. 188(1): p. 243-9.

Zhu, W.J., et al., Amelioration of cardio-renal injury with aging in dahl salt-sensitive rats by H_2-enriched electrolyzed water. Med Gas Res, 2013. 3(1): p. 26.

Kato, S., et al., Colloidal platinum in hydrogen-rich water exhibits radical-scavenging activity and improves blood fluidity. J Nanosci Nanotechnol, 2012. 12(5): p. 4019-27.

Katakura, M., et al., Hydrogen-rich water inhibits glucose and alpha,beta -dicarbonyl compound-induced reactive oxygen species production in the SHR.Cg-Leprcp/NDmcr rat kidney. Medical Gas Research, 2012. 2(1): p. 18.

Abe, T., et al., Hydrogen-rich University of Wisconsin solution attenuates renal cold ischemia-reperfusion injury. Transplantation, 2012. 94(1): p. 14-21.

Matsushita, T., et al., Protective effect of hydrogen-rich water against gentamicin-induced nephrotoxicity in rats using blood oxygenation level-dependent MR imaging. Magn Reson Med Sci, 2011. 10(3): p. 169-76.

Nakayama, M., et al., A novel bioactive haemodialysis system using dissolved dihydrogen (H-2) produced by water electrolysis: a clinical trial. Nephrology Dialysis Transplantation, 2010. 25(9): p. 3026-3033.

Kitamura, A., et al., Experimental verification of protective effect of hydrogen-rich water against cisplatin-induced nephrotoxicity in rats using dynamic contrast-enhanced CT. British Journal of Radiology, 2010. 83(990): p. 509-514.

Huang, K.C., et al., Electrolysed-reduced water dialysate improves T-cell damage in end-stage renal disease patients with chronic haemodialysis. Nephrology Dialysis Transplantation, 2010. 25(8): p. 2730-2737.

Cardinal, J.S., et al., Oral hydrogen water prevents chronic allograft nephropathy in rats. Kidney International, 2010. 77(2): p. 101-9.

Nakayama, M., et al., Biological Effects of Electrolyzed Water in Hemodialysis. Nephron Clinical Practice, 2009. 112(1): p. C9-C15.

Ohaski, Y., et al., Electrolyzed water reduces urinary protein excretion in the streptozotocin induced diabetic Dahl salt sensitive rats. The FASEB Journal, 2008. 22: p. 947.17.

Nakayama, M., et al., Less-oxidative hemodialysis solution rendered by cathode-side application of electrolyzed water. Hemodial Int, 2007. 11(3): p. 322-7.

Yeung, L.K., et al., Effect of electrolyzed reduced water hemodialysis on peripheral lymphocyte intracellular cytokine expression. Nephrology Dialysis Transplantation, 2006. 21: p. 204-204.

Lu, K.C., et al., Electrolyzed reduced water attenuates hemodialysis-induced mononuclear cells apoptosis in end-stage renal disease patients. Nephrology Dialysis Transplantation, 2006. 21: p. 200-201.

Huang, K.C., et al., Electrolyzed-reduced water reduced hemodialysis-induced erythrocyte impairment in end-stage renal disease patients. Kidney Int, 2006. 70(2): p. 391-8.

Huang, K.C., et al., Reduced hemodialysis-induced oxidative stress in end-stage renal disease patients by electrolyzed reduced water. Kidney Int, 2003. 64(2): p. 704-14.

26.

간장질환에
수소효과

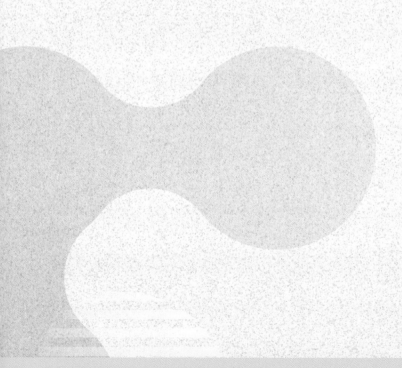

1. 서론

    간 질환은 한국인의 생명을 위협하는 대표적인 질환이다.

  2014년 사망원인통계에 따르면, 간 질환이 한국인의 10대 사망 원인 중 8위를 기록하는 것으로 나타났다. 특히 한국인은 술자리를 즐기는 사람이 많기 때문에 간 건강관리에 특히 주의해야 한다. 간이 나빠지면 신체 전반의 건강에 악영향을 미치기 때문이다. 간경화라 부르는 '간경변'은 간에 염증이 생겼다가 사라지는 과정이 장기간 반복되면서 간세포가 손상돼 간이 점차 굳어지는 질환을 말한다. 간은 영양분 흡수, 에너지 저장, 혈당 유지, 호르몬 조절, 해독 등 500가지 이상의 역할을 한다. 그런데 간이 굳어지면 정상 조직이 줄어들어 이러한 기능을 제대로 하지 못하게 된다.

  간경변의 원인으로는 만성 B형 간염, 알코올성 간염, 만성 C형 간염, 지방간염, 약물 등이 있다. 일반적으로 간경변 초기에는 증상이 잘 나타나지 않고, 병이 진행되는 과정에서 식욕 부진, 만성 피로, 메스꺼움, 구토, 소화불량, 배 안에 물이 차배가 부어오르는 복수, 눈의 흰자위나 피부가 노랗게 변하는 황달 등의 증상이 나타난다.

간은 한번 기능이 떨어지면 정상 상태로 회복하는 것이 어렵기 때문에 현재의 간 기능을 유지하면서 간경변 진행을 억제하는 방향으로 치료를 시행한다.

초기 간경변의 경우 발생 원인에 따라 적절한 치료를 받으면 증상이 호전될 수 있다. 하지만 말기에 이르렀다면 간이식이 필요할 수 있다.

일부 간경변 환자의 경우 질환의 치료를 위해 과학적으로 입증되지 않은 성분의 생약제를 복용하거나, 민간요법에 의존하는 경우가 있다. 하지만 이는 간 독성을 초래해 급성 간부전으로 사망할 위험이 있으니 삼간다. 간경변 환자의 경우 경증이라도 알코올을 섭취하지 않는 것이 좋다. 또한 간 세포의 회복과 재생에 필요한 에너지를 공급해주기 위해 균형잡힌 식사를 하는 것이 도움이 된다.

2. 간장의 구조와 기능

① 구조

간은 인체 내에서 가장 큰 고형장기로서 정상인의 경우에 체중의 약 2%를 차지하며 무게는 약 1000~1500g 정도다. 간장은 또한 조직이 연하여서 쉽게 손상받기 때문에 우측 늑골하부에서 보호받고 있고 정상인에게서는 간장이 밖에서 만져지지 않으며 간혹 외부에서 만져지면 간장이 병적으로 커진 경우다. 간장은 매우 큰 장기이기 때문에 몇 부분으로 나누어서 위치를 구분하는데 크게는 담낭과 하대정맥 사이를 연결하는 선에 따라서 우엽과 좌엽으로 구분하며 다시 각각은 2개의 분절로 나누고 분절은 다시 각각 2개의 소분절로 나누어서 전체가 2개의 엽, 4개의 분절, 8개의 소분절로 구분한다.

간장에서의 혈액의 분포는 다른 장기와 달라서 간으로 유입된 혈액은 산소가 많이 포함된 간 동맥과 소장이나 대장에서 영양분을 포함한 문맥을 거쳐 간으로 들어왔다가 간정맥을 통해서 유출되고 하대정맥을 거쳐서 심장으로 배출된다. 또한 간에서 만들어지는 담즙이나 노폐물 등이 모여서 좌우 간관으로 배출되고 담낭에서 저장되었다가 필요에 따라서 총수담관을 통해서 십이지장에 배출된다.

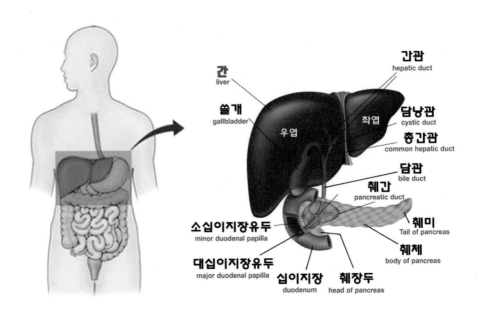

[간의 구조]

② 기능

간장은 우리 몸에서 가장 중요한 여러 기능을 수행하는 장기 중 하나라서 상당한 양의 여분을 갖고 있기 때문에 간장이 상당히 손상되어도 기능에 지장이 없으며 해부학적으로 전체 간의 약 20%만 있어도 기능을 수행하는 데 문제가 없다.

간의 여러 중요 기능은 크게 다음 4가지로 요약할 수 있다.

㉠ 대사기능

위장관에서 흡수된 영양분(당분, 단백질, 지질)이 간에서 대사되어 몸에 필요한 장기에 보내지고 인체에 쓰고 남은 영양분은 간에서 축적된다.

ⓒ 단백질 및 효소 생산

우리 몸속에 필요한 필수물질(알부민, 혈액응고인자, 콜레스테롤 등)을 생산하고 담즙산을 생산하여 장내의 지방 흡수에 도움을 주고 비타민 대사에 관여한다.

ⓓ 해독작용

우리 몸속에 들어오는 여러 가지 인체에 해가 되는 독물이나 알콜, 약물 등을 해독하여 체외로 배출한다.

ⓔ 방어기전

장내에 있는 신체에 유해한 세균들이 흡수되어 문맥을 통해서 간에 도달하면 간에 있는 대식 세포가 이러한 것들을 처리해서 혈액을 정화시킨다.

간장은 몸속의 '화학공장'에 비유되며, 매우 많은 기능을 하고 있다.

소장에서 흡수된 단당류는 간장에서 글루코스(포도당)로 변환되어 글리코겐으로 저장되고, 혈액 중의 글루코스가 부족한 경우에는 간장 중의 글리코겐이 분해되고 글루코스로 변환되어 에너지원이 된다. 소장에서 흡수된 지질은 림프관과 혈관을 경유하여 간장에 보내지고 간장에서는 이들 지질에 단백질을 부가하여 리포단백질로 변환하고 이것이 전신에 분포하는 지방세포에 저장된다.

중성지방은 간장(肝臟)에서 지방산으로 분해되어 에너지원으로 이용된다. 또한, 생명활동에 필요한 콜레스테롤도 간장에서 합성되지만, 혈액 중의 콜레스테롤이 과도하게 많아지면 간장은 이것을 분해하여 담즙산으로서 담즙 속으로 배설시킨다. 단백질은 소장에서 아미노산으로 분해되어 흡수되고, 간장 안에서 몸을 구성하는 단백질로 변환된다. 나아가, 간장은 약물이나 독물을 대사하여 해독하는 역할도 가지고 있다.

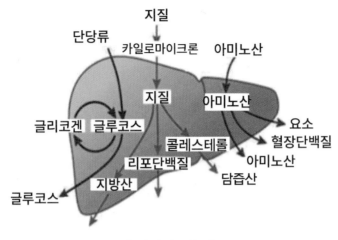

[간장의 기능]

3. 간장질환의 형태

많은 간장관련 질환이 있다만, 그중에서도 비교적 흔히 찾아볼 수 있는 비알코올성 지방성간질환(NAFLD), 알코올성 간장애(ALD) 및 바이러스성 간염을 중심으로 설명한다. 한편, NAFLD와 ALD의 분류는 아래 그림과 같다.

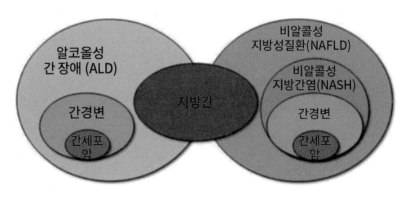

[간장 질환의 분류]

메타볼릭신드롬 환자의 증가와 더불어 급증하고 있는 것이 비알코올성 지방성간 질환(NAFLD)으로, NAFLD는 메타볼릭신드롬의 간장에서의 표현형으로 생각된다.

다음 그림은 비알코올성 지방성간염(NASH)이 발증하는 메커니즘(Two-hit 가설)을 나타낸 것이다. 고지방식이나 운동부족에 의해 내장지방이 축적되고, 이 내장지방 에서 인슐린저항성(인슐린의 기능이 악화되는 것)을 일으키는 유리지방산이나 기타 물질 이 유리되면서 유리지방산이 간장에 지방으로서 축적됨으로써 지방간이 발생한다. 또한, 이 인슐린저항성에 의해 간장에 과도한 산화스트레스가 발생하여 간장의 염 증, 세포장애, 섬유화가 진행되어 지방간에서 NASH가 일어난다. NAFLD 증례의 10~20%가 NASH이고, 5~10년의 경과관찰에서는 NASH의 5~20%가 간경변으 로 발전하는 것으로 생각되고 있다.

알코올성 간장애(ALD)에는 여러 종류의 질환이 있으며, 과음으로 인해 가장 먼저 일어나는 것이 지방간이다. 지방간은 증상이 없는 경우가 많아 우연히 복부초음파 검사 등에서 발견되는 경우가 많다. 지방간 환자가 계속해서 다량의 술을 마시면,

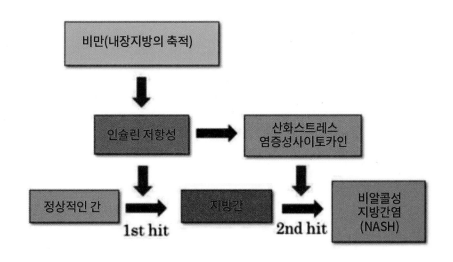

[비알코올성 지방성간염(NASH)의 발증 메커니즘]

10~20%의 사람에게서 알코올성 간염이 발생한다.

남성에 비해 여성 쪽이 알코올성 간염이 되기 쉽고 특히 젊은 여성 환자가 증가하는 경향이 있다. 간염은 중증이 되면 치명적인 극증간염이 될 수 있다. 알코올성 간염 환자 대부분은 그 시점에서 금주가 불가능한 알코올의존증이 오게 된다.

술은 적당히 마시면 긴장을 풀어 주고 사회생활을 하는 데 있어 윤활유와 같은 역할을 할 수 있으나 지나치게 되면 우리 몸의 여러 기관에서 적신호가 나타나게 되며 특히 간에 치명적인 손상을 줄 수 있다.

결론적으로 술은 간에 치명적이다.

술은 간의 여러 대사기능을 저하시키는데, 특히 지방산 산화 분해력을 감소시켜 간에 지방이 축적되게 함으로써 지방간이란 병을 일으킨다. 지방간 상태에서 금주를 하게 되면 정상화될 수 있으므로 특별한 치료나 지나친 걱정은 할 필요가 없으나, 그동안의 과음으로 인해 간이 부담을 받고 있다는 것을 명심해야 한다.

지방간일 경우에는 자각 증상이 별로 없는 경우가 많으며 약간 피로를 느끼거나 식사 후 포만감을 보이거나 우측 갈비뼈 아래의 불쾌감을 호소하기도 한다. 이때 혈액 검사를 해 보면 GOT, GPT치가 정상치의 2~3배 정도 상승되어 있고, 감마 GT치가 높은 수치를 보이며 초음파나 CT 등에 전형적인 지방간 소견을 보이게 된다. 이 상태에서 계속 과음을 하게 되면 알코올성 간염, 간경변증으로 진행될 수 있고, 일단 알코올성 간염이나 간경변증으로 진행된 후에는 술을 끊더라도 병의 진행을 막을 수 없게 되는 경우가 많다.

알코올성 간염의 증상은 급성 바이러스성 간염의 증상과 비슷하다. 즉 식욕이 없고 피로감과 구역질이 나타나며, 간혹 미열이 있거나 황달이 나타나기도 한다. 간경변증은 가장 심하게 진행된 간질환의 형태로, 간이 굳어져 간으로 가는 문맥압이 상승되어 복수가 생기고 식도정맥류 출혈을 하기도 해 4년을 생존할 확률은 50%밖에 안 된다.

술을 마신다고 모든 사람이 알코올성 간경변증으로 진행되는 것은 아니다.

가장 중요한 것은 알코올의 총 섭취량이며 이는 술의 종류와는 무관하다. 개인차가 있기는 하지만 하루에 섭취하는 알코올의 양이 80g 이하인 경우에는 건강한 간을 가진 정상인에게서는 거의 간경변증을 일으키지 않는 것으로 알려져 있어 이보다 적은 양의 음주는 다소 안전하다 하겠다. 참고로 알코올 80g은 소주 2홉짜리 약 1병, 맥주 1500~2000cc, 위스키 150cc에 해당한다.

그러나 바이러스성 간염에 걸려 있는 환자는 비교적 적은 양의 음주로도 심한 간 손상을 가져올 수 있으므로 금주를 원칙으로 해야 한다. 특히 일반적인 혈액 검사상으로는 정상처럼 보이나 실제 만성 간질환을 앓고 있는 환자가 많은 우리나라의 실정을 감안해 스스로 주량에 맞춰 음주하길 바란다.

매일 음주를 하는 것을 피하고 1주일에 최소한 2, 3일은 금주하는 것이 간의 피로를 덜어 주는 것임을 명심해야 한다. 또한 음주 시에는 안주를 충분히 먹는 것이 음주자에게 흔히 오는 영양 장애를 피하고 간독성을 덜어 주는 길이다. 이런 음주법을 실천하는 것이 간질환을 예방하는 기본이지만 본인 스스로 상습적 음주자로 생각되거나, 폭음을 피하기 어려운 직업을 가진 사람들은 전문의의 도움이 필요하겠다.

간경변의 중증 증상으로서는 복수, 황달, 토혈 등이 있다. 간경변에서 간세포암으로 발전하는 경우도 있다. 간염을 일으키는 바이러스에는 A, B, C, D, E 및 F형이 알려져 있으며 이외에도 간염의 원인이 되는 새로운 바이러스들이 계속 발견되고 있다. 이들 바이러스 중 B, C, D형은 만성 간 질환을 일으키며, 특히 B형 간염바이러스는 국내 만성 간 질환의 가장 흔한 원인이며, 성인의 3-5% 정도는 B형 간염바이러스 보유자로 알려져 있다. C형 간염바이러스의 경우에도 1% 정도가 항체 보유자이며, D형은 국내에서는 매우 드물다. 간염 바이러스 B, C, D형은 주로 혈액을 매개로 감염되고, A, E형은 주로 수인성 경로로 전파되며 A형 간염의 경우 드물게 혈액 매개로 전파가 가능하다. 바이러스성 간염에는 A형, B형, C형, D형 및 E형의 5타입이 있지만, 우리나라와 같이 일본에서 가장 환자수가 많은 B형과 C형에 대해 소개한다.

B형 간염은 출산시의 모자감염, 문신, 성교섭 등에 의해 B형 바이러스감염자의

혈액이나 체액이 체내로 들어감으로써 감염된다.

　최근 C형 간염에 대한 집단 감염 사건이 발생하면서 C형 간염에 대한 관심이 어느 때보다 높아지고 있다. C형 간염은 바이러스 감염을 일으키는 C형 간염 바이러스에 의한 질환으로 주로 사람 대 사람으로 전염된다. C형 간염 바이러스에 감염된 환자의 혈액이 정상인의 상처 난 피부나 점막에 접촉하게 되면 C형 간염 바이러스가 정상인의 혈액에 침입하여 감염되는 일종의 감염병이라고 할 수 있다.

4. 간장 질환과 수소 관련된 연구 문헌

수소의 간장 질환 관련 문헌은 다음과 같다.

[간질환 관련 수소연구문헌]

질환 또는 질환모델	사용동물종	연구문헌
주혈흡충에 의한 만성간염	마우스	.et al 2001
간의 허혈재관류 손상	마우스	.et al 2007
Con A 유발 간염	마우스	.et al 2009
비알코올성 지방성간염(NASH)	마우스	.et al 2012
폐색성 황달	래트(RAT)	.et al 2010
사염화탄소 유발 간장애	마우스	.et al 2011
간종양치료에서의 방사선 장애	사람	.et al 2011
간장의 유전자 발현	래트(RAT)	.et al 2011
간 절제에 의한 간손상	돼지	.et al 2012
간의 섬유화	마우스	.et al 2013
간세포의 지방산 흡수와 지질축적	사람세포	.et al 2013
B형 바이러스성간염	사람	.et al 2013

이 중에서 동물실험을 2개의 연구논문에 대하여 설명하려고 한다.

동경대학대학원연구팀은 래트(rat)에 대해 수소수(1.4ppm)를 8주일간 마시게 하고 8주 후 간장의 지질산화에 관한 마커와 간장의 유전자 발현을 조사했다(Nakai et al, 2011). 그 결과, 보통의 음료수군과 비교하여 수소수군은 산화스트레스 마커의 감소와 산화환원과 관련된 유전자의 발현항진이 확인되었다. 이 결과는 수소수가 간장의 산화스트레스를 억제하는 메커니즘으로서, 산화환원과 관련된 유전자 발현이 관여하고 있음을 말해주는 것이라 생각한다.

또한, 마우스에서 수소수가 간장암을 동반한 비알코올성 지방성간염(NASH)의 진행을 억제했다는 결과가 보고되고 있다(Kawai et al, 2012).

NASH 모델 마우스에 대해 수소수를 8주일간 마시게 한 결과, 보통의 음료수군에 비해 수소수군에서는 간장의 산화스트레스, 지방산의 흡수, 아포토시스 및 염증이 억제되었다. 또 NASH에서 간장암으로 진행하는 모델 마우스에 대해 수소수를 8주일간 마시게 한 결과, 보통의 음료수군과 비교하여 수소수군에서는 간장암의 발생이 억제되었다. 이들 실험결과로부터, 수소수는 산화스트레스를 억제함으로써 NASH로의 진행과 간장암으로의 진행을 억제한다는 것을 알 수 있다.

사람에 대한 임상시험으로는, 간장암 환자에 대해 방사선치료를 실시한 경우의 수소수의 부작용경감효과(Kang et al, 2011)와 B형 바이러스성 간염에 대한 수소수의 효과(Xia et al, 2013)에 대한 연구 보고도 있다.

간장암 환자가 방사선치료 시에 수소수(평균 1.2ppm)를 1일당 합계 1.5~2.0L, 6주일간에 걸쳐 마시게 한 결과, 위수 투여군에 비해 수소수 투여군에서는 방사선 조사에 의한 부작용이 유의하게 개선되었다. 그러나, 양 군 간에 종양에 대한 반응의 차이는 확인되지 않았다. 따라서, 수소수의 음용은 방사선의 간장암에 대한 효과를 억제하는 일 없이 방사선으로 유발된 산화스트레스를 억제함으로써 부작용을 경감시킨다는 것을 알 수 있다. 또한, 만성 B형 바이러스성 간염 환자가 수소수(평균 1.2ppm)를 1일당 합계 1.2~1.8L, 6주일간에 걸쳐 마시게 한 결과, 위수투여군에 비해 수소수투여군에서는 산화스트레스의 유의한 개선과 간기능 개선 경향 및 간염바이러스량의 감소가 확인되었다.

이 결과로부터, 수소수의 음용은 B형 바이러스성 간염환자의 산화스트레스를 개선시켰다는 것을 알 수 있다. 6주일간의 음용기간은 유의차가 있는 간기능 개선과 간염 바이러스량의 감소효과를 살피기에는 너무 짧기 때문에 더욱 장기간의 음용이 필요할 것으로 생각된다.

5. 간염 및 간경변을 개선하는 수소 메커니즘

사람의 간장 배양세포에서 수소가 지방산을 흡수하여 지질의 축적을 감소시키는 효과를 보이는 것으로 연구 보고되고 있다(Iio A, et al, 2013). 수소가스를 포함한 환경하에서 간장세포를 24시간 배양하고 지방산을 넣고 24시간 후 지방산의 흡수와 지질의 축적을 조사한 결과, 수소가스를 포함하지 않는 환경에서 배양한 세포와 비교하여 수소가스를 포함한 환경에서 배양한 세포에서는 지방산의 흡수와 지질의 축적이 감소되었고, 이 메커니즘으로 세포 표면의 지방산을 흡수하는 역할을 하는 CD36이라는 수용체(세포내외로부터 자극을 인식하여 세포에 응답하는 단백질)의 발현량이 저하되는 것으로 나타났다. 이 결과를 통해 수소가 지질대사이상에 효과를 보이는 메커니즘의 하나로서 간장의 지방산을 흡수하는 수용체의 발현량 저하에 관여한다는 사실을 알게 되었다.

수소수를 2형 당뇨병 모델마우스(db/db 마우스)에 대해 3개월간 마시게 한 결과, 비만 및 당뇨병이 개선된 것으로 밝혀진 연구 보고도 있다(Uemura et al, 2011).

이 시험에서 보통수 음용군과 비교하여 수소수 음용군에서는 체중이나 체지방의 증가가 억제되었다. 또한, 수소수 음용군에서는 간장 중 지질의 산화 마커, 축적지방량 및 혈액 중 글루코스(포도당), 인슐린 및 중성지방의 증가가 유의하게 억제되었다. 이들 수소수 효과의 메커니즘을 조사한 결과, 섬유아세포 증식인자 21(FGF21)으로 불리는 간장 중의 지방산이나 글루코스 소비를 촉진시키는 호르몬 유전자의 발현이 항진하고 있었다. 또한, 실제로 수소수 음용군에서는 마우스의 활동에 따라 산소와 이산화탄소 소비량이 증가하고 있었다. 이 결과로부터, 수소수의 비만 및 당뇨병 개선작용에는 간장 중의 FGF21과 에너지대사항진이 관계하고 있다는 것이 밝혀졌다.

이상으로부터, 수소의 간염 및 간경변에 대한 메커니즘을 고찰해 보면, 다음 그림과 같은 도식이 되지 않을까 생각된다.

즉, 수소(H_2)에는 산화, 염증, 알레르기, 아포토시스를 억제하는 작용 외에, 당대사나 지질대사를 개선시키는 작용이 있다고 생각된다. 이들 수소의 작용이 종합적으로 기능함으로써 지방간의 개선과 비알코올성 지방성간염(NASH)에서 간경변으로의 진행이 억제되는 것으로 생각된다.

바이러스성 간염에 대한 수소(H_2)의 효과를 보고한 문헌(Xia et al. 2013)이 있으나, 바이러스성 간염이나 알코올성 간염에 대한 효과 메커니즘에 대한 보고가 아니기 때문에 자세한 것은 알 수 없으며 이들 질환에 대해서도 수소가 상기와 유사한 메커니즘으로 효과를 보이는 것으로 추측할 수 있다.

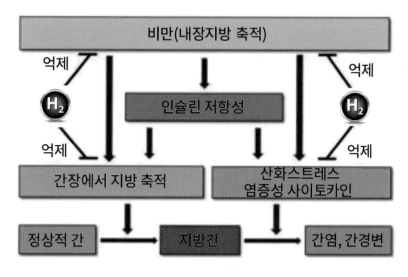

[간염과 간경변에 수소효과 메커니즘]

Li, H., et al., Hydrogen-rich saline protects against small-scale liver ischemia-reperfusion injury by inhibiting endoplasmic reticulum stress. Life Sci, 2018. 194: p. 7-14.

Ishikawa, T., et al., Post-reperfusion hydrogen gas treatment ameliorates ischemia reperfusion injury in rat livers from donors after cardiac death: a preliminary study. Surg Today, 2018.

Chen, M., et al., Hydrogen protects against liver injury during CO2 pneumoperitoneum in rats. Oncotarget, 2018. 9(2): p. 2631-2645.

Zhai, X., et al., Hydrogen-rich saline improves nonalcoholic fatty liver disease by alleviating oxidative stress and activating hepatic PPARalpha and PPARgamma. Mol Med Rep, 2017. 15(3): p. 1305-1312.

Wang, D., et al., The protective role of hydrogen-rich saline against liver injury caused by acetaminophen in mice. Int J Clin Exp Med, 2017. 10(8): p. 11646-11654.

Uto, K., et al., Hydrogen Rich Solution Attenuates Cold Ischemia-Reperfusion Injury in Rat Liver Transplantation. Transplantation, 2017. 101(5S-3): p. S18.

수소 의료

Lin, C.P., et al., Anti-oxidant and anti-inflammatory effects of hydrogen-rich water alleviate ethanol-induced fatty liver in mice. World J Gastroenterol, 2017. 23(27): p. 4920-4934.

Li, H., et al., Inhalation of high concentrations of hydrogen ameliorates liver ischemia/reperfusion injury through A2A receptor mediated PI3K-Akt pathway. Biochem Pharmacol, 2017. 130: p. 83-92.

Iketani, M., et al., Preadministration of Hydrogen-Rich Water Protects Against Lipopolysaccharide-Induced Sepsis and Attenuates Liver Injury. Shock, 2017. 48(1): p. 85-93.

Golshahi, H., et al., Protective effect of intraportal infusion of hypothermic hydrogen-rich saline solution on hepatic warm ischemia/ reperfusion injury in rat model. Brazilian Journal of Veterinary Pathology, 2017. 10(1): p. 10-21.

Shimada, S., et al., Hydrogen Gas Ameliorates Hepatic Reperfusion Injury After Prolonged Cold Preservation in Isolated Perfused Rat Liver. Artif Organs, 2016. 40(12): p. 1128-1136.

Shi, Q., et al., Hydrogen-Rich Saline Attenuates Acute Hepatic Injury in Acute Necrotizing Pancreatitis by Inhibiting Inflammation and Apoptosis, Involving JNK and p38 Mitogen-Activated Protein Kinase-dependent Reactive Oxygen Species. Pancreas, 2016. 45(10): p. 1424-1431.

Liu, Q., et al., Hydrogen-rich saline protects against mitochondrial dysfunction and apoptosis in mice with obstructive jaundice. Mol Med Rep, 2016. 13(4): p. 3588-96.

Zhang, J.Y., et al., Hydrogen-rich water protects against acetaminophen-induced hepatotoxicity in mice. World J Gastroenterol, 2015. 21(14): p. 4195-209.

Zhang, C.B., et al., Hydrogen gas inhalation protects against liver ischemia/reperfusion injury by activating the NF-κB signaling pathway. Experimental and Therapeutic Medicine, 2015. 9(6): p. 2114-2120.

Yu, J., et al., Molecular hydrogen attenuates hypoxia/reoxygenation injury of intrahepatic cholangiocytes by activating Nrf2 expression. Toxicol Lett, 2015. 238(3): p. 11-19.

Sobue, S., et al., Simultaneous oral and inhalational intake of molecular hydrogen additively suppresses signaling pathways in rodents. Mol Cell Biochem, 2015. 403(1-2): p. 231-41.

Lee, P.C., et al., Concomitant inhibition of oxidative stress and angiogenesis by chronic hydrogen-rich saline and N-acetylcysteine treatments improves systemic, splanchnic and hepatic hemodynamics of cirrhotic rats. Hepatol Res, 2015. 45(5): p. 578-88.

Tan, Y.C., et al., Hydrogen-rich saline attenuates postoperative liver

수소 의료

failure after major hepatectomy in rats. Clin Res Hepatol Gastroenterol, 2014. 38(3): p. 337-45.

Matsuno, N., et al., Beneficial effects of hydrogen gas on porcine liver reperfusion injury with use of total vascular exclusion and active venous bypass. Transplant Proc, 2014. 46(4): p. 1104-6.

Liu, Y., et al., Protective effects of hydrogen enriched saline on liver ischemia reperfusion injury by reducing oxidative stress and HMGB1 release. BMC Gastroenterol, 2014. 14: p. 12.

Koyama, Y., et al., Effects of oral intake of hydrogen water on liver fibrogenesis in mice. Hepatol Res, 2014. 44(6): p. 663-677.

Xu, X.F. and J. Zhang, Saturated hydrogen saline attenuates endotoxin-induced acute liver dysfunction in rats. Physiol Res, 2013. 62(4): p. 395-403.

Xia, C., et al., Effect of hydrogen-rich water on oxidative stress, liver function, and viral load in patients with chronic hepatitis B. Clin Transl Sci, 2013. 6(5): p. 372-5.

Wang, W., et al., Effects of hydrogen-rich saline on rats with acute carbon monoxide poisoning. Journal of Emergency Medicine, 2013. 44(1): p. 107-15.

Liu, G.D., et al., Molecular hydrogen regulates the expression of miR-

9, miR-21 and miR-199 in LPS-activated retinal microglia cells. Int J Ophthalmol, 2013. 6(3): p. 280-5.

Xiang, L., et al., Inhalation of hydrogen gas reduces liver injury during major hepatotectomy in swine. World Journal of Gastroenterology, 2012. 18(37): p. 5197-5204.

Nishimura, N., et al., Pectin and high-amylose maize starch increase caecal hydrogen production and relieve hepatic ischaemia-reperfusion injury in rats. Br J Nutr, 2012. 107(4): p. 485-92.

Sun, H., et al., The protective role of hydrogen-rich saline in experimental liver injury in mice. Journal of Hepatology, 2011. 54(3): p. 471-80.

Shen, M.H., et al., Hydrogen as a novel and effective treatment of acute carbon monoxide poisoning. Medical Hypotheses, 2010. 75(2): p. 235-237.

Liu, Q., et al., Hydrogen-rich saline protects against liver injury in rats with obstructive jaundice. Liver International, 2010. 30(7): p. 958-968.

Tsai, C.F., et al., Hepatoprotective effect of electrolyzed reduced water against carbon tetrachloride-induced liver damage in mice. Food Chem Toxicol, 2009. 47(8): p. 2031-6.

Park, S.K., et al., Electrolyzed-reduced water inhibits acute ethanol-induced hangovers in Sprague-Dawley rats. Biomed Res, 2009. 30(5): p. 263-9.

Kajiya, M., et al., Hydrogen from intestinal bacteria is protective for Concanavalin A-induced hepatitis. Biochem Biophys Res Commun, 2009. 386(2): p. 316-21.

Itoh, T., et al., Molecular hydrogen suppresses FcepsilonRI-mediated signal transduction and prevents degranulation of mast cells. Biochem Biophys Res Commun, 2009. 389(4): p. 651-6.

Gharib, B., et al., Anti-inflammatory properties of molecular hydrogen: investigation on parasite-induced liver inflammation. C R Acad Sci III, 2001. 324(8): p. 719-724.

소화기질환에
수소효과

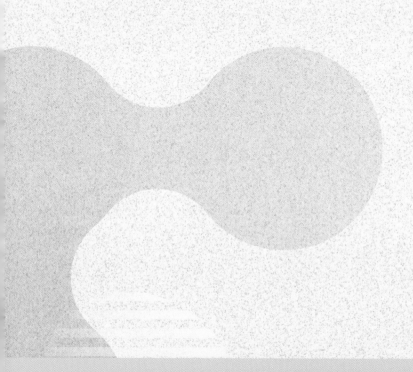

1. 서론

　　우리나라의 경우 고유의 식생활 습관으로 인해 상당수의 사람들이 위장질환을 앓고 있거나 위장증세를 경험하고 있다. 그러나 최근 들어 서구화된 식생활습관으로 인해 과거에는 드물었던 위장질환들이 점차 증가하여 위장질환마저도 서구화되는 경향이 나타나고 있다.

　점차 서구화되는 한국인의 식생활은 다양한 소화기 질환을 유발시킨다.

　기름진 음식 섭취가 역류성 식도염이나 대장용종, 대장암 발병률을 높이고 있다. 하나의 질환으로 끝나지 않고 합병증으로 연결되는 경우도 많다. 예를 들어 비만으로 인해 생긴 비알코올성 지방간은 간염이나 간경변, 심하면 간암으로 이어지기도 한다. 육류 섭취가 늘어나고 식이섬유의 섭취가 줄어들면서 변비가 유발된 경우, 증상이 심해지면 치질로 발전하기도 한다. 한국인 5명 중 1명은 소화기 질환을 앓고 있다.

　건강보험심사평가원이 최근 4년간(2011년~2015년) 소화기 질환(식도, 위 및 십이지장의 질환)으로 진료를 받은 환자를 분석한 결과, 환자는 2011년 약 1008만 명에서 2015

년 약 1036만 명으로 4년 전에 비해 약 28만 명 증가했다.

전체 인구의 5분의 1이 소화기 질환으로 진료를 받은 경험이 있는 것이다. 특히 진료인원 3명 중 1명은 40~50대로 나타났다.

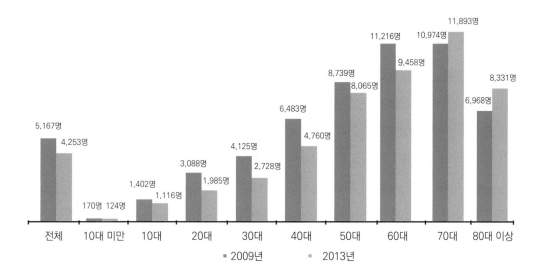

[2009~2013년 인구 10만 명당 소화성궤양 진료인원 변화 추이]

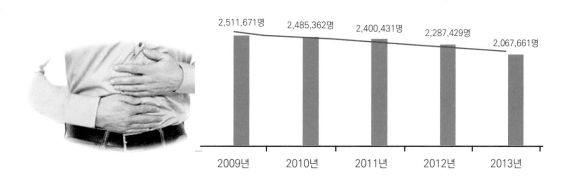

[2009~2013년 소화성궤양 진료인원 추이]

식습관과 헬리코박터 파이로리균도 위험요소다. 한국인들이 즐겨먹는 찌개, 국, 김치, 젓갈 등은 모두 염도가 매우 높은 편으로, 소금의 섭취는 위세포의 변형을 촉발해 위암의 발병률을 높일 수 있다. 한편 우리나라 성인의 약 70%가 위암의 발암인자로 알려진 헬리코박터 균을 보유하고 있는 것도 문제다.

한국인의 소화기 질환을 일으키는 중요한 원인으로 스트레스도 빼놓을 수 없다. 음식물을 소화하는 데 가장 중요한 기능을 담당하는 위는 자율신경의 영향을 받는다. 자율신경은 본인의 의지대로 제어할 수 없는 신경으로 감정이나 정서의 영향을 많이 받는다. 즉, 불안이나 우울, 스트레스, 긴장과 같은 자극은 자율 신경계를 자극해 위의 운동을 방해하는 역할을 하는 셈이다. 이렇듯 스트레스와 같은 정신적 요인으로 위의 운동이 저하되어 소화불량증세가 생기는 경우를 쉽게 '신경성 위염', 또는 '기능성 소화불량증'이라고 부르는데, 이 질환은 우리나라 국민의 1/4 정도가 겪고 있다. 한편, 스트레스는 설사나 변비를 유발하기도 한다. 스트레스를 받으면 몸에서 아세틸콜린이라는 신경호르몬이 나와 위액이 과다하게 분비되는데, 과다분비된 위액이 십이지장에서 미처 중화되지 못한 채로 소장으로 오게 되면 소장 및 대장의 음식물을 빨리 내려보내 설사 증상이 나타나기 쉽다. 반대로 스트레스로 인해 장운동이 저해되면 변비도 생길 수 있다. 이렇듯 스트레스를 받은 후 변비 또는 설사를 번갈아 경험하는 것은 현대인의 약 10~15% 정도에서 흔하게 발생하고 있는 과민성 대장 증후군의 전형적인 증상이다. 기능성 소화불량증과 과민성 대장증후군 두 질환 모두 스트레스와 밀접한 관련이 있는 만큼, 심리적 불안과 갈등을 제거하는 것이 매우 중요하다.

2. 소화기의 구조와 기능

우리들은 생명을 유지하기 위한 에너지로서 음식물을 체내에 받아들여 영양소 형태로 소화시키고, 이 영양소를 혈액 속에 흡수한 후 소화시키지 못하고 남은 것을 배출하고 있다. 이들 역할을 하는 것이 소화관으로, 입, 목, 식도, 위, 소장, 대장 및 항문으로 구성되며, 약 6m의 길이를 가지고 있다. 나아가 소화기계로서는 이들 소화관 외에 간장, 췌장, 담낭도 포함된다.

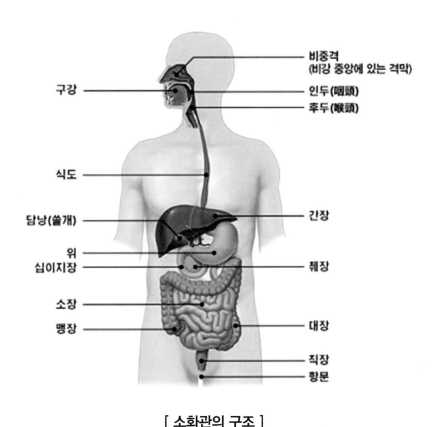

[소화관의 구조]

음식물은 입으로 씹는 사이에 타액과 섞이고 타액 중의 소화효소에 의해 전분 등의 소화가 시작된다. 입에서 넘긴 음식물은 목을 통과해 식도를 경유하여 위로 들어간다. 위에 음식물이 들어가면, 위 상부가 이완되면서 일시적으로 음식물이 수용되며, 위 하부가 리드미컬하게 수축하면서 위벽에서 분비되는 위산이나 소화효소와 혼합되거나 소화되기 쉽게 작게 분쇄된다. 즉, 위 내면을 뒤덮고 있는 세포에서 염산이나 단백질을 분해하는 효소의 바탕이 되는 물질이 분비되어 음식물의 용해나 단백질의 소화가 발생한다. 그 후, 위에서 소화된 음식물은 먼저 십이지장으로 보내지고 췌장에서 분비되는 췌액과 간장과 담낭에서 분비되는 담즙과 뒤섞인다.

췌액에 포함되어 있는 소화효소의 작용에 의해 단백질, 탄수화물 및 지질이 소화되고 내용물을 주무르는 연동운동에 의해 내용물은 소장 내를 이동하고 그 사이에 각종 영양소가 소장벽에서 흡수된다. 한편, 췌장에서는 혈당치를 저하시키는 호르몬이나 반대로 혈당치를 상승시키는 호르몬이 분비되고 있다. 대장 안에는 매우 많은 장내세균이 생식하여 위 내용물의 성분을 더욱 분해시키는 역할을 한다. 또한, 소장의 내용물은 대장 안을 이동하는 사이에 수분과 나트륨, 칼슘, 마그네슘 등의 전해질이 흡수되고 소화 및 흡수되지 않은 노폐물은 변이 되어 항문을 통해 배출된다.

3. 소화기질환의 종류 및 치료

많은 소화기질환은 위장관 질환, 간, 담도 질환, 췌장 질환으로 나뉜다.
그중에서도 위식도역류증, 위궤양, 십이지장궤양, 기능성 디스펩시아, 염증성장질환(궤양성대장염이나 크론병) 및 과민성장증후군에 대해 설명하기로 한다.

위액은 음식물을 소화시키기 위해 강한 산성의 위액이나 소화효소를 포함하고 있으며, 강한 자극성을 가지고 있다. 식도는 위액에 대한 저항력이 약하기 때문에 건강한 사람은 위액이 식도로 역류하지 않도록 식도의 근육(식도괄약근)으로 식도가 보호되고 있다. 그러나, 각종 원인에 의해 위액이 식도로 역류하여 속쓰림, 탄산(위에 신물이 고여 속이 쓰린 증세), 명치끝 통증 등의 불쾌한 증상이 일어나는 질환을 위식도역류증이라고 한다. 위식도역류증 중에서도 식도에 염증, 미란(점막의 박리), 궤양(점막이나 조직의 일부가 결손되는 것)이 발생하는 경우를 역류성식도염이라고 한다. 이는 식생활의 서구화와 고령화사회의 도래에 따라 근래 환자가 매우 증가하고 있다.

치료법으로서는 위산의 분비를 억제하는 약제나 위장의 움직임을 활발히 하는 약제의 복용 외에, 경우에 따라 수술을 하는 경우도 있다.

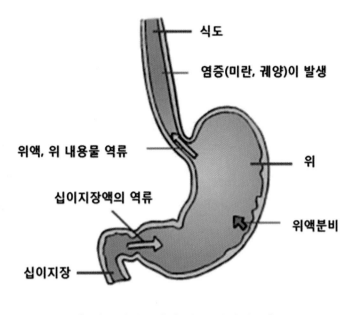

[역류성식도염의 발증 메커니즘]

위점막은 다양한 공격인자의 영향을 받고 있지만, 위점막 자체에는 방어인자라는 것이 있으며 보통은 방어인자와 공격인자의 밸런스가 균형을 이루고 있어 위점막이 손상을 입는 일은 없다. 그러나, 공격인자가 방어인자를 상회했을 때, 소화성궤양이 발생하는 것으로 생각된다. 위궤양 및 십이지장궤양은 위나 십이지장의 점막이 손상을 받아 점막이나 조직의 일부가 결손되는 질환으로, 이들 2개의 질환을 합쳐 소화성 궤양이라고 한다. 위의 방어기구가 약해지면 위점막에 손상이 발생하여 위궤양이 일어난다. 또한, 위산분비가 많아지고 그것이 십이지장 점막을 손상시키면 십이지장 궤양이 발생한다. 위궤양이나 십이지장궤양에서는 상복부의 통증이나 속쓰림, 식욕

부진, 복부팽만감 등 다양한 증상이 발생한다. 치료는 원인이나 증상에 따라 약물요법(파이로리균의 제균제, 위산분비를 억제하는 약제, 위의 방어기능을 높이는 약제 등)이나 내시경을 사용한 지혈치료가 실시된다.

기능성 디스펩시아(FD)란, 위의 통증이나 더부룩한 증상 등이 계속되고 있음에도 불구하고 내시경검사를 해도 기질적 장애(특정 장소에 뚜렷한 손상 등의 병변이 있는 것)가 발견되지 않는 질환이다. 이 질환의 개념은 근래 확립된 것으로, 많이 찾아볼 수 있는 증상은 식후의 더부룩함, 조기포만감, 명치 끝 통증으로 원인으로서는 위의 운동장애, 지각과민, 심리적 및 사회적 요인 등이 생각된다. 기능성 디스펩시아의 치료로서는 생활습관의 개선을 기본으로, 각종 약물(위장운동을 활발하게 하는 약제, 위산분비를 억제하는 약제, 항우울약, 항불안약, 파이로리균의 제균을 위한 약물)을 사용한 치료가 실시되고 있다.

대장 또는 소장 점막에 만성염증 또는 궤양(점막이나 조직의 일부가 결손되는 것)을 일으키는 원인불명의 질환을 염증성장질환이라고 하지만, 궤양성대장염이나 크론병(Crohn's Disease)도 이 염증성장질환으로 분류되며, 난치성 질환이다. 병이 발견된 지 오래되지 않았기 때문에 원인이 아직 명확히 밝혀지지 않았다. 면역체계의 과도한 면역반응이라고 보는 것이 중론이지만 확실한 것이 아니다. 이 때문에 완치법이 발견되지 않은 병이다.

궤양성대장염에서는 대장의 점막에 염증이나 궤양이 만들어지고, 크론병에서는 소화관의 어떤 부위에서도 염증이나 궤양이 만들어지는데, 특히 소장말단부에 잘 만들어진다. 양 질환 모두 특징적인 증상으로서는 설사, 혈변, 복통, 체중감소를 보인다. 궤양성대장염이나 크론병의 치료법으로서 장의 염증을 억제하는 약제 복용 또는 외과수술이 실시되고 있다.

과민성장증후군(Irritable bowel syndrome, IBS)이란, 기질적인 이상 없이 배변 습관의 변화를 동반한 복통 및 복부 불편감을 특징으로 하는 기능성 위장관 질환이다. 이는 가장 흔한 위장관 질환 중의 하나로 그 유병률은 미국 인구에서 10-22%, 아시아 인구에서 5-10%로 보고되고 있다.

복통이나 복부불쾌감 등의 하복부를 중심으로 한 복부증상 또는 변비나 설사 등의 변통이상을 증상으로, 이 질환도 기능성 디스펩시아의 경우와 마찬가지로 이들 증상의 원인이 되는 기질적 장애가 확인되지 않는 것이 특징이다. 원인으로는 대장을 중심으로 한 소화관운동의 이상, 소화관지각역치의 저하, 스트레스 등이 복합적으로 관여하고 있는 것으로 생각된다. 기질적인 장애가 없기 때문에 보존적 치료가 실시되고 있다. 그 주된 것은 생활습관 개선, 식사요법(야식이나 자극물, 지방분이 많은 음식은 피한다), 소화관 운동기능 조절약제의 복용이다.

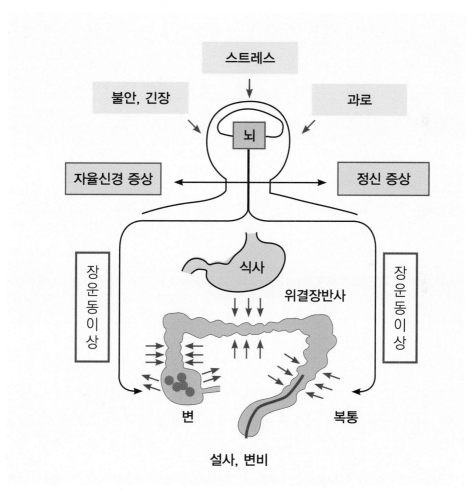

[과민성장증후군의 발증 메커니즘]

4. 소화기질환 개선작용관련 수소 연구 문헌

소화기질환 개선작용에 수소관련 연구를 보고한 문헌이 10건 정도이다.

[소화기질환 관련 수소연구 문헌]

대상기관	질환모델	사용동물종	문 헌
위	스트레스 유발 위궤양	래트(rat)	Liu X. et al, 2012
	아스피린 유발 위궤양	래트(rat)	Xue J. et al, 2014
		래트(rat)	Zhang JY. et al, 2014
장	장 이식	래트(rat)	Buchholz BM. et al, 2008
		래트(rat)	Zheng X. et al, 2009
		래트(rat)	Buchholz BM. et al, 2011
	궤양성 대장염	마우스(mouse)	Kajiya M. et al, 2009
		래트(rat)	He J. et al, 2013
	장의 허혈재관류 장애	래트(rat)	Chen. et al, 2011
	패혈증에서의 폐와 장의 장애	래트(rat)	Liu W. et al, 2013

그중에서도 수소(H_2)의 스트레스 유발성 위궤양, 아스피린 유발 위장애 및 궤양성 대장염의 각 실험모델에 대한 효과 관련 연구사례를 설명하고자 한다.

위나 십이지장 등 내장의 기능은 자율신경에 의해 조절되고 있다. 강한 육체적 스트레스나 정신적 스트레스를 받으면 자율신경의 움직임이 흐트러져 궤양이 생긴다. 이와 같은 스트레스 상태에서는 각종 활성산소(ROS)가 생성되고 이 활성산소종이 위나 십이지장에 궤양을 일으키는 것으로 알려져 있다. 또한, 활성산소종 중에서도 특히 맹독성의 하이드록실라디칼의 생성이 스트레스유발성 궤양의 한 원인으로 생각된다. 이에, 래트(rat)를 한랭 환경하에서 구속하여 스트레스를 주고 이 스트레스 유발형 위궤양에 대해 수소함유 생리식염수액(약 1.3ppm)을 정맥 내로 투여하여 방어 효과를 조사하였다(Liu X. et al. 2012).

그 결과, 보통의 생리식염액수을 스트레스 유발 전에 투여한 군(대조군)에 비해 수소를 함유한 생리식염액수을 투여한 군(수소군)에서는 위점막이나 점막상피손상이 억제되었으며, 조직 중의 산화스트레스, 염증 및 아포토시스의 각 마커의 개선과 조직 중 항산화와 항아포토시스의 각 마커의 증가가 확인되었다.

아스피린으로 대표되는 비스테로이드성 항염증제는 해열작용, 진통작용, 항염증 작용을 가지고 있어 감기 등에 의한 발열, 두통, 편두통, 생리통, 근육통, 류머티즘 관절염, 변형성관절증 등의 치료에 사용되고 있다. 또한, 동시에 아스피린은 혈소판 응집억제작용을 가지고 있기 때문에 저용량 아스피린이 협심증, 심근경색, 뇌경색 환자의 재발예방에 사용되고 있다.

우리들의 위 안에서는 위점막 세포를 보호하는 작용을 하는 프로스타글란딘 (prostaglandin, PG)이라는 물질이 분비되고 있으나, 아스피린 등의 비스테로이드성 항염증제를 복용하면, 내인성 프로스타글란딘의 생성이 억제되기 때문에 부작용으로서 위궤양이나 십이지장궤양이 발생하는 것으로 알려져 있다.

이에, 래트(rat)에 대해 아스피린 투여로 위점막장애를 일으켜 이 아스피린유발성 위장애에 대한 수소수(1.3~1.6ppm)의 방어 효과를 조사하였다(Zhang JY. et al. 2014).

그 결과, 아스피린 투여 전에 보통의 물을 7일간 마시게 한 군(대조군)과 비교하여 수소수를 마시게 한 군(수소군)에서는 위 장애가 억제되고 조직 중의 산화스트레스 마커나 염증 마커의 개선, 항산화 마커의 증가가 확인되었다. 나아가, 수소군에서는 염증과 깊게 관련되어 있는 시클로옥시게나아제2로 불리는 유도형효소의 발현 억제가 확인되었다.

궤양성대장염이나 크론병 등의 염증성장질환의 원인은 분명히 밝혀지지는 않았지만, 그 병인 중 일부에 과도한 산화스트레스나 항산화시스템의 파탄 등이 관여하고 있는 것으로 보고되고 있으며, 따라서, 텍스트란황산나트륨(DSS라고 약칭)이라는 물질의 수용액을 마우스에게 마시게 하여 궤양성대장염 모델을 만들고 이 모델에 대한 수소수의 효과를 확인하였다(Kajiya M. et al, 2009).

그 결과, 보통의 물과 DSS를 7일간 마시게 한 군(대조군)에 비해 수소수(1.6ppm)와 DSS를 7일간 마시게 한 군(수소군)에서는 체중, 대장염 스코어 및 염증 마커의 개선 효과가 확인되었으며, 나아가 수소군의 마우스 대장점막에서는 백혈구의 일종인 대식세포의 침윤억제가 관찰되었다.

5. 소화기질환 개선작용에 수소 메커니즘

래트(rat)의 스트레스 유발 위궤양모델에서는 수소함유 생리식염수액의 정맥내투여가 항산화작용, 항염증작용, 항아포토시스 작용을 매개하여 스트레스 유발성 위궤양을 개선하는 것으로 확인되었다. 또한, 래트(rat)의 아스피린 유발 위장애 모델에서는 수소수의 음용이 위의 산화스트레스나 염증을 억제하여 염증과 깊은 관련이 있는 유도형 산소 시클로옥시게나아제2를 감소시킴으로써 아스피린 유발성 위장애를 방어하는 것으로 확인되었다. 나아가, 마우스의 텍스트란황산나트륨(DSS) 유발궤양성 대장염모델에서는 수소수의 음용이 백혈구의 일종인 대식세포의 침윤억제를 매개하여 대장점막의 염증을 억제하는 메커니즘이 확인되었다. 이들 결과로부터, 사람에 대한 임상시험은 아직 보고는 확인할 수 없지만 사람의 위궤양이나 궤양성대장염 등의 소화기질환에서 수소(H₂)가 항산화작용, 항염증작용 및 항아포토시스 작용을 매개하여 이들 소화기질환을 개선시킬 가능성이 높을 것으로 생각된다.

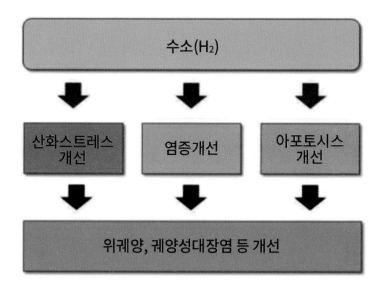

[소화기질환 개선관련 수소작용 메커니즘]

28.

혈관내피장애와
수소효과

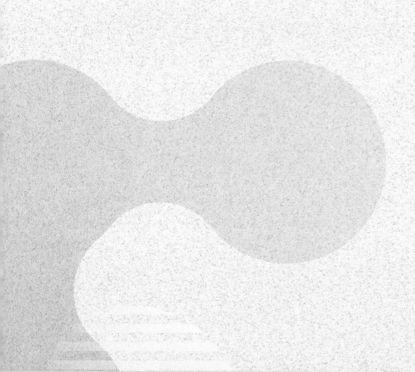

1. 서론

혈관 내피세포의 기능장애는 동맥경화증을 비롯하여 고혈압, 고지혈증, 당뇨병, 심부전증, 흡연 및 자연적인 노화 과정 중에서 발생한다. 정상 내피세포는 혈액과 혈관벽을 구분 짓는 일련의 벽을 형성하여 혈전 형성에 대한 내성을 제공한다. 또한 혈관활성 물질을 분비하여 혈관의 긴장도, 성장, 지혈 및 염증 작용들을 조절하는 능력이 있다. 내피세포가 손상되면 염증 반응과 함께 섬유화 증식을 초래하여 일련의 동맥경화증을 발생 또는 악화시킨다고 알려져 있다.

근래 세계적으로 심혈관 병이 증가하고 있다. 우리나라 사람들도 동물성 단백질이나 지방분이 많은 서구형 식생활과 운동부족이 맞물리면서 비만에서 지질이상증(고지혈증), 당뇨병, 고혈압을 일으키고 나아가서는 동맥경화를 일으켜 메타볼릭신드롬 환자나 그 예비군이 되는 경우가 급증하고 있다.

이 동맥경화의 원인 중 하나로 주목을 모으고 있는 것이 혈관내피장애이다. 혈관내피세포에서 유리되는 일산화질소(NO)가 동맥경화의 성인에 크게 관여한다.

NO는 혈관내피세포에서 생성되는 가스상의 물질로, 근린 세포로 확산되어 정

474

보전달을 하고 있는 것으로 밝혀졌다. NO의 연구에 기여한 3명의 연구자에 대해 1998년 노벨 의학생리학상이 수여된 바 있다. 혈관내피장애는 동맥경화의 제1단계로 생각되고 있으며, 이 동맥경화에서 각종 심혈관병이 발전된다. 당뇨병, 당뇨병 합병증(망막증, 신증, 신경장애), 만성신장병, 폐색성동맥경화증, 고혈압, 협심증, 심근경색, 뇌졸중, 뇌혈관형 인지증 등의 질환에서 혈관내피장애가 확인된다.

2. 혈관내피의 구조와 기능

심장이 전신으로 혈액을 운반하는 펌프라고 한다면, 혈관은 그 혈액을 전신으로 운반하는 파이프로 비유할 수 있다. 동맥은 혈압에 견딜 수 있도록 뛰어난 탄력성을 가지는 두터운 벽으로 만들어져 있으며, 정맥은 동맥보다는 얇은 벽으로 만들어져 있다. 모세혈관은 벽을 통해 물질교환이 이루어지기 쉽도록 얇고 물질이 통과하기 쉬운 벽으로 만들어져 있다. 혈관벽은 내막, 중막, 외막의 3층으로 구성된다. 내막은 혈관의 가장 안쪽으로 내강과 경계를 만들고 있으며, 이 내강면은 혈관내피세포라는 1층의 세포층으로 뒤덮여 있다. 중막은 동맥 중에서도 매우 두꺼운 층으로 되어 있으며, 동맥의 탄력성을 만들어 내는 주요 장소로, 탄성섬유나 평활근세포가 많이 포함된다. 외막은 동맥에서든 정맥에서든 어느 정도 두꺼운 층을 형성하면서 많은 콜라겐 섬유로 혈관의 강도를 유지한다.

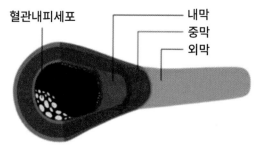

혈관내피세포   내막 / 중막 / 외막

[혈관 벽 구조]

우리 몸속의 혈관내피를 전부 모을 수 있다면, 총 중량은 간장에 필적하고, 한곳에 모두 채워 넣을 수 있다면 테니스코트 6개 정도이며, 일렬로 늘어놓을 수 있다면 10만km(지구 2바퀴 반)나 된다. 혈관내피는 혈액과 혈관조직의 직접적인 접촉을 막아주는 방어벽으로서의 기능을 가지고 있고, 혈관내피에서는 많은 생리활성물질의 생성과 유리가 이루어지고 있다. 정상적인 혈관내피는 혈관의 확장과 수축, 혈관평활근세포의 증식과 항증식, 혈액의 응고와 항응고, 염증과 항염증, 산화와 항산화 등의 작용을 하며, 이들 상반되는 작용의 밸런스를 통해 혈관을 긴장시켜 가면서 혈관구조의 조절과 유지를 한다.

1980년에 Furchgott과 Zawadzki는 "The obligatory role of endothelial cells in the relaxation of arterial smooth muscle by acetylcholine"라는 다소 모호한 제목의 논문을 발표했다. 그 초록의 첫 번째 문장을 보면 "in vivo에서 매우 강력한 혈관 확장 효과를 보임에도 불구하고, acetylcholine은 in vitro에서 혈관을 분리했을 때는 항상 혈관 확장을 보이지 않는다. 또한 평활근만을 실험했을 때는 혈관 수축을 나타낸다."라고 쓰여 있다. 따라서 그들은 혈관내피세포가 smooth muscle relaxation에 중요한 역할을 한다고 가정했다.

즉 in vitro 실험에서, 혈관내피세포의 부재 시 혈관 확장은 일어나지 않고 혈관 수축이 일어난다고 주장했으며, 원인물질을 endothelial-derived relaxing factor(EDRF)라 명명했다. 이 발견은 그 후 상당기간이 지난 뒤에 nitric oxide(NO)로 판명되었고 1998년에 노벨상이 수여되었다.

혈관내피세포는 혈관 확장과 수축, 혈관 평활근의 증식과 이동, 혈전생성과 용해 등 혈관 항상성을 유지하는 주요한 조절역할을 한다. 혈관내피세포의 기능장애는 이러한 균형을 깨뜨려 동맥벽의 손상을 초래하며 동맥경화증의 초기표식자로 나타날 수 있다. 내피세포의 기능장애는 고혈압, 고지혈증, 당뇨병, 심부전증, 흡연 및 자연적인 노화 과정 중에 발생한다. 정상 내피세포는 혈액과 혈관벽을 구분 짓는 일련의 벽을 형성하여 혈전 형성에 대한 내성을 제공한다. 또한 혈관 활성 물질을 분비하여 혈관의 긴장도, 성장, 지혈 및 염증 작용들을 조절하는 능력이 있다. 내피세포의 손상은 염증 반응과 함께 섬유화 증식을 초래하여 일련의 동맥경화증을 발생 또는 악화시킨다고 알려져 있다. 또한 최근 여러 연구들은 심혈관 질환 위험 인자들이 endothelial progenitor cell(EPCs)의 기능을 손상시키며, 노화 작용이 내피세포의 기능장애와 EPCs 기능을 악화시키는 것을 나타내고 있다.

3. 혈관내피장애와 산화스트레스

혈관내피가 장애를 받으면 정상적인 혈관내피가 본래 가지고 있는 동맥경화를 일으키는 작용과 동맥경화를 억제하는 작용의 밸런스가 무너져 혈관구조에 문제가 생긴다. 고혈압, 지질대사이상증(고지혈증), 당뇨병 등의 병태나, 산화스트레스, 비만 등이 생기며, 운동부족, 흡연, 염분 과잉섭취, 폐경 등의 인자가 혈관내피장애에 촉진적으로 작용된다. 동맥경화는 혈관내피장애를 제1단계로서 발증하여 진행된다.

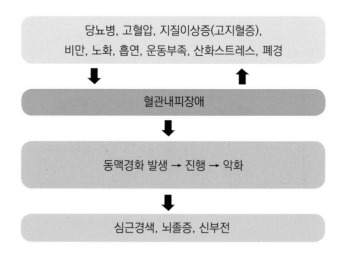

[혈관내피장애로 인한 동맥경화 및 심혈관병 진행]

사람은 혈관과 함께 늙어 간다는 말이 있듯이, 혈관의 노화는 전신노화의 근본적인 원인으로 최근에는 혈관나이의 중요성을 인식하는 추세다. 혈관나이는 혈관의 노화도, 즉 동맥경화의 진행도를 나타내는 것으로 언제까지나 젊고 유연성 있는 혈관을 유지하기 위해서는 동맥경화에 대한 예방이 중요하다.

핏속에 기름이 증가하면 혈관 벽에 조금씩 쌓여서 혈관 벽이 두꺼워지고 혈관 내부가 좁아지며, 기름이 쌓인 곳에 핏덩어리(혈전)가 생기게 되는데, 이와 같이 혈관 벽이 두꺼워지고 혈관 내강이 좁아지는 경우를 동맥경화라고 말한다.

혈액 중 지질의 일종인 LDL(악한 콜레스테롤)이 몸속에 많아지면 혈관내벽에서 생성되는 활성산소에 의해 산화되고 산화 LDL이 되어 혈관내벽에 저장된다. 이렇게 되면, 대식세포라는 백혈구의 일종인 세포가 모여들어 산화 LDL을 먹어 치워 없애려고 하는데 대식세포로 둘러싸인 산화 LDL이 무제한으로 늘어나 대식세포가 죽어버리면 혈관내벽에 죽상 플라크가 형성되어 혈류가 나빠지고 이것이 동맥경화로 발전하게 된다.

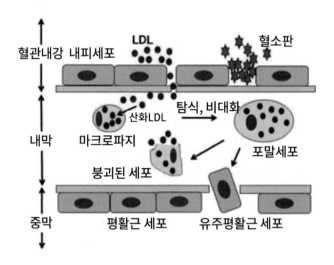

[동맥경화 발생 경로]

이 혈관내벽의 플라크(Plaque)가 파괴되면 그곳에 생긴 혈전 때문에 혈류가 완전히 끊어져 심근경색이나 뇌경색이 일어난다. 혈전이 혈류를 타고 뇌로 운반되어 가는 동맥을 막아 버리기 때문에 뇌경색을 일으키는 경우도 생긴다. 한편, 우리 몸속에는 동맥경화의 플라크에서 유리콜레스테롤을 빼내어 간장으로 운반함으로써 동맥경화를 완화시키는 작용을 하는 HDL(선한 콜레스테롤)이 있지만, 혈액 중에 HDL의 양이 적어지면 동맥경화를 방어할 수 없게 된다. 이와 같이 콜레스테롤의 역할에 따라 LDL은 악한 콜레스테롤, HDL은 선한 콜레스테롤로 불린다.

최근 활성산소와 일산화질소(NO)와의 관련이 혈관내피장애 메커니즘의 하나로서 주목을 받고 있다. 산화스트레스 상태에서는 슈퍼옥사이드라고 불리는 활성산소가 생성되고 이것이 NO와 높은 결합성을 보이면서 NO의 불활성화를 유발시킨다. 나아가, 슈퍼옥사이드는 NO와 결합하여 페록시니트라이트라는 악한 인자의 활성산소로 변환된다.

이에 따라 혈관벽 세포의 장애, 나아가서는 혈관내피세포나 혈관평활근세포에서의 NO 생성저하와 불활성화가 촉진된다. 산화스트레스 상태는 혈관내피장애를 유발하고 혈관내피장애는 피드백을 일으켜 동맥경화를 진전시키는 악순환을 반복한다. 또한, 산화스트레스 상태는 혈관평활근의 증식, 비대, 아포토시스를 유발하여 혈관벽이 비후되거나 재구축을 한다. 심혈관질환과 산화스트레스가 있으면 악순환이 되어 동맥경화의 유지와 진전을 유발한다.

4. 혈관장애 개선 관련 수소연구 문헌

혈관과 관련된 각종 장애가 개선되었다는 수소(H₂)에 대한 연구논문이 다수 발표되었다. 그중에서도 특히 혈관내피장애와의 관련성이 깊은 3개의 논문 ①동맥경화 모델 마우스에 대한 수소수의 음용효과 ② 배양혈관에서 배양액 중에 함유시킨 수소가 혈관내피장애를 억제하는 효과 그리고 ③ 메타볼릭신드롬 환자에서 수소수가 혈관내피세포의 HDL 기능을 개선하는 효과에 대하여 설명하고자 한다.

[혈관장애 관련 수소연구 논문 문헌]

질환모델 또는 사람의 질환	사용동물종	문헌
동맥경화	마우스	Ohsawa I. et al, 2012
동맥경화	마우스, 배양세포	Song G. et al, 2012
풍선으로 유발한 내장손실과 내장비후	래트, 배양세포	Qin ZX et al, 2012
풍선으로 유발한 내장손실과 내장비후	래트, 배양세포	Chen Y. et al, 2013
이식혈관에서의 내막비후	래트, 배양세포	Sun Q. et al, 2012
고혈압에서의 혈관장애	래트	Zheng H and Yu YS, 2012
당화최종산물 유발성 혈관내피손상	배양세포	Jiang H. et al, 2013
당뇨병에서의 발기장애	래트	Fan M. et al, 2013
당뇨병성망막증	래트	Feng Y et al. 2013
메타볼릭신드롬에서의 혈관장애	사람, 배양세포	Song G. et al, 2013
염화칼슘으로 유발한 동맥류	래트	Shen F. et al, 2013
염화칼슘으로 유발한 동맥류	래트	Song Y. et al, 2013
염화칼슘으로 유발한 동맥류	래트	Chen F. et al, 2014

아포 E 결손 마우스는 동맥경화의 모델동물로서 흔히 사용되고 있는 마우스로 LDL(악한 콜레스테롤)을 간장에서 흡수하여 분해할 수 없기 때문에 혈액 중의 LDL이 보통 마우스의 몇 배나 상승하고 그 때문에 노화에 따라 동맥경화가 자연적으로 발증한다. 이 모델마우스에 대해 수소수를 6개월간, 자유롭게 섭취시킨 후 수소수의

소수의 동맥경화에 대한 억제효과를 조사하여 보았다(Ohsawa I. et al, 2008). 그 결과, 수소(H₂)를 포함하지 않은 보통의 물을 섭취시킨 군(대조군)에 비해 수소수를 섭취시킨 군(수소군)의 동맥에서는 동맥경화의 병변부위가 유의하게 감소하였다. 또한, 대조군의 마우스와 비교하여 수소군 마우스의 동맥조직에서는 백혈구의 일종인 대식세포의 축적억제와 산화스트레스의 감소가 각각 확인되었다. 이 결과로부터, 수소수의 음용은 마우스의 동맥경화를 예방한다는 것을 알 수 있다.

최종당화산물(Advanced glycation end products, AGEs)이란, 단백질과 당이 체내나 식품가공 중에 결합하여 생성되는 물질로, 이 반응을 마이야르 반응(Maillard reaction: 갈변화 현상)이라고 한다.

산화스트레스, 흡연 등으로 신체 속 단백질의 당화반응이 진전되어 최종당화산물이 증가하는 것으로 알려져 있다. 이에, 래트의 배양혈관에 최종당화산물을 첨가하여 24시간 배양한 후 혈관내피세포장애를 유발시켜 이 장애에 대한 수소의 방어효과를 검토하였다(Jiang H. et al, 2013).

수소(H₂)는 1.2ppm 이상의 농도로 세포배양액 중에 첨가하여 수소(H₂)를 포함하지 않는 배양액의 경우와 비교한 결과, 보통 배양액에서 배양한 경우와 비교하여 수소 함유 배양액에서 배양한 경우에는, 활성산소의 감소, 항산화효소의 증가, 아포토시스의 유의한 억제가 확인되었다. 이 결과로부터, 수소(H₂)는 산화스트레스나 아포토시스의 억제작용을 매개로 최종당화산물로 유발된 혈관내피장애를 억제한다는 것이 밝혀졌다.

사람에 대한 임상시험 결과로서 메타볼릭신드롬 환자 20명이 약 0.5ppm의 수소수를 1일 약 1L, 10주일간 마신 결과, 수소수를 마시기 전과 비교하여 마신 후에는 LDL(악한 콜레스테롤)의 감소와 HDL(선한 콜레스테롤)의 기능이 개선되었다는 연구 보고가 있다(Song G. et al, 2013).

수소수를 마시기 전과 마신 후의 환자에서 채취한 혈청의 HDL을 사용하여 비교한 실험에서, 수소수 음용 후의 HDL은 ① LDL의 산화억제, ② 백혈구의 일종인 단구의 혈관내피세포로의 접착 억제, ③산화 LDL을 흡수하여 포말화한 대식세포에서의 콜레스테롤 발췌 촉진 ④혈관내피세포의 아포토시스 억제를 보이는 것으로 확인되었다. 이 결과로부터 혈관내피세포에서 수소는 HDL 기능을 개선시킴으로써 지질대사 개선효과를 보인다는 것이 밝혀진 것이다.

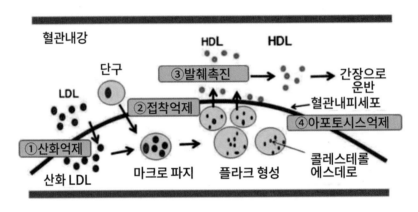

[혈관내피세포에 대한 수소의 HDL 기능 개선작용]

5. 혈관내피장애 개선작용에 수소 메커니즘

앞에서 언급한 바와 같이 마우스의 아포 E 결손 동맥경화 모델에서는 수소수의 음용이 항산화작용과 항염증작용을 매개로 동맥경화를 예방한다는 것이 밝혀졌다.

또한, 래트(rat)의 배양혈관을 사용한 시험에서는, 배양액 중의 수소(H_2)가 항산화작용이나 항아포토시스 작용을 매개하여 최종당화산물로 유발된 혈관내피장애를 억제하는 것으로 확인되었고, 메타볼릭신드롬 환자에 대한 시험에서는 수소수의 음용이 지질대사개선효과를 보였으며, 그 효과에는 혈관내피세포에서의 항산화작용,

항염증작용, 항아포토시스 작용이 관여하고 있는 것으로 확인되었다.

수소(H_2)는 인체 내에서 유해한 활성산소인 하이드록실라디칼이나 페록시니트라이트와 선택적으로 반응하여 이들 활성산소를 물로 변환시켜 무독화하는 것으로 알려져 있다. 하이드록실라디칼은 산화스트레스 상태에서는 활성산소의 일종인 슈퍼옥사이드나 과산화수소로부터 생성되어 혈관내피장애를 일으킨다.

또한 페록시니트라이트도 세포독성이 매우 강한 활성산소이기 때문에 혈관벽의 장애나 혈관내피장애를 일으킨다. 이와 같은 점에서 수소가 혈관내피장애를 방어하는 주요 메커니즘은 수소가 가진 항산화작용이나 항염증작용으로 생각된다. 그러나, 여러 연구논문에서도 설명한 바와 같이, 항아포토시스 작용, 지질대사개선작용 등의 관여도 있을 것이라 생각된다. 일산화질소(NO)의 내피형 합성효소의 유도나 세포 내 정보전달을 하는 효소, 분자의 관여도 관련 수소연구논문에서 보고되는 바에 따르면 수소의 혈관내피장애 개선작용의 메커니즘에는 혈관확장작용이나 세포 내 정보전달기구도 마찬가지로 관여하고 있을 가능성이 보인다.

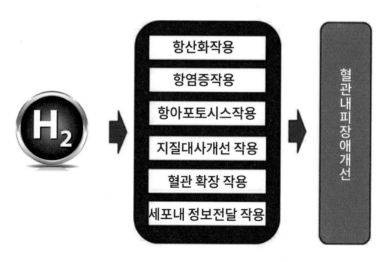

[혈관내피장애 개선작용에 수소 메커니즘]

29.

피부질환 및 피부미용에 수소효과

1. 서론

　　피부 질환(皮膚疾患, 영어: cutaneous condition) 또는 피부병(皮膚病)은 피부 계통에 영향을 미치는 병으로서, 종류가 다양하다. 여기서 피부계통은 인체의 전 표면을 포함한 기관계로, 피부, 털, 손발톱, 관련된 근육과 분비선을 포함한다.

　이 중에서 아토피 피부염(atopic dermatitis)은 오래 지속되는 만성 피부염으로 대개 생후 2~3개월부터 나타난다. 예로부터 '태열'이라고 부르는 영아기 습진도 아토피 피부염의 시작으로 볼 수 있다.

　'아토피'와 '알레르기'라는 용어는 20세기 초부터 사용되기 시작했으며 그리스어 에서 파생된 단어이다. 'atopy(아토피)'는 장소를 뜻하는 그리스어 'topos'에 반대의 뜻으로 사용되는 'a'를 앞에 붙여 장소 밖(out of place)의 의미를 가진 용어이다.

　'allergy(알레르기)'라는 단어는 그리스어로 '다르다'는 뜻의 단어 'allos'와 '작동한다' 는 뜻의 단어 'ergon'의 합성어이다. 정상적으로 받아들여야 하는 것들에 대하여 우 리 신체가 비정상적으로 반응하는 경우, 즉 '변형된 반응'을 일컫는 단어로서 과민

수소 의료

반응(hypersensitivity)을 의미한다. 현재 이 두 가지 단어는 혼용되어 쓰이고 있다. 우리 몸은 외부에서 이물질이 침입하면 이로부터 자신을 보호하기 위해서 이물질을 제거하고 신체를 보호하기 위한 반응을 보이는데 이것을 면역반응이라고 한다. 이와는 달리 과민반응은 우리 몸에 해롭지 않은 것에 대해서도 면역반응을 보임으로써 오히려 조직을 파괴하여 유해한 방향으로 작동한다. 과민반응은 크게 4가지로 나눌 수 있으며, 이 중에서 1형 과민반응을 통상적으로 알레르기라고 한다.

1형 과민반응에서는 외부에서 들어오는 이물질(혹은 '알레르겐'이라고 한다)에 대하여 면역글로불린-E(IgE)가 생성되고, 이 IgE가 알레르겐과 결합함으로써 두드러기, 기침, 콧물, 재채기, 호흡곤란 등의 증상이 나타나게 된다. 1형 과민반응은 즉시형 또는 IgE 매개형 과민반응이라고도 하는데, 그 이유는 알레르겐에 노출된 후 IgE의 매개에 의해 과민반응이 나타나기까지의 기간이 매우 짧기 때문이다. 반면, 4형 과민반응은 알레르겐에 노출된 후 증상이 즉시 나타나지 않고 서서히 나타나게 되며 IgE의 생성이 없기 때문에 지연형 또는 세포 매개형 과민반응이라고도 부른다.

최근 알레르기의 기본 병리가 염증에 의해 발생한다는 것이 밝혀지면서 IgE와 상관없이 나타나는 경우도 알레르기에 포함하게 되었다. 결국 알레르기는 IgE와 관련이 있든 없든 간에 표적기관에 염증을 형성하는 과민반응으로 정의할 수 있다. 엄밀한 의미에서 '아토피'라는 용어는 외부로부터 신체 내로 들어오는 이물질에 대하여 비정상적으로 IgE를 생성하는 성향을 의미한다. 따라서 '알레르기'라는 용어와 동일하지는 않지만 실제적으로는 같은 의미로 혼용하고 있다. 이러한 과민반응이 임상적으로 증상으로 발현되는 경우를 '아토피질환' 혹은 '알레르기질환'으로 부르며, 전통적으로 천식, 알레르기 비염, 알레르기결막염, 아토피피부염 등이 이러한 질환으로 분류되고 있다.

아토피피부염은 21세기 현대인의 난치병 중 하나다. 소아기에 가장 흔히 볼 수 있는 이 질병은 만성적으로 재발하는 데다 극심한 가려움증이 동반되기에 현대인의 기피 1순위다. 심해지면 천식과 알레르기 비염, 만성 두드러기 등으로도 이어져 여간 골치 아픈 것이 아니다. 전 세계 제약·바이오사들이 이 철옹성 같은 아토피 정복을 위해 저마다 양팔을 걷어붙이는 이유다.

아토피피부염 치료제 시장은 매해 규모를 빠르게 불리고 있다. 영국 시장조사기관 글로벌데이터(Global Data)에 따르면 2012년 39억 달러 수준에 그쳤던 아토피 시장 규모는 2016년 45억 7000달러에서 지난해 48억 7000달러로 꾸준히 성장 중으로, 2020년이면 56억 3000달러 상당이 될 것으로 전망된다. 이는 곧 스테로이드 제제, 칼시뉴린 저해제로 양분되는 작금의 시장 구도가 언제든 변모할 수 있다는 의미이기도 하다.

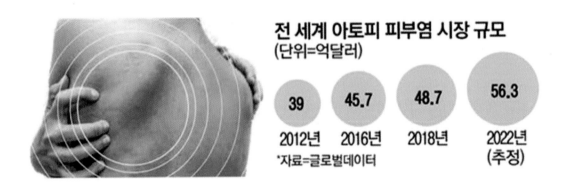

전 세계 아토피 피부염 시장 규모
(단위=억달러)

39	45.7	48.7	56.3
2012년	2016년	2018년	2022년 (추정)

*자료=글로벌데이터

최근 5년간 소아·청소년 아토피피부염 환자는 꾸준히 줄어들었지만 20세 이상 성인 환자는 오히려 대폭 증가한 것으로 나타났다.

2014~2018년 건강보험심사평가원 빅데이터를 활용해 아토피피부염 경향을 조사한 결과 최근 5년간 전체 아토피피부염 환자 수는 2014년 98만 4천 64명에서 2018년 95만 3천 361명으로 3% 감소했다.

연령별로 보면 20세 미만에서는 환자 수가 감소했고 20세 이상에서는 증가하였

수소 의료

고 0~9세 환자는 2014년 44만 8천82명에서 2018년 36만 3천 31명으로 18.9%, 10~19세는 같은 기간 18만 4천 519명에서 17만 848명으로 7.4% 감소했다.

반면 20세 이상은 2014년 35만 8천 956명에서 2018년 42만 8천 210명으로 19% 증가했다.

20세 이상 환자 증가율을 연령별로 보면 80대 이상이 56.6%로 증가 폭이 가장 컸고, 60~69세가 30.9%, 20~29세 25.2%, 70~79세 22.9%, 40~49세 12.1%, 50~59세 11.1%, 30~39세 9.8% 순으로 나타났다.

[연령별 아토피피부염 환자수 변화]

	2014년	2015년	2016년	2017년	2018년	증감
0~9세	448080	421009	402406	387915	363031	-18.9
10~19세	184519	177613	180613	175322	170848	-7.4
20~29세	108211	11517	121741	127901	135557	25.2
30~39세	725878	71580	748747	77503	79728	9.8
40~49세	56288	55907	58948	61717	63099	12.1
50~59세	50161	50241	53369	55429	55720	11.1
60~69세	34503	36275	40445	43293	45170	30.9
70~79세	27729	28958	30283	32627	34084	22.9
80세이상	9486	10439	11923	13694	14852	

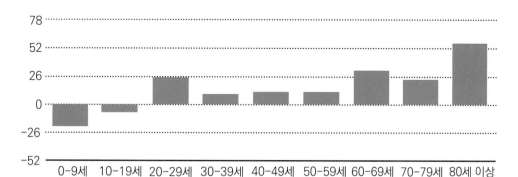

[최근 5년간(2014~2018년) 연령별 아토피피부염 환자수 증감]
* 출처 : 건강보험심사평가원 / 단위 : %

아토피피부염은 가려움증이 심한 습진 병변이 피부에 생기며, 아토피 질환의 과거력이나 가족력이 있는 사람에게 흔히 볼 수 있다. 증상이 나타나면 그 부위를 긁거나 문지르게 되고 그 결과 피부증상이 더욱 악화되는 것이 아토피피부염의 특징이다.

한편, 아토피피부염은 정신적 스트레스로 그 증상이 악화되어 신경피부염이라고 부르기도 한다. 아토피피부염은 견디기 힘든 가려움증을 유발하며 이로 인해 불면증, 정서장애, 학습장애, 환경 적응 능력의 감소, 사회적 활동력의 감소 등이 유발될 수 있다. 또한, 심한 가려움과 습진이 동반될 수 있는데 마치 피부를 청결히 관리하지 못하고 있거나 전염성 피부질환을 앓고 있는 것으로 오인되어 대인관계에도 지장을 초래할 수 있다. 특히 사춘기 환자의 경우 자아 형성에도 나쁜 영향을 미칠 수 있다.

아토피피부염이 발생하고 악화되는 데에는 환경요인이 매우 중요하다. 일반적으로 아토피피부염은 온대와 한대지방의 건조한 지역에서 발생률이 높지만, 열대지역에서는 낮은 유병률을 보인다.

욕창(褥瘡, bedsore, decubitus)은 오랫동안의 부동자세로 인해 신체 한 부위에 압력을 지속적으로 받으면 그 부위에 혈액순환 장애가 오고 산소와 영양공급이 부족하여 압력을 받는 부위의 피부, 피하지방, 근육의 허혈로 인하여 발생하는 피부손상, 즉 궤양을 칭한다. 대개 중증 환자가 오래 병상에 누워 있을 경우에 바닥에 직접 닿는 부위에 생기는 압박 괴사를 말한다. 즉, 오랫동안 누워 있고 움직임이 없는 사람에게 생기는 것으로 뼈가 튀어나온 부위가 혈액순환이 되지 않아 산소부족으로 인해 피부가 죽고, 썩어 욕창이 생기는 것이다.

욕창 증상은 어느 부위에서나 발생 가능하나 주로 엉치뼈, 넓적다리뼈의 큰 돌기, 궁둥뼈 결절, 무릎뼈, 발꿈치, 정강뼈 등의 뼈의 돌출부 즉 압박이 많이 가해지는 부위에서 호발한다. 환자가 잘 취하는 자세에 따라 발생부위가 달라진다. 압력을 받는 부위의 피부가 붉어지고, 그 부위의 피부에 오려 낸 듯한 궤양이 형성되고, 곧이어 피부의 괴사를 볼 수 있다.

욕창을 자세히 살펴보면 4단계의 과정을 거치게 된다.

① 1단계

피부손상은 관찰되지 않으나 피부가 따뜻하고 단단하다. 압력을 제거한 후 5분이 경과하여도 계속 홍조색을 띤다. 압력이 완화되면 원래 상태로 회복되고 체위변경으로 회복될 수 있다.

② 2단계

피부가 파열되어 찰과상과 물집 등이 보인다. 부종이 심하고 지방층까지 침범하면 통증이 있다. 압력이 완화되면 1~2주 내에 회복된다.

③ 3단계

피하조직까지 괴사가 일어나 악취를 동반한 삼출물이 나타난다.

통증은 없으며 부종이 심하고 괴사조직이 관찰된다. 이 괴사조직을 제거하고 회복하는 데 수개월이 걸린다.

④ 4단계

근육, 뼈, 지지조직(건, 관절) 등의 광범위한 조직괴사가 일어난다.

괴사조직을 볼 수 있으며 수술적 치료(피부이식, 피판술 등)가 필요하다.

욕창이 생기면 피부가 패여 들어가면서, 심해지면 근육, 뼈까지도 드러나게 되어, 이 부분을 통해 감염이 되면 패혈증 등 심한 부작용이 나타나며 심지어는 사망에 이르는 수도 있으므로 욕창이 생기지 않도록 예방하는 것이 매우 중요하다. 욕창이 생겼을 경우 빨리 피부가 재생되도록 도와주고 더 이상 커지지 않도록 해야 한다.

아토피성피부염, 일광피부염, 욕창 등의 피부질환에 관한 일반적인 정보와 수소가 이들 질환에 대해 유효성을 나타냈다는 동물시험이나 사람에 대한 임상시험 연구논문을 요약하여 설명키로 한다.

2. 피부의 구조와 기능

피부는 우리 신체를 감싸고 있는 최대의 장기다. 피부 전체를 1장으로 펼친다고 가정하면, 어른의 경우 약 $1.6m^2$의 면적이 된다. 또한, 피부는 피하조직까지 포함하면 체중의 약 16%의 무게가 된다. 피부는 바깥쪽부터 순서대로 표피, 진피, 피하조직(지방층)의 3층으로 구성되어 있다. 표피의 두께는 0.1~0.3mm, 진피의 두께는 1~3mm이며 피하조직은 부위에 따라 다르고 머리부위나 얼굴은 2mm 전후의 두께다.

피부 속에 혈관, 림프관, 신경, 피지선, 땀샘 등의 부속기가 있으며, 각각은 상호 영향을 주면서 기능하고 있다.

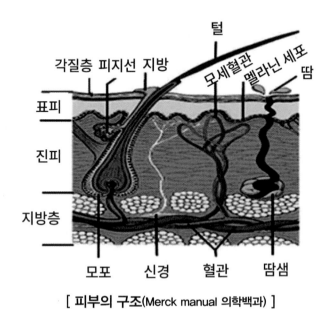

[피부의 구조(Merck manual 의학백과)]

피부는 신체 표면을 뒤덮어 내부의 기관이나 장기를 보호하며, 체온을 조절하여 신체의 수분이나 체액 등이 없어지지 않도록 하는 등, 신체를 정상적인 상태로 유지하는 데 있어 없어서는 안 될 중요한 기능을 하고 있다.

즉, 피부에는 ① 신체의 안과 밖을 나누어 외부의 자극(자외선, 건조, 먼지)에서 체내의 수분이나 장관을 보호하는 기능(배리어 기능), ② 피지나 땀을 분비하여 노폐물을 배출하는 기능(분비, 배출 기능), ③ 표피나 모공을 통해 외계에서 약제 등을 흡수하는 기능(경피흡수기능), ④ 외부 온도가 전달되기 어렵게 하는 동시에, 체온을 일정하게 유지하도록 조절하는 기능(체온조절기능), ⑤ 감각기로서 촉감, 압력, 통증, 뜨거움, 차가움 등의 외계 자극을 뇌에 전달하는 기능(감각기능), ⑥ 침입해 들어온 이물질이나 세균 등을 배제하여 신체를 지키는 기능(면역기능)이 있다.

3. 대표적인 피부질환

아토피성피부염은 가려움을 동반하는 습진이 주요 병변으로, 악화와 호전을 반복하는 질환이며, 환자의 대부분은 '알레르기를 일으키기 쉬운 체질'을 가진다.

아토피 원인으로는 ① 본인 또는 가족이 알레르기성 질환(아토피성피부염, 알레르기성 비염 및 결막염, 기관지천식)을 가지고 있거나 ② 알레르기 질환과 밀접한 관계가 있는 항체(IgE 항체)를 만들기 쉬운 체질인 경우가 있다.

아토피 소인은 기관지 천식, 알레르기성 비염·결막염, 아토피성피부염 등의 질병에 걸리기 쉬운 체질을 말한다. 가계 내에 이 병에 걸려 있거나 걸린 적이 있는 사람이 많고, 진드기나 집 먼지, 특정 음식 등에 대해 알레르기 반응을 일으키기 쉬운 체질이 여기에 속한다.

이 아토피 소인과 더불어 환자의 유전적인 소인, 피부의 자극성, 피부 건조, 피부

보호막의 이상 그리고 환경 요인 등이 복잡하게 참여하고 병변을 만들고 있다고 생각된다. 피부 건조 경향이 기본이 되고, 거기에 알레르기와 다양한 자극이 가해져 만성습진이 보인다. 인스턴트식품 섭취의 증가, 실내외 공해에 의한 알레르기 물질의 증가 등이 아토피성피부염 발병과 밀접한 관련이 있다.

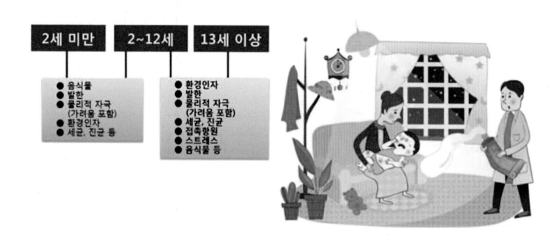

아토피 증상은 가려움을 동반한 습진 병변이 만성적으로 경과하며 좌우 대칭으로 분포한다. 나이 등에 의해 습진 위치는 달라진다. 유아는 얼굴·머리에 생기기 쉬워 유아 지루성 습진과 구별이 어려운 경우가 있다.

성장하면 점차 팔꿈치와 무릎 관절 등의 구부리는 부분에 습진 병변이 분포하게 된다. 유아기가 되면 스크래치와 함께 피부의 건조가 눈에 띄기 시작한다. 공기가 건조하면 겨울에 증상이 악화되는 경우가 많다.

가려움증은 보통 저녁에 심해지고, 이때 피부를 긁어 습진이 심해지면 다시 가려움증이 더욱 심해지는 악순환을 반복하게 된다. 아토피성피부염은 격한 가려움을 동반하기 때문에 수면을 충분히 취할 수 없게 되어 생활의 질(QOL)이 떨어지기 쉽다. 또한, 긁기 행동에 의해 피부의 배리어층이 손상되어 증상이 악화되며, 그것이 또한 더욱 심한 가려움을 유발하는 악순환을 반복한다. 얼굴이나 손목에 많이 발생하기 때문에 사회생활에 지장을 초래한다. 아토피성피부염 치료의 기본은 가려움을 컨트롤하여 습진병변을 어떻게 제어하는가에 있으며, 원인 및 악화인자의 검색과 대책, 스킨케어, 약물요법 등이 실시되고 있다.

일광피부염이란, 흔히 햇볕에 검게 탄 것을 말한다. 일광피부염에서는 의복 등으로 덮여 있지 않은 피부 노출부위에 쓰라린 통증과 함께 홍반이 생긴다. 중증인 경우에는 물집이 잡힌다. 햇볕을 쏘인 후 12~24시간이 피크로, 이후 증상은 약해진다.

며칠만 지나면 피부껍질이 벗겨져 색소가 침착되고 때로는 색소가 사라져 완전히 치유되기도 한다. 일광피부염의 원인은 일광 속에 있는 자외선으로 UVA(긴 파장의 자외선)와 UVB(중간 정도 파장의 자외선)의 2종류로 분류된다.

UVB가 세포 내 DNA에 흡수되면 DNA가 손상되기 때문에 예전에는 UVB가 일광피부염을 일으키는 자외선의 본체로 생각되고 있었으나 근래에는 UVA가 생체 내의 다양한 분자에 흡수되고 그 결과 발생되는 활성산소를 매개로 UVA가 세포막이나 세포 내 DNA 등에 손상을 준다는 사실이 밝혀지면서 UVA에도 피부염증 발증의 위험성이 있다는 것을 알게 되었다.

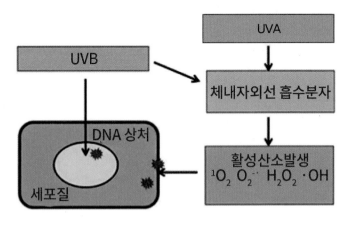

[UVA와 UVB의 피부에 대한 침투와 손상]

욕창이란, 한 자세로 계속 누워 있거나 하여 지속적으로 압력이 가해지면서 그 부위의 혈액 흐름이 나빠지거나 피부 일부가 빨갛게 되거나 곪거나 손상되어 일어난다.

우리들은 수면 중에 무의식적으로 몸을 뒤척이거나 장시간 의자에 앉아 있을 때 몸을 움직이면서 같은 신체부분에 장시간 압박이 가해지지 않도록 하고 있다.
그러나, 스스로 이와 같은 체위변환을 할 수 없는 경우 체중으로 긴 시간 압박을 받은 피부세포에 산소나 영양이 충분히 공급되지 않아 욕창이 발생한다.

초고령화 사회를 맞이한 우리나라에서도 이렇게 '자리보전' 상태의 사람이 늘어나고 있다. 스스로 체위를 변환시킬 수 없고 장시간 같은 자세로 누워 있어 영양상태도 나쁘고 피부까지 약해진 사람은 압박뿐만 아니라 마찰 등의 자극이 반복되는 것만으로도 욕창이 생기게 된다.

4. 피부질환(또는 피부질환 모델)에 대한 수소 유효성 연구내용

많은 피부질환모델(동물모델)에 대해 수소(H_2)의 유효성을 확인했다는 문헌이 보고되고 있다. 또한, 수소(H_2)를 사용한 사람에 대한 임상연구에서는 동통 및 발열을 동반한 급성홍반성 피부질환에 대한 유효성, 욕창에 대한 유효성, 건선성관절염의 관절염 및 피부병변에 유효성을 나타냈다는 문헌이 각각 보고되고 있다. 이들 문헌 중에서도 특히 ① 수소의 마우스의 아토피성피부염에 대한 유효성 연구(Yoon Y et al, 2014), ② 마우스의 자외선 유발 피부장애에 대한 유효성 연구(Ignacio R et al, 2013b), ③ 사람의 욕창환자에 대한 수소의 유효성 연구(Li Q et al, 2013) 등에 대한 내용을 간략히 소개한다.

앞에서도 언급하였듯이 아토피성피부염의 원인은 잘 알려져 있지 않지만, 산화스

[피부질환에 대한 수소의 유효성에 대한 연구]

질환모델 또는 사람의 질환	사용동물종	문헌
아토피성 피부염	마우스	Ignacio RM et al, 2013a
	마우스	Yoon YS et al, 2014
자외선 유발 피부장애	마우스	Yoon KS et al, 2011
	사람세포	Kato S et al, 2012
	래트	Guo Z et al, 2012
	마우스	Ignacio RM et al, 2013b
방사선 유발 피부장애	래트	Watanabe S. et al, 2014
급성 홍반성 피부질환	사람	Ono H et al, 2012
욕창	사람	Li Q et al. 2013
화상	래트	Wang X. et al, 2015
열상	래트	Guo SX. et al, 2015
피부이식에서의 허혈재관류 장애	래트	Zhao L. et al, 2013
건선성관절염과 비부병법	사람	Ishibashi T. et al, 2015

트레스나 면역조절 불균형이 일부 관여하고 있는 것으로 알려져 있다. 이에 마우스의 아토피성피부염 모델에 대한 수소의 유효성을 검토했다. 마우스의 여러 계통 중에서도 NC/Nga 마우스는 아토피성피부염을 일으키기 쉬운 마우스로 알려져 있다.

이 마우스의 피부에 2,4-Dinitrochlorobenzene이라는 화학물질 용액을 12주간, 간격을 띄워 피부에 도포하여 아토피성피부염을 일으킨 후, 수소를 포함하지 않는 일반 물(위수)과 1.5ppm의 수소(H2)를 포함한 물(수소수)을 실험개시부터 12주일간 마시게 하였다. 그 결과, 위수군에 비해 수소수군은 마우스의 긁기 행동 개선과 혈청 중 활성산소종의 감소, 항산화효소의 증가에서 모두 유의한 수치를 보였다. 또한,

수소수군은 알레르기나 염증과 관련된 사이토카인(세포에서 방출되어 각종 세포 간 정보전달을 매개하는 단백질성 인자)과 IgE 항체를 모두 유의하게 감소시켰다. 이 결과로부터, 수소수는 산화환원의 밸런스나 면역조절작용을 매개로 마우스의 아토피성피부염 모델에 대한 개선작용을 나타냈으며, 사람의 아토피성피부염에 대해 유효성을 보일 가능성이 있음을 알 수 있다.

자외선 중에서도 UVB는 피부장애를 일으켜 피부암의 위험성을 높이는 것으로 알려져 있다. 수소수의 음용, 수소가스의 흡입, 수소함유수액의 정맥 내 점적은 신체에 수소를 공급하는 방법으로 사용되고 있으며, 최근에는 수소수의 입욕에 관한 유효성을 검토한 논문들도 있다.

UVB로 유발시킨 마우스의 피부장애에 대한 수소수의 수욕 효과를 연구한 내용을 보면 마우스를 통상수군, 알칼리이온수군, 약전해수소군, 강전해수소군(모두 산화환원전위만 기재, 수소의 농도에 관해서는 기재 없음)의 4군으로 나누었다. UVB 조사 전후 30분에 마우스를 이들 수조 속에서 자유롭게 수영을 시키는 조작을 4회 실시하고 그 후 50분간의 입욕을 1일 2회 실시했다. 그 결과, 통상수군과 비교하여 알칼리이온수군은 피부장애에 유효성을 나타내지 않았지만, 강전해수 수소군은 피부장애의 경감, 항산화효소의 증가, 염증성 사이토카인의 감소, 전자현미경으로 본 조직장애의 경감을 각각 나타내었다.

이들 결과로부터 강전해수소수의 입욕은 자외선에 의한 피부장애를 방어하는 효과를 보이는 것을 알 수 있다.

욕창 치료에는 다양한 치료법이 시도되고 있지만, 유효한 치료법이 없다. 욕창 환자 22명에 대하여 1일당 600mL의 수소수(0.8~1.0ppm)를 경관주입요법(코 또는 위를 뚫은 구멍에 관을 통과시켜 주입하는 요법)하는 것을 실시했다. 또한, 수소수의 욕창에 대한 유효성의 작용 메커니즘(작용기전)을 조사하기 위해 사람의 배양세포에 자외선(UVA)을 조사하여 수소를 포함한 배양액의 효과를 조사했다. 그 결과, 욕창에 높은 유효성을 나타낸 그룹(12명)과 약한 유효성을 나타낸 그룹(10명) 모두가 유효성을 나타내었는데 두 그룹에 어떤 차이가 있는지를 나누어 분석하면, 높은 유효성을 나타낸 그룹에서는 현저한 입원기간의 단축이 확인되었다.

또한, 창상면적에서도 음용 전과 비교하여 음용 후에는 이들 양 그룹에서 유의한 감소가 확인되었지만, 특히 유효성을 나타낸 그룹은 현저한 창상면적의 감소를 보였다. 사람의 배양세포에 자외선(UVA)을 조사한 시험에서는, 수소함유배양액에서 콜라겐 합성의 개선, 미토콘드리아의 환원능력 개선 및 활성산소종의 감소가 각각 확인되었다. 이들 결과로부터 수소수의 욕창에 대한 유효성이 확인되었으며, 그 메커니즘에 콜라겐 합성의 촉진이나 산화스트레스의 억제가 관여하고 있을 가능성을 시사한다.

5. 수소의 피부질환 효과 관련 메커니즘

수소수의 음용 (경관주입을 포함), 수소수의 입욕 및 세포배양액으로의 수소첨가가 산화스트레스, 염증 또는 면역조절 불균형을 개선시켜 피부질환 및 피부질환모델을 개선한다는 것을 설명하였다. 이처럼, 수소(H_2)가 피부질환에 대해 유효성을 나타내는 메커니즘으로서 생각되는 것은, 수소의 항산

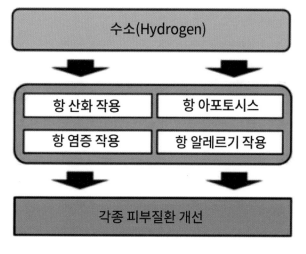

[수소의 피부질환개선에 유효성 메커니즘]

화작용, 항염증작용, 항아포토시스 작용(프로그램된 세포의 죽음 억제), 면역조절작용(항알레르기 작용) 등이다.

여러 번 설명하였듯이 많은 활성산소 중에서도 하이록실라디칼($\cdot OH$)과 페록시니트라이트($ONOO-$)는 매우 강한 산화력을 가지고 있다. 수소(H_2)는 활성산소 중에서도 이들 활성산소(나쁜 활성산소)를 선택적으로 제거하는 항산화작용을 나타낸다. 또한, 항산화작용과 항염증작용, 항아포토시스 작용은 상호 관련되어 있다. 각 피부질환의 병태는 다양하지만, 피부질환에 대해 유효성을 나타내는 메커니즘에 수소가 가진 항산화작용, 항염증작용, 항아포토시스 작용 및 항알레르기 작용이 관여하고 있을 것으로 생각한다.

6. 수소의 자외선에 의한 피부손상 억제 및 항피부노화 효능 입증

서울대학교 의과대학 정진호 교수팀은 수소가 자외선에 의한 피부 손상을 예방하고 피부 노화를 억제하는 효과가 있음을 처음으로 규명하였다.

실내 공기를 변화시키는 것만으로도 자외선으로 인한 피부 손상이나 피부 노화를 개선시킬 수 있는 이론적 근거가 국내 연구팀에 의해 처음으로 제시되었다.

연구내용을 정리하여 보면, 24세부터 47세까지 성인 11명을 대상으로 엉덩이(비노출부) 피부에 급성으로 자외선을 조사한 후 수소 기체를 2시간 노출시켰다. 그 결과 자외선에 의한 피부의 염증반응과 DNA 손상이 유의하게 감소하였다.

특히 콜라겐 분해 효소인 MMP-1은 자외선에 조사되었을 때 발현이 증가했으나, 수소에 노출되었을 때 58.9% 감소되었다. 염증유발 물질인 IL-6, IL-1β와 COX-2의 발현 역시 제어되었다. 수소연구팀은 45세 이상의 성인 10명을 대상으로 얼굴 피부에 수소를 30분씩 4일간 매일 쪼여 주었다. 그 결과 노화된 피부에서 증가되어 있는 MMP-1과 IL-6의 발현이 각각 52.3, 27.8%씩 유의하게 감소하였고, 노화된 피부에서 감소되어 있는 콜라겐의 양은 166.3% 증가하였다. 수소의 작용 기전을 알아보기 위해 피부세포에 자외선을 조사하여 상태를 관찰한 결과 H_2O_2와 같은 활성산소가 증가했고, 이렇게 증가된 활성산소는 피부세포를 손상시키고 피부 노화를 초래할 수 있는데, 여기에 수소를 노출시켰더니 세포 내 활성산소가 유의하게 감소하였다는 것이다. 이는 수소가 항산화 효과가 있다는 것을 보여 주는 결과이다.

또한 수소는 콜라겐 분해 효소 MMP-1의 발현에 중요한 역할을 하는 AP-1 전사인자 구성물질인 c-Jun 단백질을 유의하게 감소시켰다. 즉, 수소가 항산화 효과를 발휘하여 전사인자인 AP-1의 작용을 억제하여 자외선에 의한 염증반응을 억제하고, 궁극적으로는 피부노화 억제에 좋은 효과를 발휘한다는 사실을 증명하였다.

피부의 염증을 억제하거나, 피부 노화를 개선하기 위하여 현재까지는 약이나 화장품, 건강기능식품을 바르거나 먹는 것만이 가능한 방법이었으나 이번 연구는 굳이 바르거나 먹지 않아도 사람이 거주하는 실내의 공기를 변화시킴으로써 피부의 염증을 억제하고, 피부 노화를 개선시킬 수 있다는 이론적 근거를 마련한 것이다. 이번 결과를 임상적으로 응용해 피부건강을 유지하고 피부노화를 예방, 개선하기 위해 체계적인 임상연구를 거쳐야 하는 단계가 남아 있으며 또 이번 결과를 통해 피부뿐만 아니라 공기에 노출되어 있는 점막의 건강과 질환 치료에도 수소를 응용할 수 있어 앞으로 보다 폭넓은 연구의 가능성도 열었다고 할 수 있다.

(상기 내용은 서울대학교 의과대학 피부과 정진호교수로 부터 검수을 받음)

7. 수소(H_2)의 피부미용 효능

일본 미와 노부히코 교수는 피부에 대한 수소의 효능과 관련하여 다수의 연구논문을 발표하여 오고 있다.

첫 번째로 수소(H_2)가 멜라닌 합성을 억제한 것을 확인하였다. 햇빛 자외선에 의해 사람 색소세포에서 멜라닌이 만들어지지만 이 멜라닌의 생성을 억제하는 데 수소(H_2)가 효과가 있는 것을 확인한 것이다. 멜라닌은 자외선을 방어하는 메커니즘으로 인체에 필요한 것으로 잘 알려져 있다. 그 기능은 피부에서 활성산소를 제거하는 것인데, 수소(H_2)는 유해한 활성산소만을 선택적으로 제거하기 때문에 멜라닌을 생성시키지 않는 능력을 보이는 효과가 있다.

두 번째는 피부에 주름을 방지한다는 효과가 있다. 인체 피부와 유사하게 만든 인공피부를 수 회 자외선에 노출시키면 피부에 주름이 생성된다. 이러한 주름을 억제하는 효과를 수소(H_2)에서 발견하였다. 그리고 동일한 메커니즘을 통하여 피부에서 콜라겐이 다량으로 만들어지는 것도 확인하였다.

세 번째는 셀룰라이트(Cellulite)의 억제이다. 피부에서 지방 덩어리가 울퉁불퉁하게 생겨 마치 오렌지 껍질처럼 되어 보기 흉하게 표면이 불룩하거나 푹 꺼지거나 하는 현상이 셀룰라이트이다. 이 셀룰라이트를 수소(H_2)가 억제한다는 효과도 인공 피부를 이용해서 확인하였다.

네 번째 효능으로는 자외선이 주는 해로운 영향을 억제하는 효과가 있다. 자외선은 우리 인체에서 DNA를 손상시키고 각종 세포를 죽게 하는데, 이것도 수소(H_2)에 의해 억제되는 효과가 있다는 것을 연구를 통하여 확인하였다.

저자는 미와 노부히코 교수와 2010년부터 피부미용에 대하여 수소(H_2)을 공동연구하여 오고 있으며 국내 수소탑스주식회사(www.h2tops.com)를 통하여 다수의 수소화장품(수소에센스:DHGM, 수소앰플:TINAZANA, ETRE BLANC Hydrogen Ampoules)을 생산하고 있다.

기존 화장품 분야에서는 콜라겐, 히알루론산 등의 소재가 중요하게 사용되고 있지만 미래 화장품 시장에서는 자연의 항산화제인 수소(고체, 액체, 기체형태)를 활용한 화장품이 대세가 될 것이다. 이유는 수소는 피부에 바르면 진피층 하부까지 침투할 뿐만 아니라, 인체와 관련한 170가지 이상의 수소의학 연구논문 1,800여 편에서 부작용 보고가 없고, 즉효성이 뛰어나며 노화로 인한 냄새(노네랄 등)를 억제하고, 항염증 기능 및 유해한 활성산소를 제거하며(근적외선으로 인한 활성산소 발생 억제 등), 항알레르기, 셀룰라이트 억제, 미백 및 잔주름 개선 등에서 효과가 입증되고 있기 때문이다.

8. 수소 테라피 실증사례

피부질환, 통증 및 피부 미용에 수소수 효과를 확인하기 위해 수소테라피를 두 곳에 설치하여 실시하였다.

실증 사례1

● ● ●

2010년부터 2018까지 약 9년간 수소테라피 시설을 설치하고 경기도 광주시 곤지암에서 운영을 하였다.

반신욕조(성인용 10, 어린이용 10)를 설치하여 수소수 공급조건을 다음과 같이 했다. 전기전도도 30~150㎲/cm, 용량은 최대 5㎥/시간, 수온(냉수20℃~28℃, 온수 38℃~41℃), 수압 2~2.5 kg/㎠ 및 용존수소농도는 0.5~0.8mg/L로 유지하였다.

지방에서 온 사람은 숙식이 가능하도록 별도의 시설을 하였고, 연구대상은 ① 관절염 및 통증, ② 피부질환(아토피), ③ 피부 미백에 대하여 실시하였다.

시험 결과, 수소수 입욕 후에 통증완화의 경우 80% 이상, 아토피의 경우 75% 이상, 그리고 피부미백은 95% 이상으로 개선효과를 보였으며 체험자들은 피부가 부드럽고 촉촉하다고 하였다. 특히 아토피의 경우 튜브 형태로 액체수소를 제공하여서 아토피 피부상에 바르도록 한 결과 대부분의 아토피질환 환자들이 가려움이 완화되었다고 하였으며 완치가 되었다는 사람들도 다수였다. 현재 수소탑스주식회사에서 제품화하여 판매중이다.

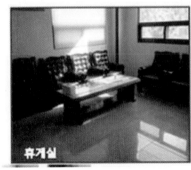
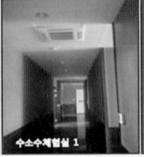
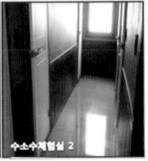

휴게실

수소수체험실 1

수소수체험실 2

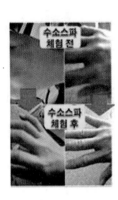
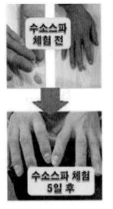
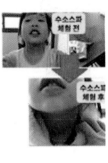

수소스파
체험 전

수소스파
체험 후

수소스파
체험 전

수소스파 체험
5일 후

수소스파
체험 전

수소스파
체험 후

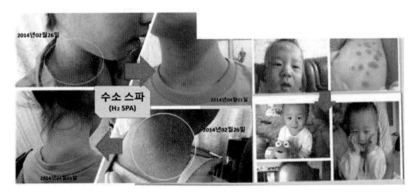

2014년02월26일

수소 스파
(H₂ SPA)

2014년04월01일

2014년02월26일

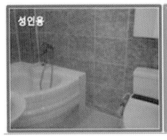
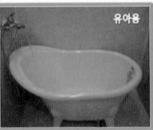
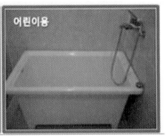

성인용

유아용

어린이용

수소 의료

경기도 고양시 원마운트에 수소수 공급장치를 설치하여 2018년 1월 8일부터 2018년 3월 7일까지 '수소수 스파'를 운영하였다.

수소수 스파를 체험한 사람들의 수소수 입욕 후 체험담을 정리하여 보았다.

1) 체온이 상승했다.
2) 피부가 부드러워졌다.
3) 머리카락이 윤기가 난다.
4) 피부 보습성을 느낀다.
5) 피부톤이 밝아졌다.
6) 쉽게 땀이 났다.
7) 혈액순환이 좋아졌다.
8) 피로회복이 된 것 같다.
9) 찬 몸에 도움이 되었다.
10) 아토피가 완화되었다.
11) 수면의 질이 좋아졌다.
12) 통증이 완화된 것 같다.

야외활동은 창의력과 집중력 향상, 긍정적 기분과 자존감 증진, 비타민 D 수치 증진 등 건강을 회복하는 자연 치유 능력에 도움이 되지만 반면에 피부노출로 인한 부작용도 우려되므로 건강관리가 필요하다.

야외활동과 관련하여 최근에 카라반 캠핑이 눈길을 끌고 있으며 국제 카라반 전시회로 '카라반살롱 2020(CARAVAN SALON)'이 오는 9월 4~13일에 독일 뒤셀도르프에서 개최된다. 우리나라도 2021년 아시아 캠핑 대회와 2023년 세계 캠핑 대회가 세계 최초로 우리나라에서 개최되어 열릴 예정이다.

지하수나 샘물 등으로 만든 수소수를 카라반 캠핑에서 이용할 경우 비싼 시판 생수 구입을 걱정할 필요가 없으며 수소수는 소독 냄새도 나지 않고 물속의 각종 미생물(바이러스, 세균 등)에 대한 걱정을 할 필요도 없다.

뿐만 아니라 각종 야채나 과일 그리고 육류 등을 조리할 시에도 신선도를 유지하며 잡냄새 등도 제거할 수 있으며 수소수로 세면이나 샤워를 할 경우 아토피 등의 피부질환 개선에도 도움이 된다. 휴식시간에 수소가스를 흡입한다면 건강에도 더욱 금상첨화일 것이다.

야외활동을 하면 필연적으로 자외선 노출이 많아지게 되기에 일광화상은 물론 광과민질환, 색소침착, 노화, 피부암 발생 가능성 증가 우려 등이 염려될 수 있다.

수소(H₂)는 자외선 차단 효과와 잔주름 개선 및 미백효과 그리고 유해한 활성산소 제거 능력을 가지고 있으니 이를 예방할 수 있다.

최근에 국내 수소화장품 업체(수소탑스주식회사)에서도 보습, 잔주름, 미백 그리고 피부 가려움에 도움이 되는 휴대용 수소크림(제품명:DHGM)과 외출 후, 세안 후 사용하는 화장수, 에센스, 로션, 크림이나 마스크팩 시트가 필요 없는 올인원 앰플(제품명:TINAZANA)을 판매하고 있다.

건강한 야외생활에서 필수적인 식수, 요리, 세면 등에 사용하는 수소 제품들은 우선적으로 안전성 확보가 중요하므로 이를 위해 글로벌생활수소협회에서는 등산, 캠핑, 노상 및 육상 레포츠 관련 수소 제품에 대해 품질인증을 확인하는 활동을 추진 중이다.

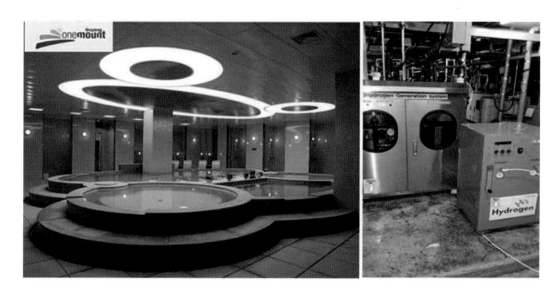

[실제 수소 스파 시설(왼쪽)과 2단으로 수소수 공급장치 운영(오른쪽)]

저자는 원마운트(http://www.onemount.co.kr)에서 시험한 수소스파에서 온수(섭씨 40~45도)의
수소농도(DH2)가   0.8ppm이상 유지하는 기술을 개발함으로써 향후 피부미용, 신경통, 노화 그리
고 피부질환등의 수소테라피 분야가 확산될 것으로 전망한다.

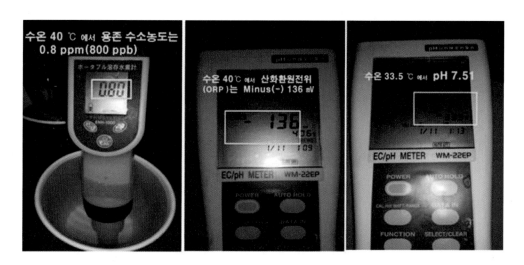

[수소수 욕조에서 50m 이상 거리에 설치된 수소수공급장치로 회송되는 수소수의 수질

– (좌로부터 용존수소, 산화환원전위 및 pH)]

Hydrogen water intake via tube-feeding for patients with pressure ulcer and its reconstructive effects on normal human skin cells in vitro.
Qiang Li1, Shinya Kato2, Daigo Matsuoka3, Hiroshi Tanaka1 and Nobuhiko Miwa

Anti-inflammatory properties of molecular hydrogen: Investigation on parasite-induced liver inflammation," Comptes Rendus de l'Academie des Sciences III, vol. 324, no. 8, pp. 719–724, 2001. Gardette, and M. De Reggi,

The Drinking Effect of Hydrogen Water on Atopic Dermatitis Induced by Dermatophagoides farinae Allergen in NC/Nga Mice
Rosa Mistica C. Ignacio,1 Hyun-Suk Kwak,2 Young-Uk Yun,2 Ma. Easter Joy V. Sajo,1 Yang-Suk Yoon,1 Cheol-Su Kim,3 Soo-Ki Kim,3 and Kyu-Jae Lee

"Redox regulation by reduced waters as active hydrogen donors and intracellular ROS scavengers for prevention of type 2 diabetes," in Cell Technology For Cell Products, E. Smith, Ed., vol. 3, pp. 99–101, 2007. S. Shirahata, Y. Li, T. Hamasaki et al.,

"Recent progress toward hydrogen medicine: potential of molecular hydrogen for preventive and therapeutic applications," Current

Pharmaceutical Design, vol. 17, no. 22, pp. 2241–2252, 2011. S. Ohta.

Supplementation of hydrogen-rich water improves lipid and glucose metabolism in patients with type 2 diabetes or impaired glucose tolerance," Nutrition Research, vol. 28, no. 3, pp. 137–143, 2008. S. Kajiyama, G. Hasegawa, M. Asano et al.,

The transfer of hydrogen from inert gas to therapeutic gas
Hong-mei Li, Li Shen Ph.D. , Jun-wen Ge, Ru-fang Zhang

Hydrogen water ameliorates the severity of atopic dermatitis-like lesions and decreases interleukin-1β, interleukin-33, and mast cell infiltration in NC/Nga mice.
Takuya Kajisa, MD, Takuji Yamaguchi, PhD, Ailing Hu, Nobuhiro Suetake, MD, PhD, and Hiroyuki Kobayashi, MD, PhD
The drinking effect of hydrogen water on atopic dermatitis induced by Dermatophagoides farinae allergen in NC/Nga mice. Evid Based Complement Alternat Med. 2013;2013:5.
Ignacio RMC, Kwak HS, Yun YU, Sajo ME, Yoon YS, Kim CS, et al.

Hydrogen water intake via tube-feeding for patients with pressure ulcer and its reconstructive effects on normal human skin cells in vitro
Qiang Li,Shinya Kato,Hiroshi Tanaka,Daigo Matsuoka

Zhu, Q., et al., Positive effects of hydrogen-water bathing in patients of psoriasis and parapsoriasis en plaques. Sci Rep, 2018. 8(1): p. 8051.

Zhang, B., et al., Hydrogen ameliorates oxidative stress via PI3K-Akt signaling pathway in UVB-induced HaCaT cells. Int J Mol Med, 2018. 41(6): p. 3653-3661.

Tanaka, Y., Y. Saitoh, and N. Miwa, Electrolytically generated hydrogen warm water cleanses the keratin-plug-clogged hair-pores and promotes the capillary blood-streams, more markedly than normal warm water does. Med Gas Res, 2018. 8(1): p. 12-18.

Li, Q., Y. Tanaka, and N. Miwa, Effects of hydrogen-occluding-silica microparticles on wound repair and cell migratory behavior of normal human esophageal epitheliocytes. . Medical Gas Research, 2018. 8(2): p. 57.

Fang, W., et al., Hydrogen gas inhalation protects against cutaneous ischaemia/reperfusion injury in a mouse model of pressure ulcer. J Cell Mol Med, 2018.

Zhang, J., et al., Hydrogen-Rich Water Ameliorates Total Body Irradiation-Induced Hematopoietic Stem Cell Injury by Reducing Hydroxyl Radical. Oxid Med Cell Longev, 2017. 2017: p. 8241678.

Yan, W.M., et al., The reason for the amelioration of N-methyl-N-nitrosourea-induced retinitis pigmentosa in rats by hydrogen-rich saline. Int J Ophthalmol, 2017. 10(10): p. 1495-1503.

Wu, C.Y., et al., Hydrogen gas protects IP3Rs by reducing disulfide

수소 의료

bridges in human keratinocytes under oxidative stress. Sci Rep, 2017. 7(1): p. 3606.

Tamaki, N., et al., Hydrogen-Rich Water Intake Accelerates Oral Palatal Wound Healing via Activation of the Nrf2/Antioxidant Defense Pathways in a Rat Model. Oxid Med Cell Longev, 2016. 2016: p. 5679040.

Xiao, Y.D., et al., Synergistic effect of hyperbaric oxygen preconditioning and hydrogen-rich saline in ameliorating rat flap ischemia/reperfusion injury. Plastic and Aesthetic Research, 2015. 2(6): p. 332.

Wang, X., et al., Hydrogen-rich saline resuscitation alleviates inflammation induced by severe burn with delayed resuscitation. Burns, 2015. 41(2): p. 379-85.
Liu, Y.Q., et al., Hydrogen-rich saline attenuates skin ischemia/reperfusion induced apoptosis via regulating Bax/Bcl-2 ratio and ASK-1/JNK pathway. Reconstructive & Aesthetic Surgery, 2015.

Ishibashi, T., et al., Improvement of psoriasis-associated arthritis and skin lesions by treatment with molecular hydrogen: A report of three cases. Mol Med Rep, 2015. 12(2): p. 2757-64.

Guo, S.X., et al., Beneficial effects of hydrogen-rich saline on early burn-wound progression in rats. PLoS One, 2015. 10(4): p. e0124897.

Zhao, S., et al., Protective effect of hydrogen-rich saline against radiation-induced immune dysfunction. J Cell Mol Med, 2014. 18(5): p. 938-46.

Yoon, Y.S., et al., Positive Effects of hydrogen water on 2,4-dinitrochlorobenzene-induced atopic dermatitis in NC/Nga mice. Biol Pharm Bull, 2014. 37(9): p. 1480-5.

Mei, K., et al., Hydrogen protects rats from dermatitis caused by local radiation. J Dermatolog Treat, 2014. 25(2): p. 182-8.

Yu, W.T., et al., Hydrogen-enriched water restoration of impaired calcium propagation by arsenic in primary keratinocytes. Journal of Asian Earth Sciences, 2013. 77: p. 342-348.

Shin, M.H., et al., Atomic Hydrogen Surrounded by Water Molecules, H(H2O)m, Modulates Basal and UV-Induced Gene Expressions in Human Skin In Vivo. PLoS One, 2013. 8(4): p. e61696.

Li, Q., et al., Hydrogen water intake via tube-feeding for patients with pressure ulcer and its reconstructive effects on normal human skin cells in vitro. Med Gas Res, 2013. 3(1): p. 20.

Ignacio, R.M., et al., The balneotherapy effect of hydrogen reduced water on UVB-mediated skin injury in hairless mice. Molecular & Cellular Toxicology, 2013. 9(1): p. 15-21.

Ignacio, R.M., et al., The Drinking Effect of Hydrogen Water on Atopic Dermatitis Induced by Dermatophagoides farinae Allergen in NC/Nga Mice. Evid Based Complement Alternat Med, 2013. 2013: p. 538673.

Wei, L., et al., Hydrogen-rich saline protects retina against glutamate-induced excitotoxic injury in guinea pig. Experimental Eye Research, 2012. 94(1): p. 117-27.

Ono, H., et al., Hydrogen (H2) treatment for acute erythymatous skin diseases. A report of 4 patients with safety data and a non-controlled feasibility study with H2 concentration measurement on two volunteers. Medical Gas Research, 2012. 2(1): p. 14.

Kato, S., et al., Hydrogen-rich electrolyzed warm water represses wrinkle formation against UVA ray together with type-I collagen production and oxidative-stress diminishment in fibroblasts and cell-injury prevention in keratinocytes. J Photochem Photobiol B, 2012. 106: p. 24-33.

Guo, Z., et al., Hydrogen-rich saline protects against ultraviolet B radiation injury in rats. J Biomed Res, 2012. 26(5): p. 365-71.

Chuai, Y., et al., Hydrogen-rich saline protects spermatogenesis and hematopoiesis in irradiated BALB/c mice. Med Sci Monit, 2012. 18(3): p. BR89-94.

Yoon, K.S., et al., Histological study on the effect of electrolyzed reduced water-bathing on UVB radiation-induced skin injury in hairless mice. Biological and Pharmaceutical Bulletin, 2011. 34(11): p. 1671-7.

Qian, L.R., et al., Radioprotective effect of hydrogen in cultured cells and mice. Free Radic Res, 2010. 44(3): p. 275-282.

Kitamura, T., H. Todo, and K. Sugibayashi, Effect of several electrolyzed waters on the skin permeation of lidocaine, benzoic Acid, and isosorbide mononitrate. Drug Development and Industrial Pharmacy, 2009. 35(2): p. 145-53.

수소 의료

30.

장기 이식에
수소효과

장기 이식(臟器移植)이란 어떤 조직 또는 장기의 파손된 기능을 대체할 목적으로 원래 존재하는 장소에서 다른 장소로 조직 또는 장기를 옮기는 것이다.

　　1969년 3월 25일 서울 명동소재 성모병원에서 만성 신부전증을 앓고 있던 환자의 대한민국 최초 신장 이식 수술이 성공하였다.

　　장기 이식은 신장, 간장, 소장, 췌장 등 장기가 질병으로 본래 기능을 상실했을 때 다른 사람의 새 장기로 대체하는 의학이다. 하지만 장기 이식을 성공하려면 작은 혈관이 막히지 않게 혈액을 통과하게 하는 봉합기술과 수술 후 이식한 장기가 거부반응으로 손상되지 않도록 하는 면역억제기술이 필요하다. 그러한 이유로 이식은 인류가 꿈꾸어 왔지만 실현하기 힘든 난제로 알려져 왔었다. 1950년대 세계적으로 혈관 외과술과 이식면역이 획기적으로 발전하면서 장기 이식 분야도 태동을 시작하고, 1954년 미국에서 일란성 쌍둥이에서 세계 첫 번째 신장 이식이 성공하였다.

　　1972년 이식수술 후 거부반응을 획기적으로 줄여 주는 면역억제제가 스위스에서 개발된 이후, 우리나라 장기 이식 분야도 성과를 내기 시작했다. 1979년 1월 뇌사자 신장 이식 수술, 1988년 3월 뇌사자 간 이식, 1992년 11월 심장 이식, 1996년 7월 폐장 이식, 2004년 4월 소장 이식 수술, 2011년 7개 다장기 이식, 2014년 간

　　　　　　　　　　　　　　　　　　　　　　　　수소 의료

제외 소화기계 6개 장기 변형 다장기 이식이 국내 최초로 성공하였다.

우리나라 장기 이식 수술의 발전과 더불어 이식 건수도 증가해 질병관리본부 장기 이식 관리센터 자료에 따르면 2001년 1,370건에서 2018년 4,116건으로 조사됐다. 이 중 간 이식은 2002년 364건에서 2017년 1,482건으로 급증했다.

1990년대 초까지 간암 환자가 간 이식을 해도 5년 이상 생존율이 30~40%였다. 2000년대 들어 간이식 생존율이 증가했지만, 2017년 3년 이상 생존율은 뇌사자 이식을 받은 경우는 72.57%, 생체간 이식을 받은 경우는 83.33%를 보이며 2002년과 비교 시 큰 차이가 없다. 이는 최근 혈액형이 맞지 않거나 이식이 불가능한 말기 간질환자에게까지 간 이식 영역이 확대되며 새로운 삶을 선물한 결과이다.

하지만 우리나라 장기 이식 대기자는 2019년 현재 3만 1,764명이고, 2018년 장기기증 현황은 2,374건으로 이식받을 장기가 턱없이 부족하다. 우리나라 인구 100만 명당 뇌사 장기기증자 수는 9.95명 수준으로 스페인(46.9명), 미국(31.96명) 등 외국보다 한참 떨어진다.

가톨릭대 장기 이식의 역사는 한국 장기 이식의 역사라고 해도 과언이 아니다. 국내 최초로 신장 이식을 성공한 후 강남성모병원과 서울성모병원을 거치면서 장기 이식분야를 선도해 왔다. 1983년 국내 최초 동종골수 이식, 1993년 뇌사자로부터의 간 이식, 1995년 심장 이식, 1996년 신장과 췌장 동시 이식, 2002년 골수 이식 후 간 이식 등을 성공시켰다. 2004년 고난이도 이식 수술인 소장 이식, 2012년 신장과 조혈모세포를 동시에 이식, 2014년 간 제외 소화기계 6개 장기 변형 다장기 이식 모두 국내 최초로 성공시켰고, 지난해 국내 소장 이식 최다 수술을 달성했다. 또한 서울성모병원에서 신장 이식 수술로 새 생명을 얻어 30년 이상 건강한 생활을 하고 있는 환우는 20명, 20년 이상은 188명이다. 이 중 신장 이식 후 가장 오래된 환자는 94차로 이식을 받은 84세 남성 환자로 현재 38년을 경과했으며, 1993년 처음으로 간 이식을 시행한 56세 남성 환자가 26년째를 맞이하고 있다.

일본에서도 개정 장기 이식법의 시행으로 인해 뇌사 후 장기 제공자로부터의 장기 이식이 증가하고 있지만 유럽과 미국의 여러 나라에 비해 뇌사 또는 심정지 후 장기 제공자로부터의 장기 이식되는 경우는 매우 적다.

장기 이식의 경우 이식 장기의 허혈 재관류 장해가 발생하는데 수소는 이 허혈 재관류 장해에 유효성을 나타내는 물질이다. 동물 실험 모델에서는 수소가 허혈 재관류 장해를 억제하고 이식을 받은 동물의 생존율을 증가시킨 보고가 많이 있다. 또한 장기 이식의 미래 전망에 대해서는 수소 함유액의 이식 전 재관류가 간의 허혈 재관류 장해를 현저히 억제하는 것을 정리하여 보았다.

우리의 생명은 심장, 폐, 간, 신장 등 다양한 장기의 기능에 의해 유지되고 있다. 이러한 장기의 기능이 질병이나 사고 등으로 손실될 경우 생활과 생명 유지에 중요한 영향을 미친다. 장기 이식은 무거운 질병이나 사고 등으로 장기 기능을 잃어버린(또는 저하된) 사람에게 다른 사람의 건강한 장기를 이식하여 기능을 회복시키는 의료이다. 한편, 재생 의료는 선천적, 또는 질병, 사고, 연령 증가 등으로 인한 결손, 손상, 기능 저하된 조직과 장기를 복구 재생하기 위해 환자의 체외에서 배양한 세포와 조직을 이용하는 의료이다.

최근에는 줄기 세포나 iPS 세포(induced pluripotent stem cell, 유도만능줄기세포)를 이용한 재생 의료가 주목받으면서 장기 이식을 대체하는 장래성 있는 의료 기술로 자리매김하고 있지만 아직 실용화하기에는 시간이 소요될 것이다.

장기 이식은 제3자의 선의에 의한 장기의 제공이 없으면 성립되지 않는다.

장기를 제공하는 사람을 도너(장기 제공자), 장기 이식을 받는 사람을 레시피언트(recipient, 장기 수용자)라고 한다. 최근 장기 이식법 개정에 의해 뇌사 후 장기 이식을 할 수 있는 요건이 완화되었다. 또한 이 법 개정 외에도 의료 기술이나 면역 억제제 등의 발전에 의해 이전보다 이식할 수 있는 장기가 많아져 이식 성적도 향상되었다.

수소 의료

1. 장기 이식의 현황

현재 진행되고 있는 이식 의료로는 크게 나누어 장기 이식과 조직 이식이 있다. 장기 이식은 심장, 폐, 간, 췌장, 신장, 소장을 이식하며 조직 이식은 각막, 피부, 심장 판막, 내이, 뼈, 골수 등을 이식한다. 일반적으로 행해지는 수혈도 크게 나누면 이식의 일종이다. 장기 이식은 사망한 사람에게서 장기 제공을 받아 이식하는 경우(사체 장기 이식)와 살아 있는 사람(대부분은 가족)에게서 장기 제공을 받아 이식하는 경우(생체 장기 이식)의 2가지가 있으며 또한 사체 장기 이식은 뇌사한 사람에게서 제공되는 경우(뇌사 장기 이식)와 심장이 정지한 사람에게서 제공되는 경우(심정지 후 장기 이식)가 있다.

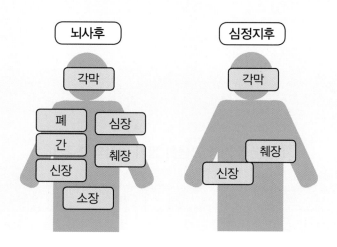

[이식 가능한 조직 또는 장기(아스테라스제약 HP)]

우리나라 전체 장기 이식 현황은 아래와 같다.

[장기이식대기자 및 기증자 현황]

구분		2014	2015	2016	2017	2018
이식대기자 수		24,607	27,444	30,286	34,187	32,217
기증 희망자 수	등록 수	127,798	107,427	101,927	92,811	87,698
	누계	1,426,260	1,528,981	1,624,908	1,709,690	1,789,068
기증자 수		2,479	2,569	2,865	2,897	3,315
이식 건 수		3,925	4,124	4,684	4,388	4,636

출처: 질병관리본부 장기이식센터

[일본의 기증 가능한 장기 이식의 종류]

장기 이식의 종류	심장	심폐	폐	간	췌장	신장	소장
뇌사 장기 이식	◎	◎	◎	◎	◎	◎	○
심정지 후 장기 이식					◎	◎	
생체 장기 이식			◎	◎	○	◎	○

◎ : 보험적용
○ : 신진의료

수소 의료

뇌사란, 뇌 전체의 기능이 손실된 상태이다. 뇌사는 인공호흡기 등으로 심장을 잠시 움직이게 할 수 있지만 곧 심장도 멈추게 된다. 뇌사는 세계 대부분의 국가에서 사람의 죽음으로 인정되고 있다. 뇌사와 '식물 상태'는 다르다.

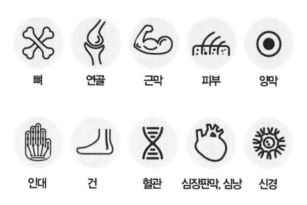

기증 가능한 인체조직

뼈	연골	근막	피부	양막
인대	건	혈관	심장판막, 심낭	신경

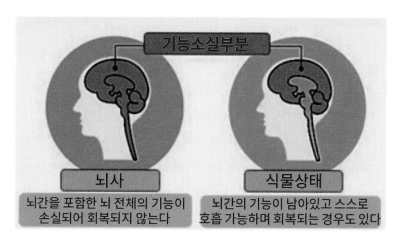

기능소실부분	
뇌사	**식물상태**
뇌간을 포함한 뇌 전체의 기능이 손실되어 회복되지 않는다	뇌간의 기능이 남아있고 스스로 호흡 가능하며 회복되는 경우도 있다

[뇌사 와 식물상태 차이]

뇌사의 경우 신장이나 간 등의 장기는 심장이 움직이는 동안 어느 정도의 기능을 유지한다. 한편, '식물 상태'의 경우 호흡과 혈액 순환, 의식 등을 관장하는 뇌간이 활동하고 있는 상태로 스스로 호흡할 수 있는 경우가 많고 회복할 가능성도 있다. 심장이나 호흡 등이 정지된 상태를 심정지 또는 심폐 정지라고 한다.

심정지는 혈액이 순환하지 않기 때문에 장기는 빠르게 기능을 잃게 된다.

구분	뇌사상태	식물인간상태
손상부위	뇌간을 포함한 뇌 전체	대뇌의 일부
정신상태	심한 혼수상태	무의식 상태
기능장애	심장박동 외 모든 기능이 정지됨	기억, 사고 등 대뇌 기능 장애
운동능력	움직임 없음	목적 없는 움직임 가능함
호흡상태	자발적 호흡이 불가능함	자발적 호흡이 가능함
경과내용	심정지로 사망	수 개월~ 수 년 생존가능, 회복 가능성 있음
기증여부	장기기증 가능함	장기기증 불가능함

삼성중앙병원자료인용

사체 장기 이식은 뇌사 후 또는 심정지 후 장기 제공이 이루어진다.

우리나라는 2014년 1월 31일에 장기 등 이식에 관한 법률(약칭: 장기 이식법)이 시행되고 있으나 일본은 2010년에 개정 장기 이식법이 시행되면서 본인이 생전에 서면으로 장기를 제공한다는 의사 표시를 한 경우 이외에 본인의 의사가 불분명한 경우에도 가족의 동의가 있으면 장기 제공이 가능하게 되었다. 또한 친족에게 우선적으로 장기를 제공하는 의사 표시와 5세 미만의 뇌사 후 장기 제공도 가능하게 되었다.

일본 장기 이식 네트워크(JOT)에서는 뇌사 및 심정지 후 이식을 희망하는 사람 또는 그 가족들과 장기 제공자 사이의 중개 역할을 하고 있다. 생체 장기 이식의 경우

수소 의료

는 그럴 필요가 없지만 뇌사 또는 심정지 후 장기 이식을 희망하는 사람은 JOT에 등록하여 코디네이트를 받을 필요가 있다.

일본에서 뇌사 및 심정지 후 장기 이식을 희망하는 사람은 약 1만 3천 명인 것에 비해 뇌사 및 심정지 후 장기 이식을 받은 사람은 약 300명이다. 한편, 미국에서는 약 2만 5천 명이 주로 뇌사 후 장기 이식을 받고 있다.

[일본에서 실시되고 있는 장기 이식 현황]

장기	이식대상	희망자 개수(명)	연간 실시개수(명)	5년 생존율
폐	폐고혈압증, 폐섬유증, 세기관지염, 폐기종	240	뇌사: 25~40, 생체: 10~20	약 70%
심장	심근증, 허혈성심질환	350	20~40	85% 이상
간	폐렴, 간경병, 폐세포암	400	뇌사:40, 생체:400	75% 이상
췌장	당뇨병	200	총 29	70.4%
신장	만성신부전	12,000	심정지:40~150, 뇌사:60~90, 생체1,300~1,500	뇌·사 심정지: 약80% 생체: 90% 이상
소장	단장증후군, 소장부전	5	0~4	68%

(상기는 2010~2015년도의 자료로, 각 장기에 따라 통계년도가 다를 수 있음)

2. 장기 이식의 과제

장기 이식을 진행하는 데에는 몇 가지 문제점이 발생한다. 그중 대표적인 것으로 허혈 재관류 장해가 있다. 이것은 장기 이식을 위해 도너에게서 제공받아 보관된 장기를 레시피언트(recipient)에게 이식하고 혈류를 재개시켰을 때 일어난다. 또한 다른 사람의 장기를 제공받아 이식할 때 이식된 장기를 배제하는 거부 반응이 일어나기도 한다.

허혈 재관류 장해란 허혈 상태에 있는 장기나 조직에서 허혈 상태가 해제된 후 혈액의 재관류가 일어났을 때 그 장기나 조직 내의 미소 순환에 있어서 각종 독성 물질의 생산이 야기되어 유발되는 장해이다. 허혈 시간과 정도, 장기의 종류 등에 따라 장해의 정도가 다르다. 몇 가지 원인이 있지만 그 원인의 하나로 활성 산소와 일산화질소(NO)의 생성이 있을 수 있다. 국소뿐만 아니라 2차적으로 전신의 주요 장기에 장애가 일어나 수도 있으며 특히 뇌, 폐, 간, 신장 등이 표적 장기가 되어 다장기 부전을 일으키는 경우도 있다. 심근 경색이나 뇌경색의 경우 혈류가 차단된 이후에 혈류가 다시 재개된 후 허혈 재관류 장해가 일어난다.

또한 크러시 증후군(Crush syndrome, traumatic rhabdomyolysis, Bywaters' syndrome)은 골격근에 대한 압궤 손상이 있은 뒤에 중증 쇼크 및 신부전의 특징이 있는 질병이다. 압궤 증후군, 압좌 증후군, 압박 증후군으로도 부르는데 일본과 같이 지진 등으로 인해 신체의 일부가 붕괴물 밑에 깔리면서 압박되었다가 그 압박이 해제된 후에도 다시 증상이 일어난다. 그리고 수술 시 장기의 혈류를 차단했을 때, 장기 이식을 위해 도너(donor)에게서 제공받아 보관된 장기를 레시피언트(recipient)에게 이식하고 혈류를 재개시켰을 경우에도 이 장해가 발생한다. 우리 몸은 외부에서 들어온 이물질을 비자기로 인식하여 배제하는 기능(이것을 면역이라고 한다)을 가지고 있기 때문에 외부에서 이식된 장기를 백혈구의 일종인 림프구가 공격하여 제거하는 반응인 거부 반응이 일어난다. 거부 반응을 제어할 수 없는 경우 이식한 장기의 기능이 손실되어 생명에 영향을 미칠 수 있다.

거부 반응이 일어나기 쉬운 정도는 이식을 받는 사람과 장기를 제공하는 사람의 HLA(인간 백혈구 항원/조직 적합 항원)라는 형태와 혈액형의 궁합에 따라 달라진다. HLA가 완전히 일치하지 않으면 거부 반응을 일으킬 가능성이 커진다.

그러나 최근에는 우수한 면역 억제제가 개발되어 HLA가 완전히 일치하지 않더라도 일치하는 경우에 뒤지지 않는 이식 성적을 얻을 수 있다.

또한 장기 이식을 하려면 혈액형이 맞는 것도 중요하다. 다만, 혈액형이 일치하지 않더라도 수혈이 가능한 조합이라면 일치하는 경우와 동일하게 이식이 가능하다. 어쨌든 일부 장기 이식을 제외하고는 거부 반응이 일어나므로 거부 반응을 억제하기 위해 면역 억제제를 평생 복용해야 한다. 그러나 면역 억제제의 복용으로 인해 감염증의 위험이 높아지므로 주의가 필요하다.

3. 수소의 장기 이식에 관련된 문헌

폐, 심장, 간, 췌장, 신장, 소장의 장기 이식에 관한 동물 실험 논문이 28건 보고된 바 있다. 그중 수소 가스의 흡입이 Rat의 간 허혈 재관류 장해를 억제하고 이식 후 생존율을 증가시킨 문헌(Zhang CB등, 2015), 수소 함유 장기 보존액이 Rat의 신장 허혈 재관류 장해를 억제하고, 마찬가지로 이식 후의 생존율을 증가시킨 문헌(Abe T 등, 2012) 및 수소를 함유한 영양액의 장관 내 주입이 Rat의 소장 허혈

[장기 이식에 관련된 문헌 (1)]

장기	질환모델	사용동물종	문 헌
폐	허혈재관류장애	토끼	Li H 등, 2012
		Rat	Shi J 등, 2012
	이식	Rat	Noda K 등, 2014
		Rat	Liu R 등, 2015

심장	허혈재관류장애	Rat	Tan M 등, 2013
		Rat	Zhao Y 등, 2014
		Rat	Zhang G 등, 2015
		Rat	Pan Z 등, 2015
	이식	Rat	Nakao A 등, 2010
		Rat	Noda K 등 2012
		Rat	Noda K 등, 2013
간	허혈재관류장애	Mouse	Fukuda K 등, 2007
		Rat	Liu Y 등, 2014
		Rat	Zhang CB 등, 2015
		돼지	Matsuno N 등, 2014

[장기 이식에 관련된 문헌 (2)]

장기	질환모델	사용동물종	문 헌
췌장	허혈재관류장애	Rat	Luo ZL 등, 2015
신장	허혈재관류장애	Rat	Wang F 등, 2011
		Rat	Shingu C 등, 2010
		Rat	Abe T 등, 2012
		Rat	Zeng K 등, 2014
		Rat	Li J 등, 2016
	이식	Rat	Cardinal JS 등, 2010
소장	허혈재관류장애	Rat	Chen H 등, 2011
		Rat	Shigeta T 등, 2015
	이식	Rat	Buchholz BM 등, 2008
		Rat	Zheng X 등, 2009
		Rat	Buchholz BM 등, 2011

재관류 장해를 억제한 문헌(Shigeta T등, 2015)은 아래 표와 같다.

쥐의 문정맥(소화관을 통과한 혈액이 모여 간으로 보내지는 혈관)을 90분간 관찰한 후 180분간의 재관류를 실시하는 방법으로 간 허혈 재관류 모델을 제작하였다.

그 후 이 간을 동일 계열의 다른 마우스에 이식하였다. 허혈 재관류 장해를 일으키기 전에 1~2% 또는 3%의 수소 가스를 1~3시간 또는 6시간 동안 흡입시켰다.

이 결과 2%의 수소 가스를 1시간 동안 흡입시켰을 경우에 가장 높은 효과를 나타내었고 각종 간 장애 마커와 염증성 사이토카인의 감소가 보였다. 또한 이 효과는 간의 광학 현미경 관찰 및 전자 현미경 관찰에서도 확인되었다. Rat를 3개의 군으로 나누어 도너에게 수소 가스를 흡입시키는 경우, 레시피언트(recipient)에게 수소 가스를 흡입시키는 경우, 도너와 레시피언트(recipient) 모두에게 수소 가스를 흡입시키는 경우로 설정하고 수소 가스의 흡입 효과를 염증과 세포사에 관여하는 유전자와 단백질의 발현을 통해 검토하였다. 그 결과 도너에게 수소 가스를 흡입시키는 방법이 가장 효과적인 것을 알 수 있었다.

다만, 이 결과를 가지고 인간이 수소 가스를 흡입하는 경우의 최적 농도와 시간이 각각 2%와 1시간이라고 할 수는 없다.

쥐는 호흡 횟수와 심박수가 인간에 비해 약 6배 많은 동물이므로 동물 종차(인간과

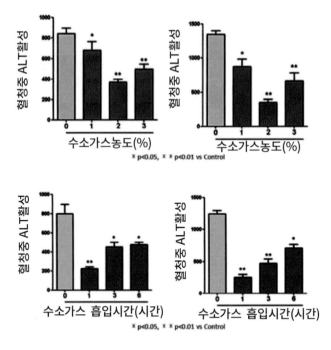

[(위) 각종 수소가스 농도에 따른 간 장애 억제효과(Zhang CB, 2015 문헌),

(아래) 2% 수소가스의 흡입시간에 따른 간 장애 억제효과(Zhang CB, 2015 문헌)]

Rat의 차이)를 고려해야 한다.

비파괴 수소 함유 장치(전해조에서 제작된 수소가 수조와 전해조를 순환하도록 만든 장치)의 수조 안에 장기 보존액이 들어 있는 플라스틱 용기를 약 24시간 동안 보관하여 수조 안에서 수소가 플라스틱 용기를 통해 보존액 안으로 무균적으로 이행하도록 하여 수소가 함유된 장기 보존액(약 1.3ppm)을 준비하였다.

신장을 도너 Rat에게서 적출한 후 신장을 보존액에 넣지 않는 대조군, 일반 보존액에 24시간~48시간 보관한 UW군, 또는 수소 함유 보존액에 24시간~48시간 보관한 HRUW군의 3개 군으로 나누어 각각의 신장을 동일 계통의 레시피언트(recipient)에게 이식했다. 이 결과 단시간(24시간 또는 36시간) 보존한 경우의 HRUW은 이식편의 산화 스트레스, 세포사, 신장 간질의 염증 세포 침윤을 억제했다.

수소 의료

또한 HRUW은 신장 기능을 개선하고 Rat의 생존율을 개선시켰다. 그리고 HRUW은 신장의 세뇨관의 손상과 신장 간질의 섬유화를 경감시켰다. 이 결과를 통해 HRUW은 세뇨관의 상피 세포의 염증과 세포사를 억제하여 신장 기능의 개선과 Rat의 생존율 개선을 나타내는 것으로 생각된다.

쥐의 장간막 동맥을 90분간 관찰하여 허혈 재관류 장해 모델을 제작하였다.

페트병에 수소 발생제를 넣고 가압하는 방법으로 5ppm의 수소와 5% 글루코스를 함유하는 생리 식염수를 만들었다.

쥐를 4개의 군으로 나누어 각각 가짜 수술군, 보존액을 장관 내 주입하지 않는 대조군, 5% 글루코스를 함유한 식염수를 장관 내에 주입하는 GS군, 수소를 함유한 GS를 장관 내에 주입하는 HRGS군으로 설정했다. 재관류 전에 2mL의 용액을 Rat의 장관 강 내에 주입했다.

그 결과, HRGS군에서는 산화 스트레스 마커와 염증성 사이토카인의 생산이 현저히 억제되었다. 또한 HRGS군에서는 소장의 세포 증식이 왕성한 크립트(음와)라는 부분의 세포사가 현저히 억제되었다. 또한 다른 군에 비해 HRGS군에서는 소장의 융털 형태가 양호하게 유지되었다. 이 결과를 통해 수소가 풍부한 용액의 장관 강 내 주입은 산화 스트레스를 억제하고 그 결과 소장의 허혈 재관류 장해를 억제하는 것으로 생각된다.

4. 장기 이식의 미래

2010년에 개정 장기 이식법이 시행되면서 일본에서는 뇌사 후 이식이 증가하고 있으며 우리나라도 2014년 1월 31일에 장기 등 이식에 관한 법률(약칭: 장기 이식법)이 시행되고 있지만 아직 유럽과 미국의 여러 나라에 비하면 이식 건수가 매우 적다.

일본 역시 생체 장기 이식을 제외한 뇌사 또는 심정지 후 장기 이식이 증가하려면 장기 이식 희망자의 등록수가 현재의 약 1만 3천 명에서 비약적으로 증가될 필요가 있다.

장기 이식의 미래 전망과 관련하여 토픽이 될 만한 연구 결과를 정리하였다.

일본 교토 대학 의학부의 공동 연구 성과인데, 간을 도너 Rat에게서 추출하여 장기 보존액에 24시간, 4℃로 보관한 후 레시피언트(recipient) Rat에게 이식하기 전에 보통의 관류액(대조군) 또는 1.0ppm의 수소 함유 관류액(수소군)을 이용해 15분간, 문정맥에서 재관류를 실시했다. 그 결과 대조군에 비해 수소군에서는 간세포 장애 마커가 현저히 경감되었다. 또한 수소군에서는 병리 조직학적으로도 간세포의 장애가 현저히 경감되었으며 간의 유동 내피라 불리는 세포도 보호되고 있었다. 또한 수소군에서는 간의 뚜렷한 항산화 작용이 확인되었다(Tamaki 등, 2016: 일본 장기 보존 생물학회에서 구두 발표).

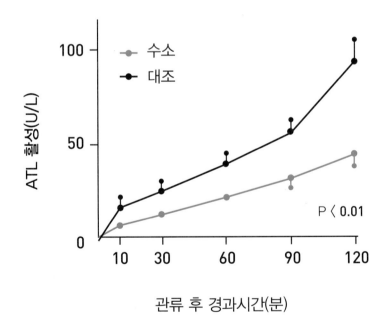

[수소 관류액에 의한 간 장애 억제효과(일본 타미키등, 2016년 발표)]

수소 의료

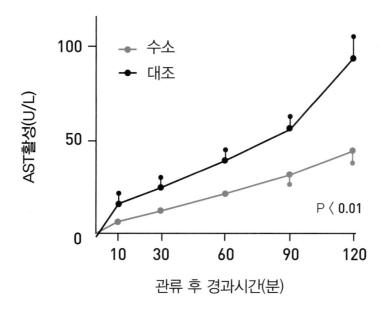

장기 보존의 일반적인 방법은 도너에게서 적출한 장기를 수소(H₂)가 함유된 보존액에 단시간 보관하는 것이다. 그 후 이식에 사용한다. 그러나 이번 실험은 간을 보관할 때 수소(H₂)가 함유된 보존액을 사용하지 않고 보통의 보존액에 보관한 후, 수소 함유 관류액을 가지고 문정맥을 통한 재관류를 실시하면 허혈 재관류 장해를 억제할 수 있다는 획기적인 결과를 보여 주었다.

본 실험의 결과는 간 이식뿐만 아니라 다른 장기 이식의 허혈 재관류 장해의 억제에 수소(H₂)함유 관류액을 사용할 수 있을 가능성을 보여 주고 있기 때문에 장기 이식의 미래에 크게 기여하리라 사료된다.

31.

심정지 소생 후
장애에
수소효과

우리나라에서는 아직도 수소와 관련하여 에너지나 수송(연료전지)분야에만 집중하고 있지만, 2007년 이전부터 건강에 관한 수소 연구논문이 발표된 이래 20년 이상이 경과된 지금, 전 세계에서 수소 연구논문은 약 170가지 질병과 관련하여 1,500편 이상 보고되고 있다. 우리나라의 경우 다른 국가보다 의료분야에서 수소에 대한 이해나 지식 그리고 관심도가 낮아 국민이 질병 치료에 수소를 이용할 수 있게 될 때까지 갈 길은 멀지만 수소의 의약품 또는 의료 기기로서의 개발에 첫걸음을 떼고 있다고 할 수 있다. 이에 따라 가까운 미래에 저자와 같이 수소를 연구하고 실용화를 가속화한다면 수소가 의약품 또는 의료 기기로 사용되는 날이 반드시 올 것이라 생각된다.

일본 게이오 대학병원이 후생 노동성에 신청한 심정지 후 증후군에 대한 수소 가스 흡입 요법이 2016년 11월에 선진 의료 B로 승인을 받아 임상 연구가 시작되었다.

이것은 수소의 의학 연구에 있어서 큰 토픽이었다.

이 연구 후 몇 가지 계획과 정책을 거치면 수소가 의약 가스로서 일본 후생 노동성에서 승인을 받아 건강보험 적용을 받게 될 수도 있을 것이다.

수소 의료

병원 밖에서 심장이 정지(원외 심폐 정지)한 성인 환자 중 심장 박동이 재개된 후에도 혼수상태가 계속되는 환자에 대해 중환자실에서 2%의 수소를 첨가한 산소를 18시간 동안 인공호흡기로 흡입시켜 치료 효과를 조사한 시험으로, 3년간의 시험 기간 동안 대조군 180사례, 수소 흡입군 180사례를 수집한 이중 맹검법을 사용하였다. 이 임상 연구에서는 아쉽게도 저자가 개발한 무격막 전기분해나 기존 고체고분자전해질막을 이용한 전기분해로 생성된 수소/산소혼합가스나 수소가 아닌 수소가스를 생산하는 기업에서 제공한 수소 가스 용기의 수소를 사용했지만 수소 의료업계 전체로 보면 이번 임상 연구의 시작은 수소가 장래 의료용 가스로서 보험 적용을 받는 목표를 향한 큰 첫걸음이다.

우리나라에서 급성심장정지(sudden cardiac arrest)환자 수는 10만 명당 45.6명(2012년), 즉 27,823(2012년)명으로 매년 증가하고 있다. 일본에서는 원외 심폐 정지가 연간 약 13만 명 발생하는데 이것은 일본의 3대 사망 원인에 필적하는 건수이다. 원외 심폐 정지의 생존율과 사회 복귀율은 각각 12% 및 8%이다.

인공호흡이나 AED(자동 대외식 제세동기)를 사용해 심폐 소생을 실시하는 방법이 보급되면서 심폐 정지 환자의 구명률은 상승하고 있다. 그러나 심폐 정지에서 소생하여도 뇌와 심장에 심각한 후유증이 남아 사회 복귀 가능성이 낮다는 문제점이 있다. 심폐 정지에서 회복된 환자의 뇌와 심장에 후유증이 남아 있는 상태를 심정지 후 증후군이라고 하는데 이 심정지 후 증후군에 대해 유일하게 확립된 치료 방법은 환자의 체온을 저온으로 유지하는 저체온 요법(체온 관리 요법)이다. 그러나 이 치료를 하더라도 환자가 사회 복귀할 수 있는 비율이 낮아 새로운 치료법의 개발이 요구되고 있다.

1. 심장과 혈관의 구조와 기능

심정지 소생 후에 대한 정보를 소개하기 전에 심장과 혈관의 구조와 기능을 설명하겠다.

전신에 혈액을 운반하는 펌프 역할을 담당하고 있는 것이 심장이다. 인간의 심장의 무게는 200~300g으로 좌우 심방과 좌우 심실로 이루어져 있다. 우리 몸의 심장은 하루에 약 10만 번 박동하고 인간의 일생을 80년이라고 가정하면 평생 동안 약 29억 번 심장이 박동하는 것으로 계산된다.

아래 그림에 나타낸 바와 같이 우심방에는 상하 대정맥이 연결되어 있어 전신의 혈액이 이곳으로 모아진다. 우심방 내의 혈액은 우심실을 거쳐 폐동맥으로 보내진다.

폐동맥으로 나온 정맥혈은 폐를 통과하는 동안 산소를 공급받고 그 대신 이산화탄소를 방출하여 동맥혈이 된다. 이 동맥혈은 폐정맥을 거쳐 좌심방으로 돌아온다.

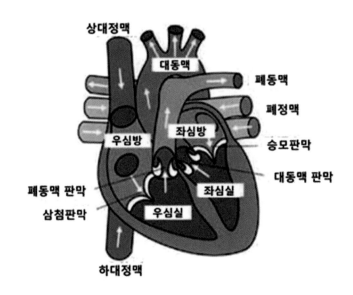

[**심장 내부의 혈액의 흐름** (Wibpedia)]

좌심방으로 돌아온 혈액은 좌심실로 들어가 대동맥을 거쳐 전신을 순환한다.

한편, 심장이 일하기 위해서는 심장에 산소와 영양분이 풍부한 혈액이 공급될 필

수소 의료

요가 있다. 이 때문에 심장 근육에 산소를 함유한 혈액을 공급하여 산소를 잃은 혈액을 우심방으로 되돌아오게 하는 관순환이라는 구조를 가지고 있다.

심장에서 나온 직후의 대동맥에서 갈라지는 좌우의 관상 동맥은 심근에 산소가 풍부한 혈액을 운반하는 역할을 한다.

심정맥은 심근에서 혈액을 받아 심장 뒷면에 있는 굵은 정맥 내로 운반하여 혈액을 우심방으로 되돌아오게 한다. 협심증은 이 관상 동맥의 혈류가 일시적으로 악화된 상태를 말하며 심근 경색은 관상 동맥의 혈류가 혈전에 의해 완전히 멈추어 심근

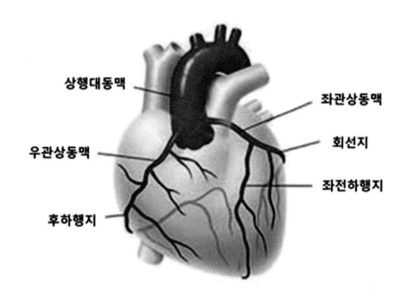

[**심장으로의 혈액 공급** (산유도병원 HP)]

괴사를 일으킨 상태를 말한다.

심장을 이른바 펌프라고 생각하면 혈관은 혈액을 전신에 운반하는 파이프에 해당한다. 아래 그림에 나타낸 바와 같이 동맥은 보다 얇은 혈관으로 갈라져 세동맥이

되고 세동맥은 더 얇은 모세 혈관으로 갈라진다. 우리 몸의 혈관 전체를 연결한다고 가정하면 총 연장 길이는 약 10만 km이며 이것은 지구 두 바퀴 반에 상당하는 길이이다.

　모세 혈관의 얇은 벽을 통해 혈액 중의 산소와 영양분이 조직 내로 이동하고 조직 내의 노폐물이 혈액 중으로 이동한다. 그 후 혈액은 모세 혈관에서 세정맥으로 들어가 정맥을 거쳐 심장으로 돌아온다. 동맥과 세동맥의 벽은 비교적 두꺼운 혈관 평활근이라는 근육으로 이루어져 있어 혈류와 혈압을 제어한다. 한편 정맥과 세정맥의 벽은 얇은 혈관 평활근으로 이루어져 있다.

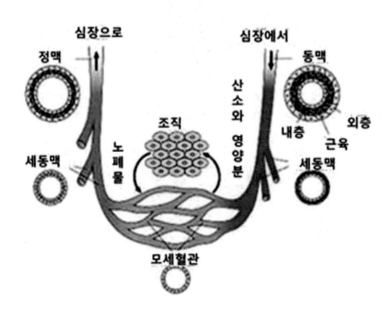

[혈관계와 혈액의 순환]

수소 의료

2. 심정지 후 증후군의 현황과 과제

심장이 정지한 환자는 몇 초만에 의식을 잃고 호흡이 정지된다. 약 3분 이내에 혈액의 흐름이 재개되고 뇌에 산소가 공급되지 않으면 뇌에서는 돌이킬 수 없는 장애가 일어난다.

따라서 곧바로 호흡과 순환을 재개시키는 것이 중요하며 가슴을 압박하여 인공호흡을 실시하고 필요에 따라 AED(자동심장충격기, Automated External Defibillator)를 장착하여 제세동 전기 충격을 실시한다. 그러나 심박이 재개된 환자라도 혈류가 차단되었던 조직에 혈액이 흐르면 대량의 활성 산소가 발생하여 뇌와 심장의 조직 장애(허혈 재관류 장해)가 악화된다. 이러한 허혈 재관류 장해를 일으킨 상태인 심정지 후 증후군이 나타나면 표준적인 심폐 소생술이 실시되지만 심박이 재개되어도 그 후 심각한 후유증을 남겨 사회 복귀가 곤란해진다는 문제가 있다.

심정지 소생 후에는 심박이 재개되고 2~3일간은 뇌 조직 장애가 진행된다. 이 뇌 조직 장애의 진행을 줄이려면 전신을 33~34℃로 냉각시키는 치료(저체온 요법 또는 체온 관리 요법이라고 함)가 유일하게 효과를 나타내는 것으로 여겨지고 있다. 그러나 체온을 낮추는 것이 면역력의 저하나 심장의 기능 저하를 일으킬 가능성이 있다. 또한 체온을 냉각시키기 위한 특수 장비가 필요하기 때문에 대부분 대학 병원이나 구급 구명 센터 등의 고도 의료 기관에서만 실시되고 있다. 그런데 새로운 치료법으로 동물 실험을 통해 심정지 소생 후 모델 동물에 대한 수소 가스의 흡입 효과가 보고되었다. 또한 예비 단계의 임상 시험(선행 임상 연구)에서 심정지 소생 후의 환자 5명에 대한 새로운 치료법으로 수소 가스 흡입 요법의 안전성 및 유효성이 보고되었다. 따라서 다음 장에서는 심정지 후 증후군에 대한 수소 가스의 유효성에 관한 자세한 문헌 정보를 소개한다.

3. 심정지 후 증후군 관련 수소문헌

심정지 후 증후군에 관련된 다수의 논문이 보고되었는데 그중에서도 특히 수소 가스 흡입이 Rat의 허혈 재관류 장해를 억제하고 경색 부위의 용적을 축소시킨 문헌(Hayashida K 등, 2008), 수소 가스 흡입 요법과 저체온 요법(체온 관리 요법)의 병용이 심정지 소생 후의 뇌 기능을 개선시킨 동물 실험 문헌(HayashidaK 등, 2014), 그리고 동 병용 요법이 인간의 심정지 소생 후의 뇌 기능을 개선시킨 문헌(TamuraT 등, 2016)의 개요를 다음과 같이 소개한다.

[심정지 후 증후군에 수소가 관련된 문헌]

질환모델	사용동물종	문헌
급성심근경색	Rat	Hayashoda k 등, 2008
	Rat	Sun Q 등, 2009
	Rat	Zhang y 등, 2011
	Dog	Yoshida A 등, 2012
	Pig	Sakai k 등 2012
	Rat	Jing L 등, 2014
심장의 허혈재관류장해	Rat	Tan M 등, 2013
	Rat	Zhao Y 등, 2014
	Rat	Zhang G 등, 2015
	Rat	Pan Z 등, 2015
심정지 소생 후의 뇌 또는 심장 장애 (심정지 후 증후군)	Rat	Hayashida K 등, 2012
	Rabbit	Huang G 등, 2013
	Rat	Hayashida k 등, 2014
	Rat	Wang P 등, 2016
	사람	Tamura T 등, 2016

수소 가스의 흡입은 Mouse나 Rat와 같은 설치류의 허혈 재관류 장해를 감소시킴으로써 간과 뇌의 경색 용적을 축소시키는 것으로 보고되었다. 경색으로 인해 발생한 관상 동맥의 폐색을 재관류하는 방법은 일반적으로 실시되고 있는 치료법이므로 임상 응용을 가정했을 경우 이 수소 가스 흡입 요법은 급성 심근 경색 환자에게 빈도 높게 적용되어야 한다.

그래서 Rat의 허혈 재관류 장해에 대해 수소 가스가 심근 보호 작용을 나타내는지 여부를 조사했다. 그 결과 적출 심장 관류 표본을 이용한 실험에서 저산소일 때 수소 가스를 적용하면 수소 가스는 저산소-재산소화 후의 좌심실의 수축 기능을 개선시켰다.

또한 심근 조직 내의 수소 농도를 조사한 결과 흡입된 수소는 폐색된 경색 부위의 관상 동맥의 혈류가 다시 회복되기 전에 급속히 조직 이행하여 장애를 입은 허혈 심근에 도달하는 것을 알 수 있었다.

또한 폭발 한계 미만의 농도의 수소 가스 흡입은 허혈 재관류가 이루어지는 동안 혈행 동태 지표에 영향을 미치는 일 없이 경색 부위의 용적을 축소시켜 결과적으로 좌심실의 리모델링(재구축)을 억제했다. 이 결과로 미루어 보아 임상 현장에서의 수소 가스 흡입은 관상 동맥의 재개통 시 허혈 재관류 장해를 개선시키는 치료 전략이 될 것으로 생각된다.

Rat를 이용하여 심폐 정지 모델을 제작하여 6분간 심폐 정지 후 흉부 압박과 인공호흡으로 심폐 소생을 실시했다. 자발적인 심박이 재개되고 5분 후에 Rat를 4개의 군으로 나누어 각각 ①정상적인 체온에서 산소 흡입을 실시하는 대조군, ②정상적인 체온에서 1.3%의 수소를 함유한 산소 흡입을 실시하는 H_2군, ③저체온하에서 산소 흡입을 실시하는 TTM(치료목적 체온조절요법,Targeted Temperature Management)군, ④저체온하에서 1.3%의 수소를 함유한 산소 흡입을 실시하는 H_2+TTM군으로 설정하였다.

심폐 정지 후 7일간 관찰하며 뇌 기능 검사, 생존율 산출, 행동 검사, 뇌의 병리

조직학적 검사를 실시했다.

　그 결과, H₂군에서는 대조군에 비해 뇌 기능 점수 및 생존율이 현저히 개선되었다. H₂군의 이러한 개선 효과는 TTM군과 동등했지만 H₂+TTM군에서는 더욱 강한 개선 효과가 나타났다. 또한 H₂군에서는 대조군에 비해 행동량이나 인지 기능의 저하가 억제되고 H₂+TTM군에서는 더욱 강한 억제 효과를 볼 수 있었다. 대조군에서는 신경세포사와 염증 반응이 현저히 나타난 것에 비해 H₂군에서는 그러한 것들이 억제되었으며 H₂+TTM군에서는 가장 높은 억제 효과가 관찰되었다. 이러한 결과로부터 수소 가스 흡입 요법은 지금까지의 체온 관리 요법(저체온 요법)과 거의 동등한 효과를 나타내며 또한 수소 가스 흡입과 체온 관리 요법을 병용함으로써 환자의 생존율과 사회 복귀율을 개선할 수 있는 가능성을 나타내었다.

　다수의 심정지 후 증후군의 동물 모델에서 수소 가스가 뇌와 심장의 장애를 경감

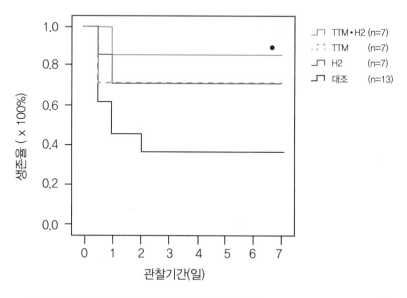

[심정지 후 증후군 모델 집쥐의 생존율 (Hayashida K, 2014문헌)]

수소 의료

시키는 것으로 보고되었다. 그러나 심정지 후 증후군 환자에 대한 임상 연구는 지금껏 진행되지 않고 있었다. 따라서 이번 기회에 심정지 후 증후군 환자에 대한 수소 가스 요법이 실시 가능한지 여부와 환자에 대한 이 요법의 안전성 조사를 목적으로 인간에 대한 예비적 연구를 진행했다.

2014년 1월부터 2015년 1월까지의 기간 동안 원외 심폐 정지로 일본 게이오 대학병원으로 이송된 환자 107명 가운데 자발적으로 심박이 재개된 환자는 21명이었다. 그중 16명의 환자가 적용 기준에서 제외되었으므로 나머지 5명의 환자에게 수소 가스 흡입 요법과 체온 관리 요법(저체온 요법)을 병용했다. 중환자실에서 18시간 동안 2%의 수소 가스를 함유한 산소(24~50%)를 인공호흡기로 흡입하는 치료법을 시행했다. 또한 환자의 기저 질환의 내역은 폐렴 1건, 고칼륨혈증 1건, 급성심근경색 2건, 비대성 심근증 1건이었다. 심장이 정지한 후 자발적으로 심박이 재개될 때까지의 평균 시간은 16분으로, 심박 재개에서 수소 가스 흡입을 시작할 때까지의 평균

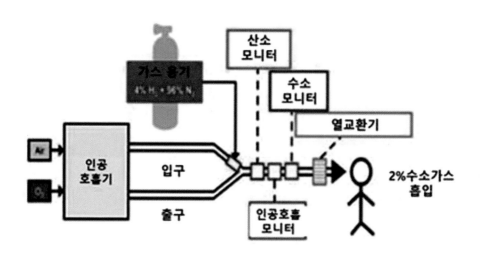

[수소가스 흡입요법 시험 방법 (Tamura T,2016문헌)]

시간은 4.9시간이었다.

　그 결과 안타깝게도 1명(폐렴)의 환자가 사망했지만 나머지 4명의 환자는 90일로 정한 관찰 기한까지 생존했다. 이 요법에서 수소 가스 흡입에 기인한 바람직하지 않은 현상은 나타나지 않았고 생존한 4명의 환자 전원이 신경학적으로 호전을 나타내었다.

　또한 이 임상 연구에서 수소 가스 흡입과 체온 관리의 병용요법은 안전성에 있어서 어떠한 문제도 일으키지 않는 것을 알 수 있었다. 이 연구는 수소 가스 흡입 요법의 안전성 확인을 주목적으로 한 최초의 임상 연구이므로 유효성을 평가하기에는 성급할지 모르나 5명 중 4명(80%)의 환자가 90일 후의 뇌 기능이 호전되는 성적을 나타낸 것은 수소 가스 흡입과 체온 관리의 병용 요법이 장래 유용한 치료 방법이 될 가능성을 보여 주고 있다고 생각된다.

[수소가스 흡입요법 시험 결과 (Tamura T, 2016 문헌)]

(뇌기능 카테고리: 1 기능양호, 5 사망 또는 뇌사)

환자번호	No.1	No.2	No.3	No.4	No.5
진단	폐렴	고혈압	심근경색	심근증	심근경색
90일 생존	사망	생존	생존	생존	생존
90일 후의 뇌기능 카테고리	5	1	1	1	1

수소 의료

4. 수소를 이용한 질병치료의 미래

일본 게이오 대학병원이 후생노동성에 제출한 수소 가스의 약사 승인까지의 계획서를 보면 앞 장에서 소개한 임상 연구 성과를 선행 임상 연구로 삼아 원외 심정지 후 환자에 대한 수소 가스 흡입 요법의 유효성을 검토하는 시험(의사 주도 시험)을 선진 의료 B로서 개시하고 3년간 360건의 증례를 수집할 계획이라고 한다.

또한 동 계획서에 의하면 선진 의료 종료 후부터 약사 승인 신청에 이르기까지의 계획으로 ① 원외 심정지 후 환자에 대한 수소 가스 흡입 요법의 유효성을 검증하는 기업 치험을 실시한 후 약사 승인 신청을 하는 선택지와, ② 미승인약 신속 실용화 스킴을 이용하여 공지 신청(과학적 근거에 기반한 임상 시험의 일부 또는 전부를 실시하지 않고 효과와 효능의 승인이 가능한 제도)을 실시하는 선택지가 제시되었다.

이 계획은 일반적인 신약의 기초 연구부터 전임상 연구·임상 연구·제조 승인 신청·승인·판매에 이르기까지의 기간에 비해 짧고 비용도 매우 적게 들지만 그럼에도 선진 의료의 시작에서 보험 적용까지 걸리는 세월은 짧게 잡아도 7~8년으로 추정된다. 하지만 앞에서도 소개한 바와 같이 이번 신청한 실험에서 수소 가스 용기의 수소를 사용하지만 수소 의료업계 전체로 보면 수소가 장래 의료용 가스로서 보험 적용을 받는다는 목표를 향한 큰 첫걸음이 되기를 바란다.

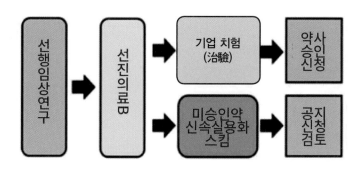

[선진의료에서 약사승인신청까지의 로드맵(일본)]

32.

암치료에
수소효과

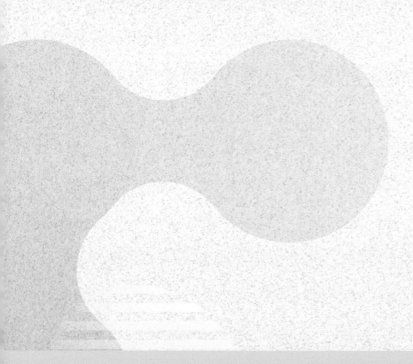

전국단위 암발생통계를 산출하기 시작한 1999년부터 2016년까지 암유병자^{(치료}중 또는 완치 후 생존자) 수는 약 174만 명에 달하는 것으로 나타났으며, 이는 우리나라 국민 29명당 1명이 암 유병자였음을 뜻한다. 특히, 65세 이상 노인에서는 9명당 1명이 암 유병자였으며, 남자는 7명당 1명, 여자는 12명당 1명이 암유병자였다. 일본은 남녀 모두 2명 중 1명이 암에 걸리는 것으로 예측되고 있다. 우리나라에서 암 종별로는 갑상선암의 유병자수가 가장 많았으며, 이어서 위암, 대장암, 유방암, 전립선암, 폐암 순이다.

암 생존율은 높아졌지만, 대표적 서구형 암인 유방암은 1999년 이후 지속적인 증가 추세를 보였다. 증가 원인으로는 최근 저출산·만혼 등을 들 수 있다. 암 발생에는 유전적 영향 못지않게 환경적 요인이 중요하며 여성들이 아이를 적게 또는 늦게 낳으면서 여성호르몬에 노출 되는 시간이 길어지고 유방암 확률을 높이는 결과로 이어진다.

임신과 수유 시 분비되는 호르몬이 유방암을 예방하는 효과가 있는데 이 같은 호르몬에 대한 노출이 짧아지면서 유방암에 걸릴 확률도 오르고 있다. 또 서구화된 식습관과 운동 부족으로 인한 비만 등도 영향을 주고 있다.

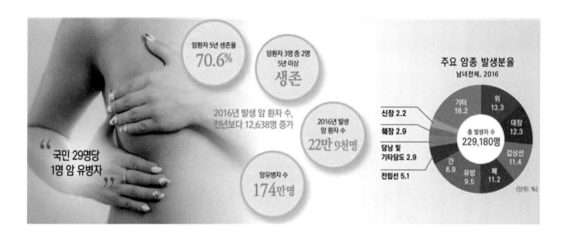

일본은 우리나라보다 먼저 초고령화 사회로 진입하면서 암에 걸리는 사람이나 암으로 사망하는 사람이 증가하고 있다고 한다. 2017년의 국립 암 연구 센터에 의한 '암 통계 예측'에 의하면 일본의 암 환자 수는 약 101만 명이라고 한다. 또한 2016년의 일본의 '인구 동태 조사'에서는 일본의 주요 사인별 사망자 수 비율에서 1위가 암, 2위가 심장질환, 3위가 폐렴, 4위가 뇌졸중이라고 되어 있다. 일본인이 일생 동안 암에 걸릴 확률은 남성이 62%, 여성이 46%로 예측되며 암으로 사망할 확률은 남자가 25%, 여성이 16%로 예측된다. 즉 남녀 모두 2명 중 1명이 암에 걸리고, 남성은 4명 중 1명이, 여성은 6명 중 1명이 각각 암으로 사망하는 것으로 계산된다. 이 '암 통계 예측'에 의하면 암의 종류별에 따른 환자수의 남녀 합계는 대장, 위, 폐, 유방, 전립선, 간, 췌장 순으로 많고, 사망수의 남녀 합계는 폐, 대장, 위, 췌장, 간의 순으로 많다.

방사선이나 항암제의 부작용을 수소가 경감시키는 내용을 앞에서 설명을 한 바 있다. 최근의 연구에서는 대량의 수소 가스 흡입이 말기암 환자의 종양 증식을 억제하며, 고압 수소 가스의 흡입이 방사선 조사를 받은 말기암 환자의 부작용인 백혈구 감소와 혈소판 감소를 현저히 개선시킨다는 결과를 얻었다.

한편, 암 치료에 이용되는 약물 요법과 방사선 요법도 눈부시게 발전하여 면역 요법의 일종인 면역 체크포인트 억제제와 암 조직에 핀 포인트로 방사선을 조사하는 강도 변조 방사선 요법(IMRT)도 개발되었다.

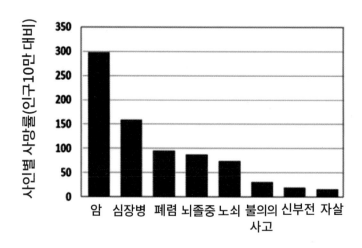

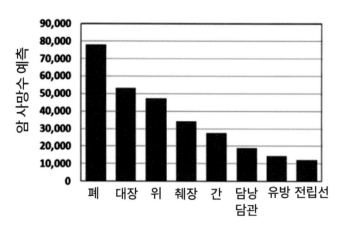

[(위) 일본의 주요 사인별 사망률(2016년) (후생노동성:2016 인구동태통계),

(아래) 일본의 주요 부위별 암 사망수(2017년) (국립 암연구센터 통계)]

1. 암이란?

암(악성 종양)은 우리 몸의 모든 장기나 조직에 발생하는데 발생하는 장소에 따라 ①조혈 기관에서 발생하는 암, ②상피 세포에서 발생하는 암, ③비상피 세포에서 발생하는 육종으로 분류된다.

발생 빈도는 ②의 상피 세포에서 발생하는 암이 80% 이상을 차지한다. 종양은 체내 제어에 반하여 자율적으로 증식하는데 악성 종양과 양성 종양으로 나뉜다.

암(악성 종양)의 특징은 ①자율적으로 멋대로 증식하는 것, ②주변에 침윤하여 전이되는 것, ③몸이 쇠약해질 때까지 정상 조직의 영양분을 빼앗는(악액질을 일으킴) 것이다. 양성 종양은 자율적인 증식은 일어나지만 증식 속도도 악성 종양에 비해 느리고, 침투, 전이, 악액질을 일으키지는 않는다. 또한 양성 종양은 외과적으로 완전하게 절제하면 재발하지 않는다.

대표적인 양성 종양의 예로는 자궁 근종, 난소종이 있다. 그러나 양성 종양 중에서도 뇌종양처럼 발생 부위에 따라 위중한 임상 경과를 나타내는 것도 있다.

명칭	발생부위
암	조혈기
	상피세포
육종	비상피세포

2. 암 발생의 구조

우리 몸은 약 37조 개의 세포와 약 2만 개의 유전자로 이루어져 있다.

암세포는 정상 세포의 유전자가 2~10개 정도의 손상을 입음으로써 발생한다. 즉, 세포 속의 유전자의 일부는 방사선, 자외선, 활성 산소, 유전자 변이를 일으키는 물질(돌연변이원성 물질) 등의 영향으로 손상을 받는다. 그러나 우리 몸은 손상을 입은 유전자를 복구하고 돌연변이한 세포의 증식을 억제하는 기능을 가지고 있다.

우리 인체는 이 비정상적인 세포에 세포사(아포토시스)를 유발시키거나, 암화된 비정상적인 세포를 면역 세포를 사용해 제거하는 방어 기구를 가지고 있다. 그러나 유전자의 손상이 잘못 복구되어 비정상적인 세포가 생기고 비정상적인 세포가 감시의 눈을 피해 증식하여 암세포가 되어 무제한으로 침윤·증식하여 다른 부위에 전이되는 경우가 있다.

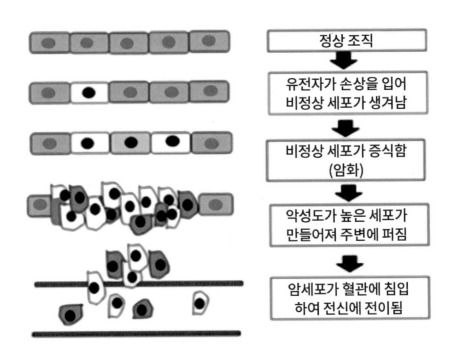

[세포가 암화하여 전이되는 과정 (국립 암연구센터 암정보서비스)]

수소 의료

유전자의 손상은 한 번에 유발되지 않고 오랜 시간 동안 자극이 가해져 서서히 유발되므로 다단계암이라고 부른다.

어떤 유전자에 손상이 생겼을 때, 자동차에 비유하면 세포 증식의 액셀이 계속 밟아져 있는 상태로 만드는 유전자(암 유전자)가 있어 이 유전자로부터 만들어지는 단백질이 증가하여 비정상적인 세포 증식이 일어난다. 한편, 암 유전자와는 반대로 브레이크 역할을 하는 유전자(암 억제 유전자)도 있다. 암 억제 유전자는 비정상적인 세포의 증식을 억제하고 세포의 유전자에 생긴 손상을 복구하거나 비정상적인 세포에 세포사를 유발시켜 암화를 억제한다. 그러나 암 억제 유전자가 손상되면 세포 증식 브레이크가 듣지 않아 암으로 이어진다.

3. 최근의 암 치료의 진보

암의 표준적 치료로는 외과 수술, 방사선 요법, 약물 요법의 3가지가 있다. 이 요법은 단독으로 실시하는 경우와 몇 가지 요법을 병용하여 실시하는 경우가 있다. 외과 수술은 암 부위를 외과적으로 절제하는 방법이다.

방사선 요법은 표적이 되는 암에 손상을 가하는 목적으로 실시되는데 주변의 정상 조직에도 손상을 일으키는 경우가 있다. 약물 요법으로는 화학 요법(항암제 치료), 호르몬 요법(내분비 치료), 분자 표적 치료, 분화 유도 요법 등이 포함된다.

최근의 암 치료 기술은 눈부신 진보를 이루었다. 방사선 요법 중에서도 강도 변조 방사선 요법(IMRT)은 컴퓨터에 의해 최적화 계산을 하여 암 조직에는 높은 방사선량을 부여하고 주변의 정상 조직에는 방사선량을 낮게 부여하도록 설계되어 있다. 이 IMRT에 특화한 전용 방사선 치료 장치로 토모테라피라는 장치가 있는데 강약을 주어 최적화된 방사선을 복수의 암조직에 한 번에 조사할 수 있다는 장점이 있다.

한편, 지금까지 약물 요법으로서의 항암제의 대부분은 암세포뿐만 아니라 정상

세포도 공격하게 되므로 무거운 부작용을 피할 수 없었다. 그러나 최근에는 분자 표적약이라는 약이 개발되어 암의 증식과 악화의 원인이 될 수 있는 암 유전자, 암 관련 단백질 또는 암 유래 혈관 등을 표적으로 공격하는 약이 개발되었다. 그러나 이러한 약들도 부작용이 확인되고 있다.

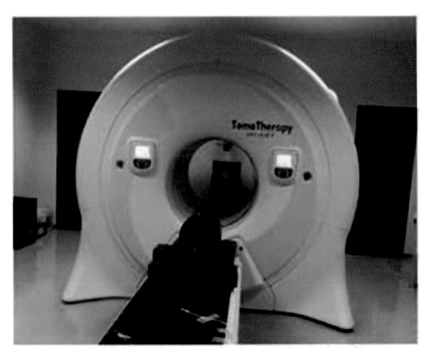

[강도 변조 방사선 요법(IMRT)에 사용되는 장치]

한편, 우리 몸에 발생한 암 세포를 면역의 작용에 의해 제거하는 면역 요법이 있는데 과학적인 유효성이 인정된 것과 유효성이 불충분한 것이 있다. 면역 체크포인트 억제제는 면역 요법 중에서 유효성이 인정된 약이다. 대표적인 약으로 PD-1 억제제인 니볼루맙(상품명:옵디보)이 있다.

우리 몸에 발생한 암세포는 백혈구의 일종인 T세포(T임파구)에 의해 보통은 제거되지만 경우에 따라 암세포가 세포 표면에 단백질로 된 안테나(PDL1)를 내어 T세포의 표면에 있는 면역 체크포인트라는 단백질(PD1)과 결합하여 T세포의 공격에 브레이크를 건다. 따라서 암세포가 PD1와 결합하지 못하도록 차단하여 T세포가 암세포를 공격할 수 있도록 한 것이 면역 체크포인트 억제제(PD1 억제제)이다.

옵디보는 꿈의 신약으로 기대되어 처음에는 매우 고액의 약값이 매겨졌다. 약값이 너무 높으면 문제가 되기 때문에 그 이후 반값이 되었지만, 그래도 고액의 약이다. 그러나 옵디보는 일부의 암을 제외한 20% 정도의 주효율밖에 인정되지 않고 많은 부작용이 확인되고 있다.

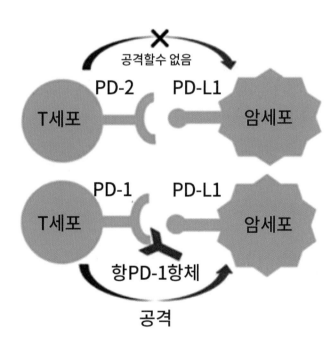

[니볼루맙(옵디보)의 작용 기전]

4. 수소의 암 관련 문헌

　　　　　수많은 암 관련 문헌이 보고되었는데 인간의 암에 대한 수소 가스의 유효성을 보여 준 데이터가 최근에 보고되었다. 또한 인간의 방사선 치료에 있어서 수소 가스가 부작용 개선 효과를 나타낸 데이터도 보고되었다. 따라서 이 장에서는 이러한 데이터를 중심으로 소개한다.

　활성 산소는 암 발생뿐만 아니라 암의 증식과 진행에도 영향을 미친다. 따라서 활성 산소 제거 작용이 있는 수소 가스에 암 퇴축 효과가 있는지에 대해 검토했다(Dole 등, 1975). 마우스의 피부에 자외선을 조사하여 편평상피암을 유발시켰다.

　9마리의 담암 마우스를 무작위로 3마리씩 3개의 군으로 나누어 각각 대조군, 헬륨 가스군 및 수소군으로 설정했다. 대조군은 보통의 기압과 산소 농도의 환경에서, 헬륨 가스군은 2.5% 산소와 97.5% 헬륨의 혼합 가스를 충전시킨 고압 챔버(8.3 기압) 안에서, 그리고 수소군은 2.5% 산소와 97.5% 수소의 혼합 가스를 충전시킨 고압 챔버(8.3기압) 안에서 각각 사육했다.

　그 결과, 수소군의 마우스는 10일간의 노출로 종양의 흑색화, 퇴축 또는 소실이 관찰되었고 같은 군의 마우스는 그 이후 6일간의 노출에 의해 암 증상이 감소된 것을 볼 수 있었다. 재현성 실험을 3마리의 마우스를 이용하여 10일간 실시한 결과 수소군의 마우스는 첫 번째 시험과 같은 결과를 얻을 수 있었다. 이 결과는 종양 부위의 병리 조직학적 검사에서도 입증되었다. 한편, 대조군 및 헬륨 가스군의 마우스에게서는 종양의 지속적인 증식이 관찰되었다. 이 결과는 고기압 환경에서의 고농도 수소 가스의 노출이 종양의 현저한 퇴축 효과를 나타내는 것을 시사하고 있어 고압 수소 가스 요법은 다른 암 치료에도 응용될 수 있을 것으로 생각된다.

[수소의 암 관련 문헌 (1)]

대상 질환	동물종	문헌
고기압하의 항종양효과	마우스	Dole M 등, 1975
설암세포 증식	세포	Saitoh Y 등, 2008
	세포	Saitoh Y 등, 2009
폐암세포로 유발된 혈관신생	세포	Ye J 등, 2008
암세포 살상작용	세포	Kagawa A 등 2012,
항암제의 항종양작용 증강	마우스	Runtuwene J 등, 2015
항종양작용	인간	Akagi 등, 2016(학회포스터발표)
시스플라틴 유발 신독성	마우스	Nakashima-Kamimura N 등, 2009
	Rat	Kitamura A 등, 2010
	Rat	Matsushita T 등, 2011
시스플라틴 유발 청기독성	Rat	Qu J 등, 2012
항암제의 간장애	인간	Yang Q 등, 2017

[수소의 암 관련 문헌 (2)]

대상 질환	동물종	문헌
방사선 유발 폐장애	세포, 마우스	Terasaki Y 등, 2011
방사선 유발 심근장애	마우스	Qian L 등, 2010a
간암 치료 시의 방사선장애	인간	Kang KM 등, 2011
난소의 방사선장애	Rat	Jiang Z 등, 2013
생식세포의 방사선장애	마우스	Chuai Y 등, 2012a
방사선유발 정자형성장애와 조혈기능장애	마우스	Chuai Y 등, 2012b
방사선으로 유발된 각종 세포장애	세포, 마우스	Qian L 등, 2010b
	세포	Qian L 등, 2010c
방사선 유발 아포토시스	세포, 마우스	Yang Y 등, 2012
방사선 유발 림프종	마우스	Zhao L 등, 2011
방사선에 의한 골수장애	인간	Hirano 등, 2017 (학회구두발표)

말기암 환자에 대한 수소 가스의 유효성 평가를 일본 구마모토현 타마나 지역의 보건 의료 센터에서 실시했다. 4기 암 환자 37명에 대해 1일당 1~2시간의 수소 가스(66% 수소 + 33% 산소, 1.6L/분의 공급량)의 흡입을 2~3개월간 실시했다(아카기 등, 2016). 그 결과, 수소 가스 흡입에 의해 약 32%의 주효율을 얻을 수 있었다.

또한 수소 가스 흡입량과 주효율의 상관관계를 보면 흡입 횟수가 많아짐에 따라 주효율이 높아지는 경향이 확인되었다. 한편, 암 환자 55명의 수소 가스 흡입 전 및 일정 기간의 수소 가스 흡입 후의 T세포의 표면에 있는 면역 체크포인트 역할을 나타내는 단백질(PD-1)의 발현을 조사한 결과 흡입 전에 비해 흡입 후에는 PD1을 발현한 T세포의 감소와 PD1을 발현하지 않는 T세포의 증가가 확인되었다. 이 결과는 수소 가스의 암 퇴축 효과에 면역학적인 기전이 관여하고 있을 가능성을 시사하고 있다.

[수소가스 흡입의 유효성 (Akagi 등, 2016 문헌)]

평가	부분주효 (PR)	종양용적불변 (SD)	종양용적증가 (PD)
인원수	12	16	9
%	32.4	43.2	24.3

[수소가스 흡입의 빈도에 따른 유효성 (Akagi 등, 2016 문헌)]

흡입빈도	매일	주2회	주1회	2주에 한 번
인원수	14	4	17	2
주효율 (%)	57.4	25	17.6	0

수소 의료

암 치료를 위해 강도 변조 방사선 조사 요법(IMRT, Intensity Modulation Radiation Therapy)이 이용되고 있는데 골수장해 등의 부작용의 경감이 불충분한다. 또한 말기 암 환자의 암에 부수되는 증상을 경감시키기 위해 환자를 일시적으로 건강 기압 장치(HCC) 내에 수용하는 치료를 실시하는데 단독으로는 충분한 효과를 발휘하지 않는다.

이에 IMRT를 실시한 말기 암 환자에 대해 HCC를 이용한 요법 및 수소 가스 흡입 요법의 병용에 의한 골수 장해의 경감 효과를 방사선 요법 전문 병원인 도쿄의 클리닉 C4에서 검토하였다(히라노 등, 2017).

4기 암 환자 23명을 무작위로 나누어 각각 고기압 환경하에 둔 7명(대조군)과, 동일 환경하에서 수소 가스를 흡입한 16명(수소군)으로 설정하였다. 1주일간의 조사 횟수는 원칙적으로 5회로 하고 이 일정을 반복했다.

그리고 매번 조사 후에 대조군 환자는 HCC(1.35 기압, 산소 농도 27%) 안에 30분간 수용하고 수소군의 환자는 동일한 HCC 내에 설치한 당사의 수소 가스 흡입기를 사용하여 5%의 수소 가스(4L/분)를 흡입했다.

그 결과 대조군과 수소군 사이의 조사 횟수와 피폭 총량에 현저한 차이는 보이지 않았다.

일정 기간의 병용 요법의 전후를 비교했을 경우 대조군과 수소군의 적혈구수, 헤모글로빈의 양 및 헤마토크릿치의 각각의 비율은 영향을 받지 않았다. 그러나 대조군에서는 백혈구수와 혈소판수의 비율의 현저한 감소를 보였고 수소군에서는 이러한 비율 감소의 현저한 개선이 보였다.

IMRT를 실시한 말기 암 환자에 대해 HCC를 이용한 요법 및 수소 가스 흡입의 병용 요법을 처방하자 골수 장해 등 부작용의 경감 효과가 확인되었다. 이 결과로 미루어 보아 수소 가스 흡입 요법이 IMRT를 받은 말기 암 환자에 대해 효과적인 부작용 경감 요법이 될 것으로 생각된다.

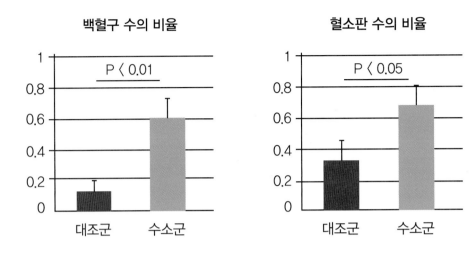

백혈구 수의 비율

혈소판 수의 비율

[방사선 장애에 대한 수소가스의 개선효과 (Hirano등, 2017문헌)]

5. 수소를 이용한 암의 예방과 치료

수소(H_2)와 항암제나 방사선의 부작용 경감 효과를 확인하는 시험에서 수소 가스가 암의 퇴축 효과를 나타내는 데이터들이 나오기 시작했다. 담암 마우스에게 8.3기압으로 97.5%의 수소를 흡입시킨 시험(Dole 등, 1975)은 지극히 많은 양의 수소를 마우스에게 흡입시켰을 때 암의 퇴축 효과가 나타난 시험 결과이다. 한편, 암 환자에게 수소 가스를 흡입시킨 시험(아카기 등, 2016)에 이용한 수소 가스 흡입기의 수소 가스 농도는 수소의 폭발 하한 농도를 초과한 3%의 수소 농도이므로 매우 위험한 기기이다. 그러나 이 시험은 안전성과 상관없이 지극히 많은 양의 수소 가스를 4기 암 환자에게 흡입시킨 결과 암의 퇴축 효과가 나타났음을 시사하고 있다. 이러한 마우스와 인간의 시험 결과로 미루어 보아 대량의 수소 가스 흡입은 종양의 증식 억제 효과와 퇴축 효과를 나타낼 가능성이 있을 것으로 생각된다. 한편, 4기 암 환자 5명이 장시간의 수소 가스 흡입을 한 결과 연명 효과와 함께 말기 암으로 동반된 통증(암성 동통), 식욕 부진 등에 있어서 삶의 질(QOL)의 개선 효과를 보였다. 방사선을 조사한 4기 암 환자가 고기압 조건에서 수소 가스를 흡입한 결과 방사선의 부작용인 백혈구 감소나 혈소판 감소가 현저히 개선되었다(히라노 등, 2017). 이러한 점에서 수소 가스는 암 수반 증상의 개선과 방사선에 의한 부작용의 경감 효과가 있는 것으로 생각된다.

암세포는 정상적인 세포의 유전자가 손상을 입음으로써 발생한다.

그리고 활성 산소는 유전자의 손상을 유발시키는 요인의 하나이며, 또한 암의 증식과 진행도 촉진한다. 암에 걸리기 쉬운 유전적 요인은 유전되지만 암에 걸리는 요인의 대부분을 차지하고 있는 것은 생활 습관으로 암은 생활 습관병의 하나이다. 남녀 모두 2명 중 1명이 암에 걸리고 있는 현재, 암을 예방하는 것이 중요하다.

평소에 물(정수 포함)대신 수소수를 마신다면 암 예방에 도움을 줄 것이라 생각되므로, 꾸준히 고농도 수소수의 음용 또는 수소 가스의 흡입을 통해 생활 습관병을 예방할 수 있기를 바란다. 아울러 수소제품을 제조하거나 판매하는 기업들에서는 과대광고나 홍보를 하지 않아야 모든 국민이 일상생활 속에서 수소(H_2)의 도움을 받을 수 있을 것이다.

수소에 대한
임상 연구

1. 서론

1975년 Malcolm Dole 외 2명이 가압수소를 통한 암치료(Hyperbaric Hydrogen Therapy: A possible treatment for Cancer)에 대한 논문을 발표한 이후, 수소와 관련하여 특별한 연구논문이 발표되지는 않았으나, 2007년 5월 일본의대 오타 시게오 교수 연구팀이 수소연구 논문(Hydrogen acts as a therapeutic antioxidant by selectively reducing cytotoxic oxygen radicals)을 발표한 이후 수소의 의료이용에 관한 연구가 비약적으로 발전하여 현재까지 1,500여 편이 넘는 비임상시험 논문과 30건 이상의 임상시험 논문(질환관련)이 보고되고 있다.

수소(H_2)를 인체에 섭취 및 이용하는 방법으로는,

① 수소를 전기분해, 수소가스 가압 및 흡장수소를 용해하여 수소수로 마시는 방법

② 수소를 용해시킨 식염수액, 투석액, 장기보존액 등으로 사용하는 방법(주사, 점적 및 투석)

③ 수소가스로서 흡입하는 방법

④ 수소수 입욕을 통해 흡수하는 방법

⑤ 수소를 연고(또는 크림)로 바르는 방법

⑥ 수소를 캡슐⁽정, 환⁾형태로 복용하는 방법

⑦ 수소 뜸⁽炙⁾ 방법

⑧ 수소패치나 파스형태로 붙이는 방법 등이 있다.

2. 수소용존수액 또는 투석액으로서 투여

뇌졸중(cerebral infarction, 뇌혈류 이상으로 인해 갑작스레 유발된 국소적인 신경학적 결손 증상을 통칭)은 흔히 중풍이라고 불리는 뇌혈관질환이다. 뇌에 혈액을 공급하는 혈관이 막히거나 터져서 뇌 손상이 오고 그에 따른 신체장애가 나타난다.

뇌졸중이란 뇌가 갑자기 부딪친다 또는 강한 일격을 맞는다는 뜻이며 심하면 생명을 잃을 수도 있고, 반신마비, 언어장애 등이 남을 수 있는 무서운 질병이다.

뇌졸중은 뇌혈관이 막히면 뇌경색, 뇌혈관이 터지는 뇌출혈 또는 지주막하출혈, 뇌혈관이 막히는 타입 중 24시간 이내에 회복되는 일과성뇌허혈 발작의 4타입으로 분류한다. 뇌졸중의 원인은 다양하지만, 일부에서 산화스트레스가 관여하고 있는 것으로 알려져 있다. 이에 대해서는, 급성뇌경색 환자를 대상으로 에다라본⁽뇌경색 치료제⁾과 수소함유수액⁽약1ppm⁾을 병용하여 점적 정맥주사⁽200또는 250mL×2회/day⁾를 7일간 실시한 시험이 있다(Ono H. et al, 2011).

그 결과, 뇌조직의 MRI 분석으로부터 판단하여 보면 에다라본 단독투여⁽26명⁾에 비해 양자의 병용⁽8명⁾ 쪽이 뛰어난 치료효과를 나타냈다(니시지마병원 뇌신경외과와의 공동연구). 한편, 급성뇌경색 환자 38명에 대해 안전성을 확인하려는 목적으로 에다라본과 수소용존점적⁽약 1ppm, 200mL×2회/day⁾ 병용요법을 실시하였다. 병용요법의 기간은 평균 11일이었다(Nagatani K. et al, 2013). 그 결과, 에다라본과 수소의 점적요법으로 큰 부작용은 확인되지 않았으며, 이는 이 요법의 안전성을 시사한다고 볼 수 있다(방어의과대학교 뇌신경외과와의 공동연구).

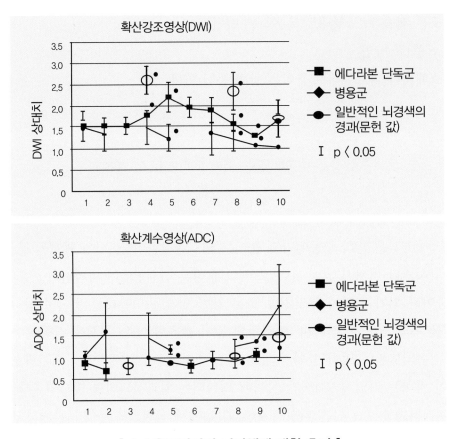

[수소용존점적의 뇌경색에 대한 효과]

　　최근에 대한 신장 학회에서 시행한 역학조사 결과 우리나라 전 국민의 13.8%가 만성 신장병에 이환되어 있고, 5.1%가 3기 이상의 만성 신장병을 가지고 있는 것으로 보고되었다. 만성 신장병에 걸리면 신장 기능의 감소에 따라 여러 가지 독성 물질이 몸에 축적되면서 이로 인한 신체 증상이 나타나게 되고, 또한 점차 진행하여 말기 신부전에 이르게 된다. 말기 신부전은 신장기능이 거의 망가진 상태로, 생명 유지를 위하여 투석을 받는 환자가 연간 4만여 명에 이르고 있다. 신장은 우리 몸에서 생기는 여러 가지 노폐물을 걸러서 소변으로 배출하는 장기이다. 신부전이란 정상적인 신장 기능인 노폐물 여과와 수분과 전해질의 조절, 우리 몸의 산성-알카리성 조절 그리고 조혈인자 생성과 같은 내분비 기능이 전체적으로 떨어지거나 이상이 생긴 상태를 말한다.

만성 신장병의 원인은 여러 가지가 있다. 이 중에서 당뇨병이 원인인 경우가 40% 정도로 가장 흔하고, 고혈압이나 신장염 등이 각각 15% 정도를 차지한다. 문제는 10년 전에 비해 당뇨병의 합병증으로 만성 신부전이 생기는 환자가 2배 가까이나 늘었다는 것이다. 당뇨병으로 인한 말기 신부전 환자 발생 비율은 멕시코, 말레이시아, 미국에 이어 한국이 세계 4위로 알려져 있다. 당뇨병은 콩팥만 망가뜨리는 것이 아니라 다른 장기도 망가뜨리기 때문에 만성 신부전이 되면 치료하기가 훨씬 까다롭다. 고혈압에 의한 신부전도 꾸준히 늘고 있어 문제가 되고 있다.

만성 신장병이 점차 진행하여 체내에 노폐물이 쌓이면 식욕부진과 욕지기, 소화불량과 같은 소화기계 증상이 나타난다. 따라서 많은 분들이 소화기계 이상으로 잘못 알고 그쪽으로만 신경을 쓰시다가 치료시기를 놓치는 수가 있다. 그 외에도 수분대사의 조절이 안 되면 부종이 생길 수 있고 심한 경우 폐에 물이 차면 숨이 찰 수가 있으며, 심장에 부담이 되어 심장기능을 약화시키고 고혈압이 생길 수가 있다. 신장이 적절하게 일을 하지 못할 때 나타나는 증상은 우선 소변 보는 횟수에 변화가 생기며, 얼굴, 다리, 배, 그 외의 신체 부위의 부종, 혈압상승, 식욕부진이나 구역질, 암모니아 등으로 인한 구취, 피로나 무력감, 집중력 감소나 불면과 같은 정신적인 변화, 의식혼란, 두통 등이 있다. 일단 투석을 시작하면 대부분의 증상들이 소실된다.

이에 대하여, 수소(H$_2$)가 산화스트레스 장애를 방지할 가능성을 검토해 보았다. 수소(H$_2$)를 용존시킨 투석액(약 1ppm, 2L)을 사용하여 복막투석을 6명의 환자에게 4시간 투여한 후 투석액과 혈액의 투석 전후에서의 알부민 산화환원상태(산화스트레스의 지표)를 조사했다(Terawaki H. et al, 2013). 그 결과, 보통의 투석과 비교하여 수소용존 복막투석은 혈액 중의 환원형 알부민의 양을 증가시켰으며, 또한 산화형 알부민의 양을 감소시켰다.

또한, 수소용존 복막투석은 투석액 중의 환원형 알부민량을 증가시켰고 산화형 알부민량을 감소시키는 효과를 나타냈다(후쿠시마현립 의과대학, 신장고혈압내과와의 공동연구).

급성이고 중증인 피부발적 환자에게는 보통 제1선택 약으로 스테로이드제가 사용되고 있지만, 부작용이 따른다. 따라서, 동통(疼痛)과 발열을 동반하는 급성피부발적 환자에 대한 수소용존수액의 효과를 검토했다. 환자 4명에 대해 수소용존 점적액(약 1ppm, 250 또는 500mL×2회/day, 2~3회/day)을 3일 이상(1명은 1일만) 정맥 내에 점적 투여했다(Ono H. et al, 2012a). 그 결과, 수소용존점적에 의해 급성피부발적 환자의 증상이 개선되었으며, 재발은 확인되지 않았다.

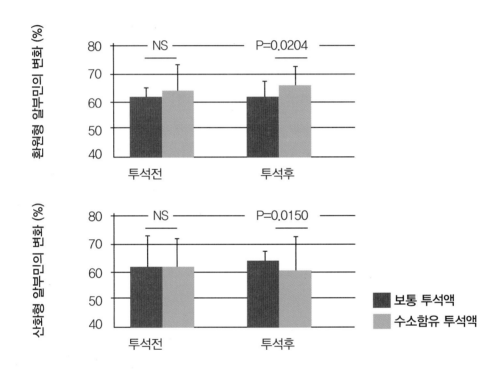

[**수소용존투석의 산화스트레스 개선효과** (Terawaki H. et al, 2016의 문헌)]

또한, 동시에 2명의 건강한 사람에게 수소를 30분간 또는 40분간 적용(1인은 점적정주, 다른 1명은 가스흡입)하여 정맥 내, 동맥 내 및 피부 표면의 수소가스 농도를 측정했다. 그 결과, 피부표면의 수소가스 농도가 관찰되었으며, 이는 수소가 피부로의 이행이

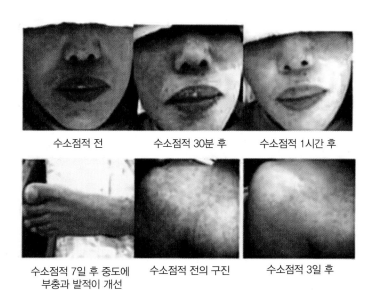

| 수소점적 전 | 수소점적 30분 후 | 수소점적 1시간 후 |

수소점적 7일 후 중도에   수소점적 전의 구진   수소점적 3일 후
부충과 발적이 개선

[수소용존정적의 급성피부발적에 대한 개선효과 (One H et al, 2012a의 문헌)]

된다는 것을 시사하는 것이다(니시지마병원 뇌신경외과와의 공동연구).

앞에서 류머티즘관절염 환자에 대한 수소수 음용의 결과를 소개하였다.

이번에는 수소용존수액을 정맥 내 점적투여한 경우의 임상시험 결과를 소개하기로 한다.

환자 24명을 12명씩 2군으로 나누어 수소를 용존시킨 생리식염액(약 1ppm, H_2 생식)또는 수소를 용존시키지 않은 생리식염액(위생식) 500mL를 5일간, 매일, 연속해서 정맥 내에 점적 투여했다(Ishibashi T. et al, 2014). 그 결과, H_2 생식군의 DAS28(류머티즘관절염의 병태 활동성을 나타내는 지표)은 위생식(플라시보)군과 비교하여 5일간의 점적요법 직후 감소했으며, 점적종료 4주 후에는 더욱 감소한 것으로 확인되었다. 또한, 측정 데이터를 그림에는 나타내지 않았지만, 염증마커나 산화스트레스 마커도 점적종료 4주 후 위생식(플라시보)군과 비교하여 H_2생식군에서 감소가 확인되었다(하라도이병원 류머티즘과 정형외과와의 공동연구).

3. 수소수의 음용

　　　　파킨슨병은 뇌 내 신경전달물질의 이상에 의해 떨림, 근고축, 동작완만, 자세반사장애의 증상을 보이는 신경병성질환이다. 파킨슨병의 원인은 잘 알려져 있지 않지만, 뇌 내의 산화스트레스가 관여하고 있다고 한다. 따라서 이러한 질환에 대한 수소수 효과의 가능성을 조사하기 위해 파킨슨병 환자에 대한 시험(위수 8명, 수소수 9명)을 실시하였다(Yoritaka A. et al, 2013).

　그 결과, 수소수(550mL×2회/day) 음용을 48주일간 계속한 경우, 수소수군은 위수(플라시보)군에 비해 유의한 병태스코어(증상을 수치화한 것)의 개선을 보였다. 이 결과로부터 수소수의 파킨슨병에 대한 유효성이 시사된다(준텐도대학 뇌신경내과와의 공동연구). 한편, 이 임상시험은 8~9명의 환자에 대한 예비적인 시험으로, 합계 170명 정도의 파킨슨병 환자를 대상으로 초과포화농도 수소수(7ppm)를 사용한 대규모 임상시험이 당사와 준텐도대학 뇌신경내과의 공동연구로 실시되기도 하였다.

　류머티즘관절염이란, 신체의 광범위한 관절에 염증이 일어나 관절이 부어 통증을 일으키는 질환으로 진행하면 관절의 변형이나 기능 장애가 일어난다. 우리나라 국민건강보험공단에서 2010~2014년 건강보험진료비 지급자료를 분석해 발표한 내용에 따르면 '류머티즘관절염(M05)'으로 인한 건강보험 진료인원이 2010년 7만 3000명에서 2014년 9만 500명으로 연평균 6.6% 증가했다.

　류머티즘관절염 진료환자들 중 여성이 7만 6488명으로 전체 진료환자 수의 80.9%(2014년 기준)을 차지했으며, 남성 진료 환자 수에 비해 약 4.3배 더 많았다.

　총진료비는 2010년 936억 원에서 2014년 1522억 원으로 연평균 12.9% 증가했다.
　연령별 적용인구를 적용하여 '류머티즘관절염' 진료환자의 분포를 분석한 결과, 고령 환자의 분포가 높으며, 여성환자의 규모가 크게 나타났다.
　연령대별 인구 1만 명당 류머티즘관절염 진료환자를 살펴보면, 2014년 기준으로

60대 여성 1만 명당 80.1명, 70대 여성 1만 명 당 73.4명으로 수진자가 가장 많았다.

또한 40대 인구 1만 명 당 '류머티즘관절염' 환자의 경우 여성(30.4명)이 남성(5.2명)의 6배 많았으며, 다른 연령층에 비해 성별 환자 수 차이가 크게 나타났다.

류머티즘관절염의 원인은 잘 알려져 있지 않지만, 그 원인 중 하나에 산화스트레스가 관여하고 있을 것으로 생각되고 있다. 이에 대해서는, 류머티즘관절염 환자에 대한 수소수(5ppm)의 효과를 검토한 시험이 발표된 바 있다.

류머티즘관절염 환자 20명이 매일 530mL의 수소수를 4주간 계속해서 마시고 그 후 4주일간의 휴약기간을 둔 후 다시 4주일간 마찬가지로 수소수를 음용하는 시험을 실시했다(Ishibashi T. et al, 2012).

그 결과, 1회째와 2회째 음용 후(4주일 후와 12주일 후)에 류머티즘의 활동성을 나타내는 지표인 DAS28CRP의 유의한 감소가 각각 확인되었다. 또한, 1회째 음용 후에 DNA의 산화스트레스 마커인 요중 8-OHdG의 유의한 감소가 확인되었다. 나아가, 류머티즘관절염에 걸린 1년 미만의 환자 5명의 경우에는 시험종료 시에 완해가 확인되었으며, 그중 4명은 증상이 소실되었다(하라도이병원 류머티즘과 정형외과와의 공동연구).

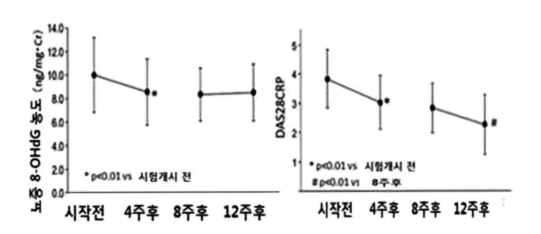

[수소수의 류머티즘 관절염에 대한 효과]

우리나라에서 메타볼릭신드롬 환자가 증가하고 있다. '메타볼릭신드롬(metabolic syndrome)'은 '대사증후군'으로도 부르며 운동부족, 영양과잉섭취 등으로 인해 현대인에게서 급증하고 있다. 대사증후군은 오랜 기간 몸속 대사에 장애가 일어나 내당능장애(당뇨병 직전 단계), 고혈압, 고지혈증, 비만 등 여러 가지 만성질환이 동시에 나타나는 것을 말한다.

허리둘레, 혈당, 혈압, 콜레스테롤, 중성지방의 5가지 건강지표 중 3가지 이상에 문제가 나타나면 '메타볼릭신드롬'에 해당한다.

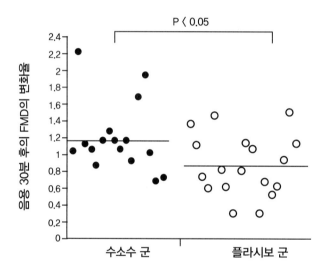

[수소수에 의한 혈류의존성 혈액확장(FMD) 반응]

메타볼릭신드롬은 동맥경화로 발전되고 나아가 동맥경화는 대부분 심장이나 혈관 질환으로 발전한다. 최근에는 혈관의 가장 안쪽을 덮고 있는 혈관내피세포의 장애가 동맥경화의 제1단계로 생각된다. 이에 대해서, 수소수의 혈관내피기능에 미치는 영향을 조사하기 위한 시험을 하였다. 자원봉사자 34명을 무작위로 플라시보군(18명)과 수소수군(16명)의 2군으로 나누었다. 수소수군에는 고농도 수소수를, 플라시보군에는 위수를 각각 마시게 하였다. 그 결과, 상완동맥의 혈류의존성 혈관확장(FMD, flow mediated dilation) 반응의 음용 전과 30분 후를 비교하였을 때 수소수군에서는 유의하게 FMD가 개선되었다. 이를 보아 수소수의 음용은 일산화질소(NO)를 매개로 한 내피의존성 혈관확장반응에 의해 혈관내피장애를 개선시킬 가능성이 있을 것으로 생각된다(Sakai T. et al, 2014. 하라도이병원 순환기내과와의 공동연구).

만성폐색성 폐질환(COPD, Chronic Obstructive Pulmonary Disease)이란, 폐기종 또는 만성기관지염 혹은 이 양자에 의해 일어나는 지속적인 기도(기류) 폐색상태를 말한다. COPD의 최대 원인은 흡연이다.

COPD 환자는 흡연으로 폐의 산화스트레스가 항진하고 있는 것으로 알려져 있다. 이에 대한 시험으로는, COPD 환자 총 700명에 대한 수소수의 음용에 관한 임상시험이 일본 준텐도대학 호흡기내과에서 실시되었다.

수소수는 수소(H₂), 즉 수소 가스를 물에 가압으로 녹인 것이다.

일본 국립성육의료연구센터의 동물 시험의 결과로 미루어 볼 때 인간이 수소수를 음용할 경우에는 특히 복강 내 장기를 중심으로 폭넓은 장기에 수소가 고농도로 분포할 것으로 생각된다고 한다. 그리고 이후 수소 농도의 상승은 일시적인 것으로 10분 후에는 수소가 체내에서 사라질 것으로 생각된다. 수소 가스 흡입에 비해 수소수의 음용은 체내에 섭취할 수 있는 수소의 누적량은 적지만 수소 농도의 최고치는 매우 높은 것이 특징이다. 수소수의 음용은 수소가 이행되는 장기와 그 증가 패턴의 특징이 다른 섭취 방법과는 달라 이 특징이 반영된 다수의 질병에서 유효성이 인정되었다.

예를 들어, 이중맹검(DB)법을 이용한 시험에서는 파킨슨병, 염증성 근질환 및 미토콘드리아 뇌 근증, 만성 간염, 대사 증후군, 2형 당뇨병, 방사선을 조사한 간암 환자의 부작용 경감에 각각 유효성이 인정되었다. 또한 DB법을 이용한 건강한 정상인을 대상으로 실시된 시험에서는 혈관 내피 기능과 운동 부하에 각각 개선 효과가 확인되었다. 다음으로 이들의 구체적인 예를 소개한다.

일본 준텐도 대학에서 파킨슨병 환자에 대한 예비적인 임상 시험을 실시했다(Yoritaka A 등, 2013). 그 결과 9명의 환자가 수소수 500mL를 1일 2회, 48주간 음용하면 8명의 플라시보수를 음용한 환자에 비해 현저한 병태 점수(증상을 수치화한 지표)

[임상시험 논문 리스트 (수소수)]

대상질환	수소형태	문 헌	시험형태
파킨슨병	수소수	Yoritaka A 등, 2013	랜덤화 비교시험 (DB, 17명)
신생아 저산소 뇌증	수소수	Yang L 등, 2016	랜덤화 오픈라벨시험 (40명)
염증성 근질환 및 미토콘드리아 뇌근증	수소수	Ito M 등, 201 2011	랜덤화 크로스오버시험 (DB를 포함, 22명)
치주질환	수소수	Azuma T 등, 2015	비랜덤화 비교시험 (13명)
만성간염	수소수	Xia C 등, 2013	랜덤화 비교시험 (DB, 60명)
대사증후군	수소수	Nakao A 등, 2010	전후비교시험 (20명)
	수소수	Song G 등, 2013	전후비교시험 (20명)
	수소수	Song G 등, 2015	랜덤화 비교시험 (DB, 68명)
2형당뇨병	수소수	Kajiyama S 등, 2008	랜덤화 비교시험 (DB를 포함, 36명)
방사선 부작용	수소수	Kang KM 등, 2011	랜덤화 비교시험 (DB, 49명)
관절류머티즘	수소수	Ichibashi T 등, 2012	전후비교시험 (20명)
혈관내피기능	수소수	Sakai T 등, 2014	랜덤화 비교시험 (DB, 34명)
욕창	수소수 (경관주입)	Li Q 등, 2013	전후비교시험 (22명)
이식편대숙주병 (GVHD)	수소수	Quin LR and Shen JL, 2016	증례보고 (1명)
운동부하 (대사성 아시도시스)	수소수	Ostojic SM, 2012	전후비교시험 (19명)
	수소수	Ostojic SM and Stojanovic MD, 2014	랜덤화 비교시험 (DB, 52명)
운동부하 (근육피로)	수소수	Aoki K 등, 2012	랜덤화 크로스오버시험 (DB, 10명)
	수소수	DA Ponte A 등, 2017	비랜덤화 크로스오버시험 (8명)
운동부하 (연부조직장애)	수소 타블렛/수소국소적용	Ostojic SM, 2014	랜덤화 비교시험 (단맹검, 36명)

수소 의료

의 개선을 보였다.

　그 후, 동 대학을 중심으로 한 국내 병원에서 수소수를 이용한 178명의 파킨슨병 환자에 대한 대규모 임상 시험이 실시되었다. 이 시험의 음용 기간은 종료되었지만 현재 통계학적 분석이 이루어지고 있어 결과가 기다려지는 시점이다.

　일본 나고야 대학에서는 총 14명의 각종 염증성 근질환 환자에게 1일당 0.5ppm 의 수소수 1L를 12주간 음용시키는 오픈 라벨 시험을 실시했다. 또한 총 22명의 염 증성 근질환과 미토콘드리아 뇌근증이라 불리는 질병의 환자에게 1일당 동 농도의 수소수 0.5L를 8주간 음용시키는 DB법에 의한 크로스 오버 시험을 실시했다(Ito M 등, 2011). 그 결과, 수소수는 각종 염증성 근질환 환자나 미토콘드리아 뇌근증 환자 에게 유효성을 나타냈지만 DB법에 의한 크로스 오버 시험에 비해 오픈 라벨 시험 에서 뚜렷하게 나타났다. DB법에 의한 크로스 오버 시험에서 효과가 낮았던 것은 수소수의 양이나 음용 기간에 기인하는 것으로 생각된다.

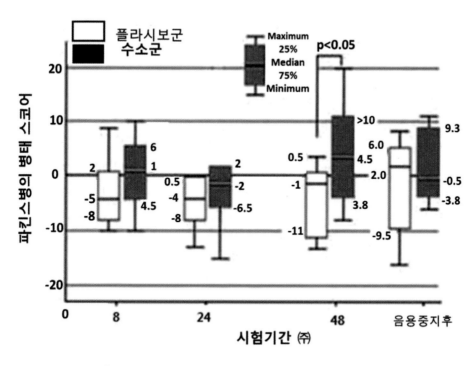

[파킨슨병의 병태스코아 및 수소수의 음용효과]

중국 화이안시 제4인민병원에서 실시된 임상 시험이다. 만성 B형 간염 환자 60명을 2개의 군으로 나누어 30명에게 수소수(1.1~1.3ppm)를, 나머지 30명에게 플라시보수를 각각 1일당 총 1.2~1.8L, 6주간 음용시켰다(Xia C 등, 2013). 그 결과 플라시보수군에 비해 수소수군에서는 혈청 항산화 효소 활성의 상승과 산화 스트레스의 개선 및 간 기능 개선 경향, 그리고 간염 바이러스량의 감소 경향을 볼 수 있었다. 수소수의 음용은 B형 바이러스성 간염 환자의 산화 스트레스를 개선시키는 것을 알 수 있었다. 현저한 수준의 간 기능 개선과 간염 바이러스량의 감소 효과를 보려면 6주의 음용 기간으로는 짧고, 더욱 장기간의 음용이 필요한 것으로 생각된다.

중국 타이산 의대 등에서 고콜레스테롤혈증 환자 68명을 대상으로 임상 시험을 실시했다. 환자를 2개의 군으로 나누어 34명을 수소수군, 나머지 34명을 플라시보수군으로 설정했다. 수소수군에게는 0.5~0.6ppm의 수소를 1일당 900mL, 10주간 음용시키고 플라시보수군에게는 플라시보수를 동일양, 동일 기간 동안 음용시켰다(Song G 등, 2015). 그 결과 플라시보수군에 비해 수소수군에서는 혈장 HDL 콜레스테롤 농도에 대한 영향은 나타나지 않았지만 다른 각종 HDL 기능의 현저한 개선 효과가 확인되었다. 수소수의 음용은 고콜레스테롤혈증과 동맥 경화의 진행을 예방하는 것으로 생각된다.

교토의 카지야마 병원과 교토부립 의과 대학 등에서 2형 당뇨병 환자 및 내당 이상증(당뇨병 예비군) 환자에 대한 임상 시험을 실시했다. 2형 당뇨병 환자 30명 및 내당 이상증 환자 6명이 1.2ppm의 수소수 또는 플라시보수를 1일당 900mL, 8주간 음용한 후 2주간의 휴약 기간을 거친 후 동일하게 수소수 또는 플라시보수를 음용한 크로스 오버 시험을 실시했다(Kajiyama S등, 2008). 그 결과, 수소수군은 플라시보수군에 비해 지질 대사의 현저한 개선(변성 LDL의 감소)이 확인되었다. 또한 내당 이상증 환자 6명 중 4명은 수소수의 음용으로 당 대사의 현저한 개선이 확인되었다.

우리나라 가톨릭 의과 대학에서 간암 환자 25명이 방사선 치료 시 약 1.2ppm의

수소 의료

수소수를 1일당 1.5~2.0L, 6주간 음용한 임상 시험을 실시했다(Kang KM 등, 2011). 그 결과, 플라시보수를 동일 기간 음용한 플라시보수군(24명)에 비해 수소수군에서는 방사선 조사에 의한 부작용이 현저히 개선되었다. 2개의 군 사이에 종양에 대한 반응의 차이는 보이지 않았기 때문에 수소수의 음용은 방사선의 간암에 대한 효과를 감소시키는 일 없이 부작용을 경감시키는 것을 알 수 있었다.

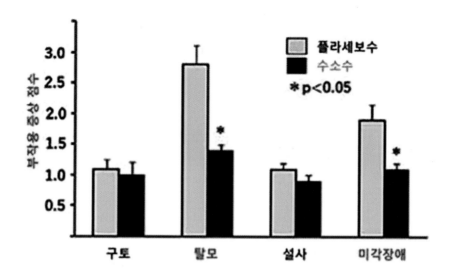

[방사선을 조사한 암환자에 대한 수소수의 부작용 경감효과]

후쿠오카의 하라도이 병원에서 건강한 정상인을 대상으로 임상 시험을 실시했다. 자원 봉사자 34명을 무작위로 2개의 군으로 나누어 각각 플라시보군(18명)과 수소수군(16명)으로 설정했다. 수소수군에게는 7ppm의 고농도 수소수 500mL를, 플라시보군에게는 플라시보수 동량을 각각 음용시켰다(Skai T 등, 2014). 그 결과, 음용 30분 후의 상완 동맥의 혈류 의존성 혈관 확장(FMD) 반응이 플라시보군에 비해 수소수군에서 현저히 개선되었다.

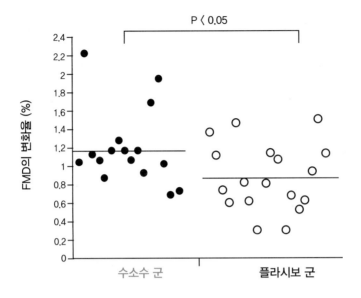

P〈0.05

FMD의 변화율 (%)

수소수 군   플라시보 군

[수소수에 의한 혈류의존성 혈액확장(FMD) 반응]

1회에 한한 음용이지만 수소수는 일산화질소(NO)를 통한 내피 의존성 혈관 확장 반응에 의해 혈관 내피 장애를 개선시킬 수 있는 것으로 생각된다.

세르비아 베오그라드의 건강·운동 및 스포츠 과학 센터에서 건강한 정상인 52 명을 대상으로 임상 시험을 실시했다. 각각 26명의 자원 봉사자에게 수소수 또는 플라시보수를 1일당 2L(500mL를 4회), 2주간 음용시킨 후 달리기 부하를 실시했다 (Ostojic SM and Stojanovic MD, 2014). 그 결과, 수소수 음용은 플라시보수 음용에 비해 대사성 아시도시스(운동에 의해 혈액이 산성화 되는 것)를 억제하는 가능성이 있는 것으로 시사되었다.

츠쿠바 대학에서 건강한 정상인을 대상으로 한 임상 시험을 실시했다. 10명의 젊은 운동선수를 플라시보수군 및 수소수군(수소 농도 약 2ppm)의 2개 군으로 나누어 운동 부하를 가하기 전날부터 운동 부하 당일 아침까지 500mL의 음료수를 3회(총 1.5 L)

음용시킨 후 운동 부하 시험을 실시했다. 시험은 1주일간의 휴약 기간을 둔 크로스 오버법으로 실시했다(Aoki K 등, 2012). 그 결과, 플라시보수군에서는 혈중 젖산치가 현저히 상승했지만 수소수군에서는 그 상승이 현저히 억제되었다. 또한 플라시보수군에서는 근력 마커가 현저히 감소했지만 수소수군에서는 그 감소가 개선되었다. 수소수의 음용은 근육 피로에 효과가 있는 것으로 시사되었다.

4. 점적 주입, 혈액 투석 또는 복막 투석으로서의 사용

임상 연구로서 수소 가스를 생리 식염액 등의 점적용 수액에 무균적으로 용해시켜 점적 주입이 실시된 바 있다. 또한 복막 투석액 안에 수소를 함유시킨 투석도 마찬가지로 임상 연구로 실시된 바 있다. 한편, 혈액 투석액에 수소를 함유시켜 투석하는 방법은 전해수 투석 요법으로서 많은 투석 병원에서 실시되고 있다. 당사가 국립성육의료센터와 공동으로 실시한 동물 시험 결과, 인간에게 수소 점적 주입을 했을 경우 조직 내 농도는 낮지만 매우 폭넓은 장기에 수소를 이행시킬 수 있는 것으로 생각된다. 수소를 점적 주입, 혈액 투석 또는 복막 투석으로 임상 시험을 실시한 논문 중 이중맹검(DB)법을 이용한 임상 시험은 1건뿐이지만 다음과 같이 소개한다.

혈관 내피 기능 시험의 경우와 동일한 후쿠오카의 하라도이 병원에서 실시한 임상 시험이다. 관절 류머티즘 환자 24명을 12명씩 2개의 군으로 나누어 약 1ppm의 수소를 용해시킨 생리 식염액(수소 생식) 또는 수소를 함유하지 않은 생리 식염액(가짜 생식) 500mL를 5일간 매일 연속하여 정맥 내에 점적 주입했다(Ishibashi T 등, 2014). 이 결과 수소 생식군의 DAS28(관절 류머티즘의 병태의 활동성을 나타내는 지표)은 가짜 생식군에 비해 5일간의 점적 주입 요법 직후에 감소하고 점적 주입 종료 4주 후에는 더욱 감소했다. 또한 염증 마커와 산화 스트레스 마커도 점적 주입 종료 4주 후에는 가짜 생식군에 비해 수소 생식군에서 감소했다. 이는 수소 함유 생리 식염액의 점적 주입이 관절 류머티즘 환자의 염증과 산화 스트레스를 개선시키는 것을 시사한다.

[임상시험 논문 리스트 (점적주입, 혈관투석 및 복막투석)]

대상질환	수소형태	문 헌	시험형태
뇌경색	점적	Ono H 등, 2011	랜덤화 오픈라벨시험 (34명)
관절류머티즘	점적	Ishibashi T 등, 2014	랜덤화 비교시험 (DB, 24명)
동통·발열을 수반하는 급성피부발진	점적	Ono H 등, 2012	증례보고 (4명)
혈액투석 또는 복막투석	혈액투석	Nakayama M 등 2009,	비랜덤화 크로스오버시험 (12명)
	혈액투석	Nakayama M 등, 2010	전후비교시험 (21명)
	혈액투석	Terawaki H 등, 2014	비랜덤화 크로스오버시험 (8명)
	혈액투석	Terawaki H 등, 2015	증례보고 (1명)
	혈액투석	Terawaki H 등, 2013	비랜덤화 크로스오버시험 (12명)

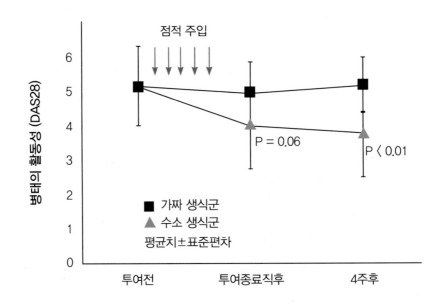

[관절류머티즘의 병태활동성(DAS28)에 미치는 수소 점적주입의 효과]

수소 의료

5. 수소가스의 흡입

각종 질환에 대한 수소가스의 유효성을 보고한 임상시험 논문은 아직 찾아볼 수 없지만, 뇌경색 환자에 대한 수소가스의 안전성을 조사한 논문이 있어 소개하기로 한다. 뇌경색 환자에 대한 수소가스흡입의 안전성에 관한 정보입수를 위해 4명의 환자에 대해 3% 또는 4%의 수소가스를 30분간 흡입시켜 흡입 전과 흡입 후에 혈중수소농도와 생리학적 파라미터를 측정하였다. 그 결과, 적어도 3% 이상 수소가스의 30분간 흡입으로도 충분한 혈중농도가 확인되었다. 또한, 매우 경미한 생리학적 파라미터의 변동이기는 하지만 수소가스의 안전성도 동시에 확인할 수 있었다(Ono H. et al, 2012b, 니시지마병원 뇌신경외과와의 공동연구).

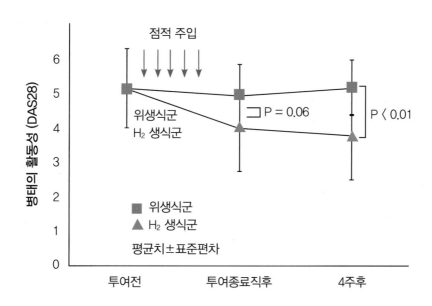

[수소용존정적의 류머티즘관절염에 대한 개선효과 (Ishibashi T. et al, 2014의 문헌)]

수소함유수액 또는 투석액, 고농도 수소수 및 수소가스를 사용한 임상시험보고의 용량과 용법을 아래 표에 나타냈다. 대략적으로 만성질환의 경우에는 급성질환의 경우와 비교하여 효과발현까지의 기간이 길어지는 경향을 확인할 수 있었다. 만성질환에 대해 수소수를 음용한 경우에는 효과 발현까지 3~12개월의 음용기간이 필요할 것으로 추측된다.

[각종 질환에 대한 수소의 용량과 용법의 정리]

투여방법	대상질환	수소농도 가스 이외에는 ppm 표시	액량 가스 이외에는 ml 표시	투여기간
음용	파킨슨병	1.6	550	2회/일x48주
	류머티즘 관절염	5	530	1회/일x4주간x2기간
	혈관내피기능	7	500	1회
점적 또는 투석	뇌경색	1	200 또는 250	2회/일x7일
	뇌경색(안전성)	1	200	2회/일x11일
	복막투석	1	2,000	4시간
	급성피부발적	1	250 또는 500	2~3회/일x3일 이상
	류머티즘 관절염	1	500	1회/일x5일
가스흡입	뇌경색(안전성)	3 또는 4%	–	30분

수소(H_2)는 가스 상태의 분자이므로 폐로 흡입하여 섭취할 수 있다. 조직 내 수소 농도를 측정한 동물 시험 결과, 인간이 수소 가스를 흡입할 경우 폐, 뇌, 근육 등에서 고농도의 수소를 얻을 수 있을 것으로 생각된다. 수소수를 음용했을 때에 비해 다른 장기 속의 수소 농도 최고치는 낮지만, 수소 가스의 경우 지속적으로 흡입이 가능하므로 간이 섭취할 수 있는 수소의 누적량은 매우 많다. 따라서 수소 가스의 흡입은 수소의 총량을 필요로 하는 질환에 유효성을 나타내는 것으로 생각된다. 전해법에 의한 수소 가스 흡입기가 비교적 최근에 개발되었기 때문에 임상 시험 논문의 수는 적다. 다음으로 대기 오염에 의한 호흡기 장애를 수소 가스 흡입으로 개선시킨 이중맹검(DB)법에 의한 논문(본문은 중국어, 요약만 영어)을 소개한다.

수소 의료

대상질환	수소형태	문 헌	시험형태
심정지 후 증후군	가스흡입	Tamura T 등, 2016	비랜덤화 오픈라벨시험 (5명)
심근경색	가스흡입	Katsumata Y 등, 2017	랜덤화 오픈라벨시험 (11명)
호흡기장애 (대기오염)	가스흡입	Gong ZJ 등, 2016	비랜덤화 비교시험 (DB, 96명)
건선성관절염	수소수/점적/ 가스흡입 병용	Ishibashi T 등, 2015	증례보고 (3명)

중국 허베이 의대에서 대기 오염에 노출된 96명의 환경미화원을 대상으로 실시된 임상 시험이다. 미화 작업으로 인해 대기 중의 PM2.5에 노출된 작업자를 각각 48명의 2개의 군으로 나누어 한쪽은 대조군, 다른 한쪽은 수소군으로 설정했다. 대조군에게는 67%의 질소 가스가 함유된 혼합 가스를 1일당 1시간, 30일간 흡입시키고 수소군에게는 동일 농도의 수소가 함유된 혼합 가스를 동일 시간, 동일 일정으로 흡입시켰다(Gong ZJ 등, 2016). 그 결과 대조군에 비해 수소군에서는 폐 기능의 개선, 담액중 및 혈청중 염증과 산화 스트레스 마커의 개선, 기침 등의 호흡기 증상의 개선 효과가 보였다. 수소 가스의 흡입은 대기 오염에 노출된 작업자의 호흡기 장애를 개선시키는 것을 알 수 있다.

6. 이중맹검(DB)법을 이용한 임상 시험의 용량과 용법

이중맹검(DB)법을 이용하여 실시된 임상 시험에서의 수소(H_2)의 용량과 용법을 다음 표에 정리했다. 사용된 수소의 농도, 1일당 섭취량(섭취시간), 섭취 기간에 큰 차이가 있음을 알 수 있다. 현재는 의약품의 경우와 동일하게 수소의 경우도 유효성을 나타내는 용량과 용법이 질환에 따라 다른 것은 사실이다. 즉 수소(H₂)가 유효성을 나타내는 '문턱의 높이'나 '뛰어넘기 위해 필요한 거리'가 질환에 따라 다르다고 할 수 있다.

수소의 의료적 이용 연구는 해마다 눈부신 발전을 이루어 2018년과 2019년의 학

[이중맹검(DB)법을 이용한 임상시험의 용량과 용법]

투여방법	대상으로 하는 질환 또는 기능	수소농도 (가스이외는 ppm표시)	액량/일 (가스이외는 mL표시)	투여기간
음용	파킨슨병	1.6	1,000	48주간
	염증성 근질환 및 미토 콘드리아 뇌근증	0.5	500	8주간
	만성간염	1.1~1.2	1,200~1,800	6주간
	고콜레스테롤 혈증	0.5~0.6	900	10주간
	당뇨병 및 예비군	1.2	900	8주간
	방사선 부작용	1.2	1,500~2,000	6주간
	혈관내피기능	7.0	500	1회
	운동부하	1.6	2,000	2주간
	운동부하	2.0	500	3회
점적	관절류머티즘	1.0	500	5일간
가스	호흡기장애	67%	1시간/일	30일간

수소 의료

술 논문 중 인간 임상 연구에 관한 논문은 16건 보고되었다. 특히 최근의 경향은 동물 시험에서의 수소의 유효성뿐만 아니라 인간 임상 연구에서의 유효성 보고가 많아지고 있다. 특히 경도 인지 장애(MCI), 치매, 암에 대한 임상 연구 논문이 늘어난 것이 최근의 특징이다.

질병 개선에 관한 논문을 살펴보면 비알콜성 지방성 간염, 건선, 위식도 역류증, 백내장, 기도협착, 경도 인지 장애(MCI), 치매 및 암에 대한 유효성에 관한 논문이 총 10건 나와 있다. 한편, 건강한 정상인을 이용하여 피로와 스트레스의 회복, 다이어트 효과 등을 조사한 논문이 6건 발표되었다. 따라서 이번에는 질병 개선을 보고한 논문의 개략을 여러분에게 소개하고자 한다. 그중에서도 특히 수소 가스의 흡입이 치매 및 암에 대한 유효성을 시사한 논문(암에 대한 유효성을 시사한 논문은 3건)은 주목할 만한 것이라고 생각한다.

7. 비알콜설 지방간 임상시험

세르비아 NoviSad 대학에서 경도에서 중등도의 비알콜성 지방간 (NAFLD, non-alcoholic fatty liver disease) 환자 2명에게 이중맹검법에 의한 크로스 오버 시험을 실시했다. 모든 환자는 매일 1일당 500mL의 수소수 또는 플라시보수를 1일 2회, 3일간 음용했다(Korovliew D 등, 2019). 그 결과 9일 후의 관찰에서 수소수 음용군은 플라시보수 음용군에 비해 MRI 검사에서 간의 지방 축적이 현저히 감소한 것을 알 수 있었다. 또한 혈액 검사에서 간의 아미노산 대사에 관여하는 효소의 AST(GOT)의 감소도 수소수 음용군에서 확인되었다. 수소수 음용군과 플라시보수 음용군 사이의 체중과 신체 조성에는 현저한 차이는 보이지 않았지만 간의 지방량 감소와 AST(GOT)의 현저한 감소를 보인 것은 의미 있는 일이라고 생각한다. 이번 시험은 예비 시험이지만 이 시험 결과를 통해 수소수는 경도에서 중등도의 NAFLD 환자의 보완적인 치료법으로 도움이 될 것으로 생각된다. 다만, 이 시험에서는 마그네슘 분말을 이용하여 수소수를 제조한 것이다.

8. 건선에 수소임상 시험

건선 환자 및 건선과 유사한 증상(국면성유건선) 환자에 대한 수소수 목욕의 효과를 중국 복단 대학병원에서 시험했다. 환자 75명을 일반적인 목욕 치료를 실시하는 대조군 34명과 수소 목욕을 실시하는 수소군 41명으로 나누고 대조군에게는 수소를 함유하지 않은 보통의 수돗물을 사용한 목욕을 하고, 수소군에게는 전기 분해로 제작한 나노 버블 형태의 1ppm 농도의 수소수를 사용한 목욕을 1주일에 2회(1회당 10~15분간) 총 8주간 실시했다(ZhuQ 등, 2018). 8주 후에 건선의 면적과 중증도에서 산출한 점수(PASI)로 평가한 결과, 적어도 75%의 개선을 보인 환자 수는 대조군에서 2.9%였던 것에 비해 수소군에서는 24.4%였다.

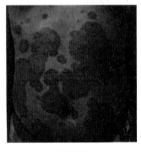 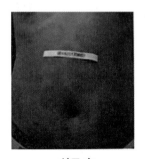

치료 전   치료 후

[수소수 목욕의 건선에 대한 개선효과(Zhu Q등, 2018 문헌)]

또한 50%의 PSAI 개선을 보인 환자 수는 대조군에서 17.7% 였던 것에 비해 수소군에서는 56.1%였다. 또한 소양감(가려움증)의 개선도 수소군에서 확인할 수 있었으며, 건선과 유사한 국면성유건선을 앓고 있는 환자의 수소군(6명)에서는 33%의 완전 주효와 66.7%의 부분 주효를 확인할 수 있었다. 일본이나 한국 등에서 시판되고 있는 수소목욕의 수소 농도는 매우 낮기 때문에 이러한 수소목욕의 효과는 기대할 수 없다. 그러나 이번 시험과 같이 1.0ppm 농도의 수소목욕을 이용한 치료를 할 경우에는 만성 염증성 피부 질환에 효과적인 치료법이라고 생각된다.

9. 위식도 역류증에 수소임상시험

위식도 역류증은 역류성 식도염과 비미란성 위식도 역류증이 포함된다. 위식도 역류증 환자 84명에 대해 수소수 음용 시험을 이탈리아의 G.D. Annunzio 대학에서 실시했다. 대조군 환자(44명)에게는 위식도 역류증의 치료약(프로톤펌프 억제제)과 1일당 1.5L의 수돗물을 3개월간 부여하고, 수소수군의 환자(40명)에게는 마찬가지로 동일한 치료약과 동일 용량의 수소수를 사용했다(Franceschellis 등, 2018). 그 결과 치료약만을 부여한 대조군 환자에 비해 수소군의 환자에게서는 산화 환원 균형의 개선과 위식도 역류증의 증상 개선이 인정되었다. 이 식도 역류증의 증상 중 속쓰림과 역류에 대한 점수는 산화 스트레스와 관련된 혈액의 생화학 마커의 결과와 현저한 상관관계를 나타냈다. 이 결과에서, 표준 치료에 수소수 음용을 부가하는 치료시에 혈액의 생화학 마커와 임상 증상의 상관관계로 보아 세포의 산화 환원 균형 개선이 삶의 질(QOL)의 개선에 영향을 미치고 있다고 생각한다.

10. 백내장에 수소임상시험

백내장의 수술에서는 수정체에 초음파를 조사하여 혼탁한 수정체를 액화하는 초음파 유화 흡인 수술이 이루어진다. 그러나 이 수술에서는 '유해 활성 산소'(하이드록실라디칼)가 생성된다. 그래서 일본 의과 대학 병원 안과에서는 32명의 환자의 백내장 수술 시에 이 '유해 활성 산소'에 의한 장애를 방어하기 위해 수소 함유 관류액(약 1ppm)의 효과를 검토했다. 백내장 환자의 한쪽 눈을 보통의 관류액으로 세척하는 대조군으로 하고 반대쪽 눈을 수소 함유 관류액으로 씻어 양쪽 눈의 장애를 비교하는 랜덤화 이중맹검시험을 실시했다(Igarashi T 등, 2019).

각막 내피 세포의 세포 밀도를 측정했다. 그 결과, 대조의 눈(n = 32)의 세포 밀도 감소율은 1일 후, 1주일 후, 3주 후에 각각 16.0%, 15.4%, 18.4%였던 것에 비해 수소 함유 관류액으로 세정한 눈(n = 32)의 감소율은 각각 6.5%, 9.3%, 8.5%를 나타내었으며, 수소 함유 관류액으로 세정한 눈의 세포 장애가 현저히 억제되었다.

이 결과로부터 수소 함유 관류액을 이용한 백내장 수술 시의 세정은 각막 내피 세포 장애를 개선시키는 임상에서 유용한 치료 방법임이 확인되었다.

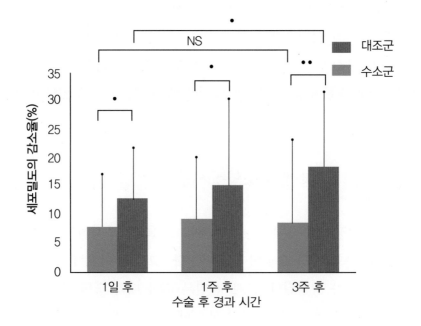

[수소함유 관류액의 세포장애에 대한 개선효과 (Igarashi T 등 2019 문헌)]

(*p<0.05, **p<0.01)

11. 기도흡착에 수소임상시험

　　중증의 급성 기도 협착 환자 25명에 대한 수소와 산소의 혼합 가스의 유효성을 평가하는 시험을 중국 광저우 대학 병원에서 실시했다. 환자는 4단계의 치료를 받았다. 15분간의 공기 흡입(1단계), 15분간의 수소와 산소(2대 1)의 혼합 가스 흡입(2단계), 15분간의 산소 흡입(3단계), 120분간의 수소와 산소의 혼합 가스의 흡입(4단계)의 순서로 치료를 진행했다. 기도 협착이나 기도 저항에 관한 유효성을 나타내는 평가 항목(엔드포인트)을 5종류 설정하여, 수소와 산소의 혼합 가스의 유효성을 평가했다(Zhouz Q 등, 2019). 그 결과, 2단계와 4단계의 치료(수소와 산소의 혼합 가스 치료)에서의 기도 저항은 1단계와 3단계의 치료에서의 기도 저항에 비해 현저히 감소했다. 다른 많은 시험 항목에서 수소와 산소의 혼합 가스 치료는 유효성을 보여 주었다. 이 치료에서 부작용은 전혀 발견되지 않았지만, 수소와 산소(2대 1)의 혼합 가스를 이용했기 때문에 수소 가스 농도는 67%로 추정되며, 폭발 위험성이 있다. 이 결과로부터 수소와 산소의 혼합 가스 흡입은 급성 중증 기도 협착 환자의 기도 저항을 개선시키는 것이 시사되었다.

12. 경도인지장애(MCI) 및 치매에 대한 수소임상시험

　　경도 인지 장애(MCI)는 이른바 치매 예비군으로, 병적인 상태는 아니지만 5~10년 안에 치매로 진행한다. MCI나 치매도 그 병인의 하나로 산화 스트레스가 관여하고 있다.

　이 논문에서는 마우스 MCI 모델과 인간 MCI에 대한 수소수 음용의 효과를 검토하고 있는데, 여기서는 인간의 임상 연구 결과만 소개한다. 츠쿠바 대학 병원에서 73명의 MCI 환자에 대한 랜덤화 이중 맹검 시험을 실시했다. 피험자는 매일 300mL 이상의 플라시보수 또는 수소수를 1년간 음용했다. 최종적으로 플라시보수를 음용한 사람은 38명, 수소수를 음용한 사람은 35명이었다(Nishimaki K 등, 2018).

1년 후 알츠하이머병의 평가 척도(ADAS-cog)에서 양쪽 군의 통계학적 차이를 분석했지만, 현저한 차이는 확인되지 않았다. 그러나 이 중 지질 대사와 관련된 유전자(ApoE4)를 보유하고 있는 MCI 환자에 한하여 상세한 분석을 실시하니 플라시보수군(6명)에서는 대부분 MCI의 개선 효과가 인정되지 않은 것에 비해 수소수군(7명)에게서는 ADAS-cog 총 점수의 현저한 개선을 볼 수 있었다.

또한 ADAS-cog 중 언어 재생 테스트에서도 플라시보수군에 비해 수소수군에게서 현저한 개선이 보고되었다. 이 결과로부터 수소수의 1년간 음용은 ApoE4형의 유전자를 보유하고 있는 MCI 환자의 인지 장애를 개선시키는 것을 알 수 있었다.

탄산리튬은 양극성 장애와 신경 변성 질환의 치료약으로 이용되고 있다. 그래서 시즈오카현니시지마 병원에서 치매 환자에 대한 탄산리튬과 수소 가스 흡입의 병용 효과를 검토했다. 11명의 치매 환자가 3% 수소 가스를 1회당 1시간, 1일당 총 2시간, 4~7개월간 흡입함과 동시에 소량의 탄산리튬을 1일당 2회, 동일 기간 복용했다. 환자는 알츠하이머병의 평가 척도(ADAS-cog)의 평가와 MRI를 이용한 DTI 분석(신경 섬유의 집합체인 백질에서의 병변의 화상 분석)을 받았다(Ono H 등, 2018). 그 결과, 수소 가스의 5개월 이상의 치료로 11명의 환자의 ADAS-cog의 평균이 2.7 감소했지만 아무런 치료도 하지 않은 대조군(5명)의 ADAS-cog 의 평균은 7.0 증가했다.

수소 가스 흡입군 중 시험 시작 시에 매우 심각한 증상을 나타낸 2명을 제외한 9명을 분석하면 ADAS-cog 평균이 4.1 감소되었고, 이들은 모두 대조군에 비해 통계학적으로 의미 있는 수치였다. 또한 뇌의 MRI를 이용한 DTI 분석 기법에서도 수소 가스의 흡입에 의해 뇌의 해마의 신경관의 크기가 증가한다는 것이 입증되었다.

이번에는 소량의 탄산리튬과의 병용이지만, 탄산리튬 단독으로는 치매에 대한 유효성이 없는 것으로 추정되기 때문에 수소 가스 스의 흡입이 중증의 치매 환자에 대해 유효성을 나타내는 결과라고 생각한다.

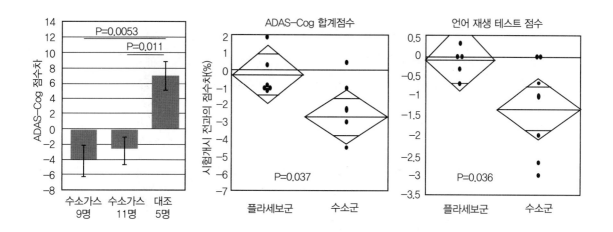

[(왼쪽) **수소가스의 치매에 대한 개선효과** (Ono H 등, 2018문헌),

(오른쪽) **수소수의 ADAS-Cog 개선효과** (Nishimaki K 등, 2018문헌)]

13. 암에 대한 수소임상시험

우리 몸의 혈액에 있는 백혈구의 일종인 T세포(T림프구) 안에 암을 공격하는 '칼잡이' 역할을 하는 킬러 T세포가 있는데, 세포 표면에 PD-1 단백이 발현되면 암세포에 대한 공격능력이 약해진다. 이 공격 능력이 쇠약해진 T세포를 피폐 T세포라고 한다. 피폐 T세포 안에는 세포의 에너지 공장 역할을 담당하는 미토콘드리아가 있지만, 이 미토콘드리아의 기능이 저하되어 에너지 부족 상태가 되어 있다 (Akagi 등, 2019a).

구마모토현의 타마나 지역 보건 의료 센터에서 55명의 직장암 4기 환자에 대한 임상 연구를 실시했다. 환자는 고농도의 수소 가스(67%, 1.7L/분)을 1일 3시간, 3개월 이상 흡입했다. 또한 이 임상 연구소에서는 단독 수소 가스 흡입이 아닌, 매우 소량의 항암제 몇 가지와 수소 흡입을 병용했다(Akagi 등, 2018:Akagi J 등, 2019b). 영어와 일본어 논문이 각각 1건 보고된 바 있는데 내용은 거의 같다. 그 결과, 수소 가스의 흡입 전에 비해 흡입 후에는 64%의 환자에게서 PD-1을 발현한 킬러 T세포의 비율이 감소하고, 71%의 환자에게서 PD-1을 발현하지 않은 킬러 T세포의 비율이 증가했다. PD-1을 발현하지 않은 킬러 T세포의 비율이 증가한 환자에게서는 현저한 연명 효과가 인정되었다. 수소 가스의 흡입에 의해 피폐한 T세포가 활성화되고(활성화 T세포가 되고) 암세포에 대한 공격 능력을 갖춘 결과라고 생각된다. 이 임상 연구에서 이용된 수소 가스 흡입기는 수소 가스의 폭발 하한 농도를 초과하는 기기로, 안전성에 문제는 있지만 대량의 수소 가스의 흡입이 말기암 환자에 대해 항종양 효과를 나타낸다는 결과를 얻을 수 있었다. 또한 이 논문에서 저자들은 수소가 피폐 T세포의 미토콘드리아의 활성화를 통해 항종양 면역 활성을 나타낸다고 주장하고 있는데, 이것은 수소 가스의 항종양 메커니즘의 일부라고 생각된다.

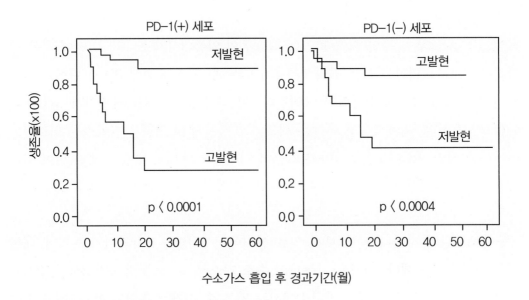

[수소가스의 암환자에 대한 연명효과 (Akagi J 등, 2018문헌)]

마지막으로, 수소 가스의 항종양 효과에 관한 논문이 중국에서 1건 더 보고되었다.

중국 기남대학의 광저우 암병원에서 82명의 암환자에 대한 수소 가스 흡입을 실시했다. 환자는 3기 또는 4기 암 환자이다. 상기의 시험과 마찬가지로 환자는 매우 고농도의 수소 가스(67%, 3L/분)를 1일당 3시간 이상, 적어도 3개월 이상 계속하여 흡입했다. 34%의 환자는 수소 가스 흡입만 진행한 치료이지만, 나머지 66%의 환자는 소량의 항암제 몇 가지를 수소 가스 흡입 외에 보조적으로 사용했다(Chen JB 등, 2019). 그 결과 3~46주간의 관찰 기간 동안 4기 환자 12명이 사망했지만, 다른 70명은 현재도 생존하고 있다. 수소 가스 흡입 4주 후에 나타난 변화로 QOL(삶의 질) 개선(피로, 불면증, 식욕 및 통증의 개선)측면에서 41.5%의 환자에게서 전신 상태 개선이 나타났다.

58명의 환자가 처음에 종양 마커의 증가를 나타냈지만, 그중 36.2%의 환자는 13~45일 내에 종양 마커의 감소를 나타냈다. 종양 마커의 감소는 폐암 환자에게서 많이 보였으며 췌장암이나 간암 환자에게서는 낮은 비율로 나타났다.

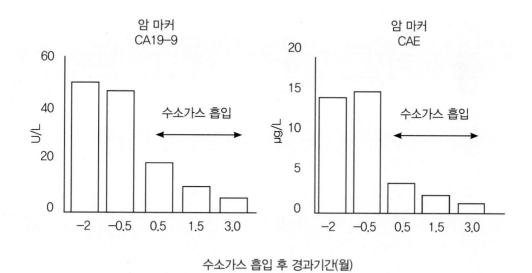

[**수소가스의 암 마커 감소효과** (Chen JB 등, 2019문헌)]

종양의 크기 관찰이 가능했던 80명의 환자의 임상적 주효율(완전주효(CR), 부분주효 (PR) 및 안정(SD)을 나타낸 환자의 합계)은 57.5%로, CR과 PR은 수소 가스 흡입 후 21~80 일 후에 볼 수 있었다. 이 임상적 주효율은 4기 환자에 비해 3기 환자에게서 높고(각각 49% 및 84%), 췌장암 환자에게서는 낮은 경향을 볼 수 있었다. 혈액학적인 독성은 나타나지 않았다.

이러한 결과에서부터 수소 가스의 흡입은 쉽고 안전하며, 게다가 환자의 QOL의 개선과 암의 진행을 제어할 수 있는 치료 방법임을 알았다. 이 임상 연구에서 사용한 수소 가스 흡입기도 상기의 임상 연구와 마찬가지로 폭발 위험성이 있는 흡입기이다.

[암환자에 대한 수소가스 흡입의 유효성 (Chen JB 등, 2019 문헌)]

기수	환자수	완전주효	부분주효	안정	진행	임상적 주효율
		%				
3	19	5	21	58	16	84
4	61	0	18	31	51	49
합계	80	1.3	18.8	37.4	42.5	57.5

지금까지 대량의 수소 가스 흡입(고압 수소 가스)이 암에 걸린 동물 모델에 효과를 나타낸 논문 보고는 있었지만, 인간의 임상 연구에서 수소 가스의 흡입이 암 환자에 대한 유효성을 보고한 학술 논문은 없었다. 암에 대한 3건의 임상 논문은 의미가 있다. 이 논문들은 모두 수소 가스의 폭발 위험성을 무시하고 시험을 실시한 논문이긴 하지만 대량의 수소 가스 흡입에 의해 암의 퇴축 효과가 인간에게서 입증된 의의는 크다고 생각한다.

수소 의료

이번 논문 외에도 미국이나 일본 등에서도 암 환자에 대한 수소 가스의 흡입이 암 환자의 피로, 식욕, 수면, 통증 등의 개선(QOL의 개선)과 연명 효과 등을 나타내는 결과를 얻었다. 이 중에는 과거에 항암제 치료나 방사선 치료를 받은 환자와 현재 항암제 치료를 받고 있는 환자가 있었는데, 수소 가스의 흡입에 의해 이러한 부작용(손발 저림, 권태감, 식욕 부진, 구역 등)의 경감 효과가 인정되었다. 췌장암은 가장 난치성 암이지만, 수소 가스의 흡입은 4명의 췌장암 환자에 대해서도 주목할 만한 QOL의 개선 및 수명 연장 효과를 나타냈다.

초고령화 사회를 맞이한 우리나라도 치매나 암에 대한 예방과 치료가 시급하다.

지금까지의 서양 의료가 아닌 새로운 의료로서 수소가 이러한 질환들을 제어할 수 있는 새로운 시대의 도래가 눈앞으로 다가왔다고 할 수 있으며 저자는 2005년부터 수소관련 연구를 하여 오면서 해가 거듭할수록 보람을 느끼고 있다. 다가오는 새로운 수소의료시대만이 아니라 미용, 음료, 식품, 농업, 생활가전 등 45개 분야에서 보다 많은 수소연구를 통하여 사업화에 앞장서기 위해 수소 미래창조에 도전해 나갈 것이다.

34.

코로나바이러스 COVID-19에 대한 수소(H_2) 치료현황 및 효과

1. 개요

　　2019년 12월 중국 우한시에서 시작된 신종 코로나 바이러스(SARS-CoV-2)의 유행은 중국뿐만이 아닌 전 세계에 폭발적으로 확산되었고 WHO(세계보건기구)는 신종 코로나 바이러스 감염증을 COVID-19라고 명명하였다. 2020년 6월 24일 현재, 전 세계 214국에서 발생한 감염자와 사망자 수는 어림잡아 924만 명 및 47.7만 명이며, 우리나라 감염자와 사망자 수는 어림잡아 12,535 및 281명으로 보도되고 있다.

　현재 다양한 감염증 방지 대책이 효과를 나타내고 있으며 감염자 수와 사망자 수가 감소하여 이 감염증이 종식된 듯 보이다가 2차 유행, 3차 유행이 우려되고 있다.

　최근 여러 항체검사와 PCR검사에 따르면 국내외에서 건강한 이들이 이미 감염된 것으로 추정되는데 이러한 결과는, 국내외에서 감염이 확인된 인원의 몇십 배(혹은 몇백 배)나 되는 사람이 이미 감염되어 건강한 채로 생활하고 있었을 가능성을 시사하고 있다. 2020년 8월2일 국내외 COVID-19현황은 다음과 같다

주요 국가 코로나19(COVID-19)확진 환자 및 사망자 현황비교

국가	감염자		사망자		사망률
	인원	발생률 (*)	인원	발생률 (*)	
미국	4,556,232	1384.50	153,268	46.6	3.4
브라질	2,662,485	1253.50	92,475	43.5	3.5
인도	1,638,870	119.7	35,747	2.6	2.2
러시아	839,981	583.7	13,963	9.7	1.7
남아프리카공화국	482,169	829.9	7,812	13.4	1.6
멕시코	424,637	321	46,688	35.3	11
페루	407,492	1238.60	19,021	57.8	4.7
칠레	355,667	1898.90	9,457	50.5	2.7
이란	304,204	367.4	16,766	20.2	5.5
영국	303,181	452.5	46,119	68.8	15.2
스페인	288,522	621.8	28,445	61.3	9.9
파키스탄	278,305	136	5,951	2.9	2.1
콜롬비아	276,055	554.3	9,454	19.0	3.4
사우디아라비아	275,905	809.1	2,866	8.4	1
이탈리아	247,537	418.1	35,141	59.4	14.2
방글라데시	234,889	145.5	3,083	1.9	1.3
터키	230,873	278.2	5,691	6.9	2.5
독일	210,399	255.3	9,147	11.1	4.3
인도네시아	106,336	39.5	5,058	1.9	4.8
필리핀	89,374	82.7	1,983	1.8	2.2
카자흐스탄	89,078	478.9	793	4.3	0.9
중국	84,337	5.9	4,634	0.3	5.5
싱가포르	52,205	884.8	27	0.5	0.1
일본	35,836	28.2	1,011	0.8	2.8
키르키스스탄	35,805	577.5	1,378	22.2	3.8
우즈베키스탄	23,558	71.8	137	0.4	0.6
호주	16,303	65	189	0.8	1.2
말레이시아	8,964	27.6	124	0.4	1.4
태국	3,310	4.8	58	0.1	1.8
베트남	509	0.5	0	0.0	0
한국	14,336	27.7	301	0.6	2.1

(*) 인구 10만 명당 (국가별 총 인구수 : 한국 - 2020년 1월 행정안전부 주민등록인구현황 기준, 한국 외 - United Nations Population Fund(UNFPA, 유엔인구기금))

발생자 순위	지역	확진자	치료중	사망자	격리해제	발생률 (10만명당)
1	대구	6,903(+2)	27(+1)	189	6,687(+1)	283.32
2	경북	1,386(+1)	11(+1)	54	1,321	52.06
3	서울	1,241(+11)	488(+7)	6	747(+4)	12.75
4	경기	1,137(+7)	353(+4)	23	761(+3)	8.58
5	검역	668(+12)	172(+4)	0	496(+8)	0
6	인천	333(+3)	158(-1)	1	174(+4)	11.26
7	충남	162(+1)	16(-1)	0	146(+2)	7.63
8	부산	152(+2)	7(+2)	3	142	4.46
9	경남	133	9	0	124	3.96
10	대전	94(+8)	49(+8)	1	44	6.38
11	강원	63(+1)	8(+1)	3	52	4.09
12	충북	62	6	0	56	3.88
13	울산	55(+2)	6(+2)	1	48	4.79
14	세종	49	2	0	47	14.31
15	광주	33	1	0	32	2.27
16	전북	25(+1)	5(+1)	0	20	1.38
17	전남	20	2	0	18	1.07
18	제주	19	4	0	15	2.83

34. 코로나바이러스 COVID-19에 대한 수소(H2) 치료현황 및 효과

건강한 감염자가 감염을 확산시키고 있는 것을 보아 기존에 없던 귀찮은 바이러스로 인한 대부분의 감염자는, 증상 없이 건강하게 생활할 수 있어 신형 코로나 바이러스의 감염 자체는 특징적인 증상을 극복할 수 있다면 통계적으로는 무섭지는 않다고 생각된다.

　이러한 증상은 신형 코로나 바이러스 자체가 일으키는 증상이 아니라 신형 코로나 바이러스가 감염된 것에 의해 우리 몸이 반응한 결과로서 급격한 중증화를 억제할 수 있다면 많은 환자를 구할 수 있을 것이고, 의료 붕괴 저지에도 기여할 수 있으며 2018년 노벨상 수상자인 일본 혼쇼우(Sho-suke Hon)도 "죽지 않으면 감염은 두렵지 않다(If you don't die, you won't be afraid of infection)"고 하였다.

　2020년 3월 3일 중국 국민건강위원회가 공표한 '신코로나 바이러스 폐렴 진단·치료 프로그램(제7판) Diagnosis and Treatment Protocol for Novel Coronavirus Pneumonia(Trial Version7)'에서는 치료 방법으로 수소(H_2) 치료를 승인하고 있다.

　중국에서 공포로 승인한 COVID-19에 대한 수소치료는 EU, 일본, 미국 등에서 영어와 일본어로 번역되어 소개되고 있으며 전문내용을 요약하면 다음과 같다.
　참고로 중국에서 수소치료에 사용된 기기는 물을 전기분해할 때 생성되는 수소와 산소를 함께 혼합 흡입하는 방식으로 기존의 수소흡입기가 수소만을 흡입하는 방식과는 차이가 있음을 밝힌다.
　다음은 중국에서 COVID-19의 수소치료를 포함한 공포내용을 정리하였다.

l 일반 치료에서의 산소요법 대책

'수소와 산소의 혼합 흡입 가스(H₂/O2:66.6%/33.3%)에 의한 조건부 치료'로 표기되어 있다.

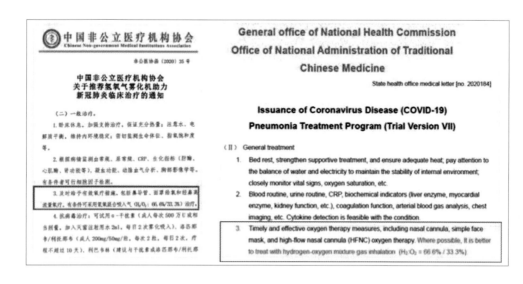

상기관련 원문은 글로벌생활수소협회 홈페이지(https://globalh2.org/forum/view/51760)에서 확인할 수 있다.

아래 내용은 위 사이트에서 원문(중국어, 영어)을 요약하였다.

2019년 12월 이후 후베이성 우한시에 신형 코로나바이러스 폐렴환자가 속속 확인되면서 감염 만연으로 중국의 다른 지역과 다수의 해외 국가들에도 증례가 잇따르고 있다. 이 질환은 급성 호흡기 감염증으로서 중화인민공화국 전염병방치법(中華人民共和国伝染病防治法)에서 2류 전염병으로 규정되어 있고, 일류 전염병의 관리가 적용된 일련의 예방대책과 의료조치를 바탕으로 중국 국내 감염 만연의 기세는 어느 정도 억제되었으며, 대부분의 성(省)에서는 COVID-19증세가 안정되고 완화되었다.

한편 해외 감염자수는 상승하는 추세를 보이고 있다.

이번에 신형 코로나바이러스 폐렴 임상 소견 및 병리 지식 및 진료 경험의 축적을 기반으로 하여 조기발견, 조기치료를 더욱 추진하므로 치유율 향상과 치사율 인하를 하고, 원내 감염의 최대한 방지를 실현하는 동시에 해외로부터의 유입되는 감염증의 전파와 확산에 대하여 주의를 환기시키는 것을 목표로 하여 신형 코로나 바이러스 진료 가이드라인(시행 제6판) 개정에 이어 신형 코로나 바이러스 진료 가이드라인(시행 제7판) 을 발행한다.

❙ 병원미생물학적 특징(病原微生物學的特徵)

신형 코로나바이러스는 β-코로나바이러스(beta-coronavirus)의 속(属)으로, 외피(envelope)가 둘러싸여 있고, 입자는 공 형태 또는 타원형, 많은 경우 다형이며 지름은 6140nm이다. 유전자적 특징은 사스 CoV나 MERSs CoV와 는 분명한 차이가 있다. 현시점의 연구에서는, 박쥐 유래의 중증급성호흡기증후군(SARS) 코로나바이러스 bat SL CoVZC45와 유연도(homology)는 85% 이상인 것으로 확인되고 있다. 체외분리 배양에서는 신형 코로나바이러스는 약 96시간 만에 사람의 기도의 상피세포 내에서 검출할 수 있지만 Vero E6 세포와 HuH7세포주에서 분리 배양에는 대략 6일이 소요된다. 코로나 바이러스에 대한 이화학적 특징 인식은 그중 많은 것이 SARSs CoV 와 MERSs CoV의 연구에 따른 것이다.

이 바이러스는 자외선과 열에 민감하여 56℃에서 30분간의 가열 및 디에틸에테르(Diethyl ether), 75% 알코올, 염소계 소독제, 퍼아세틱산(peracetic acid), 클로로포름을 포함한 지용성 약제에 의해 유효하게 불활성화시킬 수 있다. 클로르헥시딘(chlorhexidine)은 유효하게 비활성화할 수 없다.

―――――― 중간 생략 ――――――

∣ 병세에 따라 치료 장소 확정

(1) 유사증상 및 확진증상에 대해 효과적 관리를 위해 격리조건과 방호조건을 충족하는 지정의료기관에서 격리치료해야 한다. 유사증상 환자는 개인실에서 격리 치료를 하고, 확진 증상환자는 여러 명을 같은 병실에 수용하여 치료할 수 있다.

(2) 중증환자는 신속하게 ICU(중환자실)에서 치료해야 한다.

∣ 일반 치료

(1) 안정적으로 누운 상태로 치료와, 충분한 칼로리를 섭취시킨다.
수분, 전해질의 밸런스에 주의하고, 체내 환경의 안정을 유지하도록 한다.
바이탈 사인(Vital signs)과 경피적 동맥혈 산소 포화도(percutaneous oxygen saturation) 등을 상시 모니터링 관리한다.

(2) 병상에 따라 혈액 일반검사, 소변 일반검사, CRP, 생화학지표(ALT, AST, 심근일탈효소, 신장기능 등), 혈액응고검사, 동맥혈액가스분석, 흉부영상검사 등을 실시한다. 조건이 되면 사이토카인 검사도 한다.

(3) 필요에 따라 나잘 캐뉼라(nasal cannula), 마스크, 고유량 산소요법(HFNC)등의 효과적인 산소요법을 시행한다.
조건이 되면 산소와 수소를 혼합 흡입 치료한다($H2/O2$: 66.6%/33% (수소와 산소을 혼합한 가스 흡입을 허용하고 있음을 알수 있다)).

(4) 항바이러스 치료: 시험적으로 투여 가능한 것으로는 인터페론α(성인의 경

우 500U/회 또는 주사용수 2ml를 가하고 1일 2회 네블라이저로 흡입), 로피나빌/리트너빌(Lopinavir/Litnavir)(성인 200mg/50mg/정제된 것을 1회 2정, 1일 2회, 치료기간은 10일을 넘지 않을 것), 리버빌린(Livervirin)(인터페론 혹은 로피나빌/리트나빌과의 병용을 권장, 성인 500mg/회, 1일 2~3회 정맥 링거, 치료기간은 10일을 넘지 않을 것), 인산 클로로킨(Chloroquine Phosphate) (18세−60세 환자를 대상으로 체중이 50kg 이상인 성인 500mg/회를 1일 2회, 치료 기간은 7일, 체중 50kg 이하인 자는 1일차와 2일차는 500mg/회를 1일 2회, 3일차부터 7일차는 500mg/회를 1일 1회), 알비도르(albidor)(성인 200mg, 1일 3회, 치료 기간은 10일을 넘지 않을 것)등이다.

———————— 이하 생략————————

수소/산소 혼합가스 흡입 치료와 관련하여 증난산 원사는 2016년 3월 5일 WHO에 임상시험(https://apps.who.int/trialsearch/Trial2.aspx?TrialID=NCT02765295)을 등록한 바 있고, 중국 우한 시에 10일간에 건립된 화신산의원(火神山医院) 원장으로 중국 국가위생건강위원회는 중국공정원 원사 증난산을 임명하여 신형 코로나 바이러스 폐렴의 치료에 대하여 발 빠르게 학술론 논문을 발표하고 신형 코로나 바이러스 감염자의 특징을 가장 먼저 세계에 알렸다(The new england journal o f medicine, Clinical Characteristics of Coronavirus Disease 2019 in China.).

중국 증난산의 수소가스 흡입 치료 결과는 유럽의 호흡기학회 학술지(European Respiratory Journal)에도 소개되고 유튜브로 인터뷰도 하였다.

(1) 신형 코로나 바이러스 폐렴 수소 가스 치료 기자회견
중국 증난산은 중국 중앙 TV 등과의 기자회견 때 수소가스 흡입 치료에 대해 언급하였다. (https://mp.weixin.qq.com/s/2d15aVc84D11K0mQdaR2gA)

(2) 중국 증난산은 유럽호흡기학회 부회장 아니타 시몬스(Anita Simmons)와 화상회의를 갖고 중국의 경험을 공유할 것을 제안했다.

여기서는, 산소수소혼합가스발생장치가 일정한 효과를 발휘하였음을 소개하였고 증난산 팀이 우한과 광저우 3개 병원에서 수집한 자료에 따르면 산소 수소 혼합가스 발생장치가 중증의 산소 결핍 증세를 완화하는 데 일정한 효과를 발휘하고 있으며 사용비용도 낮다고 특히 언급했다. 현재 이미 1500명 가까운 환자가 산소수소혼합가스 발생 장치로 치료를 받고 있다.

YouTube에서 화상회의 모습을 볼 수 있으며, 후반에는 수소 가스 치료를 받은 환자의 모습도 소개하고 있다.

(3) 미국과 일본 등에서도 코로나 바이러스 감염증–19에 수소치료 효과에 대한 설명이 동영상으로도 보도되고 있다.

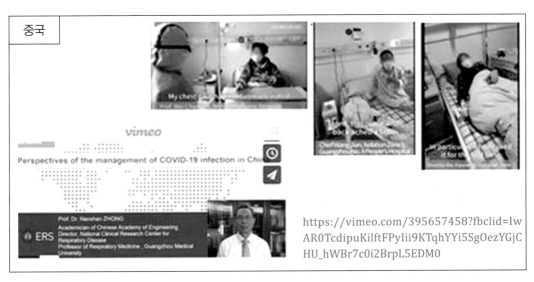

https://vimeo.com/395657458?fbclid=IwAR0TcdipuKilftFPyIii9KTqhYYi5SgOezYGjCHU_hWBr7c0i2BrpL5EDM0

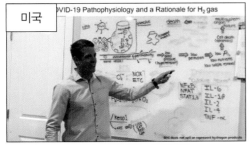

https://www.youtube.com/watch?v=-oh9Ztgjm4A

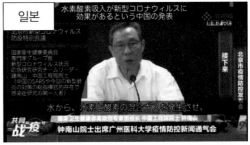

http://japanese.china.org.cn/politics/
txt/2020-03/12/content_75805571.htm

2. 코로나 바이러스감염증-19는?

코로나바이러스감염증-19(COVID-19) 정보를 요약하면 다음과 같다.

정의	SARS-CoV-2 감염에 의한 호흡기 증후군
질병분류	• 법정감염병 : 제1급감염병 신종 감염병증후군 • 질병코드 : U07.1
병원체	SARS-CoV-2 : Coronaviridae에 속하는 RNA 바이러스
전파경로	현재까지는 비말(침방울), 접촉을 통한 전파로 알려짐 • 기침이나 재채기를 할 때 생긴 비말(침방울)을 통한 전파 등 • 코로나19 바이러스 오염된 물건을 만진 뒤 눈, 코, 입을 만짐
잠복기	1~14일(평균 4~7일)
진단 기준	• 환자: 진단을 위한 검사기준에 따라 감염병병원체 감염이 확인된 사람 • 진단을 위한 검사기준 – 검체에서 바이러스 분리 – 검체에서 특이 유전자 검출
증상	발열, 권태감, 기침, 호흡곤란, 및 폐렴 등 경증에서 중증까지 다양한 호흡기감염증이 나타남. 그 외 가래, 인후통, 두통, 객혈과 오심, 설사 등도 나타남
치료	• 대중치료: 수액보충, 해열제 등 보존적 치료 • 특이적인 항바이러스제 없음
치명률	• 전세계치명률은 약 3.4%(WHO, 3.5 기준).단, 국가별·연령별 치명률 수준은 매우 상이함 • 고령, 면역기능이 저하된 환자, 기저질환을 가진 환자가 주로 중증, 사망초래
관리	• 환자관리 – 표준주의, 비말주의, 접촉주의 준수 – 증상이 있는 동안 가급적 집에서 휴식을 취하고 다른 사람과 접촉을 피하도록 권고 • 접촉자 관리 – 감염증상 발생 여부 관찰
예방	• 백신 없음 • 올바른 손씻기 – 흐르는 물에 비누로 30초이상 꼼꼼하게 손씻기. 특히 외출 후, 배변 후, 식사 전·후, 기저귀 교체 전·후, 코를 풀거나 기침, 재채기 후 등에는 반드시 실시 • 기침예절 준수 – 기침할 때는 휴지나 옷소매 위쪽으로 입과 코를 가리고 하기 – 호흡기 증상이 있는 경우 마스크 착용 • 씻지 않은 손으로 눈, 코, 입 만지지 않기 • 주위 환경을 자주 소독하고 환기하기

(출처: 질병관리본부)

수소 의료

1) 바이러스는 다른 세균, 진균, 원충과 같은 미생물에 속하지만 이것들 중에서 가장 작은 생명체가 바이러스이다. 크기는 약 20~300nm^(nm은 10억분의 1미터)이다.

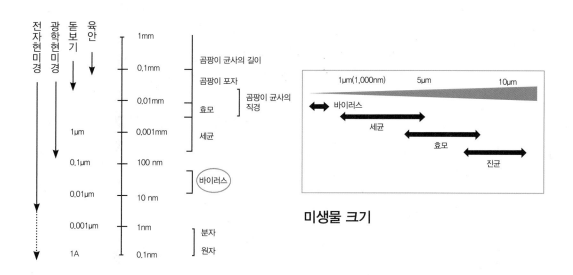

미생물 크기

2) 바이러스는 보통의 현미경^(광학 현미경)으로는 보이지 않기 때문에 확대율이 높은 전자 현미경이 아니면 볼 수 없다. 바이러스는 DNA 또는 RNA와 같은 유전자와 그것을 감싸고 있는 단백질의 껍질로만 이루어져 있어 세포에 기생하지 않으면 증식할 수 없기 때문에 생물학적인 분류상으로는 생물에 포함되지 않는다. 바이러스는 자기 자신을 복제하기 위한 설계도^(유전자)는 가지고 있으나 이 설계도를 바탕으로 조립할 수 있는 설비를 가지고 있지 않아서 살아 있는 세포에 기생하며 자신의 유전자를 혼합시켜서 자기 복제를 한다. 기생하는 상대로는 동물의 세포뿐만 아니라 식물이나 세균의 세포도 있다.

3) 바이러스의 유전자인 핵산은 DNA 또는 RNA로서, DNA 바이러스의 경우 2가닥 사슬의 DNA, RNA 바이러스의 경우 2가닥 사슬의 RNA와 1가닥 사슬의 RNA

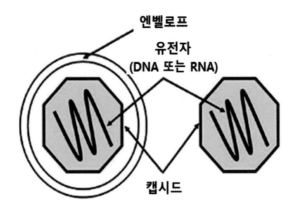

엔벨로프

유전자
(DNA 또는 RNA)

캡시드

[바이러스 모식도]

를 가진 것이 있는데 1가닥 사슬의 RNA를 가진 것이 더 많다.

바이러스의 종류에 따라 단백질의 껍질(캡시드)의 바깥쪽에 외투막(엔벨로프)을 가진 것과 가지지 않은 것이 있다.

엔벨로프는 지질과 당을 포함한 단백질로 엔벨로프를 가진 바이러스는 알콜 제제가 잘 들지 않는 성질이 있다. 엔벨로프를 가진 바이러스의 대표적 예가 인플루엔자 바이러스, 코로나 바이러스, 에볼라 바이러스이고 엔벨로프를 가지지 않는 바이러스의 대표적 예로 노로 바이러스가 있다.

인류와 바이러스의 싸움은 인류가 정착 생활을 시작한 태고부터 계속되고 있다. 인플루엔자 바이러스 감염증을 예로 들면, 1918년부터 감염이 시작된 스페인 독감은 전 세계에서 5000만 명 이상이 사망한 것으로 보고된 바 있고 1957년부터 감염이 시작된 아시아 독감은 전 세계에서 200만 명 이상이 사망했고 1968년부터 감염이 시작된 홍콩 독감은 전 세계에서 100만 명 이상이 사망한 것으로 보고되었다. 코로나 바이러스를 예로 들면, 2002년부터 유행한 중증 급성 호흡기 증후군(SARS)과 2012년부터 유행한 중동 호흡기 증후군(MERS)이 있으며 당시에는 이것이 신종 코로나 바이러스 감염증으로 불렸다. SARS의 경우 중국 본토와 홍콩 등의 동아

수소 의료

시아와 캐나다를 중심으로 8000명 이상이 감염되었고 900명 이상이 사망하였다. MERS는 아라비아 반도의 국가들을 중심으로 발생하여 그 후 유럽으로 감염이 확산되어 2000명 이상이 감염되고 800명 이상이 사망하였다. SARS가 출현한 지 8개월 후 감염의 연쇄를 완전하게 단절시킬 수 있었고 WHO는 세계적 봉쇄에 성공했다고 선언하였다. MERS의 감염은 8년 후인 현재까지도 아라비아 반도의 국가들에서 간헐적으로 발생하고 있다.

4) 코로나 바이러스과에 속하고 인간에게서 증상을 나타내는 것을 SARS 코로나 바이러스라고 부른다. 신종 코로나 바이러스는 2002년에 유행한 SARS 코로나 바이러스가 중국 우한에서 변이된 것으로서 변이되기 전의 SARS 코로나 바이러스와 유전자 배열이 75~80% 유사하다. 신종 코로나 바이러스 및 SARS 코로나 바이러스는 모두 1가닥 사슬 RNA이다. 코로나 바이러스는 표면에 곤봉 형태의 수많은 스파이크가 돌출되어 있는데 이것이 왕관이나 태양 주위의 광관처럼 보인다고 해서 코로나라고 명명되었다.

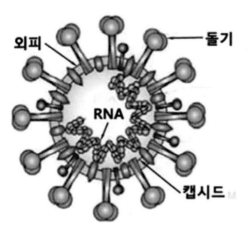
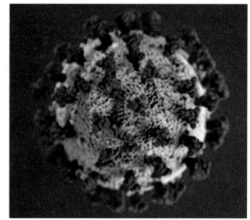

5) 신종 코로나 바이러스 감염증의 감염 경로로는 비말 감염과 접촉 감염의 두 가지를 생각해 볼 수 있는데 최근의 정보에 따르면 공기 감염도 지적되고 있다. 비말 감염은 감염자의 비말(재채기, 기침 등)을 통해 다른 사람이 입이나 코로 바이러스를 흡입함으로써 발생된다. 접촉 감염은 감염자에게서 나온 바이러스를 포함한 타액이나 체액에 접촉함으로써 발생되며 그 체액에 직접 접촉하거나 사물을 통해 간접 접촉함으로써 발생된다.

질병예방본부에서도 밀집, 밀접, 밀폐의 『3밀』을 피하는 것을 예방책으로 권장하고 있다. 이 바이러스는 세포막이 지질로 이루어져 있기 때문에 비누 등의 계면 활성제나 알코올로 쉽게 파괴되어 때문에 올바른 손 씻기가 효과적이다.

6) 신종 코로나 바이러스 감염증은 기본적으로 인플루엔자와 유사한 초기 증상을 나타난다. 발열, 권태감, 기침, 식욕 부진, 근육통 등의 초기 증상을 나타내는데 인플루엔자의 초기 증상과는 다른 미각 장애와 후각 장애도 보인다. 또한 인플루엔자 감염의 경우와 달리 이 감염증의 경우 무증상 감염자가 다른 사람에게 감염시키고 잠복 기간은 최대 14일이다. 세균이나 바이러스에 의한 감염성 폐렴의 경우는 폐의 가스 교환을 하는 폐포에 염증이 일어나는 것이 일반적이나 이 감염증의 경우는 중증화되어 폐포를 둘러싼 간질까지 염증이 퍼지는(간질성 폐렴을 일으킴) 경우가 있다. 중증 폐렴으로 진행된 사람은 ICU(집중 치료실)에서 인공호흡기를 장착하고 더욱 중증화되면 체외식막형 인공폐 장치(에크모)를 장착하지 않으면 생명을 구할 수 없게 될 수도 있다. 다만, 중증화되는 것은 전체의 20% 정도로 경증이나 무증상 감염자가 상당히 많다. 중증화된 사례 중에는 호흡기 증상뿐만 아니라 중추 신경 장애, 신부전, 간부전 등의 다장기 기능 부전을 동반하는 경우도 있다.

수소 의료

3. 수소(H₂)를 이용한 중국 임상 연구 현황

2003년에 발생한 SARS 코로나 바이러스를 발견한 중국의 감염증 연구의 일인자인 중난산(Nanshan Zhong)의사 등은 신종 코로나 바이러스 감염증에 대해 수소와 산소의 혼합 가스를 이용한 예비적 임상 연구를 진행하였다.

그 결과, 우한시와 광저우시의 3개 병원에서 수집한 데이터를 통해 수소와 산소의 혼합 가스가 중증자의 호흡기 증상을 개선하는 효과가 확인되어 현재 이미 1500명 정도의 환자가 수소 가스 흡입 요법을 받고 있다고 2020년 올 3월 Web상에 발표했다.

또한 중국의 국가위생건강위원회는 이 감염증에 대한 진료 가이드라인을 발표하고 수소 가스 흡입 요법을 권장 요법 중 하나로 제시했다. 그러나 중국의 이 연구 결과에 대한 논문이 현재까지 발표되고 있지 않다.

중국에서는 수소 치료의 임상(hydrogen therapy trials, 공적 승인을 얻기 위한 임상시험)이

[중국에서 진행중인 수소(H₂)임상연구]

등록번호	ChiCTR2000030258	ChiCTR2000029739
실시시설	허얼빈의과대학 외	광저우 의과대학 외
환자수	대조군30명, 시험군30명	대조군220명, 시험군220명
대조군	표준약물	산소농축기
시험군	표준약물 + 수소가스	수소+산소 혼합 네뷸라이저
랜덤회	실시	실시
맹검화	미실시(오픈라벨)	미특징
시험개시	2020년 2월 21일	2020년 2월 1일
시험종료	2020년 8월 20일	2021년 8월 31일

2020년 2월부터 시작되었다. 임상 시험은 국제적 표준에 근거한 프로토콜로 실시되며 영문으로도 공표되었다(등록번호 CTR2000029739).

이 임상시험의 책임의사는 중국 국가위생건강위원회의 '고위급 전문가팀' 수장으로 임명된 증난산(Zhong Nan-shan) 의사이고 수소 가스 흡입 치료에 대해서는 기타 임상시험도 국제적 표준에 따라 진행 중이다(ChiCTR2000030258).

첫 번째는 하얼빈 의과대학을 중심으로 한 임상 연구로 60명의 신종 코로나 바이러스 감염 환자를 무작위로 2개 군으로 나누어서 표준 약물 치료와 수소 가스 흡입을 병용한 30명(시험군)과 표준 약물 치료만 진행한 30명(대조군)을 비교한 오픈 라벨 시험이고 두 번째는 광저우 의과대학을 중심으로 한 임상 연구로 440명의 신종 코로나 바이러스 감염 환자를 무작위로 2개 군으로 나누어서 수소와 산소의 네뷸라이저를 사용한 220명(시험군)과 산소 농축기를 사용한 220명(대조군)을 비교한 개입 시험이다.

2020년 3월과 4월에 신종 코로나 바이러스 감염증에 대한 수소 가스의 가능성을 고찰한 총설형의 논문이 이탈리아와 슬로바키아에서도 보고되고 있다. 이탈리아 키에티 대학의 Conti(2020) 등은 산소 단독 치료에 비해 수소와 산소의 혼합 가스 치료가 유효할 것이라고 발표하고 있고 또한 슬로바키아 과학 아카데미의 LeBaron(2020) 등도 염증 모델 동물의 시험 보고를 바탕으로 수소 가스의 흡입은 신종 코로나 바이러스 감염증에도 유효할 것이라고 발표하고 있지만 이들 논문에서 그들이 수소 가스가 이 감염증에 유효하다고 주장하는 근거는 극히 빈약한 상태이다.

4. 수소 가스 흡입 요법의 가능성과 그 메커니즘 가설

왜 신종 코로나 바이러스에 감염되면 호흡기와 그 밖의 조직·장기에 염증이 일어날까?

신종 코로나 바이러스의 감염은 바이러스 표면에 있는 스파이크가 세포 표면에 있는 수용체와 결합하는 것에서 시작된다. 스파이크는 열쇠, 수용체는 열쇠 구멍으로 비유할 수 있으며 열쇠와 열쇠 구멍이 매칭됐을 때 문이 열리고 감염이 일어난다. 이 바이러스는 ACE-2(안지오텐신 변환 효소2)를 수용체로 가지고 있다. 바이러스 측의 열쇠와 감염되는 세포 측의 열쇠 구멍(ACE-2)이 매칭되어 세포 표면의 문이 열리면 바이러스는 세포 내 소포에 침입한다. 여기서 바이러스는 분해되면서 유전 정보만이 세포질로 방출되어 바이러스가 복제되어 증식한다.

췌장염 치료약인 나파모스타트(상품명: 후산)가 유효하다는 보도가 있는데 이 약은 이 바이러스의 ACE-2 수용체와의 결합을 억제하는 메커니즘이 있다. 또한 미국에서 개발되고 일본에서도 치료약으로 긴급 승인된 렘데시비르(상품명: 베클러리)와 현재 일본에서 임상 연구가 진행되고 있는 아비간(상품명: 파비피라비르)은 이 바이러스의 세포 내 증식 억제 효과를 기대한 약들이다.

그렇다면 세포질 내에서 증식한 신종 코로나 바이러스는 어떻게 되는 것일까? 우리 몸의 세포 내에는 병원체 센서 역할을 하는 TLR(Toll 유사 수용체)가 있다. 세포질 내에서 증식한 바이러스의 구성 성분이 TLR7이라는 수용체나 그 외의 센서 분자를 인식하면 세포 내의 에너지 생산 공장인 미토콘드리아로부터 유해한 활성 산소(하이드록실라디칼, ·OH)를 포함한 대량의 활성 산소종이 생산된다. 이 활성 산소종에 의해 미토콘드리아의 DNA가 산화되고 이 산화 DNA가 염증 신호를 작동시켜 염증성 사이토카인을 방출시킨다. 수소(H_2)는 이 하이드록실라디칼을 제거함으로써 염증의 신호 전달을 억제할 것으로 생각된다.

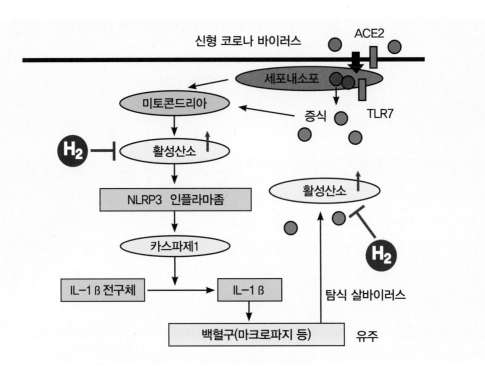

[수소(H₂)의 항염증 메커니즘]

염증 반응이 발동되면 신종 코로나 바이러스를 제거하기 위한 생체 방어 반응으로 마크로파지 등의 백혈구가 돌아다니게 되고 이 백혈구들은 병원체인 바이러스를 잡아먹고 활성 산소종을 생산하여 바이러스를 공격한다.

그러나 이 염증 방어 반응이 과도하게 항진되면 우리 몸의 세포는 하이드록실라디칼 등의 활성 산소종에 의해 장애를 입는다. 이 바이러스 감염증의 경우 본래는 우리 몸을 지켜야 하는 면역이 폭주해서 과도한 염증(사이토카인 스톰)을 일으킨다. 스톰이란 '폭풍'으로 사이토카인 폭풍이 일어나는 것을 의미한다.

수소(H₂)는 바이러스 감염으로 야기된 활성 산소종에 의한 장애를 억제하여 면역 폭주를 개선할 것으로 생각된다.

수소 의료

5. COVID-19관련 수소(H₂) 유효성에 대한 연구

신형 코로나 바이러스 감염증(COVI-19)의 개선에 수소 가스 흡입법이 유효하다는 것이 여러 수소 논문에서 확인되고 있다.

COVID-19로 인한 급격한 중증화의 원인은 크게 3가지로 설명할 수 있다.

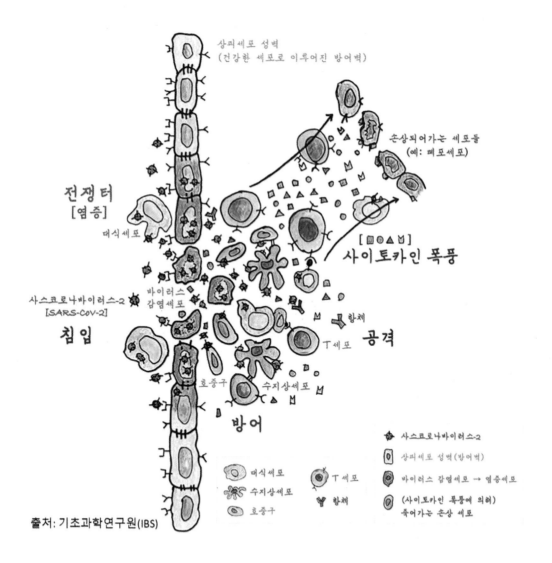

출처: 기초과학연구원(IBS)

위의 그림에서와 같이 인체의 상피세포는 바이러스 침입에 대한 1차 방어벽 역할을 한다.

상피세포 성벽이 부서지면 우리 몸의 면역체계가 활성화되며 바이러스와의 '전투'를 시작한다. 면역세포들은 주변에 위험 신호를 알리는 물질인 사이토카인을 분비하지만, 사이토카인이 과도하게 분비되면 '사이토카인 폭풍'의 발생과 함께 과도한 활성산소를 생성하여 정상세포까지 손상 및 염증을 유발하게 된다.

1) 면역의 폭주(runaway immunization, cytokine storm)

염증을 일으키는 사이토카인이 급격히 증가하여 활성산소를 방출하여 폐가 파괴된다.

수소(H₂)에 의한 사이토카인 스톰 억제에 대해서는 이미 25개 이상의 논문이 발표되었다. 예를 들어 동물실험에서 사이토카인 스톰을 일으켜 죽음에 이르게 하는 패혈증 Sepsis(multiple organ failure, 다장기부전)에 대한 연구결과에서 수소(H₂)를 흡입시키지 않으면 100% 사망하는 데 반해 수소(H₂)를 흡입시키면 절반이 생존할 수 있음이 밝혀졌다.

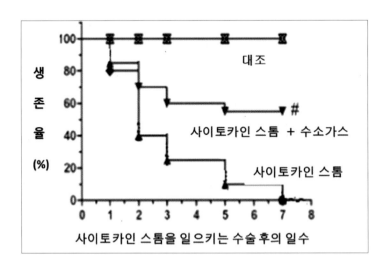

출처: Xie K, Yu Y, Pei Y, Hou L, Chen S, Xiong L, et al. Protective effects of hydrogen gas on murine polymicrobial sepsis via reducing oxidative stress and HMGB1 release. Shock. 2010;34: 90-7.

수소 의료

여기서 수소(H₂) 농도를 높이면 효과를 더 높일 수 있다.

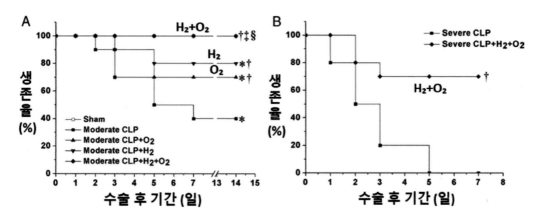

출처: Xie K, Fu W, Xing W, Li A, Chen H, Han H, et al. Combination therapy with molecular hydrogen and hyperoxia in a murine model of polymicrobial sepsis. Shock. 2012;38: 656-63.

임상시험 결과에서 심폐정지 후 소생 환자는 목표 온도 관리로 치료받으면서 수소(H₂) 흡입(산소를 포함한 2% 수소)은 입원 시에 18시간 동안 이루어졌다. 패혈증 환자는 산화 스트레스는 변화하지 않았지만 사이토카인 수준은 감소했다는 연구논문도 있다.

논문 제목: 수소(H₂) 흡입은 심정지 후 증후군 환자의 산화 스트레스를 완화한다.
(Journal of Clinical Biochemistry and Nutrition, Tamura, T. 등)

또 다른 연구논문에서는 수소(H₂)를 미리 투여(흡입)해 두면 사이토카인 스톰을 억제할 수 있다는 내용으로 이 경우 사전에 수소(H₂)를 흡입하면 사이토카인 스톰 예방으로 이어질 가능성이 있다.

출처: Iketani M, Ohshiro J, Urushibara T, Takahashi M, Arai T, Kawaguchi H, et al. chiryo. Preadministration of Hydrogen-Rich Water Protects Against Lipopolysaccharide-Induced Sepsis and Attenuates Liver Injury. Shock. 2017;48:85-93.

2) 폐에 물이 찬 상태(flooded lung conditions)

사스나 다른 폐렴과 신형 코로나 폐렴의 다른 점은 폐에 물이 생겨 폐가 물에 빠진 상태가 되어 숨을 쉴 수 없게 된다는 것이다.

신형 코로나 바이러스 폐렴의 특징은 폐에 물이 차는 것이다. 폐 안에 물이 차면 즉시 호흡을 할 수 없게 된다. 급격히 증상이 악화되는 것은 폐 안이 물이 차는 것이 큰 원인이다. 왜 폐 안이 물이 차는가는, 폐포 세포 혹은 폐 안에 있는 면역 세포가 쌓인 물을 퍼내는 힘이 약해져 버리기 때문이다.

세포가 물을 퍼낼 수 있는 것은 아쿠아폴린(aquapoline)이라고 하는 물의 통로가 있기 때문에 건강한 사람은 문제가 없지만, 레트(rat)시험에서 폐렴을 일으켜 사이토카인 스톰 상태가 되면 아쿠아폴린이 감소해 버린다. 그런데 수소(H₂)는 아쿠아폴린을 회복시키는 작용이 있다. 2003년, 피터·아그레 교수가, 「아쿠아폴린」을 발견한 공적으로 노벨화학상을 수상했다.

사이토카인 스톰이 폐에서 일어나게 되면 혈액 속의 산소 농도는 감소한다. 수소(H₂)를 넣으면 혈액 속의 산소 농도가 개선된다.

수소(H₂)를 추가한 것만으로 혈액 속의 산소 농도가 회복되고 있다.

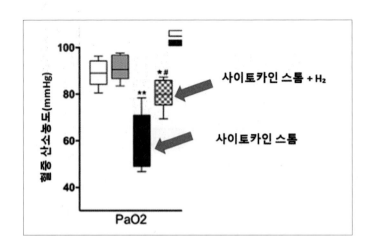

수소 의료

아래 그림에서 왼쪽 그림은 폐에서 사이토카인 스톰이 일어나 물이 찬 폐포 사진
이다. 수소(H₂)를 투입하면 물이 찬 상태가 개선됨을 알 수 있다^(오른쪽 그림).

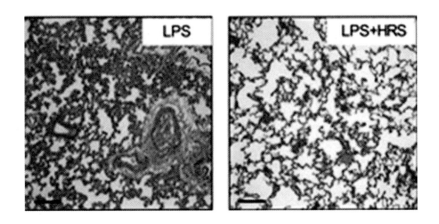

아래 그림 오른쪽에서 두 번째 막대그래프는 사이토카인 스톰 상태에서 폐의 아
쿠아폴린이 감소하는 것을 나타내고 있다. 수소(H₂)를 투여^(흡입)하면 아쿠아폴린의
양이 회복됨을 알 수 있다.

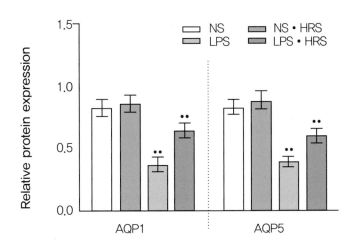

즉, 수소(H₂)에 의해 아쿠아폴린의 양 저하가 개선되고 폐에 물이 차는 상태가 개선되어 혈액 속에 산소가 돌아왔다는 것을 나타낸 것이다.

중국에서 수소(H₂)를 흡입하여 폐렴증상을 개선한 것은 이러한 메커니즘에 의한 것으로 생각된다.

출처: Tao B, Liu L, Wang N, Wang W, Jiang J, Zhang J. Effects of hydrogen-rich saline on aquaporin 1, 5 in septic rat lungs. J Surg Res. 2016;202: 291-8.

그 외에도 수소(H₂)가 아쿠아폴린의 회복을 나타내는 논문이 발표되고 있다.

논문: Song D, Liu X, Diao Y, Sun Y, Gao G, Zhang T, et al. Hydrogen-rich solution against myocardial injury and aquaporin expression via the PI3K/Akt signaling pathway during cardiopulmonary bypass in rats. Molecular Medicine Reports. 2018;18:1925-1938.

3) 혈전증(thrombosis)

혈전이 급증하여, 뇌경색, 심근경색에 의해 급사하며, 어린이의 경우 가와사키병과 같은 증상을 나타낸다.

수소(H₂)가 혈전을 감소시키는 작용을 나타낸다는 논문이 발표되었다. 무세포계(cell-free systems)와 동물 실험 결과를 소개하겠다.

혈소판의 활성화를 억제하고 혈전증을 억제한다고 하는 것이다.

혈소판이 활성화되어 부착되기 쉬

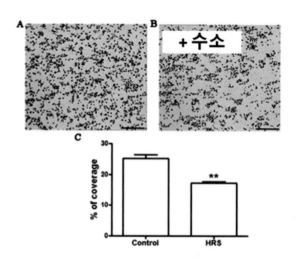

워지기 때문에 혈전 형성이 시작되는데 수소(H₂)는 혈소판의 활성화를 억제한다.

콜라겐 등을 첨가하는 다양한 방법으로 혈전을 만들 때 수소(H₂)가 있으면 혈전이 잘 생기지 않는다.

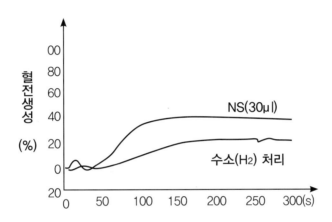

수소(H₂)에 의해 혈액 속의 혈전 양도 줄어든다.

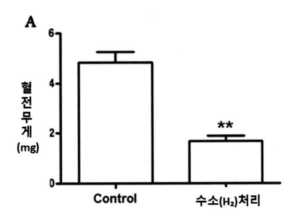

출처: Wang Y, Wu YP, Han JJ, Zhang MQ, Yang CX, Jiao P, et al. Inhibitory effects of hydrogen on in vitro platelet activation and in vivo prevention of thrombosis formation. Life Sci. 2019;233: 116700.

신형 코로나 바이러스에 감염되어도 사이토카인 스톰을 일으키지 않으면 중증화가 되지 않고 건강한 상태의 생활을 할 수 있을 것이다.

그러나, 사이토카인 스톰이 일어나 버리면, 폐에 물이 차서 급격히 호흡을 할 수 없게 되어 버리고 동시에 혈전이 생기기 쉬워지면서, 심근 경색이나 뇌경색으로 인해 급사 가능성이 높아지며, 가와사키병과 비슷한 증상이 나게 된다. 이러한 예방과 치료에 수소(H₂) 흡입 요법이 기여할 것으로 기대되며, 중국에서 임상시험에 의해 그 효과를 실증하였다.

또, 뇌경색 후 수소(H₂)를 흡입함으로써 증상이 개선되고 재활 결과도 양호했음을 나타내는 임상연구가 보고되고 있다.

연구논문 : Ono H. et al. Hydrogen Gas Inhalation Treatment in Acute Cerebral Infarction : A Randomized Controlled Clinical Study on Safety and Neuroprotection.J Stroke Cerebrovasc Dis 2017.

신형 코로나 바이러스의 감염에 의해 혈전이 생기기 쉬운 것이 주목받고 있다. 수소(H₂)가 염증으로 인해 생긴 혈전을 억제하는 메커니즘은 밝혀지게 되었다. 혈전이 만들어지는 과정은 복잡하지만, 먼저 혈액 속의 혈소판이 활성화되어 끈적거리기 쉬워지고 응집하는 것부터 시작된다.

면역에는 두 종류가 있는데, 처음 만나는 이물질을 제외하려고 하는 것이 자연면역이다(natural immunity). 이전에 만난 경험이 있는 이물질을 제거하고자 하는 것이 획득면역(적응면역, acquired immunity)이다. 이 획득면역은 이전에 만났던 이물질에 대한 항체를 만들어내고 잠입한 이물질을 공격하는 역할을 하고 있다.

자연면역에서는 세포의 표면에 TLR4와 기타 수용체가 있어 처음 만나는 이물질을 TLR4 등이 인식해 준다. 이 TLR4는 혈소판의 표면에도 존재하고 이물질이 왔을 때 작용을 한다. TLR4뿐만 아니라 혈소판에는 CD36(cluster of differentiation 36)이라는 산화물을 받아들이는 표면 단백질이 있다. 혈액 속의 콜레스테롤(LDL)이 산화되면 혈소판은 CD36이나 TKR4를 통해 산화 LDL을 이물질로 인식하게 된다. 그

수소 의료

리고 산화 LDL은 이물질로 인식되어 혈소판을 활성화하고 혈전 형성이 시작된다.

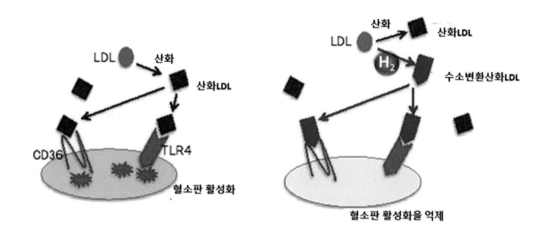

그런데 수소(H₂)가 있으면 산화 LDL의 성질이 변화해 버려, TLR4나 CD36에 강하게 결합하는데 이것을 수소 변환 산화 LDL이라고 부른다.

수소 변환 산화 LDL이 CD36이나 TLR4에 결합하면, 산화 LDL은 TLR4나 CD36에 결합할 수 없게 되어, 혈소판의 활성화를 할 수 없게 된다.

이러한 단계를 거쳐 수소(H₂)가 혈소판의 활성화를 억제하여 혈전의 형성을 저해하게 된다고 생각된다.

혈전은 상처가 생겼을 때 출혈을 멈추게 하는 데 필수적인 역할을 하고 있다. 여기서 수소(H₂)로 인해 혈전을 만들기 어렵게 되면 상처가 생겼을 때 피가 멈추지 않게 되어 버린다고 걱정될지도 모른다.

여기서 수소(H₂)가 뛰어난 점을 알 수 있다. 일반적으로는 활성산소가 적기 때문에 수소 변환 산화 LDL은 할 수 없다. 활성산소가 지질을 연쇄 반응에 의해 산화시킬 때만 수소 변환 산화 LDL이 생긴다. 즉, 일반적으로는 수소(H₂)가 혈전 형성을 저해하지 않으며, 이상 사태가 발생했을 때만, 즉 활성산소가 많이 출현했을 때만 수소(H₂)는 혈전 형성을 저해한다.

신형 코로나 바이러스의 감염에 의해 혈전이 생기기 쉬운 것이 주목받고 있다. 앞에서 수소의 혈전 경감과 메커니즘을 설명하였다. 그러나 사실 수소가 혈전의 형성을 억제할 수 있는 이유는 하나가 아니다.

우선 혈관의 전자현미경으로 혈관 내부구조를 보면 밀생한 수염처럼 보이는 글리코 칼릭스(glycocayx)라고 불리는 구조체가 있다. 이 구조체 안에는 헤파란 황산(heparan sulfate)이라는 당의 일종이 있고, 혈전의 형성을 조절하는 인자가 결합하는 것으로 알려져 있다. 그런데 이 글리코 칼릭스는 염증 등의 자극이 있으면 혈관에서 벗겨지기 쉬워지고, 벗겨지면 혈전이 생기기 쉬워진다.

2020년에 수소(H₂)가 글리코 칼릭스를 보호한다고 하는 논문이 하마마츠대학으로부터 발표되었다.(1.2% Hydrogen gas inhalation protects the endothelial glycocalyx during hemorrhagic shock: a prospective laboratory study in rats. Sato T, Mimuro S, Katoh T.et al. J Anesth. 2020 Apr;34(2):268-275.) 또 하나의 논문이 게이오대학에서 발표되었다.(Tamura T, Sano M, Matsuoka T, et al. Hydrogen gas inhalation attenuates endothelial glycocalyx damage and stabilizes hemodynamics in a rat hemorrhagic shock model. Shock. 2020; in press.)

이 글리코 칼릭스는 혈관 표면을 아주 잘 보호해 준다. 수소(H₂)는 글리코 칼릭스가 혈관에서 벗겨지는 것을 방지하므로 신형 코로나가 일으키는 혈전의 해로부터 우리를 보호해 줄 것으로 기대된다.

6. 향후의 수소(H₂)의 의료 분야 전망

이상과 같이 수소(H₂)의 신종 코로나 바이러스 감염증-19(COVID-19)에 대한 유효성의 가능성을 소개했는데 특히 수소(H₂)메커니즘에 관해서는 보다 정확한 실증 실험이 필요하다. 현재 진행되고 있는 중국의 2개의 임상 연구는 폭발할 위험성이 있는 수소산소 가스 흡입기를 사용하여 연구를 하고 있으며 향후 수소산소흡입기들은 안전성(물론 수소는 약과는 다르게 독성이나 부작용은 없지만 대기중 수소농도가 4% 이하로 관리되어야 한다)이 보완되어야 할 것이다. 신종 코로나 바이러스 감염증과 같은 호흡기계 만성염증으로 분류되는 간질성 폐렴, 만성 폐쇄성 폐질환(COPD), 기관지 천식, 폐쇄성 기도 질환에 대한 수소수(음용) 또는 수소(H_2)에 대한 동물 시험이나 임상 시험의 결과를 보면 수소(H_2) 흡입이 신종 코로나 바이러스 감염증(COVID-19)에 대해 예방 효과와 치료 효과를 나타낼 가능성은 매우 높을 것으로 보인다.

이제 우리나라 의료분야에서도 외국과 같이 수소에 대하여 관심을 가져야 할 때이다. 이유는, 수소가 미래의료의 열쇠(鍵)이기 때문이다.

우리나라에서도 수소가 건강관리나 의료분야에서 활발하게 연구되고 적용되기 위해서는 정부의 수소의료에 대한 규제나 무관심 자세는 재고되었으면 한다.

그 실례로 2019년 3월 27일, 식품의약품 안전처에서 시중에서 판매 중인 수소수 제품들에 대하여 질병효과가 근거 없다며 허위, 과대광고 행위로 13개 제품 및 이를 판매한 업체 24속을 적발하였다고 보도하였다.

심지어 의료계(국립암센터, 대한결핵 및 호흡기학회)의 인터뷰 내용은 수소(H_2)지식에 대한 수준을 보여 주었고 서강대 모 교수는 "과학을 핑계로 사기치고 있는 것"이라고 혹평을 하기도 하였다.

뿐만아니라 2019년 저자외 사회 각계층의 지식인들이 생활수소관련 협회 설립을 위해 9개월 가까이 산업통상자원부 바이오융합산업과, 기술표준원과 한국 산업기술평가관리원 바이오 담당자들과 이메일, 유선통화 및 방문을 하였다. 이들은 한결같이 수소(H_2)가 바이오(BIO)와 무슨 관계가 있는가 반문하며 바이오의 기본이 수소(H_2)임을 부정하는 안일한 태도와 부정적 사고로 일관하였다.

중국에서 수소산소흡입기의 COVID-19관련 적용 효과에 대하여 발표를 하고 허가하기 시작한 이후에 대당 1000만 원이 넘는 수소산소흡입기(전기분해방식) 제조업체는 최근에 월 100만 대 생산체제로 증설을 하여 전 세계로부터 주문이 쇄도하고 있다는 보도를 하고 있다.(대만 Foxconn에서 투자)

현재 기존의 약을 신종 코로나 바이러스 감염증에 전용하는 시도가 이루어지고 있는데 이러한 약들은 대부분 부작용 우려가 있는 것으로 보도되고 있다. 이러한 약들에 비해 수소(H_2)는 매우 저렴하고 간단하게 사용 가능한 가스이므로 일본, 중국, EU, 미국 등에서도 수소(H_2)의 COVID-19에 대한 임상 연구와 메커니즘을 해석하기 위한 기초 연구가 활발하게 진행이 되고 있다.

COVID-19로 인하여 수소(H_2)는 건강과 질병치료에 중요한 역할을 할 것이다. 왜냐하면 170가지 이상, 질병에 대한 수소의학 연구논문(동물 및 임상시험)이 1800편을 넘어 올해 2000여 편 예상이 되기 때문이다.

COVID-19 (신형 코로나 바이러스 질병)에 관련하여 이제 중국에서는 수소/산소가스 흡입 치료가 표준화되고 있다.

COVID-19 관련하여 수소가스 흡입 임상시험이 각국(중국, EU, 미국, 일본 등)에서 실시되고 있으며, 최근에 중국에서 COVID-19관련 임상시험 결과를 Journal of Thoracic Disease 2020년 6월호에 발표하였다.

발표연구논문 제목: Hydrogen/oxygen mixed gas inhalation improves disease severity and dyspnea in patients with Coronavirus disease 2019 in a recent multicenter, open-label clinical trial (http://jtd.amegroups.com/article/view/40994/html)

위의 수소흡입임상시험 논문을 보면 수소/산소(H_2-O_2)혼합가스를 마시게 한 환자(빨간색) 44명과 비교를 위해 산소(O_2)만을 흡입하게 한 환자(파란색) 46명에 대하여 시험을 진행했는데, 응급상황이어서 그룹을 따로 나누지는 않고 무작위로 임상시험을 한 것을 알 수 있다.

수소 의료

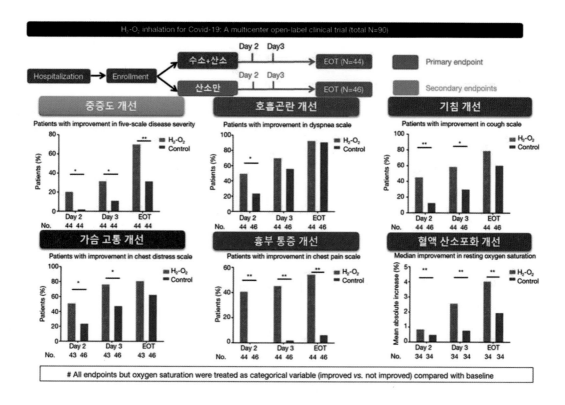

위의 임상시험 연구논문을 보면 2~3일만 수소/산소(H₂-O₂)혼합가스를 흡입만 하여도 효과가 명확해지고 있음을 알 수 있다.

특히 흉부통(chest pain)에 대해 개선 효과가 현저한 것을 알 수 있는데, 흉부통은 흉부 내 혈전에 의한 것으로 수소(H₂)는 여러 수소의료연구논문에서도 알 수 있듯이 혈전을 억제하는 효과가 있기 때문이다.

중국에서는 이 수소/산소 흡입 장치를 의료용 기기로 승인하고 있지만 우리나라를 비롯한 일본, 미국 등에서는 유감스럽게도 승인을 하지 않고 헬스케어(건강관리)용으로만 사용하고 있다.

이번 임상시험 연구나 수소의학 연구논문(2007~2019에 약 1,500여 편)에서도 알 수 있듯이 충분한 양의 수소 가스를 마시게 하는 것만으로 신형 코로나에 감염되어도 중증화를 억제할 수 있을 것이라고 생각된다.

정부(식약처)에서는 아직 수소 발생 장치를 의료기기로는 인정하고 있지 않지만, 의료목적이 아닌 개인적으로 피로회복 등을 위해 수소 가스를 흡입하는 것에는 아무런 문제가 없다.

국내외에서 시판되는 대부분의 수소흡입기(발생기)는 수소(H_2)만을 흡입하게 하는 방식이지만, 이번 중국에서 임상시험에 사용한 것은 수소/산소를 혼합하여 사용한 기기이다.

반갑게도 (사)대한한의사협회에서도 중국 COVID-19에 수소흡입 치료에 대한 자료를 배포하고 있다.

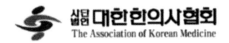

코로나바이러스감염증-19
한의진료 권고안

8.2. 일반 치료

1) 침대에서 안정을 취하도록 하고, 보존적 치료 및 충분한 열량을 섭취하도록 한다. 수분 섭취 및 전해질 균형에 주의하고, 안정적인 환경을 유지하도록 하며, 생체징후와 손가락 산소포화도 등을 면밀히 모니터링 해야 한다.

2) 환자의 상태에 따라, 일반혈액검사, 소변검사, CRP, 생화학검사(간효소검사, 심근효소검사, 신기능검사 등), 혈액응고인자, 동맥가스분석, 흉부 영상의학검사를 실시한다. 필요한 경우 염증인자 검사를 실시한다.

3) 비강 삽관(nasal cannula) 혹은 마스크를 통해 산소 공급을 신속하게 실시한다. 필요한 경우 수소, 산소 혼합 흡입 치료 (H_2/O_2 : 66.6%/33.3%) 를 시행한다.

2020.03.14.

실림 대한한의사협회
The Association of Korean Medicine

위에서도 언급하였듯이 중국에서는 COVID-19치료에 물을 전기분해하여 수소/산소혼합가스를 사용하고 있다. 저자가 2016년에 세계최초로 개발한 휴대형 수소산소흡입기(제품명: H_2-Healer)는 현재 일본 후생노동성으로부터 허가 (시험항목:중금속, 환경호르몬, 유해세균제거능력, 유해가스등)를 받아 수출을 하고 있으며 우리나라 식품의 약품 안전처에서도 피로회복 목적으로 사용을 통보 받기도 하였다. 수소힐러(H₂-Healer)는 수소수도 마실 수 있고 수소(H₂)-산소(O₂) 혼합가스도 흡입할 수 있는 일석이조(一石二鳥)의 기기로서 휴대가 간편하기 때문에 세계 어느 곳에서든지 어떠한 물 종류(수돗물, 지하수, 시판생수등)에 관계없이 누구든지 사용할 수 있다. 일본에서는 욜드(young old · 젊은 노인 세대)시대에 건강 돌봄에 필수품으로 인식되어 가고 있다(일본 판매 회사 https://h2v-plus.shop/)

그러나 우리나라 대부분의 사람들이 수소(H₂)가 수소경제(에너지, 수송)분야와 관계가 있는 것으로만 생각하고 있다.

수소(H₂)는 우리의 먹거리에 빠져서는 안 되는 비료생산, 식품 그리고 음료뿐만 아니라 화학 산업, 철강 산업, 반도체나 디스플레이산업, 미래화장품의 중요 원료, 농수산업분야, 건설, 환경, 바이오 그리고 의료와 제약 등 다양한 산업분야에서 중요한 미래 신성장 고부가가치 산업으로 일자리 창출에도 기여할 수 있다.

저자가 소속된 비영리단체인 글로벌생활수소협회(www.globalh2.org)는 45개 분야에서 수소연구개발, 수소전문기업 육성 및 수소아카데미 등을 추진하고 있다. 수소(H₂)는 환자만이 아니라 일반인의 건강에도 도움을 준다.

글로벌 생활수소협회는 수소원료(기체, 액체, 고체) 기술 개발하여 다양한 형태로 인체에 활용할 수 있는 형태(식염수소수, 흡입, 음용, 연고, 혈액투석용, 테블렛, 뜸, 패치등)로 의료분야을 지원할 것이며 수소화장품등 45개분야에 수소전문 (벤처)기업을 육성하고 수소관련 아카데미(민간자격증, 최고위과정, 수소관련학과)도 추진하고 있다

전세계는 생활수소산업에 빠르게 진출을 하고 있다 그예로 최근에 미국의 수소수 음료업체는 수소수 임상시험 연구논문을 발표하고 있다.(A novel functional beverage for COVID-19 and other conditions: Hypothesis and preliminary data, increased blood flow, and wound healing (https://www.oatext.com/pdf/JTS-6-380.pdf)

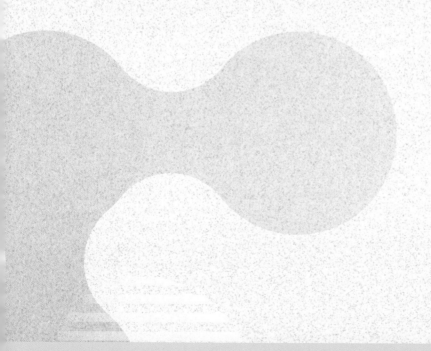

35.

수소농업

1. 개요

수소(H₂)의 식물 효과에 대한 최근 연구를 통해 수소(H₂)가 식물 호르몬의 신호 전달 경로에 관여하고 있으며 스트레스 요인에 대한 식물의 저항력을 향상시킬 수 있다는 것을 확인하였다.

농작물 재배에 수소(수)를 사용하면,
① 질병과 해충 저항력을 높이고 ② 성장률을 높여 ③ 수확량을 높일 수 있으며 ④ 제초제(herbicides), 살충제(pesticides), 비료(fertilizers) 등을 줄일 수 있어서 ⑤ 생태계 환경오염 유출을 줄이므로 수로와 해양 생태계를 개선한다. ⑥ 소비자들의 안전한 먹거리 안보가 강화되고 ⑦ 자연환경 파괴가 감소될 수 있다. 게다가, ⑧ 수확 후 숙성을 지연시킬 수 있으며 ⑨ 많은 제품의 저장 수명을 증가시킬 수 있다.

고등 식물에 대한 수소(H₂)효과의 첫 발견은 1964년이었다.
생물학적 시스템에서 가장 독성이 강한 반응성 산소 종 중 하나인 ·OH⁽하이드록실

라디칼)와 ONOO¯(페록시 니트라이트)를 선택적으로 감소시킴으로써 수소(H₂)가 인간과 동물 유기체 모두에게 유의미하게 유익한 영향을 미친다는 것이 밝혀진 최근까지 수소는 거의 주목을 받지 않았다. 2007년, 일본의대 연구팀이 수소가 유해한 활성 산소와 선택적으로 결합하여 무해한 물로 변화시킨다는 연구 결과를 전문의학지인 네이처 메디신(Nature Medicine)에 발표한 이후 즉시 전 세계의 수많은 연구자들의 관심을 끌어모았고, 이후 수소(H₂)의 다양한 새로운 의학, 생물학적 효과에 대한 연구 보고가 2020년 5월 현재까지 170여 가지 질병 관련 1500여 편에 이르고 있다.

농업분야에 있어서 가뭄과 염분 스트레스는 종종 농작물 수확량을 감소시키고 심지어 고사에 이르게 한다. 나를 비롯한 연구자들은 수소수가 질병과 해충에 대한 농작물 저항력의 향상뿐만 아니라 재해 감소나 예방으로 이어지는 이러한 스트레스 요인에 대한 저항력을 향상시킬 수 있다는 것을 발견하였다. 또한 식물관련 여러 연구논문에서 수소(H₂)가 질병 저항성과 관련된 일부 식물 호르몬을 포함하여 많은 식물 호르몬의 수용체 단백질 유전자의 발현을 조절할 수 있다는 것을 발견했다. 연구자들은 수소(H₂)가 식물 생리 기능에 중요한 조절 효과를 가지고 있으며 특히 식물 내성 반응에 중요한 역할을 한다는 것을 보여 주었다.

식물의 산화적 손상의 감소를 위한 수소(水)적용은 식물의 노화를 지연시키고 원활한 탄소동화작용에 주요 메커니즘 중 하나로 간주되고 있다.

2009년부터 저자는 수소수와 수소가스를 활용한 현장 실증 결과를 통해, 특히 다양한 작물의 재배에 있어 수소(水)가 농업 생산에 있어 귀중한 강한 옵션으로 확신하고 있으며 작물의 맛과 영양적 가치에도 긍정적인 영향을 미칠 수 있다는 것을 알 수 있었다.

현대 농업의 주요 특징은 심각한 환경오염, 토양 저하, 식품 안전 문제를 야기할 수 있는 비료와 살충제의 광범위한 사용이다.

수소(H₂)나 수소 가스 혼합물의 항산화 성질은 완전히 자연적이고 독성과 잔류물이 없기 때문에 농업 재배와 제품의 관리 시스템 전반에 크게 기여할 수 있다. 다른 화학처리에 비해 수소(H₂)는 식품안전성이 강하다는 장점이 있다.

이러한 경험 및 연구에 비추어 볼 때, 수소(H₂)와 수소의 전자가 생물학적 시스템의 전반적인 식물 성장이나 동물 활동 및 인간의 건강에서 수행하는 실질적인 역할을 이해하는 데 새로운 접근법이 필수적이다.

분명, 수소(H₂)는 식물 호르몬의 영향을 조절할 수 있고, 따라서 식물의 성장과 건강을 증진시킬 수 있다.

가까운 장래에 농민들이 질병, 곤충, 가뭄, 염도 스트레스에 대하여 농작물의 저항력을 강화하고, 제품 품질 향상 및 수확량 증대를 위하여 농약과 비료를 완전히 혹은 부분적으로 수소로 대체하여 수소수 관개(또는 물 공급 장치)를 사용하는 것이 일반화될 것으로 예상한다.

생산자는 농산물의 청결성과 품질로 인해 더 큰 시장 가치를 얻을 뿐만 아니라, 사업에 대한 비용 절감, 환경 보호 및 식품 보안 개선 등의 추가 이익을 얻을 수 있다.

앞에서도 언급하였듯이 수소(H₂)는 우선 동물의 세포독성을 선택적으로 줄일 수 있는 항산화제로 확인되었고 이후 산화스트레스와 관련된 많은 임상적 장애를 억제하는 데 수소의 역할이 보고되어 오고 있다.

수소(H₂)는 또한 식물 발달 과정 혹은 환경 스트레스에 대해 반응할 시 항산화제 또는 신호 분자 역할을 한다. 수소(H₂)는 우발적인 뿌리 형성과 기공 폐쇄를 촉진하며, 반응성 산소종(ROS) 항상성을 변조하여 높은 염도, 저온, 가뭄, 높은 빛 등 다양한 비 생성 스트레스에 대한 내성을 높일 수 있다.

식물은 성장하면서 끊임없이 수퍼옥사이드($O_2^{-\cdot}$), 과산화수소(H_2O_2), 하이드록실라디칼($\cdot OH$) 등의 활성산소종(ROS)이 생성되고 해독되어 미세조율로 균형을 유지한다.

정상적인 세포의 ROS 신진대사를 지속하기 위해 많은 유전자의 발현이 전사적(transcriptional), 번역적(translational) 수준에서 상향 또는 하향 조절된다. 이 유전자들은 ROS 생산과 ROS 청소 과정에 참여하는 유전자 단백질을 코드화하고, 식물의

　　　　　　　　　　　　　　　수소 의료

성장, 발달, 스트레스에 적응하는 데 중요한 역할을 한다.

동물 및 임상시험에서 수소 가스 흡입, 수소수 음용, 수소 포화 식염수 주입, 체외 배양 등을 통해 수소(H_2)가 풍부한 매체를 이용한 연구에서 수소(H_2)가 항산화, 항염증, 항아포토시스 등을 가진 중요한 생체 활성 인자임을 밝혀냈다.(산화상해로 인한 세포, 조직, 장기 피해 예방 등)

식물에서는 종자, 묘목, 외식(Explant), 과일 등이 수소(H_2)가 풍부한 물이나 매개체로 처리를 받았을 때 항산화 보호 역할이 입증되었다.

지구의 온난화로 인해 사람과 동물뿐만 아니라 농작물도 영향을 받고 있다. 농작물들에 대한 온난화의 영향으로는 고온, 저온, 건조, 강우, 염해, 태양광에 의한 장해(빛장애) 등이 있다. 아래 그림에 나타낸 바와 같이 지구의 온실 효과 가스의 대량 배출로 인해 세계 평균 기온이 상승하고 있다.

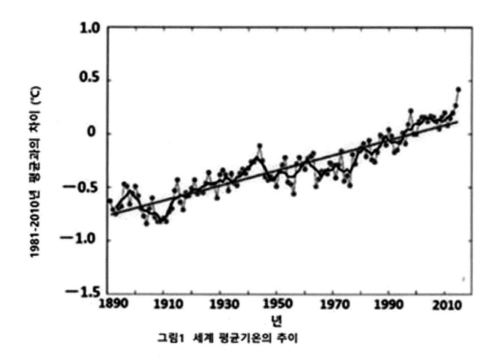

그림1 세계 평균기온의 추이

다음은 2005년부터 수소(水) 연구를 개시한 이래 2009년에 이르러 수소(水)를 이용한 농작물 재배에 대한 실증 경험을 간략히 설명하기로 한다.

저자는 고려인삼, 감자, 배추, 버섯, 천년초, 구기자, 장미, 도라지, 더덕 이외에도 다양한 열매(참외, 토마토, 수박)와 채소류(상추, 고추,오이) 등에 수소수와 위생수(잔류염소함유)를 이용하여 수경재배를 위주로 수소 농업을 하여 오고 있다.

2020년 4월 중순인데도 냉온에 우박 등이 떨어져 과수원이나 노지재배에 크나큰 손해를 주고 있다. 온난화로 인해 농작물은 고온, 저온, 건조, 강우, 염해, 태양광에 의한 장해(빛장해) 등의 영향을 받는다.

수소(H₂)가 염해 및 빛 장해를 경감시킨 시험 결과 와 과일의 과열을 억제한 시험 결과들이 연구발표되고 있다

그러나 수소수의 수소농도가 작물에 따라 다르다는 것도 알아야 한다.

2. 우리나라 미래농업 정책

스마트팜, 로봇, 소형화, 무인방제 등 최근 새로운 기술과 시스템을 적용한 미래 농업에 대한 관심이 급부상하고 있다. 세계 스마트팜 산업시장은 오는 2020년까지 3363억 달러 시장을 창출할 것으로 전망되고 있다.

농업 가치사슬 전반에 IT(정보통신), BT(바이오), ET(환경), NT(나노) 등 융합기술 접목을 통해 농업의 부가가치를 높이는 동시에 생산비 절감, 환경오염 최소화, 농촌생활의 편리성 증대로 지속 가능한 농업을 구현하는 것이 바로 스마트팜의 개념이다. 농촌 인구가 갈수록 줄고 노동력이 부족한 상황에서 기상이변에 따른 각종 재해 빈발 등의 문제를 해결하는 방안으로 스마트팜은 그 중요성이 갈수록 확대될 것으로 보인다.

휴대폰으로 농사를 짓는다는 이미지로 다가오는 스마트팜. 이미 1세대 스마트팜

을 도입한 많은 농가들이 영농의 편의성 향상뿐만 아니라 생산성을 높이는 데도 큰 효과를 내고 있다.

하지만 1세대의 경우 모든 농사 환경을 농업인이 직접 설정하고 조작해야 하기 때문에 농사에 대한 지식과 더불어 데이터를 이해하고 분석할 수 있는 ICT(정보통신 기술) 역량이 무엇보다 필요하다. 따라서 경험이 적은 젊은 농업인이나 귀농인, 농사 지식은 있지만 ICT가 익숙하지 않은 고령 농업인은 사실상 접근이 쉽지 않다는 점이 그동안 기술적 한계로 지적돼 왔다.

스마트팜과 관련해 농진청은 보다 고도화된 스마트팜 기술로 농업을 과학화하고 농업 혁신의 토대를 마련하기 위해 3단계 기술 개발 전략을 추진하고 있다.

최근 개발한 한국형 스마트팜 2세대 기술은 인공지능이 데이터와 영상 정보로 생육을 진단하며 의사결정을 돕는 데 활용할 수 있다.

특히 인공지능으로 작물의 성장과 생육, 질병 상태를 진단할 뿐만 아니라 인공지능 기반의 음성지원 플랫폼 '팜보이스'와 재배 전 과정에서 적합한 의사결정을 지원하는 '클라우드 플랫폼'은 농사 경험이 적은 젊은 창농인이나 ICT에 미숙한 고령 농업인에게도 큰 도움을 줄 수 있을 것으로 기대를 모으고 있다.

"4차 산업혁명 시대를 맞아 더 고도화된 한국형 스마트팜 기술이 마침내 우리 농업의 미래를 바꾸고 국가의 성장 동력으로 자리매김할 것이라 확신한다"고 말할 수 있는 셈이다.

한국형 2세대 스마트팜 모델의 핵심기술은 클라우드 서비스 기반 인공지능 의사결정 시스템이다. 또한 한국형 3세대 스마트팜 모델로 넘어가면 최적에너지 관리와 로봇 기술이 핵심 기술로써 이용된다.

스마트 온실 로봇, 무인 자동화 기술도 주목을 받고 있다. 이미 현장에선 과채류 접목 로봇, 농작업 보조 슈트, 방제로봇, 딸기 및 토마토 수확로봇 등의 개발이 활발히 추진되고 있다.

이와 관련 농촌진흥청은 3세대 스마트온실에 도입할 로봇의 규격, 품목, 유형 등을 설정하고 로봇과 온실 모델 개발, 기기 검·인증 관리 시행, 사용자 매뉴얼 제작

등을 단계적으로 시행하고 있다.

이와 함께 무인 농업단지의 경우 스마트팜 컨트롤 타워, 이앙·직파 및 작물 생육 관리, 농경지 지형 분석 및 고정밀 경운, 변량형 드론 무인 방제, 무인 자율주행 콤바인, 스마트 농업용수 관리 시스템 등의 개념을 갖고 있다.

정부는 농업분야에서 4차 산업혁명 관련 기술 융합과 혁신을 통해 본격적인 스마트 농업 시대를 열어 간다는 구상을 갖고 있는 가운데 최근 농촌진흥청은 1세대를 넘어 2세대 스마트팜 기술을 개발하기도 했다. 미래 농업은 멀리 있지 않고 이미 우리 눈앞에 성큼 다가오고 있는 것이다.

이상과 같이 우리나라 미래농업 정책은 4차산업혁명 관련 기술 융합, 혁신과 결합된 농업이 될 것으로 추측한다.

문제는 이러한 정책들이 현장 농업분야 종사자들과 무관하게 단지 관,학,연구소 및 IT기업 등이 기획한 것으로 이들의 대부분은 농업현장에서 경험을 한 바가 없다는 것이다.

3. 우리나라 수소농업

저자는 2009년 농촌진흥청으로부터 약 20군데에 대하여 개인 및 업체들이 고려인삼을 수경재배하는 교육 및 기술을 이전을 받아 농촌진흥청 국립원예특작 과학원의 지침대로 자비로 시설을 열여 재배를 하였다.

그러나 참여하였던 개인 및 기업체들이 첫 수확도 못 하여 보고 실패를 하여 매스컴(KBS 취재파일)에 크게 보도된 바 있다.

농촌진흥청으로부터 이전받은 기술(인삼수경재배)의 실패 후 저자는 우선적으로 수질에 대하여 5개월간 연구를 하였고 그 결과 수소수에서는 묘삼이 정상 상태로 성장하는 것을 확인하였다.

연구에 사용한 물은 ①지하수(총용해성 고형물질 200mg/L), ②수돗물(총용해성 고형물질 64

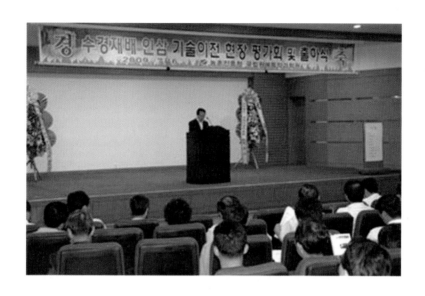

mg/L) 그리고 ③수소수였다. 수소수는 지하수(BMF+ RO등) 또는 수돗물(BMF)을 전처리하여 총용해성 고형물질을 50mg/L 전후로 유지하고 용존 수소농도는 0.5mg/L 이상으로 하였다.

아래 사진을 보아서 알 수 있듯이 수소수에서 인삼이 정상적으로 성장하는 것을 확인할 수 있었다.

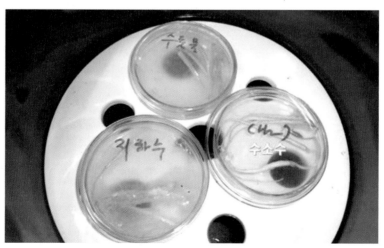

[수질에 따른 묘삼의 변화]

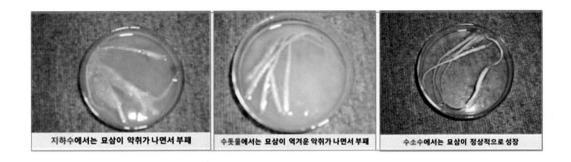

| 지하수에서는 묘삼이 악취가 나면서 부패 | 수돗물에서는 묘삼이 역겨운 악취가 나면서 부패 | 수소수에서는 묘삼이 정상적으로 성장 |

    뿐만 아니라 수소수로 수경재배한 인삼에 대하여 잔류농약 102항목 모두가 불검출이 되었고 2010년에 수소농업관련 특허를 등록하였다.

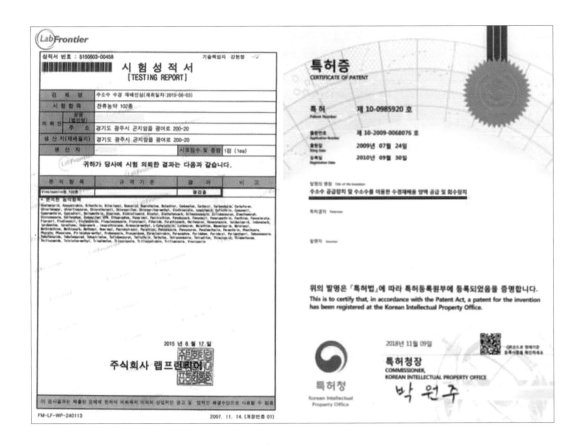

수소 의료

4. 동물과 식물의 차이

모든 생물은 크게 나누어 원핵생물과 진핵생물로 분류된다.

생물이 가진 유전 정보는 DNA에 기록되어 있다. 예를 들어, 세균은 초기 생물의 모습이 남아 있기 때문에 DNA가 벌거벗은 상태로 세포 내에 보관되어 있으며 이를 원핵생물이라고 하고 동물, 식물 및 진균류(곰팡이 등)는 DNA가 세포 내의 핵막에 싸여 핵 속에 존재하는데 이를 진핵생물이라고 한다. 세균은 원핵생물로 분류되지만 같은 미생물이자 진균류인 곰팡이 및 효모 등은 진핵생물로 분류된다. 바이러스는 다른 생물에 기생하여 자신을 복제하기 때문에 생물로 분류되지 않으며 원핵생물도 진핵생물도 아니다.

동물과 식물은 같은 진핵생물로 분류되기 때문에 '생명의 구조'는 기본적으로 동일하다.

핵에서 설계도면 역할을 담당하고 있는 DNA 정보가 복사되고 그 정보를 바탕으로 소포체라는 세포 소기관에 있는 리보솜에서 단백질이 합성된다. 단백질은 소포체에서 같은 세포 소기관인 골지체를 거쳐 필요한 장소로 보내진다. 이러한 일련의 흐름은 동물, 식물, 진균류(곰팡이, 효모, 버섯 등) 등의 진핵생물의 공통적인 구조이다.

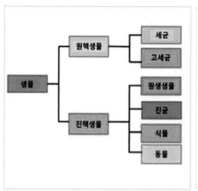

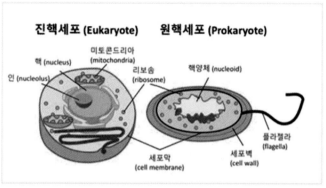

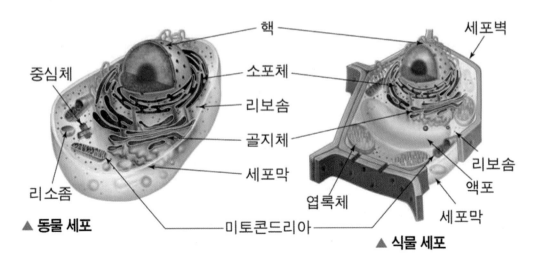

핵
소포체
리보솜
골지체
세포막
미토콘드리아

중심체
리소좀

▲ 동물 세포

세포벽
리보솜
액포
세포막
엽록체

▲ 식물 세포

[동물세포와 식물세포 차이]

식물과 동물의 다른 점은 동물의 세포가 가지는 구조에 더하여 식물의 세포는 엽록체, 액포, 세포벽을 가지고 있다는 점이다. 식물은 엽록체에서 태양광 에너지를 이용하여 이산화탄소와 물로부터 당을 생산하고 산소를 배출하는 일련의 반응인 광합성을 한다. 엽록체 안에 있는 색소가 녹색이기 때문에 식물은 녹색을 나타낸다.

또한 식물 세포는 거대한 액포를 가지고 있는 경우가 많다. 액포 속의 주성분은 물인데 동물과 달리 스스로 이동할 수 없는 식물에게 있어서 이 액포는 중요한 소기관이다. 액포는 세포 내의 불필요한 물질을 분해하기 위해 산성으로 유지된다.

예를 들어, 레몬이 신 것은 이 액포 때문이다.

또한 식물은 세포막의 바깥쪽에 단단한 세포벽을 가지고 있다. 세포벽은 셀룰로오스로 이루어져 있으며 식물의 몸을 지탱하는 역할을 한다. 동물의 경우 활동을 마친 세포는 분해되어 소실되어 버리는 것이 일반적이지만 식물의 경우는 활동을 마친 세포는 소실되지 않고 세포벽이 죽은 세포인 목질부 조직으로 남아 이 목질부가 식물의 구조를 지탱한다. 이 목질부가 수천 년 간 분해되지 않고 큰 건물을 지탱하기 때문에 목조 건축의 수명이 철근 콘크리트 건축의 수명에 비해 훨씬 길다.

5. 농작물이 받는 환경 스트레스

인간뿐만 아니라 식물도 항상 스트레스를 받는다. 완만한 환경 변화에 대해 식물은 유전자 발현이나 효소 반응 등을 제어함으로써 그 환경을 극복하려고 하지만 환경 변화가 심하면 생육이 저해되고 경우에 따라서는 고사하게 된다. 식물이 받는 스트레스는 고온, 저온, 강한 빛, 암흑, 건조, 강우, 염분 등으로 다양하다. 따라서 환경 스트레스인 염분과다에 의한 장해(염해)와 태양광 또는 태양광에 포함된 자외선으로부터 받는 장해(빛장해 또는 자외선장해) 설명과 또한 스트레스와 관련성은 낮지만 수확 후 과일이 지나치게 익는 문제(과열)도 함께 설명키로 한다.

토양의 고염류 농도에 의해 뿌리세포 내외의 침투압차가 감소하고 작물의 생육에 필수적인 물의 흡수가 저해되어 기공 폐쇄, 광합성 저하, 잎의 성장 억제 등이 일어난다. 또한 식물의 체내에 들어간 과다한 나트륨 이온과 염화물 이온에 의해 잎의 고사, 생육 저해 등이 일어난다. 이온의 영향으로 식물 세포의 효소 저해, 활성 산소의 증가, 지질의 산화 등이 일어난다.

실내에서 키우던 화분을 햇볕이 강한 야외로 옮기면 잎이 갈변하는 경우가 있는데 이것은 광합성을 하는 엽록소에 흡수된 빛 에너지가 과다하여 그 결과로 광합성 장치가 파괴되었기 때문이다. 이러한 상태를 빛장해라고 부른다. 일반적으로 식물은 중간 정도의 빛 강도에 적합한 광합성 구조를 가지며 강한 빛에 대해서는 방어 기구를 작동시키지만 때로는 방어 능력을 넘어 장해가 발생할 수 있다. 한편, 태양광에는 자외선이 포함되어 있어 자외선이 식물에 미치는 영향도 있다. 자외선은 파장에 따라 UV-A, UV-B, UV-C의 3가지로 분류되지만 지구를 둘러싼 오존층이 조금씩 파괴되고 있기 때문에 지구에 도달하는 UV-B 양이 점차 증가하고 있다.

UV-B는 식물의 성장 저해를 일으킨다.

　멜론, 키위, 배, 아보카도, 망고, 바나나 등의 과일은 수확 시에는 완숙되어 있지 않아 수확 후 일정 기간 저장하여(추숙) 숙성시킨다. 예를 들어, 아래 그림에 나타낸 바와 같이 키위의 수확 직후의 과실은 매우 단단하고 먹으면 시큼하며 또한 섬유가 뻣뻣하기 때문에 수확 후 에틸렌가스를 이용해 숙성시키면 전분이 분해되어 단맛이 증가하고 선명한 녹색을 띄게 된다.

　완숙된 키위는 수송 과정을 견뎌 낼 수 없기 때문에 다소 미숙한 상태의 과실을 판매하는 마트나 과일 가게가 많다. 그러나 숙성을 너무 시키면(과열) 이번에는 엽록소가 분해되어 과육의 색이 나빠진다. 과열된 키위는 상품 가치가 없으므로 과열되지 않도록 하는 대책이 필요하다.

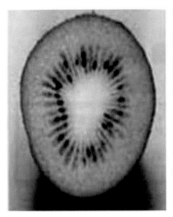
미숙

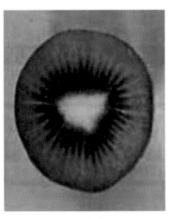
적숙

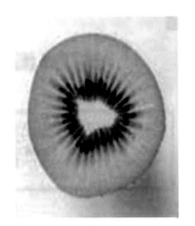
과숙

[키위의 숙성과정]

수소 의료

6. 농작물관련 수소연구논문

관련 연구논문으로는 수소수가 애기장대의 염해를 개선시킨 문헌(Xie Y 등, 2012), 옥수수의 빛장해를 개선시킨 문헌(Zhang X 등, 2015) 및 키위의 과열과 노화를 방지한 문헌(Hu H 등, 2014)이 있다.

이들 연구에서는 수소 가스(H_2)를 식물용 배양액 또는 영양액에 버블링하여 용해시켜 포화 수소 농도(1.6ppm을 100%로 함)의 용액을 만들고 이를 단계적으로 희석시켜 실험에 사용하였다.

[수소의 농작물에 대한 유효성을 보고한 논문]

대상	식물명	적용형태	문헌
뿌리의 성장	오이	수소수	Lin 등 , 2014
	자주개자리	수소수	Chen M 등 , 2014
	오이	수소수	Zhu Y 등 , 2016
염해	애기장대	수소수	Xie Y 등 , 2012
	쌀	수소수	Xu S등 , 2013
기공폐쇄	애기장대	수소수	Xie Y등 , 2014
빛장해(광해) 또는 자외선 장애	옥수수	수소수	Zhang X등 , 2015
	무순	수소수	Su N 등 , 2014
식물호르몬의 정보전달과 스트레스 반응	쌀	수소수	Zeng J 등 , 2013
수확 후의 과열과 노화	키위	수소수	Hu H 등 , 2014
농약(파라콰트)유발 장애	자주개자리	수소수	Jin Q 등 , 2013
카드뮴 독성	자주개자리	수소수	Cul W 등 , 2013
	배추	수소수	Wu Q 등 , 2015a
	유채	수소수	Wu Q 등 , 2015b
수은 독성	자주개자리	수소수	Cui W 등 , 2014

희석실험에서 수소수의 농도를 3~5단계로 설정했는데 일정 수소 농도까지는 농도 의존적인(농도가 높아지면 효과도 높아짐) 개선 효과를 볼 수 있었지만 일정 지적 농도(가장 적합한 농도)를 초과했을 경우에는 개선 작용의 감소 또는 악화 작용이 나타났다.

이 현상은 동물에게서는 거의 나타나지 않는다. 왜 식물과 동물에게서 이러한 수소 농도의 반응성의 차이가 생기는지 명확한 이유를 알 수 없어 향후 연구를 하여야 할 것 같다.

포화 수소 농도(1.6ppm를 100%로 함)로 배양액을 만들고 이를 희석시켜 각각 10, 25, 50 및 75% 포화 수소(H_2)의 배양액을 제조한다.

소금을 함유한 배양액에 애기 장대의 종자를 5일간 담가둔 결과 생잎의 무게와 뿌리의 신장을 지표로 한 성장이 현저히 저해되었다. 한편, 식염 용액에 담그기 전 10~50%의 포화 수소(H_2)를 함유한 배양액에서 1일간 보관한 종자는 이 성장 저해가 농도에 따라 개선되었다.

그러나 75% 및 100%의 포화 수소(H_2)를 함유한 배양액에 보관한 종자는 반대로 성장 저해의 개선이 감소되었다. 식염 유발성 성장 저해를 수소(H_2)가 개선시키는 메커니즘을 조사하기 위해 지적 농도인 50% 포화 수소(H_2)를 이용하여 유전학적 및 생화학적 검사를 실시한 결과, 수소(H_2)는 항산화 작용과 나트륨 이온에 대한 항상성 유지를 통해 식염 내성을 높이고 있다는 것을 알 수 있었다.

발아시킨 옥수수 종자를 수경 재배용 영양액을 담은 용기에 이식한 후 25%, 50% 및 75% 포화 수소(H_2)를 함유한 영양액에서 14일간 생육시켰다. 이 결과, 대조(수소 농도 0%) 모종에 비해 25% 및 50% 포화 수소(H_2)를 함유한 영양액으로 생육시킨 모종은 식물의 길이와 광합성 능력으로 판단한 성장이 농도 의존적으로 촉진되었다. 그러나 75% 및 100%의 포화 수소(H_2)를 함유한 영양액으로 생육시킨 모종은 반대로 성장 촉진이 감소하였다. 50% 포화 수소함유 영양액으로 14일간 사전 처리한 모종에 30분~2시간의 강한 빛 스트레스를 가한 결과, 대조 모종에서 억제되었던 광합성 지표는 50% 포화 수소(H₂)로 사전 처리한 모종에서 현저히 개선되었다. 강한 빛 스트레스로 유발된 성장 저해를 수소(H₂)가 개선시키는 효과의 메커니즘을 조사한 결과, 수소(H₂)로 사전 처리한 모종은 항산화 효소의 활성 촉진과 활성 산소의 감소를 확인할 수 있었다.

키위를 수확한 후 증류수, 30%, 80% 또는 100%의 포화 수소수에 5분간 보관한 후 1시간 동안 건조시키고 20℃의 환경에서 16일간 보관한다. 그 결과, 증류수에 보관한 과일에 비해 30% 및 80%의 포화 수소수에 보관한 과일은 부패하기는 했지만 부패 발생률이 농도에 따라 억제되었다. 그러나 100% 포화 수소수에 보관한 과일은 반대로 부패가 촉진되었다. 또한 가장 효과가 높았던 80% 포화 수소수로 처리한 과일은 과일의 견고함이 유지되고 펙틴의 용해성 감소, 세포벽을 분해하는 효소 활성의 감소를 나타냈다. 또한 80% 포화 수소수로 처리한 과일에서는 호흡 강도의 감소, 산화 지질의 감소, 항산화 효소의 증가, 활성산소 제거능력이 나타났다. 이 결과를 통해 수확 후의 수소수 처리는 항산화 기능을 억제하여 키위의 과열과 노화를 억제하는 것으로 밝혀졌다.

7. 수소농업 사례

저자는 약 10년간 수소(水)를 활용한 수경재배를 하여 오고 있다.
다음은 수소농업의 사례를 간략히 정리하여 보았다.

1) 수소수로 콩나물 재배

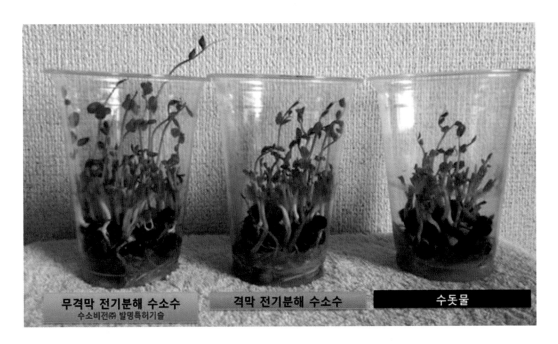

[수소수와 타사제품 수소수 및 수돗물 비교]

2) 수소수로 인삼 씨앗 및 인삼묘삼 재배

사진에서 1은 인삼씨를 수소수로 수경재배한 인삼이고 사진속 2는 묘삼을 수소수
로 수경재배한 것이다.

수소 의료

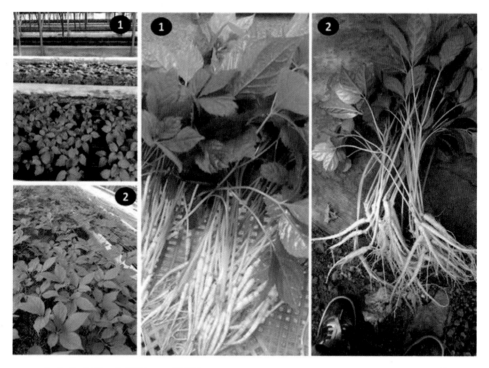

[수소수로 재배한 고려인삼- 씨앗으로 인삼재배(6개월) ②묘심으로 인삼재배(3개월)]

3) 수소수로 표고버섯 재배

산림조합중앙회의 협조로 표고버섯을 시험 재배하였다.
수소수로 재배할 경우 수확량도 30% 이상 높았고 맛과 향도 우수하였다.

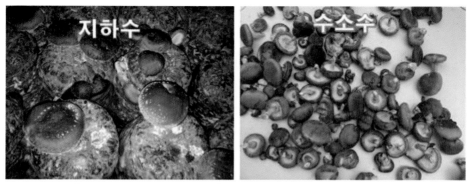

[수소수로 재배한 표고버섯 -지하수(왼쪽)와 수소수(오른쪽)]

기존의 참송이버섯은 재배하는 데에 있어 온도차가 커야 하고 습도관리도 초음파로 물을 분사하는 것으로 알려지고 있다.

저자는 2020년에 참송이버섯을 20년 이상 연구재배하여 온 하나바이오텍(주) 박동윤 생명공학박사(고려대학교 졸업 후 참송이, 적목이버섯, 금이, 목이, 동충하초, 새송이등의 균사체을 개발하여 오면서 참송이 시장의 80%을 공급하여 오고 있다) 와 함께 수소(H₂)로 참송이를 시험재배하였는데 기존의 재배방식과 다르게 속성재배가 가능함은 물론 기존 재배에서 중요한 요소인 온도와 습도에 대한 관리가 매우 쉬웠다. 이후 저자와 함께 다양한 고부가가치의 버섯가공제품들도 연구개발하기로 하였다.

4) 수소수로 더덕과 도라지 재배

더덕이나 도라지를 수소수로 수경재배할 경우 껍질을 벗기지 않고 섭취를 할 수 있으며 더덕의 경우 사포닌이 함유된 잎을 별도로 판매도 가능하다.

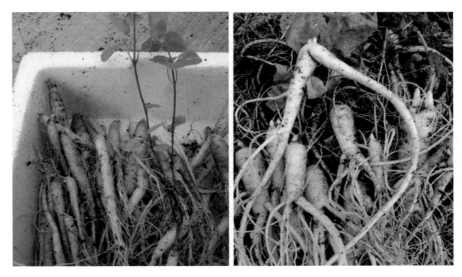

[도라지(左)와 더덕(右)을 수소수로 수경재배]

수소 의료

껍질을 제거한 더덕이나 도라지을 비닐봉지에 물과 함께 넣고 판매하고 있는데 일반 물 대신 수소수를 사용하면 유통기간도 늘어나고 더덕과 도라지의 표면 산화로 인한 변화도 예방할 수 있다.

5) 수소수로 줄기세포로 배양된 감자 재배

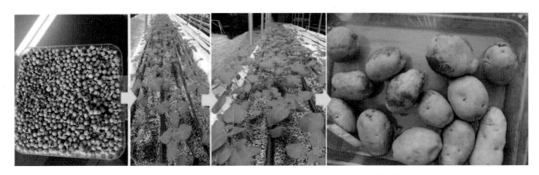

[줄기세포 배양 감자를 수소수로 수경재배]

감자를 배지에서 40~50일 수소수로 재배를 하여 수확한 감자는 연하고 맛도 있었다.

6) 수소수로 배추 재배

일반적으로 배추는 수경재배가 어려운 것으로 보고되고 있으나 수소수로 수경재배를 하여 수확 후 김장까지 하였다.

수소수로 재배한 배추는 부드럽고 단맛이 나며 김장하여 수년 보관하여도 아삭함을 유지하는 것을 확인하였다.

일반적으로 상추 등의 야채나 파프리카, 토마토 및 딸기 등의 수경재배에서 농약을 사용하지만 수소농업의 장점은 외부 기후에 영향없이 농약을 전혀 사용하지 않고도 단기간에 많은 수확량을 기대할 수 있었다.

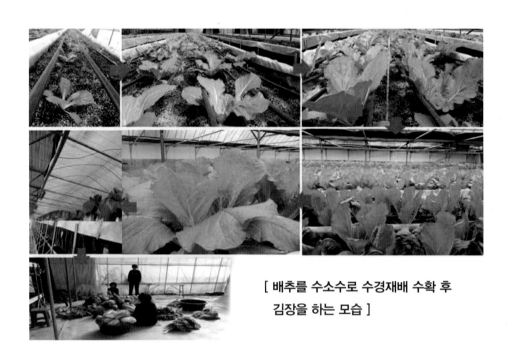

[배추를 수소수로 수경재배 수확 후
김장을 하는 모습]

8. 농업 분야에 수소(H_2)이용 향후 전망

지구 온난화는 산업 활동이 활발해지고 이산화탄소, 메탄, 더 나아가서는 프레온 가스류 등의 온실 효과 가스가 대량으로 배출된 결과이다. 이 온난화는 사람이나 동물뿐만 아니라 농작물에도 영향을 미치고 있다. 온난화로 인해 일부 지역에서는 식물이 시들어 '사막화'가 진행되고 있다. 또한 해수면이 상승하면서 농지 면적이 감소하고 해안에 접한 야지에서는 염해의 영향을 받고 있다. 온난화로 인한 기후 변동에 따라 호우가 계속되거나 가뭄이 계속되어 불균형한 기후 때문에

수소 의료

골머리를 앓는 지역도 있다. 그리고 이 기후의 불균형은 농작물에 고온, 저온, 건조, 강우, 광해의 영향을 미친다.

앞에서 설명하였듯이 수소(H₂)는 염해 및 빛 장해를 경감시키며 농작물에 대한 각종 유익한 작용을 한다. 우리가 살고 있는 지구에서는 온난화뿐만 아니라 전 세계 인구가 폭발적으로 증가하고 있다. 이로 인해 가까운 미래에는 식량 위기가 일어날 가능성도 부정할 수 없다. 이러한 식량 위기에 대해 수소(H₂)이용은 경제적인 농업을 위해 가치가 있는 물질이라고 생각한다.

얼마 전 충청도의 모 시장을 방문하여 수소농업에 대하여 설명을 한 적이 있다. 관련 공무원은 스마트팜이 젊은이들의 일자리 창출에 기여한다고 말하지만 스마트팜으로 경제성이 있느냐는 저자의 질문에 정부에서 자금을 지원하고 각 대학 교수 및 전문가들이 설계를 하는데 무슨 상관이 있느냐고 반문을 하였다. 이처럼 경제성을 고려하지 않는 것은 스마트팜의 보급 및 위해서 재고가 되어야 한다.

현재 정부의 적극 지원으로 전국에서 스마트팜이 설치되고 있다. 앞에서도 언급하였듯이 농촌의 고령화, 저출산, 저소득의 문제를 해결하기 위하여 4차 산업혁명 시대를 맞아 더 고도화된 한국형 스마트팜 기술을 도입해 마침내 우리 농업의 미래가 바뀌고 국가의 성장 동력으로 자리매김할 것이라 확신한다고 정부나 관련 분야 사람들은 주장을 한다.

그러나 휴대폰으로 스마트팜 시설을 운영한다고 하지만 실제로 운영하다가 고장이 날 경우 A/S가 심각한 문제이다.

실제로 저자는 2009년부터 자동화된 수경재배시설을 농촌진흥청 주관 아래 설치 운영 중 프로그램 오작동 및 각종 기기 등에 문제가 발생하여 A/S를 요구하였으나 설치 업체(경상도 상주 소재)는 5년째 해결을 하여 주지 않고 있다. 타 업체에 의뢰를 하여도 네덜란드에서 수입한 설비여서 수리가 불가능하다면서 전체 시설을 바꾸라고 하고 있다.

그래서 저자는 모든 것을 반자동으로 자체적으로 개조하여 운영 중이다.

우리나라에서 정부나 지방자치단체의 지원 없이 재배자(기업 또는 개인)가 직접 100% 스마트팜 시설에 투자하여 농작물 수경재배를 하고 있는 곳은 거의 없는 것 같다.

이제라도 스마트팜을 추진하는 데 있어 경제성 분석이 필히 고려되어야 하겠다. 전국의 농촌에 설치된 시설들이 활성화되고, 스마트팜에 수소를 결합하여 치유와 힐링이 되는 차세대 수소치유농업이 진행되기를 바라고 있다.

이 책은 수소(H_2)의 헬스케어나 의료에 국한하여 집필을 하려고 하였으나 저자가 운영 중인 농업회사법인 수소팜으로 많은 분들이 문의가 있어 수소농업에 대하여 그동안의 경험을 바탕으로 설명하는 페이지를 마련하였다. 분명 수소(H_2)가 농작물(실내.외)에 대한 이용이 높아질수록 미래의 인류에 대한 공헌도 커질 것이며 바야흐로 미래농업은 수소농업으로 가고 있으며 조만간 환원식품의 시대가 열리게 될 것이다.

참고문헌

Sanadze GA:

Absorption of molecular hydrogen by green leaves in light.

Fiziol Rast 1961, 8:555–559.

Renwick GM, Giumarro C, Siegel SM:

Hydrogen metabolism in higher plants. Plant Physiol 1964, 39(3):303–306.

Zeng J, Zhang M, Sun X:

Molecular hydrogen is involved in phytohormone signaling and stress responses in plants. PLoS One 2013,8(8):e71038.

Hu, H.; Li, P.; Wang, Y.; Gu, R.

Hydrogen-rich water delays postharvest ripening and senescence of kiwifruit. Food Chem. 2014, 156, 100–109.

Jiqing Zeng1, Zhouheng Ye2 and Xuejun Sun2*

Progress in the study of biological effects of hydrogen on higher plants and its promising application in agriculture.

Hydrogen-rich water alleviates the toxicities of different stresses to mycelial growth in Hypsizygus marmoreus

Jinjing Zhang1, Haibo Hao1,2, Mingjie Chen1, Hong Wang1, Zhiyong

Feng1* and Hui Chen1*

Transcriptome Analysis of mRNA and miRNA in Somatic Embryos of Larix leptolepis Subjected to Hydrogen Treatment
Yali Liu 1, Suying Han 2, Xiangming Ding 3, Xinmin Li 1,3, Lifeng Zhang 1, Wanfeng Li 1,Haiyan Xu 1, Zhexin Li 1 and Liwang Qi 1,*

Ohsawa, I.; Ishikawa, M.; Takahashi, K.;Watanabe, M.; Nishimaki, K.; Yamagata, K.; Katsura, K.; Katayama, Y.;Asoh, S.; Ohta, S.
Hydrogen acts as a therapeutic antioxidant by selectively reducing cytotoxic oxygen radicals. Nat. Med. 2007, 13, 688–694.

Wu, Q.; Su, N.; Cai, J.; Shen, Z.; Cui, J.
Hydrogen-rich water enhances cadmium tolerance in Chinese cabbage by reducing cadmium uptake and increasing antioxidant capacities.
J. Plant Physiol. 2015, 175, 174–182.

Lin, Y.; Zhang,W.; Qi, F.; Cui,W.; Xie, Y.; Shen,W.
Hydrogen-rich water regulates cucumber adventitious root development in a heme oxygenase-1/carbon monoxide-dependent manner.
J. Plant Physiol. 2014, 171,1–8.

Xu, S.; Zhu, S.; Jiang, Y.; Wang, N.; Wang, R.; Shen, W.; Yang, J.
Hydrogen-rich water alleviates salt stress in rice during seed

수소 의료

germination. Plant Soil 2013, 370, 47–57.

Zhang, X.; Zhao, X.;Wang, Z.; Shen,W.; Xu, X.
Protective effects of hydrogen-rich water on the photosynthetic apparatus of maize seedlings (Zea mays L.) as a result of an increase in antioxidant enzyme activities under high light stress. Plant Growth Regul. 2015, 77, 43–56.

Gaffron H: Reduction of carbon dioxide with molecular hydrogen in green algae. Nature 1939, 143:204–205.

Gaffron H, Rubin J: Fermentative and photochemical production of hydrogen in algae. J Gen Physiol 1942, 26:219–240.

Gechev, T.S.; van Breusegem, F.; Stone, J.M.; Denev, I.; Laloi, C.
Reactive oxygen species as signals that modulate plant stress responses and programmed cell death. Bioessays 2006, 28, 1091–1101.

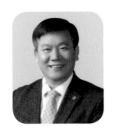

권선복
| 도서출판 행복에너지 대표이사

무궁무진한 가능성을 지닌 수소의 세계로…

본 도서는 수소의 놀라운 기능을 자세하게 설명하는 학술도서입니다. 수소라고 하면 언뜻 수소폭탄, 수소자동차, 수소에너지 등을 떠올리는 독자가 많을 텐데, 이 책에서는 수소가 인체 건강에 미치는 긍정적 영향을 소개하며 수소에 관한 새로운 시각을 제공하고 있습니다.

수소를 이용한 의료(의학)관련 연구 논문이 170가지 이상, 질병과 관련하여 1,800편이상 발표되고 있으며, 악성종양, 대장염, 치매, 우울증, 피부병, 당뇨병 등등, 수소가 개선에 영향을 미치는 병의 종류가 무척이나 다양하여 이제껏 왜 이런 진기한 원소에 대해서 모르고 있었나 궁금해질 정도입니다. 이처럼 건강과 웰빙에 관한 사람들의 관심이 높은 현대 사회에서 여러 임상시험 중 수소가 효과가 있는 것으로 보고되고 있다는 사실은 매우 인상적인 일입니다.

저자가 소개하는 수소는 우리 몸을 구성하는 중요한 요소이자 아직 개발 가능성이 무궁무진한 마법의 원소로, 알면 알수록 신기하고 매력적인 부분을 가지고 있다고 할 수 있겠습니다.

현대 의학이 과거에 비해 눈부시게 발전하였다고 하여도 아직 의사나 과학자들이 인체의 비밀을 밝혀낸 수치는 그닥 높지 않습니다. 여전히 우리의 몸과 몸을 구성하는 원소들은 미지의 영역으로, 꾸준한 연구가 진행되어야 합니다. 이런 와중에 수소가 인체에 관하여 지닌 이런 놀라운 효력은 미래 의·과학연구에 있어서 인상적인 한 획을 그을 것으로 보입니다.

저자의 말처럼, 이제 수소를 폭발성이 있는 위험한 물질로만 인식할 것이 아니라, 인류의 건강을 지키는 항산화제라는 사실에 초점을 맞춰 지속적인 연구개발이 일어나야 하겠습니다. 또 이에 맞춰 수소관련 제품들의 정확한 검증 역시 필요하겠습니다. 아직 시중에는 이름만 수소라고 붙인 불완전한 제품들이 많으며, 이 때문에 수소의 효능에 대해 불신의 눈길을 보내는 경우가 있는 만큼, 적절한 제품의 개발 및 인증이 필수적이겠습니다. 저자가 2005년부터 수소 45개 응용분야에 대하여 연구 개발하여 오면서 다양한 제품들을 생산하여 왔다는 사실이 고무적입니다.

수소, 탐구하면 탐구할수록 그 가치가 빛나는 이 원소에 대하여, 많은 독자들이 널리 알게 되어 건강한 삶을 영위하는 데 꼭 도움이 되기를 바랍니다.

여러분의 몸속 행복에너지가 이에 맞춰 팡팡팡!! 시원하게 터지기를 기원드립니다!

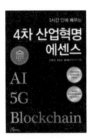

4차 산업혁명 에센스

이호성, 경갑수, 황재민 지음 | 값 20,000원

『4차 산업혁명 에센스』는 4차 산업혁명의 핵심을 인공지능(AI), 5세대 이동통신(5G), 블록체인(비트코인 중심)이라는 단 세 가지의 키워드로 간결하면서도 알기 쉽고 흥미진진하게 전달한다. 특히 미래 세대를 이끌어갈 청소년을 위한 도서로서 2020년 서울시교육청 학교프로그램 진행도서, 2020년 사단법인 한국저술인협회 추천 우수도서로 지정되었다.

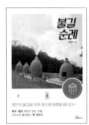

불길순례

박영익 지음 | 값 25,000원

이 책 『불길순례』는 외적의 침입을 가장 먼저 알리며 우리 국토와 민족을 지키기 위한 최전선에 있었던 전국 210여 개 봉화 유적을 직접 발로 뛰며 탐방한 여행기이며 탐문과 자료 수집을 통해 한반도의 봉화 역사를 밝혀 낸 연구서라고 할 수 있다. 고단했던 노정과 피땀 어린 연구열이 고스란히 배어 있는 이 책은 우리에게 전국 봉화에 깃든 선조의 얼과 함께 전해 내려오는 기상과 추억을 되짚도록 도와줄 것이다.

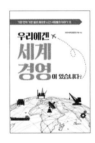

우리에겐 세계경영이 있습니다

대우세계경영연구회 엮음 | 값 22,000원

『우리에겐 세계경영이 있습니다』는 2012년 출간되었던 『대우는 왜?』의 후속작이다. 누구보다도 먼저, 멀리 나아가 미지의 해외시장을 개척한 과거 대우그룹 선구자들의 놀라운 일화들과 함께, 대우세계경영연구회가 중심이 되어 운영하는 '미래글로벌청년사업가 과정(GYBM)' 청년들의 성공담이 지금도 살아 숨 쉬는 '세계경영의 대우정신'을 보여준다.

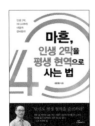

마흔, 인생 2막을 평생 현역으로 사는 법

김은형 지음 | 값 15,000원

현실로 다가온 백세 시대, 당신은 직장 다니면서 퇴직 후 평생 현역 생활을 위한 준비를 해야 한다. 이 책은 퇴직 후에도 평균 40여 년을 더 일해야 하는 현재의 마흔 직장인들이 평생 현역 생활을 위해 준비하는 법과 실천해야 할 원칙들을 제시한다. 이 책이 제시하는 내용을 숙지해 둔다면 당신의 평생 현역 생활을 준비하는 데 훌륭한 길잡이가 될 것이다.

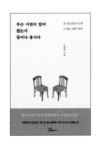

무슨 사연이 있어 왔는지 들어나 봅시다

손상하 지음 | 값 25,000원

전직 외교관이 외교현장에서 직접 겪은 생생한 이야기를 가감 없이 소개하는 흥미진진한 수필집이다. 첩보 영화를 방불케 하는 외교 작전에서부터 우리가 모르는 외교현장의 뒷이야기, 깊은 인간적 비애가 느껴지는 역사의 한 무대까지 저자의 생각과 여정을 따라가다 보면 마치 현장에 와 있는 것만 같은 실감과 함께 세계 속 대한민국의 위치를 돌아볼 수 있는 사색을 제공할 것이다.

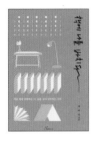

책에 나를 바치다

책·바·침 지음 | 값 16,000원

『책에 나를 바치다』는 책과 사람을 통해 그렇게 꼭꼭 숨겨 놓은 고민을 풀어 놓고, 공감 받고 공감해 주며, 사색과 긍정으로 순화하여 지속적인 성장을 꿈꾸는 사람들의 진솔한 자기고백이자 성장의 일기다. 서로 간에 선한 영향력을 전파하며 발전하는 책·바·침 멤버들의 모습은 극한 경쟁 속에서 지쳐가는 현대 사회의 많은 이들에게 '나도 책을 통해서 변할 수 있다!'는 작지만 큰 희망을 선사해 줄 것이다.

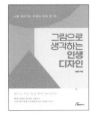

그림으로 생각하는 인생 디자인

김현곤 지음 | 값 13,000원

이 책은 급격한 사회변화 속 어려움에 놓인 모든 세대들에게 현재 국회미래연구원장으로 활동 중인 미래전략 전문가, 김현곤 박사가 제시하는 손바닥 안의 미래 전략 가이드북이다. 같은 분야의 다른 책들과 다르게 간단하고 명쾌한 그림과 짧막한 문장만으로 이루어진 것이 특징이며 독자들은 단순해 보이는 내용을 통해 미래에 대한 불안과 혼란에서 벗어나는 것뿐만 아니라 행복한 미래를 설계하는 통찰을 얻을 수 있을 것이다.

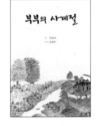

부부의 사계절

박경자 지음 | 값 17,000원

'결혼'에 대하여 생길 수 있는 모든 물음에 대한 솔직하면서도 깊은 사유를 담은 에세이이다. 결혼에 대해 답하는 저자의 글을 읽다 보면 결혼이란 한 인간의 완성을 향한 구도의 길을 걷게 하는 통과의례 일 것이다. 또한 결혼과 삶에 대한 진실한 이해를 바라며 한 줄 한 줄 써 내려간 글 속에서 인생과 사랑의 의미를 이해할 수도 있을 것이다.

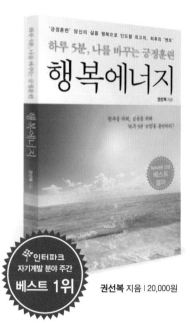

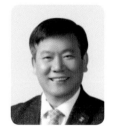

하루 5분, 나를 바꾸는 긍정훈련

행복에너지

'긍정훈련' 당신의 삶을 행복으로 인도할 최고의, 최후의 '멘토'

'행복에너지
권선복 대표이사'가 전하는
행복과 긍정의 에너지,
그 삶의 이야기!

✿ 인터파크
자기계발 분야 주간
베스트 1위

권선복 지음 | 20,000원

권선복

도서출판 행복에너지 대표
영상고등학교 운영위원장
대통령직속 지역발전위원회
문화복지 전문위원
새마을문고 서울시 강서구 회장
전) 팔팔컴퓨터 전산학원장
전) 강서구의회(도시건설위원장)
아주대학교 공공정책대학원 졸업
충남 논산 출생

책『하루 5분, 나를 바꾸는 긍정훈련 - 행복에너지』는 '긍정훈련' 과정을 통해 삶을 업그레이드하고 행복을 찾아 나설 것을 독자에게 독려한다.

긍정훈련 과정은 [예행연습] [워밍업] [실전] [강화] [숨고르기] [마무리] 등 총 6단계로 나뉘어 각 단계별 사례를 바탕으로 독자 스스로가 느끼고 배운 것을 직접 실천할 수 있게 하는 데 그 목적을 두고 있다.

그동안 우리가 숱하게 '긍정하는 방법'에 대해 배워왔으면서도 정작 삶에 적용시키지 못했던 것은, 머리로만 이해하고 실천으로는 옮기지 않았기 때문이다. 이제 삶을 행복하고 아름답게 가꿀 긍정과의 여정, 그 시작을 책과 함께해 보자.

『하루 5분, 나를 바꾸는 긍정훈련 - 행복에너지』